Rudolf Schweitzer
Endokrinologie mit Stoffwechsel
Die Heilpraktiker-Akademie

Rudolf Schweitzer

Endokrinologie

mit Stoffwechsel

Die Heilpraktiker-Akademie

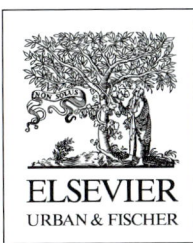

URBAN & FISCHER München

Zuschriften und Kritik an:
Elsevier GmbH, Urban & Fischer Verlag, Hackerbrücke 6, 80335 München

Wichtiger Hinweis für den Benutzer
Die Erkenntnisse in der Medizin unterliegen laufendem Wandel durch Forschung und klinische Erfahrungen. Der Autor dieses Werkes hat große Sorgfalt darauf verwendet, dass die in diesem Werk gemachten therapeutischen Angaben (insbesondere hinsichtlich Indikation, Dosierung und unerwünschter Wirkungen) dem derzeitigen Wissensstand entsprechen. Das entbindet den Nutzer dieses Werkes aber nicht von der Verpflichtung, anhand weiterer schriftlicher Informationsquellen zu überprüfen, ob die dort gemachten Angaben von denen in diesem Buch abweichen und seine Verordnung in eigener Verantwortung zu treffen.
Wie allgemein üblich wurden Warenzeichen bzw. Namen (z. B. bei Pharmapräparaten) nicht besonders gekennzeichnet.

Bibliografische Information der Deutschen Nationalbibliothek
Die Deutsche Nationalbibliothek verzeichnet diese Publikation in der Deutschen Nationalbibliografie; detaillierte bibliografische Daten sind im Internet über http://dnb.d-nb.de abrufbar.

Alle Rechte vorbehalten
1. Auflage 2011
© Elsevier GmbH, München
Der Urban & Fischer Verlag ist ein Imprint der Elsevier GmbH.

11 12 13 14 15   5 4 3 2 1

Für Copyright in Bezug auf das verwendete Bildmaterial siehe Abbildungsnachweis.

Das Werk einschließlich aller seiner Teile ist urheberrechtlich geschützt. Jede Verwertung außerhalb der engen Grenzen des Urheberrechtsgesetzes ist ohne Zustimmung des Verlages unzulässig und strafbar. Das gilt insbesondere für Vervielfältigungen, Übersetzungen, Mikroverfilmungen und die Einspeicherung und Verarbeitung in elektronischen Systemen.

Um den Textfluss nicht zu stören, wurde bei Patienten und Berufsbezeichnungen die grammatikalisch maskuline Form gewählt. Selbstverständlich sind in diesen Fällen immer Frauen und Männer gemeint.

Planung: Ingrid Puchner, München
Projektmanagement: Dr. rer. nat. Andreas Dubitzky, München
Herstellung: Marion Kraus, München; Kerstin Wilk, Leipzig
Satz: abavo GmbH, Buchloe/Deutschland; TnQ, Chennai/Indien
Druck und Bindung: Printer Trento S.r.l., Trento/Italien
Fotos/Zeichnungen: siehe Abbildungsnachweis
Umschlaggestaltung: SpieszDesign, Büro für Gestaltung, Neu-Ulm
Titelbild: © fotolia

ISBN 978-3-437-58050-5

Aktuelle Informationen finden Sie im Internet unter **www.elsevier.de** und **www.elsevier.com**

Vorwort

Das wichtigste Ziel der vorliegenden Lehrbuchreihe besteht darin, den Heilpraktiker-Studenten auf eine Weise zur Prüfung zu begleiten, dass der Weg dorthin trotz aller Anstrengungen Spaß macht. Die Heilpraktikerprüfung hat sich in den zurückliegenden Jahren verändert. Sie wurde um zahlreiche Krankheitsbilder erweitert und hinsichtlich abgefragten Detailwissens erheblich erschwert. Während zuvor vergleichsweise einfache medizinische Grundkenntnisse zum Bestehen der Prüfung ausreichten, geht es nun darum, Erkrankungen unterschiedlichster Fachbereiche nicht nur hinsichtlich ihrer Symptome zu kennen, sondern sie tatsächlich auch in all ihren Aspekten verstanden zu haben. Überprüft wird zunehmend medizinisches Verständnis. Dies muss man nicht bedauern. Der berufliche Alltag des Heilpraktikers kann nur gewinnen, wenn eher vage medizinische Vorstellungen durch Sachverstand ersetzt werden.

Die Heilpraktikerprüfung setzt sich aus einem schriftlichen und einem mündlichen Teil zusammen, wobei in beiden Teilen nahezu ausschließlich schulmedizinische Inhalte abgefragt werden. Es kann demzufolge in der üblichen zwei- bis dreijährigen Ausbildung nicht darum gehen, Teilbereiche der komplementären oder Ganzheitsmedizin zu erlernen. Vielmehr reicht diese Zeitspanne gerade dazu aus, sich die Prüfungsinhalte anzueignen – als Fundament für angestrebte Spezialisierungen im Anschluss an die Prüfung.

Die Lehrbuchreihe ist aus Skripten hervorgegangen, die unterrichtsbegleitend beständig und über viele Jahre an die sich verändernde Prüfungssituation und damit an die jeweils neu zu optimierende Ausbildung angepasst worden sind. Ihr Zweck besteht darin, dem angehenden Heilpraktiker medizinische Lehrbücher an die Hand zu geben, die es ihm ermöglichen, sich den vollständigen Prüfungsstoff aus einem einzigen Werk zu erarbeiten. Die Lehrbuchreihe erhebt den Anspruch, auf jede Frage, die jemals in den Prüfungen gestellt worden ist, eine vollkommen ausreichende Antwort zur Verfügung zu stellen. Sie geht zusätzlich immer dann über dieses Ziel hinaus, wenn ein vollständiges Verständnis medizinischer Inhalte andernfalls nicht hätte erreicht werden können. Von daher werden Sachverhalte so manches Mal eingehender als unbedingt notwendig erörtert, denn Medizin wird genau dann interessant bzw. geradezu spannend, wenn man die Zusammenhänge ganz versteht. Und sie wird mühsam und unbefriedigend, wenn verlangt wird, endlose Auflistungen von Fakten auswendig zu lernen – ganz abgesehen davon, dass auswendig Gelerntes, Unverstandenes sehr schnell in Vergessenheit gerät. Zusätzlich soll das angestrebte Verständnis Reserven für die Heilpraktikerprüfung wie für den nachfolgenden medizinischen Alltag schaffen.

Die Vollständigkeit der Lerninhalte ermöglicht es dem ausgebildeten Therapeuten gleichzeitig, das Lehrbuch in den Folgejahren zum schnellen Nachschlagen zu benutzen, um verloren gegangenes Wissen wieder aufzufrischen. Diesem Ziel dienen zusätzlich einzelne Kapitel, die sich mit wichtigen medizinischen Themen befassen, die (noch) nicht prüfungsrelevant, jedoch auf besondere Weise praxisorientiert sind. Um den Lernenden im Hinblick auf die Prüfung nicht zu überfordern, sind solche Themenbereiche gesondert gekennzeichnet.

Einzelne medizinische Fächer kann man als Puzzlesteinchen betrachten. Sie müssen, um ein Bild zu ergeben, zusammengesetzt werden. Dies beinhaltet auch, dass die Einzelteile zunächst noch kein vollständiges Verständnis erzeugen können, weil dieses Verständnis im Ganzen liegt und nicht in seinen Teilen. Fächer wie Herz/Kreislauf, Atmung, Endokrinologie oder Hämatologie müssen getrennt voneinander erarbeitet werden, doch greifen sie ineinander, sind abhängig voneinander, können im wachsenden Verständnis nicht isoliert bleiben. Von daher benötigt der Studierende zunächst nicht nur Fleiß, sondern auch sehr viel Geduld. Nicht alles wird auf Anhieb verstanden werden. Erst wenn das Bild beginnt, Gestalt anzunehmen, wenn in nachfolgenden Fächern bereits gelernte Inhalte aus neuer Perspektive betrachtet werden, beginnt der eigentliche medizinische Denk- und Lernprozess. Und so besteht ein weiteres Ziel dieser Lehrbuchreihe darin, den Lernenden bis zum Ende seiner Ausbildung dorthin zu führen, wo er begreift, dass Medizin nicht nur spannend ist, sondern letztendlich auch äußerst logisch und in weiten Teilen fast naiv in dem Sinne, dass alles aufeinander aufbaut, das eine aus dem anderen folgt und der Studierende die Symptome einer Krankheit selbst formulieren kann, sobald er ihr Wesen ganz verstanden hat.

Aus dem Erreichen dieses Ziels resultiert gleichzeitig die Befähigung zu medizinisch verantwortlichem Handeln. Ich wünsche den Studenten auf dem Weg dorthin Fleiß und Ausdauer, aber auch sehr viel Freude beim Betrachten des entstehenden Bildes.

Es ist mir ein Bedürfnis, an dieser Stelle denjenigen Dank zu sagen, die auf besondere Weise zum Gelingen der Lehrbuchreihe beigetragen haben. Treffender formuliert wäre sie ohne die Mitwirkung dieser Personen nicht zustande gekommen. Auf Seiten des Verlags ist dies Frau Ingrid Puchner, die das anspruchsvolle Werk von Anfang an in verantwortlicher Position begleitet und mit großem Sachverstand und menschlicher Kompetenz an allen Hindernissen vorbei zum Ziel geführt hat. In besonderer Dankbarkeit blicke ich auch auf die Redaktionsarbeit, für die in Gestalt des geschätzten Kollegen Martin Kortenhaus ein dem Anspruch der Reihe höchst angemessener, ungewöhnlich kompetenter Redakteur gefunden wurde. Die menschliche und fachliche Kompetenz beider Persönlichkeiten findet sich schließlich auch in meiner geliebten Frau Florentine wieder. Sie hat dieses Werk viele Jahre lang mitgetragen, fachliche und sprachliche Unsauberkeiten aufgedeckt, Unverständliches angeprangert und nicht zuletzt klaglos auf zahllose Stunden gemeinsamer Zeit verzichtet.

Bad Wurzach, im August 2011
Rudolf Schweitzer

Optimale Nutzung des Buches

Fachbegriffe

Der Einstieg in die medizinische Terminologie ist für den Anfänger schwierig. Dennoch wird von ihm erwartet, dass er sich die Begriffe aneignet. In diesem Buch werden die fachspezifischen Begriffe erklärt und sowohl die deutsche als auch fremdsprachige Bezeichnung angegeben. Im Text wird dann zwischen den Begriffen gewechselt, wenn beide gebräuchlich sind.

Im Unterkapitel Terminologie des ➤ Bandes Basiswissen sind die wichtigsten Bezeichnungen mit Erklärungen erläutert. In diesem Band finden sich
- auf der Innenseite des Rückumschlages: die allgemeinen Lagebezeichnungen und Ebenen des menschlichen Körpers
- auf S. VIII: wichtige Bezeichnungen für die Endokrinologie.

Abbildungen und Tabellen

Die Abbildungen und Tabellen sind getrennt voneinander innerhalb jedes Kapitels fortlaufend nummeriert.
Die große Menge an Abbildungen zeichnet dieses Buch aus. Nutzen Sie diese zusätzlichen Informationsquellen – ein Bild sagt häufig mehr als viele Worte, ist einprägsam und macht schwierige Zusammenhänge anschaulicher.

Querverweise

Der menschliche Körper ist ein überaus fein abgestimmter Organismus, bei dem unzählige Rädchen ineinandergreifen, damit er funktioniert. Verweise finden sich daher auch auf andere Bände dieser Reihe und sind z.B. mit ➤ Fach Verdauungssystem gekennzeichnet.

Kurzlehrbuch

Das Studium der Kästen „Merke" und „Zusammenfassung" ermöglicht stichpunktartig ein rasches Wiederholen des Stoffes kurz vor der Prüfung. Damit können Sie überprüfen, ob Sie die wichtigsten Fakten parat haben.

Abkürzungen

Die verwendeten Abkürzungen finden sich auf S. VII.

Kästen

Ein System aus farbigen Kästen erleichtert das Lernen.

Zusammenfassung
fasst die einzelnen Abschnitte kurz zusammen und bildet mit den Merke-Kästen ein optimales stichpunktartiges „Kurzlehrbuch" zur schnellen Wiederholung aller wichtigen Fakten

EXKURS
interessante Informationen, die über das Thema hinausgehen, um Zusammenhänge aufzuzeigen oder herzustellen

HINWEIS DES AUTORS
Erfahrungen des Autors, die über das allgemeine schulmedizinische und prüfungsrelevante Wissen hinausgehen

ACHTUNG
Hinweise auf unverzichtbare Notfall- oder Vorsichtsmaßnahmen

PATHOLOGIE
direkter Bezug zu Krankheitsbildern

HINWEIS PRÜFUNG
wichtige Anmerkungen zur Prüfung

MERKE
Informationen zum Einprägen, hilfreiche, interessante Tipps, Hinweise oder Merksätze

Abkürzungsverzeichnis

ACE	angiotensin converting enzyme	IE	internationale Einheit(en)
ACTH	adrenokortikotropes Hormon	IGF	insulin-like growth factor
ADH	antidiuretisches Hormon	IL	Interleukin
AGS	adrenogenitales Syndrom	INR	international normalized ratio
AIDS	aquired immuno deficiency syndrome	KG	Körpergewicht
AMP	Adenosinmonophosphat	KHK	koronare Herzkrankheit
ANP	atriales natriuretisches Peptid	LCAT	Lecithin-Cholesterin-Acyltransferase
ASS	Acetylsalicylsäure	LDH	Laktatdehydrogenase
ATP	Adenosintriphosphat	LDL	low density lipoproteins, Lipoproteine niedriger Dichte
AVK	arterielle Verschlusskrankheit		
BMI	Body-Mass-Index	LH	luteinisierendes Hormon
BNP	brain natriuretic peptide	MCH	mittleres korpuskuläres Hämoglobin
CCK	Cholecystokinin	MCV	mittleres korpuskuläres Volumen
CO_2	Kohlendioxid	MRT	Magnetresonanztomograph(ie), -tomogramm
CRH	corticotropin releasing hormone	MSH	melanozytenstimulierendes Hormon
DGE	Deutsche Gesellschaft für Ernährung	NIDDM	nicht insulinabhängiger Diabetes mellitus
DHEA	Dehydroepiandrosteron	NNM	Nebennierenmark
DHT	Dihydrotestosteron	NNR	Nebennierenrinde
EBK	Eisenbindungskapazität	PAF	Plättchen-aktivierender Faktor
EPA	Eicosapentaensäure	PTH	Parathormon
FFS	freie Fettsäuren	RAAS	Renin-Angiotensin-Aldosteron-System
FSH	follikelstimulierendes Hormon	SSW	Schwangerschaftswoche(n)
GHRH	growth hormone releasing hormone	STH	somatotropes Hormon (Somatotropin)
GIP	gastric inhibitory peptide	T_3	Triiodthyronin
GLP	glucagon-like peptide	T_4	Tetraiodthyronin (Thyroxin)
GTP	Guanosintriphosphat	TBG	thyroxinbindendes Globulin
HCG	humanes Choriongonadotropin	TNF	Tumornekrosefaktor
HDL	high density lipoproteins, Lipoproteine hoher Dichte	TPO	thyreoidale Peroxidase
HHL	Hypophysenhinterlappen	TRH	Thyrotropin-Releasing-Hormon
HLA	human leucocyte antigen	TSH	thyreoideastimulierendes Hormon, Thyreotropin
HVL	Hypophysenvorderlappen	VLDL	very low density lipoproteins, Lipoproteine sehr niedriger Dichte
IDDM	insulin-dependent diabetes mellitus (Typ-1-Diabetes)		
IDL	intermediate densitiy lipoproteins, Lipoproteine intermediärer Dichte		

Begriffe in der Endokrinologie

Adipositas	Fettleibigkeit (BMI > 30)
akut	plötzlich einsetzend, kurz dauernd (Gegenteil: chronisch)
anabol	aufbauende Wirkung im Körper
anti	gegen, entgegen (Antiallergika = Medikamente gegen Allergien)
Arteria (A.)	Arterie (Plural: Aa. = Arterien)
Azidose	Verschiebung des Serum-pH-Wertes in Richtung sauer (< 7,36); wird auch in zusammengesetzten Wörtern verwendet: Laktatazidose ist die Übersäuerung des Blutes durch Milchsäure (= Laktat)
Body-Mass-Index	Körpermassenindex, BMI; Maßzahl, mit der sich das Körpergewicht in Relation zur Körpergröße setzen lässt; wird berechnet aus dem Körpergewicht (in kg) geteilt durch die Größe (in Metern) im Quadrat
chronisch	(von Chronos = Zeit); chronische Krankheiten sind über längere Zeit oder auf Dauer anhaltende Krankheiten (Gegenteil: akut), sie können primär chronisch beginnen oder sich aus der akuten Erkrankung heraus entwickeln
Coenzym (Koenzym)	Molekül, das durch Bindung an das Enzym die Reaktion zwischen Enzym und Substrat ermöglicht und bei dieser Reaktion in der Regel selbst verändert wird
endokrin	Sekretion nach innen (endo = innen, eigen; krinein = absondern, ausschütten)
Enzym	Protein, das biochemische Vorgänge im Körper (erheblich) beschleunigt oder steuert
essentiell (essenziell)	notwendig, lebenswichtig (u.a. sind Vitamine und zahlreiche Mineralien essentiell)
exokrin	Sekretion nach außen
Fertilität	Fruchtbarkeit
Glandula	Drüse (Glandula parotidea = Ohrspeicheldrüse)
Grundumsatz	die Energiemenge, die der Körper für den Erhalt seiner lebenswichtigen Funktionen braucht (in Ruhe, bei Standardtemperatur)
hereditär	angeboren, vererbt (= kongenital)
hyper	darüber (hinaus) (Hyperkeratose = übermäßige Verhornung)
hypo	unterhalb, unter (Hypodermis = unter der Haut = Unterhaut = Subkutis)
idiopathisch	eigengesetzlich, aus unklarer Ursache heraus (zahlreiche Krankheiten entstehen idiopathisch, d.h., ihre Ursache ist unbekannt)
IE	internationale Einheit (engl. „international unit", IU); sie dient als Dosierungsangabe, bezieht sich dabei aber nicht auf die Stoffmenge, sondern auf seine Wirkung
katabol	abbauende Wirkung im Körper
Ketoazidose	Azidose des Serums aufgrund vermehrter Ketosäurenbildung
kongenital	angeboren, vererbt (= hereditär)
Laktatazidose	Azidose des Serums aufgrund vermehrter Milchsäurebildung
Morbus	Krankheit, Erkrankung (Morbus Recklinghausen = Recklinghausen-Krankheit)
Mukosa	Schleimhaut (Submukosa = Schicht unterhalb der Schleimhaut)
Palpation	Untersuchung durch Betasten mit den Händen
peri	außen herum gelegen
Prophylaxe	Maßnahmen zur Vorbeugung von Krankheiten oder Folgekrankheiten
prä	davor (prätibiale Ödeme = Wasseransammlung vor der Tibia)
Rezeptor	Protein(komplex), der verschiedene Partikel (spezifisch) binden kann (z. B. Hormone) und durch diese Bindung Signalprozesse auslöst
Rezidiv	Rückfall, Wiederkehr einer Krankheit, eines Leidens
Second Messenger	„zweiter Bote", Moleküle, die einen hormonellen oder nervalen Impuls innerhalb der Zelle weiterleiten
Spurenelement	chemisches Element, das nur einen sehr geringen Anteil der Gesamtkörpermasse ausmacht und unentbehrlich ist für den Stoffwechsel
sub	unter, unterhalb (sublingual = unterhalb der Zunge)
ubiquitär	überall, allgegenwärtig (entspricht in etwa „generalisiert")
Vena (V.)	Vene (Plural: Vv. = Venen)
Vitamin	organische Verbindung, die der Organismus für lebenswichtige Funktionen benötigt, die er jedoch nicht selbst herstellen kann und die daher mit der Nahrung aufgenommen werden muss

Inhaltsverzeichnis

1	**Einleitung**	1
1.1	Im Dienst des Gesamtorganismus	1
1.2	Grundlagen des Hormonsystems	3
2	**Schilddrüse**	7
2.1	Anatomie	7
2.2	Physiologie	8
2.3	Untersuchung	12
2.4	Krankheitsbilder	13
2.4.1	Struma	13
2.4.2	Hyperthyreose	16
2.4.3	Hypothyreose	20
2.4.4	Schilddrüsenkarzinom	22
3	**Nebenniere**	23
3.1	Nebennierenrinde	23
3.1.1	Anatomie	23
3.1.2	Physiologie	24
3.1.3	Krankheitsbilder	31
3.2	Nebennierenmark	37
3.2.1	Anatomie	37
3.2.2	Physiologie	38
3.2.3	Krankheitsbilder	41
4	**Pankreas**	43
4.1	Anatomie	43
4.2	Physiologie	45
4.2.1	Insulin	45
4.2.2	Glukagon	47
4.3	Krankheitsbilder	48
4.3.1	Diabetes mellitus	48
4.3.2	Karzinoid-Syndrom	62
5	**Endokrine Drüsen der Geschlechtsorgane**	65
5.1	Hoden	65
5.1.1	Anatomie	65
5.1.2	Physiologie	69
5.2	Ovar (Eierstock)	71
5.2.1	Anatomie	71
5.2.2	Physiologie	72
6	**Zerebrale Hormondrüsen**	79
6.1	Hypophyse/Hypothalamus	79
6.1.1	Anatomie	79
6.1.2	Physiologie	81
6.1.3	Krankheitsbilder	87
6.2	Epiphyse	89
6.2.1	Anatomie	89
6.2.2	Physiologie	89
7	**Calciumstoffwechsel**	93
7.1	Anatomie der beteiligten Organe	93
7.2	Physiologie	94
7.2.1	Calcium	94
7.2.2	Phosphat	95
7.2.3	Vitamin D (Cholecalciferol)	95
7.2.4	Parathormon (PTH, Parathyrin)	97
7.2.5	Calcitonin	97
7.3	Krankheitsbilder	98
7.3.1	Osteomalazie, Rachitis	98
7.3.2	Tetanie	99
7.3.3	Hyperparathyreoidismus	99
7.3.4	Hypoparathyreoidismus	100
8	**Fettstoffwechsel**	101
8.1	Exogene Lipide	101
8.1.1	Resorption der Nahrungsfette	101
8.1.2	Metabolisierung der Chylomikronen	102
8.2	Endogene Lipide	102
8.2.1	Metabolisierung des VLDL	103
8.2.2	HDL	104
8.2.3	Diagnostik	105
8.3	Hyperlipoproteinämien	106
8.3.1	Primäre Hyperlipoproteinämien	106
8.3.2	Sekundäre Hyperlipoproteinämien	109
8.4	Aufgaben der Fette	109
8.4.1	Triglyceride	109
8.4.2	Cholesterin	109
8.4.3	Phospholipide	110
8.4.4	Fettsäuren	110
8.5	Fettgewebe	111
8.6	Hormone des Fettgewebes	113
8.6.1	Leptin	113
8.6.2	Angiotensinogen	114
8.6.3	Adiponektin	114
8.6.4	Östrogene	115
8.6.5	Entzündungsmediatoren	115
8.6.6	Weitere Faktoren	115
8.7	Ungesättigte Fettsäuren	115
8.8	Gesunde Ernährung	119
9	**Gicht**	125
10	**Zystische Fibrose**	131

11	**Spurenelemente**		133	12.2	Vitamin B$_1$	153
11.1	Einleitung		133	12.3	Vitamin A	154
11.2	Eisen		134	12.4	Vitamin C	156
11.3	Kupfer		142	12.5	Vitamin E	157
11.4	Zink		144			
11.5	Magnesium		145		**Abbildungsnachweis**	161
11.6	Selen		148			
					Register	163
12	**Vitamine**		151			
12.1	Einleitung		151			

KAPITEL 1

Einleitung

1.1 Im Dienst des Gesamtorganismus 1

1.2 Grundlagen des Hormonsystems 3

1.1 Im Dienst des Gesamtorganismus

Nervensystem

Der menschliche Körper besteht aus einer Vielzahl spezialisierter Zellen und Gewebe, die grundsätzlich dem gesamten Organismus, seinen Bedürfnissen und seiner Integrität dienen. Damit nun beispielsweise der einzelne Muskel weiß, wann er sich im Dienste des Gesamtorganismus wie lange und wie stark zu kontrahieren hat, braucht er klare Anweisungen übergeordneter Zentren. Diese räumlich vom Muskel getrennten Gewebeeinheiten benötigen **Verbindungswege zum Befehlsempfänger,** damit die Anweisungen vernommen und ausgeführt werden können. Die Befehlszentralen sitzen in Gehirn und Rückenmark. Die Übermittlung erfolgt durch Nerven, die vom Steuerungsorgan aus eine durchgehende Verbindung zum Muskel aufgebaut haben.

Damit die zerebralen Zentren jederzeit die Kontrolle und Übersicht behalten und feinste Abstufungen vornehmen können, bedürfen sie einer ununterbrochenen **Rückmeldung** dessen, was das Erfolgsorgan gerade vollbracht hat. Zusätzlich benötigen und erhalten sie **Informationen über die genaue Zusammensetzung der Umwelt,** damit sie auf jede mögliche Situation, die den Organismus gefährden könnte oder seinem Fortbestand im Wege stünde, angepasst und mit ausreichender Geschwindigkeit zu reagieren vermögen. Alle diese Informationen aus der Umwelt werden durch die Sinnesorgane und die sensiblen Rezeptoren u.a. in Haut, Muskulatur, Sehnen und Gelenken aufgenommen. Weitergeleitet werden sie ebenfalls über Nervenfasern, die sich in der Peripherie des Körpers mit den benachbarten motorischen Nervenfasern zu dicken Nervenfaserbündeln zusammenschließen, um dann tief im Gewebe und gut geschützt zur Wirbelsäule zu laufen. Hier gehen die einzelnen Nervenfasern wieder getrennte Wege.

Die **Übertragung** der Befehle von der zerebralen Zentrale über die langen Nervenfasern zur Körperperipherie und zurück erfolgt mit unglaublicher Geschwindigkeit (bis zu 120 m/s bzw. 1,2 m in 10 ms) scheinbar elektrisch in der Art eines fließenden elektrischen Stroms. Dieses Wunderwerk einschließlich der synaptischen Verbindungen wird im ➤ Fach Neurologie dargestellt.

Das animale (= motorische + sensible) Nervensystem vermittelt also die Umwelt samt der Antwort hierauf. Sofern diese Umwelt Höchstleistungen irgendeiner Art verlangt, wird diese Höchstleistung auch erbracht, wenn das einzelne Organ dazu in der Lage ist. Dies ist üblicherweise dann der Fall, wenn es optimal mit allem versorgt ist, was es für seine Arbeit benötigt – also in erster Linie mit Nährstoffen und Sauerstoff. Nährstoffe und Sauerstoff werden über das Blut zu jedem Organ transportiert. Wäre nun jedes einzelne Organ des Organismus ständig auf Höchstleistungen programmiert – auch unter weitgehenden Ruhebedingungen wie z. B. im Schlaf – so müssten Herz, Lunge und jene Organe des Körpers, die die Nährstoffe für den restlichen Organismus aufbereiten, ständig an ihre Leistungsgrenze gehen. Dies ergäbe allerdings nicht den geringsten Sinn. Die Folge bestünde im vorzeitigen Verschleiß dieser Organe, ihrer vorzeitigen Alterung und damit auch dem vorzeitigen Tod des Gesamtorganismus. Dementsprechend arbeiten die einzelnen Organe nur gerade so viel, wie dies dem Gesamtorganismus ausreicht, und sie legen genau in *dem* Moment an Arbeitstempo zu, in dem dies gefordert wird und sinnvoll ist. Die Informationen hierzu liefert primär nicht mehr das animale (somatische) Nervensystem, sondern weitere Systeme wie das **vegetative (= autonome) Nervensystem** und das **Hormonsystem.**

HINWEIS DES AUTORS

Die Steuerung der aktuellen Leistung der Organe im Sinne des Gesamtorganismus geschieht wohl auch über Körpermeridiane und weitere Informationsüberträger, die im Einzelnen noch wenig verstanden werden. So gibt es möglicherweise auch einen regen Informationsfluss zwischen den einzelnen Zellen eines Organs und sogar zwischen denen verschiedener Organe, der nicht auf spezialisierte Zellen wie die Nervenzellen oder auf Membranstrukturen angewiesen ist. Zu denken ist hierbei, neben Botenstoffen wie den Interleukinen, auch an die sog. Biophotonen des Fritz-Albert Popp.

Genau genommen lässt sich keines der Informations- oder Leitungssysteme von anderen hinsichtlich seiner Wirkungen wirklich trennen. Alle sind sie miteinander verbunden und **ergänzen sich gegenseitig:** Eine Verletzung an einer Körperstelle, die wir momentan nicht im Auge haben, bewirkt über die Meldung an Rückenmark und Gehirn ein sofortiges Zurückziehen des z. B. betroffenen Fingers. Diese Meldung erreicht praktisch gleichzeitig auch die Muskeln des Auges und weitere Sinnesorgane sowie das Vegetativum, dem die Gefahr übermittelt wird und welches nun umgehend seinen Teil zum Schutz des Organismus beiträgt. Es aktiviert Organe wie Herz oder Haut, aber auch z. B. das Nebennierenmark, sodass nun eine Kaskade weiterer Reaktionen in Gang gesetzt wird bis hin zur Aktivierung von Leber (Glukoseausschüttung) und Lunge (verstärkte Atmung). Es werden also zusätzliche Reserven an Sauerstoff und Nährstoffen ins Blut gebracht für den Fall, dass eine sofortige Flucht oder eine tatkräftige Abwehr nötig werden könnten. Große Anteile des Gehirns werden „hellwach" und bereit, sofort weitere Schritte zu überdenken und anzuordnen. Somatisches und vegetatives Nervensystem arbeiten also niemals getrennt voneinander. Sie überdecken vielmehr ein unterschiedliches Spektrum und ergänzen sich, wobei einmal mehr das eine und bei nächster Gelegenheit mehr das andere im Einsatz ist.

Funktion der Hormone

Das endokrine System dient genauso wie die beiden Nervensysteme der **Informations- und Befehlsübermittlung.** Es übermittelt seine Informationen und Befehle aber nicht über schnelle Systeme wie die Nervenbahnen ans Erfolgsorgan, sondern durch chemische Stoffe, die Hormone, über den Blutweg, und ist daher erheblich langsamer. Die Nachrichtenübermittlung im Nervensystem ist eine Angelegenheit von wenigen Millisekunden. Die Übermittlung der hormonellen Nachrichten dauert Minuten bis Stunden. Das Erfolgsorgan eines motorischen Nervs antwortet auf den Reiz umgehend innerhalb weniger Millisekunden. Das vegetative Nervensystem benötigt Sekunden bis Minuten. Beim hormonellen System dauert es zumindest Minuten, manchmal aber auch Tage oder Wochen, bis das Erfolgsorgan sichtbare Effekte zeigt.

MERKE
Das endokrine System dient überwiegend der Steuerung langfristiger Prozesse wie Wachstum, Fortpflanzung und Homöostase des Wasser-, Elektrolyt- und Energiehaushalts.

Abgesehen hiervon arbeitet es jedoch genauso wenig autonom wie die Nervensysteme. Die oben angesprochene Verletzung aktiviert das autonome, das vegetative und gleichzeitig auch das hormonelle System. Die Nervensysteme beginnen umgehend mit Flucht oder Abwehr, das hormonelle stellt einige Minuten später deren Funktion durch seine Tätigkeit sicher – z. B. durch Erhöhung des Blutzuckerspiegels. Auch in das System der Fortpflanzung sind die Sexualhormone genauso eingebettet wie das Vegetativum oder die sensiblen und motorischen Nerven.

Die deutlichste **Überschneidung der Systeme** erkennt man am Nebennierenmark, welches als Hormon genau den Stoff ausschüttet (Noradrenalin), der wenige Sekunden bis Minuten zuvor auch als Übertragerstoff des sympathischen Nervensystems im Einsatz war.

MERKE
Auch wenn Nerven und endokrines System getrennt in ihren Wirkungen besprochen werden, so darf man die gegenseitige Beeinflussung und Abhängigkeit doch nie aus den Augen verlieren. Ähnliches gilt sogar für das Immunsystem, das weder von den Hormonen noch von den Nervensystemen wirklich getrennt ist und eben auch nur scheinbar selbstständig arbeitet.

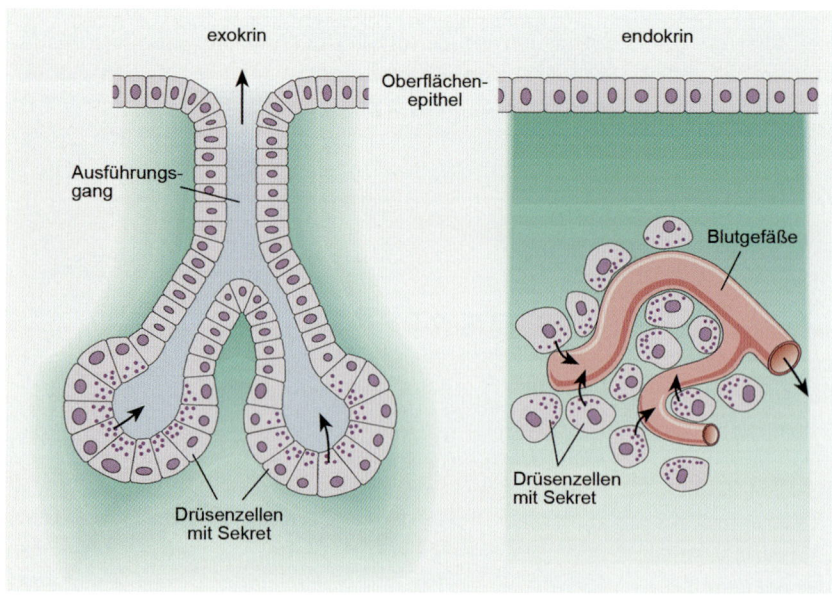

Abb. 1.1 Exokrine und endokrine Sekretion. [14]

1.2 Grundlagen des Hormonsystems

Definitionen

Endokrinologie ist die Lehre von der inneren Sekretion (endo = innen, eigen; krinein = absondern, ausschütten; Logos = Lehre). Die Hormone werden von den endokrinen Organen also selbst produziert und ins Blut sezerniert (abgegeben). Anders als bei den exokrinen Drüsen, die ihr Sekret über eigene Ausführungsgänge nach außen, auf die Oberfläche der Haut (z. B. Schweißdrüsen) oder in Körperhöhlen (z. B. Schleimdrüsen) sezernieren, gibt es bei den endokrinen, Hormone produzierenden Drüsen keine Ausführungsgänge (> Abb. 1.1). Die Drüsenepithelien der endokrinen Organe geben ihr Sekret vielmehr direkt ins vorbeiströmende Blut.

Der Vollständigkeit halber sei angefügt, dass es auch Hormone wie z. B. das ubiquitär anzutreffende Somatostatin gibt, die eine sog. **parakrine Wirkung** entfalten – also eine Wirkung direkt neben (para) den sezernierenden Zellen (> Abb. 1.2). Solche Hormone gelangen nicht in nennenswerten Mengen ins Blut. So hemmt z. B. das Somatostatin der Bauchspeicheldrüse direkt „nebenan" die Insulin und Glukagon produzierenden Zellen. Im Hypothalamus gehört Somatostatin zu den sog. Inhibiting-Hormonen, indem es „nebenan", in der Hypophyse, die Produktion weiterer Hormone vermindert.

Die wesentlichen **endokrinen Organe** (> Abb. 1.3, > Tab. 1.1) sind
- Schilddrüse,
- Nebenschilddrüse,
- Nebennierenrinde,
- Nebennierenmark,
- Bauchspeicheldrüse,
- Eierstöcke,
- Hoden

sowie als übergeordnete, steuernde Organe

Tab. 1.1 Endokrine Organe und die von ihnen produzierten Hormone.

Endokrines Organ	Produzierte Hormone	Abkürzung
Hypothalamus	Releasing-Hormone und Inhibiting-Hormone (Somatostatin u.a.)	TRH, CRH
Hypophysenvorderlappen (= HVL, Adenohypophyse)	adrenokortikotropes Hormon (= Corticotropin)	ACTH
	thyreoideastimulierendes Hormon (= Thyreotropin)	TSH
	luteinisierendes Hormon	LH
	follikelstimulierendes Hormon	FSH
	somatotropes Hormon (= Somatotropin)	STH
	Prolaktin	
Hypophysenzwischenlappen	melanozytenstimulierendes Hormon (= Melanotropin)	MSH
Hypophysenhinterlappen (= HHL, Neurohypophyse)	antidiuretisches Hormon (= Vasopressin), Oxytocin	ADH
Epiphyse (Zirbeldrüse)	Melatonin	
Schilddrüse	Thyroxin (T_4), Triiodthyronin (T_3), Calcitonin	T_4, T_3
Nebenschilddrüse	Parathormon (Parathyrin), Calcitonin	PTH
Nebennierenrinde	Aldosteron, Glukokortikoide, Androgene (Dehydroepiandrosteron)	DHEA
Nebennierenmark	Adrenalin, Noradrenalin (= Katecholamine)	
Pankreas	Insulin, Glukagon, Somatostatin	
Ovar	Östradiol, Progesteron	
Hoden	Testosteron	
Plazenta	Östrogene, Progesteron, humanes Choriongonadotropin	HCG
Herz (Vorhöfe)	atriales natriuretisches Hormon (= Atriopeptin)	ANH
Herz (Kammern)	„brain natriuretic peptide"	BNP
Thymus	Thymosin, Thymopoetin	
Magen-Darm-Trakt	Gastrin, Cholecystokinin, Sekretin, Motilin, Somatostatin	CCK
Niere	D-Hormon, Erythropoetin	Epo

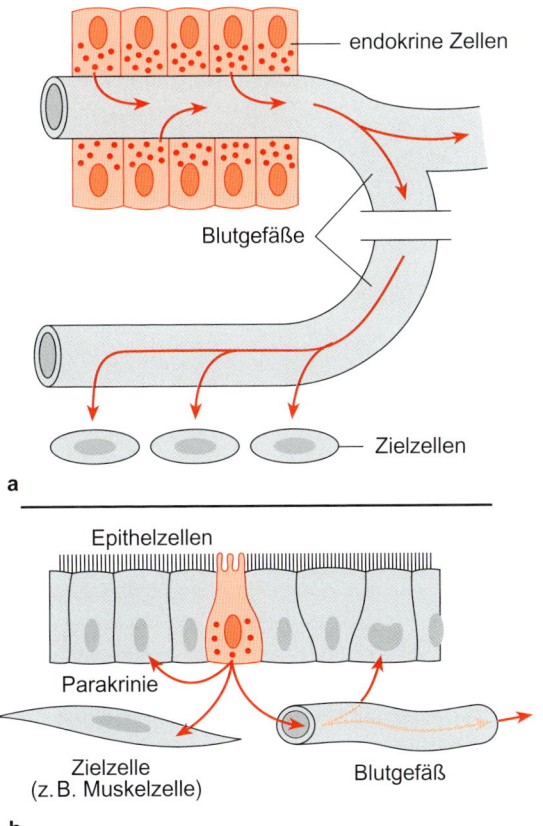

Abb. 1.2 Sekretion von Hormonen. **a** Übliche Hormonsekretion. **b** Parakrine Hormonwirkung. [20]

1 Einleitung

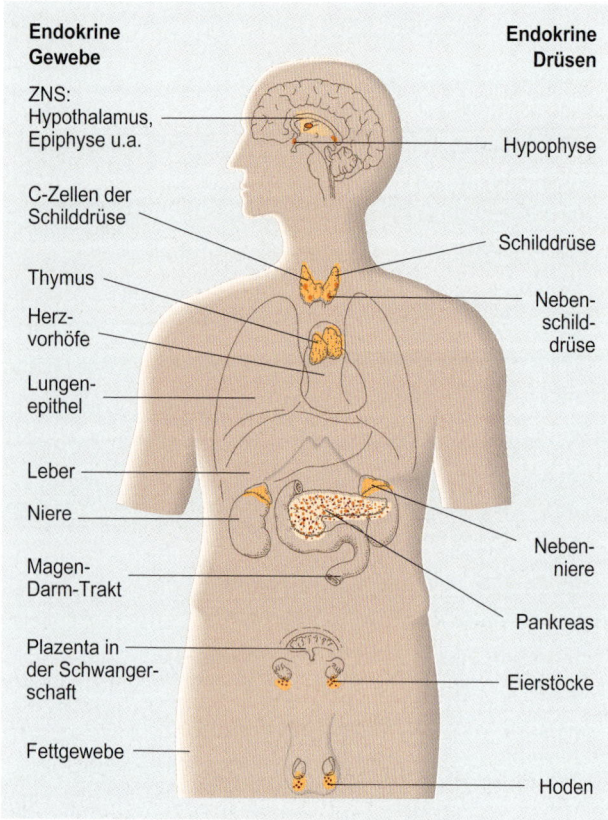

Abb. 1.3 Hormonproduzierende Organe und Gewebe. [15]

- Hypothalamus,
- Hypophyse und
- Zirbeldrüse (Epiphyse).

Auch die Plazenta der schwangeren Frau gehört zu den endokrinen Drüsen. Darüber hinaus gibt es in nahezu allen Organen eine Unzahl einzelner Zellen, die ebenfalls Hormone produzieren. So gilt der Darm als größtes, hormonproduzierendes Organ überhaupt, das Hormone wie Gastrin, Sekretin, CCK oder Motilin ans Blut abgibt. Diese Hormone werden im ▶ Fach Verdauungssystem besprochen.

Chemische Hormonstrukturen

Die biochemische Struktur der Hormone gehört fast ausnahmslos den folgenden 3 Klassen an:
- Bei **Peptidhormonen** sind wenige (= Oligopeptide) bis zahlreiche (= Polypeptide) Aminosäuren zu Peptiden zusammengeknüpft.
- **Steroidhormone** (steran*ähnliche* Hormone) leiten sich von der ringförmigen Struktur (sog. Sterangerüst) des Cholesterins ab (▶ Abb. 1.4).
- Nicht mehr von einem ganzen Peptid, sondern nur noch von der einzelnen Aminosäure **Tyrosin** entstammen schließlich die Hormone der Schilddrüse und des Nebennierenmarks.

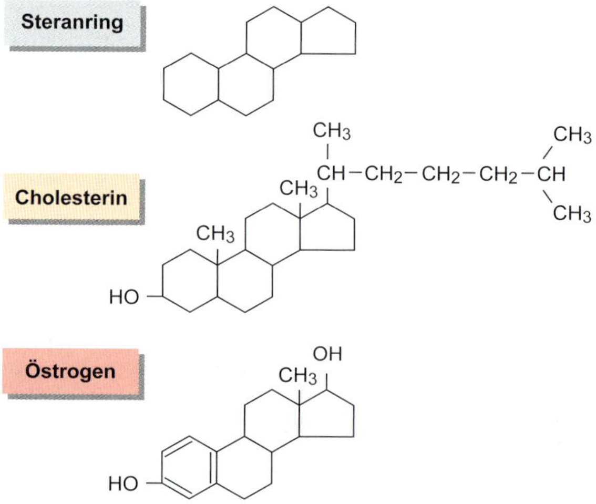

Abb. 1.4 Vergleich der chemischen Strukturen von Steran, Cholesterin und Östrogen.

Vermittlung der Hormonwirkungen

Hormone binden, wie die nervalen Überträgerstoffe auch, an spezifische **Rezeptoren**, die in den Zellmembranen ihrer Erfolgsorgane sitzen. Sie lösen hier allerdings kein Aktionspotenzial aus. Vielmehr werden sie allein oder gemeinsam mit ihren Rezeptormolekülen in die Zelle geschleust und induzieren dort üblicherweise die Neubildung verschiedener Moleküle.

Teilweise lösen sie auch, ohne selbst in die Zelle zu gelangen, an den Rezeptoren der Zellmembranen eine Veränderung aus, woraufhin diese nun weitere Moleküle mit der Weiterleitung des hormonellen Befehls beauftragen. Derartige, von einem Hormon beauftragte Vermittlermoleküle nennt man **Second Messenger**, also „zweiten Boten" (▶ Abb. 1.5). Am häufigsten ist dies **cAMP** (Cyclo-AMP bzw. *Cyclo-Adenosinmono*phosphat).

HINWEIS PRÜFUNG
Die genaue Kenntnis dieser insgesamt recht komplexen Vorgänge ist für den angehenden Heilpraktiker nicht von Bedeutung.

Man könnte jedoch beachten, dass die Steroidhormone grundsätzlich selbst, also ohne Einschaltung eines „zweiten Boten", in den Zell*kern* weiterdiffundieren und dort die Herstellung von biochemisch wirksamen Substanzen veranlassen, während die Peptidhormone ihre Aufgaben über Rezeptoren der Zell*membran* unter Einschaltung eines „Second Messenger" wie cAMP erfüllen. Auch hinsichtlich einer weiteren Eigenschaft lassen sich die beiden **Hormongruppen** unterscheiden: Peptidhormone werden auf Vorrat produziert und in den endokrinen Zellen gespeichert. Sie liegen, verpackt in kleine Vesikel, nahe der Zellmembran und können dadurch bei Bedarf umgehend sezerniert werden. Dagegen werden Steroidhormone nicht gespeichert, müssen also jeweils auf Anforderung produziert und im direkten Anschluss sezerniert werden. Ihr Serumspiegel steigt dadurch langsamer an.

1.2 Grundlagen des Hormonsystems

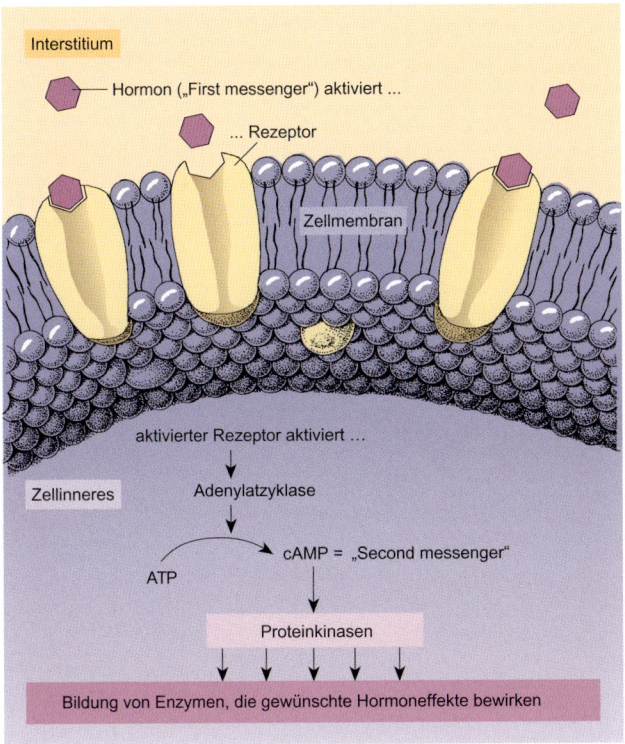

Abb. 1.5 Prinzip des Second Messenger. Das Hormon aktiviert den Rezeptor, der aktivierte Rezeptor seinerseits den Second Messenger. [2]

MERKE
Dadurch, dass die Hormone nur über biochemische Molekülveränderungen bzw. primär über die Neubildung biochemischer Substanzen wirken, nachdem sie noch dazu auf dem „umständlichen" Blutweg erst einmal zum Erfolgsorgan gelangen müssen, wird verständlich, dass es sich bei den Hormonwirkungen um vergleichsweise langsame Prozesse handeln muss.

Selektivität von Hormonwirkungen

Hormone gelangen im Anschluss an ihre Sekretion auf dem Blutweg zu sämtlichen Organen und Geweben des Organismus. Demzufolge können sie prinzipiell an allen Zellen des Körpers Wirkungen entfalten. Dies gilt auch tatsächlich für Hormone wie z. B. das Pankreashormon Insulin oder das Schilddrüsenhormon Thyroxin. Andere Hormone wie ACTH oder TSH entfalten ihre Wirkungen dagegen ausschließlich in Organen wie der Nebennierenrinde (ACTH) oder der Schilddrüse (TSH). Der Grund dafür, dass sämtliche Hormone zwar überallhin gelangen, dann jedoch teilweise nur in einzelnen Organen Wirkungen entfalten, liegt an der **Rezeptorausstattung** der Körperzellen. Zellen, an denen einzelne Hormone keine sinnvolle Wirkung entfalten würden, besitzen für solche Hormone von vornherein keine Rezeptoren. So gibt es z. B. für das Hormon ACTH ausschließlich in Zellmembranen der Nebennierenrinde Andockstellen, während die entsprechenden für Insulin an nahezu jeder Körperzelle vorhanden sind.

EXKURS
Dieser Mechanismus gilt für sämtliche Systeme. Die Interleukine (Botenstoffe) des Immunsystems überbringen ihre Nachrichten nur an Zellen, an denen dies eine sinnvolle Reaktion bewirkt und die genau deswegen über spezifische Rezeptoren in der Zellmembran verfügen. Spurenelemente wie Zink oder Kupfer binden exakt an jene Enzyme, die ohne diese Bindung nicht wirksam wären. Nerven sind ausschließlich mit Strukturen verschaltet, die dies für ihre Funktion benötigen. Zellen bauen genau zu dem Zeitpunkt verstärkt Rezeptoren für z. B. Vitamine oder Transporteisen (Transferrin) in ihre Membranen ein, wenn dieser Bedarf entsteht.

Hormonstörungen

Die Über- oder Unterfunktion der endokrinen Organe mit entsprechendem Überangebot oder Mangel an Hormonen hat immer Auswirkungen auf den Organismus. Teilweise entstehen schwere Störungen wie Diabetes mellitus, Sterilität oder Zwergwuchs bis hin zu lebensbedrohenden Zuständen bei Ausfall oder massiver Überproduktion einer Hormondrüse.

Daneben ist die Mehrzahl der Hormondrüsen untereinander vernetzt und beeinflusst sich gegenseitig.

Steuerung endokriner Drüsen

Vor allem die zerebralen Zentren Hypothalamus und Hypophyse haben zusätzlich eine gewisse Oberhoheit und Befehlsgewalt über die peripheren Drüsen. Sie erhalten über einen Regelkreis auf dem Blutweg Rückmeldungen über die aktuelle Situation der weiteren endokrinen Organe sowie den Gesamtzustand des Organismus mit seinen aktuellen Bedürfnissen und steuern so sehr gezielt die periphere Hormonproduktion. Während sämtliche endokrinen Drüsen in ihrer Hormonproduktion zumindest mit einzelnen weiteren Hormonen oder sonstigen Faktoren rückgekoppelt sind und in ihrer Aktivität beeinflusst werden, gilt vor allem für den Hypothalamus, dass er *zusätzlich* Informationen verarbeitet, die aus einer Vielzahl körpereigener wie auch aus der Umwelt stammender Ereignisse herrühren. Selbst kleine Stimmungsschwankungen oder z. B. ein Kältegefühl werden registriert und in hormonelle Befehle übersetzt (➤ 6.1.2).

Zusammenfassung
- Bei den hormonproduzierenden Organen handelt es sich um **endokrine Drüsen,** die ihre chemischen Botenstoffe, die Hormone, ohne Drüsenausführungsgänge direkt ins Blut abgeben.
- Die Hormone gelangen über den **Blutweg** in den gesamten Organismus und damit auch zu „ihren" Organen, werden dort durch **spezifische Rezeptoren** in den Zellmembranen erkannt und steuern nun bestimmte Vorgänge in diesen Zellen und Geweben. Gewebe ohne Rezeptoren für das jeweilige Hormon werden von demselben nicht beeinflusst.

- **Hormone** bestehen entweder aus dem Abkömmling einer einzelnen Aminosäure (Tyrosin), aus einer Kette von Aminosäuren (Peptide) oder aus Abkömmlingen des Cholesterins (Steroidhormone).
- Die **Steuerung** erfolgt weit langsamer als bei den beiden Nervensystemen. Beeinflusst bzw. in Gang gesetzt werden vorwiegend langfristige Prozesse. Ungeachtet dessen besteht eine sehr enge Verzahnung zwischen sämtlichen Steuerungssystemen des Körpers einschließlich des Immunsystems.
- Endokrine Organe, endokrine Drüsen, endogene Drüsen, Hormondrüsen sowie hormonproduzierende Drüsen sind synonyme Begriffe. Mit endokrinem System meint man die Gesamtheit der endogenen Drüsen und der hormonproduzierenden Einzelzellen – z. B. in Magen-Darm-Trakt, Thymus, Niere oder Vorhöfen des Herzens.

Hormone, die nicht in den eigentlichen endokrinen Organen wie z. B. Schilddrüse, Nebenniere oder Gonaden entstehen, sondern in Strukturen wie u.a. Darmtrakt, Herz oder Niere, die überwiegend andersgeartete Funktionen besitzen, werden nicht in diesem Band, sondern bei den entsprechenden Fächern wie ➤ Verdauungssystem, ➤ Herz-Kreislauf-System oder ➤ Immunologie besprochen, das Erythropoetin der Niere im ➤ Fach Hämatologie.

KAPITEL 2

Schilddrüse

2.1	Anatomie	7
2.2	Physiologie	8
2.3	Untersuchung	12
2.4	Krankheitsbilder	13
2.4.1	Struma	13
2.4.2	Hyperthyreose	16
2.4.3	Hypothyreose	20
2.4.4	Schilddrüsenkarzinom	22

2.1 Anatomie

Die Schilddrüse (Glandula thyroidea bzw. einfach Thyroidea) ist direkt unterhalb des Kehlkopfes der Trachea aufgelagert. Ihr Gewicht liegt bei etwa 10–20 g. Sie besteht aus einem rechten und einem linken Lappen, die auf Höhe der 2.–4. Trachealspange durch eine Brücke aus Drüsengewebe, den sog. **Isthmus**, miteinander verbunden sind (> Abb. 2.1). Bei manchen Menschen ragt vom Isthmus aus ein schmaler Lappen Schilddrüsengewebe nach kranial bis in den Kehlkopfbereich **(Lobus pyramidalis)**; teilweise findet sich Gewebe im Bereich des Zungengrundes (sog. **Zungengrund-Struma**). Die **Blutversorgung** erfolgt überwiegend aus der A. carotis externa über die A. thyroidea.

PATHOLOGIE
Die beiden Lappen umgreifen die Luftröhre nach beiden Seiten und können diese bei einer **Schilddrüsenvergrößerung (Struma)** auch seitlich verschieben oder zusammendrücken und so eine Dyspnoe verursachen. Selbst die dahinterliegende Speiseröhre kann durch eine sehr große Struma eingeengt werden, was zur Dysphagie (Schluckstörung) führt.

N. laryngeus recurrens

Im direkten Kontakt zu den dorsalen Begrenzungen der beiden Lappen – also da, wo sie seitlich neben der Luftröhre enden und bereits der Speiseröhre nahe kommen, verläuft der N. laryngeus recurrens. Der Nerv versorgt die Stimmbänder des Kehlkopfs (Larynx). Er entspringt dem N. vagus des oberen Mediastinums und läuft zwischen Luft- und Speiseröhre zurück (recurrens) zum Kehlkopf.

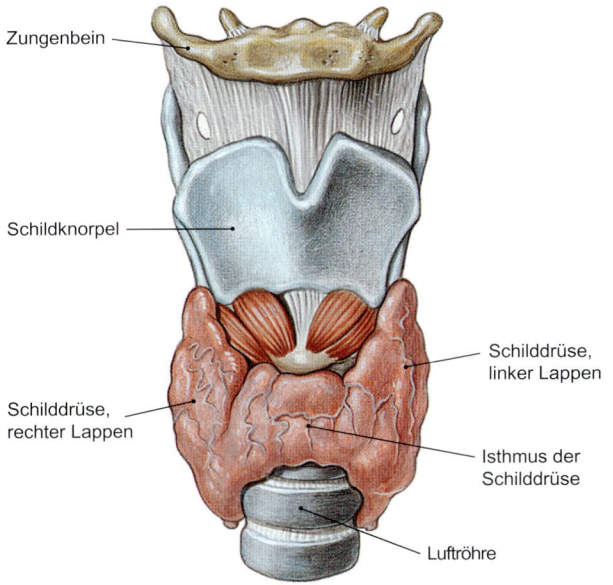
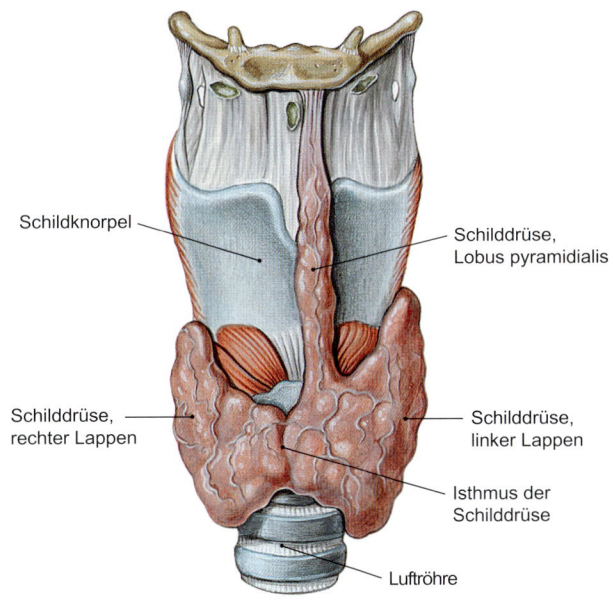

Abb. 2.1 Schilddrüse – rechts mit Lobus pyramidalis. [17]

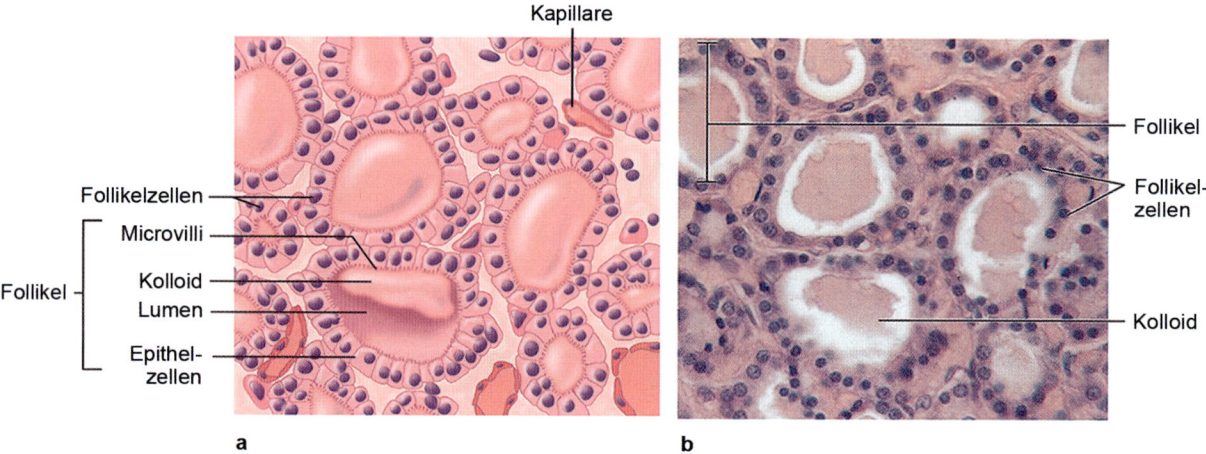

Abb. 2.2 Ausschnitt aus dem Kapselbereich der Schilddrüse. **a** Schema. **b** Histologisches Bild. [9]

PATHOLOGIE
Der **N. recurrens** kann bei Schilddrüsenoperationen leicht verletzt werden. Auch eine sehr große Struma oder ein Schilddrüsentumor können den Nerv durch mechanischen Druck oder Infiltration schädigen. Die möglichen Folgen sind chronische Heiserkeit (Dysphonie) oder sogar Stimmbandlähmung mit Aphonie (Stimmlosigkeit).

Mikroskopische Anatomie

Wie die meisten Organe ist die Schilddrüse von einer derben bindegewebigen **Kapsel** umgeben (➤ Abb. 2.2). Das Drüsengewebe besteht aus einer Vielzahl etwa 1 mm großer, kugeliger sog. **Follikel,** in denen eine einreihige Schicht von Epithelzellen (Thyreozyten) einen Hohlraum umschließt (➤ Abb. 2.2). In diesem Hohlraum wird das Schilddrüsenhormon, noch gebunden an ein großes Eiweißmolekül (Thyreoglobulin), nach seiner Bildung gespeichert.

Zwischen den einzelnen Follikeln befindet sich **Bindegewebe,** in dem die Blut- und Lymphgefäße laufen. Außerdem sind hier einzelne Zellen und Zellgruppen eingestreut, die sog. **parafollikulären** (para = neben) **C-Zellen,** die ein weiteres Hormon der Schilddrüse, das Calcitonin, bilden. Calcitonin ist ein Peptidhormon und hat mit der Funktion der Follikelhormone überhaupt nichts zu tun. Man zählt es daher auch gar nicht zu den „eigentlichen" Schilddrüsenhormonen. Besprochen wird es im Rahmen der Calciumhomöostase (➤ 7.2.1).

2.2 Physiologie

Hormonproduktion

Das Schilddrüsenhormon wird in Epithelzellen und Follikelhohlraum aus der Aminosäure **Tyrosin** hergestellt. Hierbei werden 2 Tyrosinmoleküle aneinandergeknüpft. An jeden Benzolring dieses Moleküls werden 1–2 Iodatome gebunden.

Iod wird von den Epithelzellen in der Form des Iodids I^- (nicht Iodat IO_3^-) aktiv (unter ATP-Verbrauch) aus dem vorbeiströmenden Blut entnommen und im Zytosol angereichert. Diese aktive Aufnahme in die Thyreozyten wird als **Iodination,** die anschließende Oxidation zu I_2 und Anbindung an das Tyrosin als **Iodisation** bezeichnet. Die benötigte und von der Weltgesundheitsorganisation (WHO) empfohlene Iodmenge liegt bei 100–300 µg (Mikrogramm, nicht Milligramm!) pro Tag; der eigentliche Tagesbedarf beträgt 100–200 µg, in der Schwangerschaft 200–300 µg. Enthalten ist Iodid in reichlichen Mengen lediglich in Seefisch bzw. Meeresfrüchten, in geringen Mengen auch in Leber, Milch, Ei und manchen Gemüsen.

MERKE
Tagesbedarf an Iodid (I^-): 0,1–0,2 mg, in Schwangerschaft und Stillzeit 0,2–0,3 mg.

Iodid wird im Körper ausschließlich zur Herstellung des Schilddrüsenhormons benötigt, auch wenn vor allem in Speicheldrüsen, Plazenta und Brustdrüse ebenfalls eine gewisse Anreicherung stattfindet. Dabei dient die Iodidanreicherung von Plazenta und Brustdrüse, soweit die Schwangere bzw. Stillende ausreichend Iod zuführt, dem heranwachsenden Kind.

Die Hormonwirkung entsteht erst durch Anlagerung von 3 oder 4 Iodatomen an das „Doppeltyrosin". Ohne Iodid entsteht kein wirksames Hormon.

PATHOLOGIE
Mit hohen Dosen **Iodid** (ab 5 mg) kann man vorübergehend (für 1–2 Wochen) die Ausschüttung der Schilddrüsenhormone ins Blut hemmen, sodass sich eine Hypothyreose ausbilden könnte. Dies wurde früher therapeutisch zur kurzfristigen, z. B. präoperativen Therapie der Hyperthyreose genutzt.

Hormonspeicherung und -sekretion

Das Hormon wird auf Vorrat produziert und, gebunden an ein großes Eiweißmolekül (Thyreoglobulin), im Zentrum des Follikels gespeichert. Hier bildet das Thyreoglobulin mit dem integrierten Hormon eine homogene Masse, das sog. **Kolloid**. Erst bei Bedarf wird das gebundene Hormon aus dem zentralen Kolloid heraus von den Epithelzellen aufgenommen (in der Form der Endozytose bzw. Pinozytose), vom Thyreoglobulin abgespalten und ins Blut abgegeben (➤ Abb. 2.3).

Thyreoglobulin und Schilddrüsenhormone können Wochen oder sogar Monate im Kolloid gelagert werden, bevor sie in die Zellen aufgenommen und ans Blut abgegeben werden. Es reicht demnach völlig aus, wenn dem Körper ab und zu, also z. B. 1 ×/Woche, eine ausreichende Menge Iodid zugeführt wird, weil die Schilddrüse dieses Iodid komplett verwertet und Vorräte anlegt.

Hormonvarianten

Das gebildete Hormon kann in zwei unterschiedlichen Formen vorliegen:
- Hauptsächlich (zu über 95 %) werden 4 Iodatome an die beiden Benzolringe des Hormonmoleküls gebunden. In dieser Form heißt es dann **Tetraiodthyronin** (tetras = 4) oder auch **L-Thyroxin**, abgekürzt T_4. Dies ist die Hauptform des Schilddrüsenhormons.
- Daneben entstehen aber auch einige wenige Prozent an Hormon, bei dem nur 3 Iodatome an das Molekül gebunden sind. Diese Form heißt **Triiodthyronin** (tria = 3), abgekürzt T_3.

Tetraiodthyronin wird nach seiner Abgabe ans Blut zu 99,9 % an das Transporteiweiß TBG (thyroxinbindendes Globulin), in geringem Umfang auch an Albumin gebunden und zu den Zielorganen transportiert. Gebundener und freier Anteil (fT_4, weniger als 0,1 %) stehen dabei miteinander im Gleichgewicht: So, wie der freie Teil von den Zielzellen aufgenommen wird, entsteht er aus dem gebundenen Teil nach, bis das Gleichgewicht von 99,9 : 0,1 wieder erreicht ist. Der Serumspiegel an fT_4 bleibt dadurch konstant.

In den Zellen des Zielorgans, überwiegend aber bereits im Blut, wird aus L-Thyroxin durch Abspaltung eines Iodatoms **Triiodthyronin** gebildet. Dieses ist die eigentlich wirksame Form der Schilddrüsenhormone – T_4 dient überwiegend nur als Transport- und Vorratsform. Für die gezielte Abspaltung des Iodatoms ist die selenhaltige Deiodase erforderlich. Ein Mangel an Selen führt dementsprechend zu einem Mangel an T_3. Das zu einem geringen Prozentsatz im Blut befindliche T_3 ist ebenfalls weit überwiegend an Plasmaproteine gebunden (TBG, Albumin). Es muss nach seiner Aufnahme in die Zielzellen nicht erst deiodiert werden. Außerdem ist sein freier, wirksamer Anteil im Serum etwas höher als derjenige von T_4. Weil daneben seine Bindung an die Plasmaproteine weniger fest und seine Affinität zum Hormonrezeptor der Zellmembranen 10-mal stärker ist als die von T_4, wirkt es **schneller und stärker** als T_4.

> **MERKE**
> - Tetraiodthyronin = L-Thyroxin = T_4: Hauptform und gleichzeitig Vorrats- und Transportform des Schilddrüsenhormons, im Blut zu 99,9 % an TBG und Albumin gebunden
> - Triiodthyronin = T_3: entsteht zum geringen Teil in der Schilddrüse, überwiegend aber in der Peripherie durch selenabhängige Abspaltung eines Iodatoms aus T_4, wirkt schneller und stärker als T_4, ist im Blut weniger vollständig als T_3 an Plasmaproteine gebunden

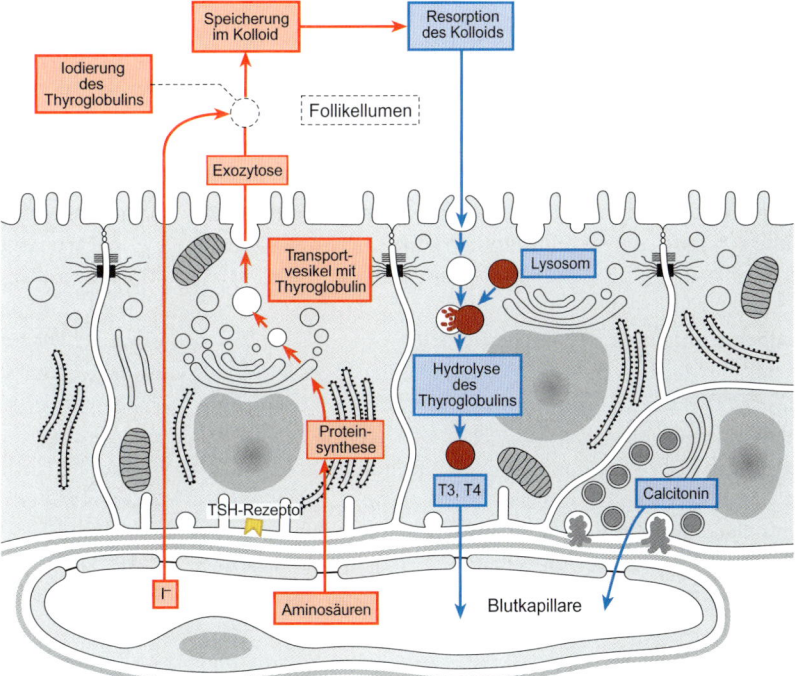

Abb. 2.3 Produktion, Speicherung und Freisetzung von T_4 und T_3. Die Follikelepithelzellen produzieren Thyreoglobulin, nehmen Iodid aus dem Blut auf und transportieren es ins Kolloid. Dort binden Iodatome an die Tyrosinreste des Thyreoglobulins. Bei Bedarf werden das Thyreoglobulin (mit integriertem Schilddrüsenhormon) in die Zelle aufgenommen, das Thyreoglobulin abgespalten und die Schilddrüsenhormone ins Blut abgegeben. [20]

Serumspiegel

Die **Halbwertszeit** von T_4 im Plasma beträgt etwa eine Woche, ist also sehr lang: Würde die Schilddrüse abrupt an der Hormonausschüttung gehindert, so befände sich nach einer Woche immer noch die Hälfte des aktuellen Hormons im Blut. Aufgrund dieser langen Verweildauer gibt es bei den Schilddrüsenhormonen auch keine wesentlichen Tagesschwankungen wie etwa beim Cortisol der Nebennierenrinde. Der Körper deckt einen akuten Mehrbedarf einfach aus dem Plasmaspeicher durch Umwandlung von T_4 in das wirksamere T_3.

Nach Stimulation ihrer Zielzellen werden die Schilddrüsenhormone intrazellulär abgebaut. Das frei werdende Iodid wird teilweise wiederverwertet und teilweise über die Niere ausgeschieden. Der ausgeschiedene Anteil muss über die Nahrung ersetzt werden und entspricht damit dem definierten Tagesbedarf von 0,1–0,2 mg.

EXKURS

Östrogene stimulieren die Leber u.a. zur Produktion von TBG. Deshalb ist TBG in der Schwangerschaft, in geringerem Umfang auch unter „Pilleneinnahme" im Serum erhöht. Gleichzeitig steigt aber auch der T_4-Wert ähnlich stark an, sodass der **freie, wirksame Anteil unverändert bleibt.** Misst man anlässlich einer Blutentnahme nur das Gesamt-T_4 und nicht gleichzeitig auch TBG bzw. freies T_4, so könnte man hieraus den falschen Schluss eines erhöhten Spiegels an wirksamem Schilddrüsenhormon ziehen und eine Überfunktion der Schilddrüse (Hyperthyreose) ableiten. Im Organismus wirksam ist aber ausschließlich der freie Hormonanteil – und der bleibt im Wesentlichen unverändert.
Zahlreiche Stoffe und Medikamente wie z. B. Azetylsalizylsäure oder Glukokortikoide beeinflussen die Bindung der Hormone an ihre Transportproteine oder vermindern deren Konzentration im Serum; sie **erhöhen den freien, wirksamen Anteil.** Ein Eiweißmangel erhöht infolge des TBG-Mangels ebenfalls den freien Anteil. Die Folgen sind allerdings durch die Rückkopplungen mit Hypophyse und Hypothalamus (s.u.) in aller Regel nur unwesentlich, verdienen also keine weitere Beachtung.

Wirkungen der Schilddrüsenhormone

Die Schilddrüsenhormone induzieren in ihren Zielzellen die Bildung zahlreicher Peptide und Proteine. Diese aktivieren dann nahezu sämtliche Körperfunktionen:

Grundumsatz und Körpertemperatur

T_3 und T_4 stimulieren die Atmungskette der Mitochondrien. Dies geht so weit, dass die Atmungskette bei einem Überangebot an Hormon entkoppelt wird: Nun wird hauptsächlich Wärme produziert und kaum noch ATP. Grundumsatz und Körpertemperatur werden also weit überwiegend von den Schilddrüsenhormonen bestimmt. Entsprechend erträgt man bei einer **Schilddrüsenüberfunktion** (Hyperthyreose), bei der ständig auch ohne Infekte subfebrile Temperaturen bestehen, zusätzlich zugeführte Wärme schlecht. Es kommt zur Wärmeintoleranz. Umgekehrt ist der Grundumsatz bei einer **Schilddrüsenunterfunktion** (Hypothyreose) erniedrigt, der Körper eher unterkühlt. Es bildet sich eine Kälteintoleranz. Eine Erniedrigung des Grundumsatzes bedeutet aber auch, dass weniger Kalorien verbraucht werden. Es besteht, trotz eher vermindertem Appetit, die Gefahr einer Gewichtszunahme (Adipositas). Bei der Hyperthyreose wird in der Regel trotz gutem Appetit Körpergewicht verloren.

ACHTUNG
Die Entwicklung eines ausreichend hohen Fiebers, z. B. bei Infekten, ist bei einer Hypothyreose nicht möglich. Dies darf allerdings nicht mit der „Regulationsstarre" bei einer Immunschwäche oder Atopie verwechselt werden.

Körperwachstum und -entwicklung

Körperwachstum und -entwicklung werden gemeinsam vom Wachstumshormon STH und den Schilddrüsenhormonen gesteuert. Neben einer Stimulation der Gewebe wird dies auch durch die **anabole** (Gewebe aufbauende) **Wirkung** der Hormone verursacht, die durch vermehrte Aufnahme von Aminosäuren in die Zellen zustande kommt. Ähnlich wie bei der Beeinflussung des Kohlenhydratstoffwechsels sind für diese Wirkung allerdings korrekte (euthyreote) Serumspiegel erforderlich. Bei erhöhten Spiegeln (Hyperthyreose) entsteht der gegenteilige Effekt; die Hormone wirken, auch durch die Entkopplung der Atmungskette, **katabol.**

Die anabole Wirkung ist wesentlich für die Entwicklung von Knochen und Geweben und ganz besonders für das Nervengewebe, das ohne ausreichenden Spiegel an Schilddrüsenhormonen nicht ausreifen kann. Bei einem Mangel in der Schwangerschaft entsteht der kindliche Kretinismus (➤ 2.4.1). Auch im späteren Leben kommt es durch eine Hypothyreose zur allgemeinen Verlangsamung mit Einschränkung der körperlichen und mentalen Leistungen, durch eine Hyperthyreose zur Unruhe, Übererregbarkeit und Schlaflosigkeit.

Kohlenhydratstoffwechsel

Schilddrüsenhormone **stimulieren alle Schritte** des Kohlenhydratstoffwechsels – von der Resorption im Verdauungstrakt bis hin zur Glykogensynthese bzw., bei hohem Hormonspiegel, Glykogenabbau in der Leber, wodurch der Serumglukosespiegel bei der Hyperthyreose ansteigt bis hin zur diabetischen Stoffwechsellage.

Die Hormone regulieren auch die Kohlenhydrate der Grundsubstanz des Interstitiums: Bei einem Hormonmangel werden mehr Kohlenhydrate eingelagert. Über die Bindung zusätzlichen Wassers entsteht eine Verdickung der Gewebe (sog. **Myxödem**). Diese interstitielle Gewebe- und Wasservermehrung ist wesentlich an der Gewichtszunahme des hypothyreoten Patienten beteiligt.

Herz-Kreislauf-System

Die Wirkung des sympathischen Noradrenalins wird verstärkt, teilweise auch durch die vermehrte Ausbildung von β_1-Rezeptoren am Herzen (➤ Fach Herz-Kreislauf-System). Die Sympathikuswirkung wird potenziert. Bei einer **Hyperthy-**

reose entsteht so eine Tachykardie oder sogar Vorhofflimmern mit Tachyarrhythmie und zumeist auch eine systolische Hypertonie bei gleichzeitig großer Differenz zwischen systolischem und diastolischem Wert. Dagegen zeigt die **Hypothyreose** durch den Mangel an β_1-Rezeptoren eine Bradykardie mit niedrigem systolischem Blutdruck und engem Blutdruckintervall. Ein Blutdruck von z. B. 180/80 bei einem Puls von 100/min wären also typische Werte bei der Hyperthyreose, während eine Hypothyreose sich beispielsweise in einem Blutdruck von 100/80 und einem Puls von 48 ausdrücken würde.

> **MERKE**
> Schilddrüsenhormone besitzen ganz pauschal eine stimulierende Wirkung auf einen Großteil der Körperfunktionen. Eine Überfunktion verstärkt all diese Wirkungen, eine Unterfunktion schwächt sie ab.

Weitere Organsysteme
Dies kann auch am **Darm** beobachtet werden, an dem die Hypothyreose zur Obstipation, die Hyperthyreose zu Durchfällen führt. In der **Muskulatur** sind die Eigenreflexe bei der Hypothyreose abgeschwächt, bei der Hyperthyreose verstärkt. Hier sieht man teilweise auch einen muskulären Tremor. Die **Haut** wird bei der Hypothyreose trocken, blass, kalt, rau und verdickt (Myxödem), die Haare fallen aus – oder sind zumindest glanzlos und stumpf. Bei der Hyperthyreose ist die Haut rot, warm und feucht, weil die Mehrproduktion an Körperwärme, die oberhalb des vom Hypothalamus vorgegebenen Sollwertes liegt, über die Haut nach außen abgeführt werden muss. Die großen Mengen an Blut, die in die weit gestellten Hautgefäße abströmen, erklären den erniedrigten diastolischen Blutdruck.

Im Serum ist das **Cholesterin** erhöht, während die Hyperthyreose aufgrund der beschleunigten Stoffwechselvorgänge zu einer Erniedrigung des Cholesterin-Serumspiegels führt. Dies gilt auch in Bezug auf die **Triglyceride,** obwohl die Hyperthyreose am Fettgewebe sogar eine Lipolyse verursacht; doch werden die Fette eben auch in verstärktem Umfang verbrannt.

Regulation der Schilddrüsenhormone

Die beiden wesentlichen Regulationsmechanismen sind die sog. Autoregulation durch das Plasma-Iodid und vor allem die Regulation durch die übergeordneten endokrinen Drüsen Hypophysenvorderlappen (HVL) und Hypothalamus.

Autoregulation
Wenn Mensch oder Tier unter Bedingungen leben, die ein ganzjähriges Überangebot an Nahrungsmitteln gewährleisten, legen sie sich üblicherweise keine Vorräte an. Ist das Angebot dagegen zeitweise knapp, werden Vorratskammern geschaffen. Ähnlich handhabt dies die Schilddrüse: Ist in der Nahrung ein Überangebot an Iodid enthalten, werden die Follikel nicht gefüllt. Sie arbeitet insgesamt nur gerade so viel, dass der Bedarf der Peripherie gedeckt wird. Ist das Iodid dagegen, wie allgemein in Mitteleuropa, knapp, stimuliert sie die Iodidaufnahme im Intestinaltrakt und in die Thyreozyten und schafft sich in ihren Follikeln Vorräte, soweit dies möglich ist. Die Iodidaufnahme in die Thyreozyten wird durch die Anzahl an jeweils synthetisierten und eingebauten Membranrezeptoren für I$^-$ (Natrium-Iodid-Symporter) reguliert. Dabei verhält sich die Menge integrierter Rezeptoren umgekehrt proportional zum Iodid-Serumspiegel.

Hormonelle Steuerung
Eines der Hormone des **Hypophysenvorderlappens** (➤ 6.1.1) ist das Thyroidea stimulierende Hormon **TSH** (= Thyreotropin). Dieses Hormon wird umgekehrt proportional zur Höhe des T_3/T_4-Serumspiegels ins Blut sezerniert. Bei einem Mangel an Schilddrüsenhormon sind die Serumspiegel an TSH also hoch, bei ausreichendem oder erhöhtem Serumspiegel dagegen niedrig oder sehr niedrig bis kaum noch nachweisbar (Normbereich: 0,3–3,5 mU/l; mU steht für „Milliunits", also fiktive, laborspezifische Einheiten ohne weitere Bedeutung).

TSH stimuliert die Schilddrüse zur Hormonproduktion und Hormonsekretion und verursacht darüber hinaus durch Stimulierung des Schilddrüsengewebes auch eine Vergrößerung des ganzen Organs (Struma, „Kropf"). Lang anhaltender, absoluter oder relativer Iodidmangel in der Nahrung verursacht also durch die andauernd erhöhten TSH-Spiegel gesetzmäßig eine Struma.

In diesen sog. **negativen Rückkopplungsmechanismus** ist auch der **Hypothalamus** mit einbezogen (➤ Abb. 2.4). Er reagiert in etwas geringerem Umfang ebenfalls auf die Höhe der T_3/T_4-Serumspiegel und beeinflusst über sog. Releasing-Faktoren (TRH) und Inhibiting-Faktoren (Somatostatin) die TSH-Bildung in der Hypophyse. Ist allerdings aus irgendwelchen Gründen TRH (= Thyreotropin-Releasing-Hormon) bei gleichzeitig hohen Spiegeln an Schilddrüsenhormonen vorhanden, wird es an der Hypophyse von den Hormonen überstimmt; es verliert in Gegenwart eines überhöhten T_3/T_4-Spiegels einen Teil seiner stimulierenden Wirksamkeit.

Wäre der Hypothalamus lediglich, entsprechend der Hypophyse, in den Regelkreis der im Serum zirkulierenden Schilddrüsenhormone einbezogen, so ließe sich hieraus kein zusätzlicher Nutzen ableiten. Der Hypothalamus stellt allerdings eine **übergeordnete Zentrale** dar, in der vielfältigste Informationen aus Großhirn, limbischem System, weiteren Zentren sowie der Umwelt

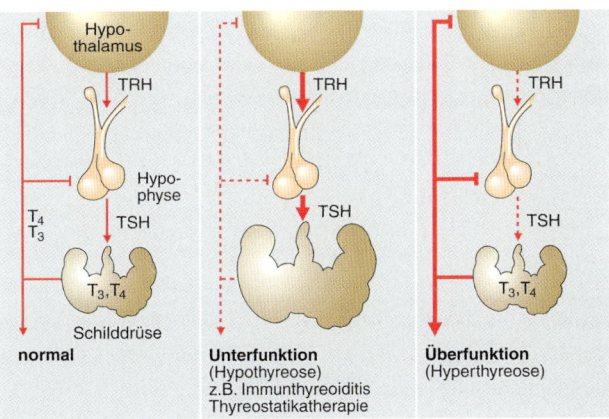

Abb. 2.4 Regelkreis der Schilddrüsenhormone. [1]

registriert und beantwortet werden. Hier befindet sich auch das sog. **Temperaturzentrum,** das für die Einstellung der Körpertemperatur verantwortlich ist. Benötigt der Organismus also z. B. im Rahmen einer Infektion eine Fieberreaktion, so stimuliert der Hypothalamus neben dem Sympathikus auch die Hypophyse, deren *zusätzlich* gebildetes TSH in der Folge für einen erhöhten Serumspiegel an T_3/T_4 und damit für eine zusätzliche Wärmeerzeugung in der Atmungskette sorgt (sog. zitterfreie Wärmebildung).

2.3 Untersuchung

Anamnese

Anamnestisch wird nach Symptomen wie Dyspnoe, Dysphagie, Heiserkeit, Stridor oder Druckgefühl (Globus) gefragt. Sie können auf eine vergrößerte Schilddrüse mit Einengung von Trachea oder Ösophagus, auf eine druckbedingte Schädigung nervaler Strukturen oder auf eine karzinomatöse Entartung der Schilddrüse hinweisen. Daneben fragt man nach den typischen Symptomen einer Über- oder Unterfunktion.

> **HINWEIS DES AUTORS**
> Alle diese Symptome können auch vollkommen andere Ursachen haben. So ist z. B. die mit weitem Abstand häufigste Ursache eines Globus eine Atlas-Blockade (➤ Fach Bewegungsapparat, ➤ Fach Leitsymptome).

Klinische Untersuchung

In einem ersten Schritt wird die Schilddrüse mittels **Inspektion** und **Palpation** auf eventuelle Veränderungen hin beurteilt. Zur Inspektion schaut man von vorne und von der Seite auf den Hals des Patienten, wobei das Aufsuchen des Ringknorpels die Orientierung erleichtert. Die Palpation erfolgt am besten von vorne mit beiden Daumen, alternativ auch von hinten mit Zeige- und Mittelfinger, wobei der Kopf des Patienten entspannt leicht nach vorne geneigt sein sollte. Neben der Größe (➤ 2.4.1) achtet man auf Schmerzhaftigkeit (selten), Verschieblichkeit (mit der Umgebung verbacken?), Konsistenz (weich, derb, hart), umschriebene Veränderungen wie Knoten oder Zysten und auf eine etwaige Überwärmung des Patienten. Typische Befunde wie Exophthalmus und generalisiertes oder prätibiales Myxödem (s. u.) werden registriert oder ausgeschlossen. Vergrößerte zervikale oder supraklavikuläre Lymphknoten könnten einen Hinweis auf ein Schilddrüsenkarzinom darstellen. Gestaute Halsvenen weisen möglicherweise auf eine große retrosternale Struma.

Weitere Diagnostik

Besteht eine Struma, bleiben für die Stoffwechsellage (hypothyreot, euthyreot, hyperthyreot) und für das lokale Geschehen (benigne oder maligne; diffus oder knotig) sämtliche Möglichkeiten offen. Dies bedeutet, dass man zumindest über Labordiagnostik und Ultraschall eine genauere Abklärung der Struma anstreben sollte. Die Sonographie dient nicht nur der exakten Größenbestimmung der Drüse, auch umschriebene oder ausgedehnte Veränderungen des Gewebes sind gut zu erkennen – mit den modernen Geräten bis in einen Größenbereich von 3 mm. Unverzichtbar ist die Methode auch zur Steuerung einer Feinnadelbiopsie verdächtiger Bereiche.

TSH
Der einzige Laborparameter, der zunächst von Bedeutung ist, ist das TSH:
- Liegt der Wert im mittleren **Normbereich,** können sowohl eine Hypo- als auch eine Hyperthyreose ausgeschlossen werden.
- Ist das TSH auf mehr als 3,5 mU/l **erhöht,** spricht das am ehesten für eine **Hypothyreose,** weil die Menge des im Serum befindlichen T_3/T_4 im Rahmen der negativen Rückkopplung offensichtlich nicht ausreicht, um die Ausschüttung von TSH aus der Hypophyse genügend zu unterdrücken. Es gibt allerdings auch die *seltene* Möglichkeit, dass ein TSH-produzierendes Adenom der Hypophyse diesen Anstieg verursacht hat und deswegen eine hyperthyreote Stoffwechsellage vorliegt. Dann müssten aber die Symptome der Hyperthyreose in der Anamnese aufgefallen sein.
- Ist das TSH **vermindert** oder **gar nicht nachweisbar,** so liegt mit einiger Sicherheit eine **Hyperthyreose** vor. In seltenen Fällen aber ist die Hypophyse zu einer (ausreichenden) Produktion nicht in der Lage, sodass es zur Hypothyreose kommen muss.

> **MERKE**
> - Referenzbereich für **TSH:** 0,3–3,5 mU/l
> - Referenzbereich für T_4: 5–12 µg/dl

T_3, T_4, TRH-Test
Bei jeder Abweichung aus dem Normbereich des TSH und bei einer Diskrepanz zwischen gefundenem Wert und eventuellen klinischen Zeichen besteht der nächste Schritt in der Bestimmung der Serumwerte von gebundenem und freiem T_3 und T_4 sowie eventuell in der Durchführung des sog. TRH-Testes.

Beim **TRH-Test** wird am nüchternen Patienten Blut entnommen und anschließend eine definierte Menge TRH intravenös gespritzt (auch eine nasale oder orale Applikation ist möglich). 30 Minuten später wird eine 2. Blutprobe gewonnen, um hieraus den Anstieg des TSH gegenüber dem Nüchternwert zu bestimmen:
- Bei einer **Hypothyreose** erfolgt dieser Anstieg überschießend über den definierten Normbereich hinaus.
- Bei der **Hyperthyreose** ist dieser Anstieg **vermindert** oder er **fehlt ganz,** weil die vermehrt im Serum befindlichen Schilddrüsenhormone die Hypophyse supprimieren und hier die durch das TRH des Hypothalamus (bzw. der Spritze) angeregte Bildung und Ausschüttung von TSH teilweise oder vollständig unterbinden.

Die gefundenen Parameter – TSH basal und nach Stimulation, Schilddrüsenhormone – reichen nun vollkommen aus, um eine exakte Funktionsbeschreibung der Schilddrüse zu liefern. Angemerkt sei, dass die TRH-Präparate verschreibungspflichtig und deswegen dem Arzt vorbehalten sind.

Weiteres Vorgehen
Ist durch die Bestimmung von TSH und Schilddrüsenhormonen eine **Hypothyreose** nachgewiesen, folgen anschließend noch Ultraschall und eventuell das Szintigramm, um das Strumagewebe zu beurteilen. Verdächtige Bezirke, Knoten oder Zysten werden punktiert, um ein Karzinom auszuschließen oder zu bestätigen.

Haben die Laborwerte eine **Hyperthyreose** nachgewiesen, muss in jedem Fall ein Szintigramm angefertigt werden, um eine Differenzialdiagnose zwischen Adenom, Morbus Basedow oder einem hormonproduzierenden Tumor zu ermöglichen. Häufig sind in einem solchen Fall weitere Laborparameter wie z. B. Autoantikörper erforderlich.

Ist die Fehlfunktion der Schilddrüse in einer **Störung des Hypophysenvorderlappens** begründet, muss diese Region mittels CT sowie der Bestimmung weiterer Vorderlappenhormone untersucht werden.

Szintigramm
Im Schilddrüsenszintigramm wird erkannt, ob umschriebene Bereiche der Schilddrüse keine Aktivität mehr aufweisen (sog. kalte Knoten), ob die Aktivität umschrieben (heiße Knoten) oder generalisiert (z. B. Morbus Basedow) zugenommen hat und in welchem Ausmaß die Schilddrüse vergrößert ist, ob also beispielsweise eine retrosternale, äußerlich nicht erkennbare Struma vorliegt.

> **ACHTUNG**
> Karzinome werden üblicherweise nicht erkannt; bei diesbezüglichem Verdacht benötigt man Ultraschall, Feinnadelpunktion und Laborparameter.

Beim Schilddrüsenszintigramm wird vom Radiologen eine sehr geringe Menge an **radioaktivem Iodid** oder **Pertechnetat** intravenös gespritzt und in seiner Verteilung über die Schilddrüse gemessen. Man erhält mit dieser Messung exakte Hinweise auf die Aktivität der verschiedenen Drüsenanteile, weil sich die Substanzen nur an metabolisch aktive Zellen anlagern – im üblichen Umfang, vermindert oder verstärkt. In Bereichen hoher Aktivität, z. B. einem Adenom, findet man eine starke Anlagerung der Substanzen **(heißer Knoten)**, in fibrotisch umgebauten, narbigen Bezirken gar keine **(kalte Knoten)**.

2.4 Krankheitsbilder

2.4.1 Struma

Die Struma wird nach ihrer sicht- und tastbaren Größe definiert. Eine normale, nicht vergrößerte Schilddrüse ist am Hals nur angedeutet tastbar, in keinem Fall aber sichtbar. Die Vergrößerung der Schilddrüse wird in drei Stadien eingeteilt:
- **Stadium I:** Damit meint man eine Schilddrüse, die erst beim Rückwärtsneigen des Kopfes (Reklination) gerade eben sichtbar wird und gleichzeitig mit den Fingern problemlos getastet werden kann.
- **Stadium II:** Die Vergrößerung kann nun bereits ohne Reklination des Kopfes am Hals gesehen werden (➤ Abb. 2.5).
- **Stadium III:** Die Struma ist groß geworden und bereits aus größerer Entfernung erkennbar.

Die Definition ist also keineswegs sehr exakt. Man behilft sich dann häufig mit Zwischenangaben, bezeichnet also beispielsweise die Struma eines Patienten als Stadium II–III. Würde sich eine Schilddrüse nur nach dorsal bzw. retrosternal ausdehnen, ohne am Hals eine sicht- oder tastbare Vorwölbung zu verursachen, würde sie definitionsgemäß etwas widersinnig nicht als Struma bezeichnet. Allerdings ist eine isolierte Ausbreitung nach retro- bzw. substernal ohne gleichzeitige, zumindest während der Einatmung erkennbare Vorwölbung am Hals kaum möglich.

Ergänzend wird bei der Palpation auf die **Konsistenz** des Gewebes geachtet. Die Schilddrüse kann weich und gleichmäßig (diffus) vergrößert sein, sie kann umschrieben (knotig) oder generalisiert verhärtet sein. Einzelne Bereiche werden evtl. bereits palpatorisch als Zysten erkannt. Bei Entzündungen kann die Überwärmung deutlich werden. Bei einer massiven Mehrdurchblutung, entzündlich oder durch einen Morbus Basedow verursacht, ist manchmal ein Schwirren unter den palpierenden Fingern zu spüren. Vor allem bei einem Karzinom erscheint das Gewebe häufig wenig verschieblich, mit der Umgebung verbacken. Schmerzen entstehen üblicherweise nicht. Abschließend werden die regionären **Lymphknoten** (zervikal und supraklavikulär) untersucht.

Blande Struma

Bei Iodidmangel der Nahrung bildet sich eine Struma. Dies ist weltweit ihre mit weitem Abstand häufigste Ursache. Sind

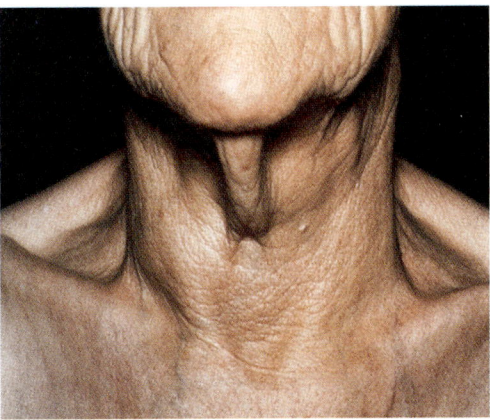

Abb. 2.5 Struma nodosa Stadium II. [16]

mehr als 5–10 % der Bevölkerung einer Region betroffen, spricht man auch von der **endemischen Struma**. Laut WHO leben weltweit etwa zwei Milliarden Menschen in Iodmangelgebieten.

In der Regel führen das Wachstum der Schilddrüse und die Stimulation der Iodaufnahme in die Thyreozyten trotz des knappen Iodangebots dazu, dass noch ausreichend Hormone gebildet werden. Die Stoffwechsellage ist **euthyreot** (eu = gut, in Ordnung), die Serumspiegel befinden sich im Normbereich (5–12 µg/dl T_4). Eine gutartige (benigne) Struma mit euthyreoten Serumspiegeln nennt man **blande Struma** (blande = mild, reizlos). Es handelt sich also um eine Ausschlussdiagnose nach gründlicher Abklärung.

MERKE
Grundsätzlich kann jede vergrößerte Schilddrüse mit erniedrigten, normalen oder erhöhten Serumwerten einhergehen; sie kann gutartig oder bösartig sein (Struma maligna).

Die Diagnose Struma mit Differenzierung in **Struma diffusa** bzw. **Struma nodosa** ergibt sich aus Inspektion und Tastbefund, ergänzt durch apparative Untersuchungen wie die Sonographie oder das Schilddrüsenszintigramm. Zum Nachweis oder Ausschluss eines Karzinoms ist die Feinnadelpunktion unentbehrlich.

Therapiebedürftigkeit

Nur vergleichsweise wenige Struma-Patienten leiden an einer Hypothyreose. Wird bei einem Strumapatienten Blut abgenommen und hierbei keine Hypothyreose festgestellt, darf man daraus nicht den Schluss ziehen, dass der Kropf nicht behandlungsbedürftig sei:
- Eine weiterwachsende Struma führt irgendwann zur Einengung oder Verdrängung der Luft-, eventuell auch der Speiseröhre und muss spätestens dann operiert werden.
- Folgekrankheiten bis hin zum Schilddrüsenkarzinom gedeihen auf dem Boden einer Struma.

Behandlungsbedürftig sind also nicht die (scheinbar) normalen Serumspiegel, sondern die Struma!

HINWEIS DES AUTORS
Der wie üblich sehr weit gefasste **Referenzbereich** von TSH und Schilddrüsenhormonen, der mit seiner 95 %-Perzentile angeblich nur die Gesunden einschließt, hat zur Folge, dass – ebenfalls wie üblich – keineswegs nur die Gesunden, sondern eben auch die zumindest grenzwertig Hypo- und Hyperthyreoten darin enthalten sind. Nur so wird verständlich, dass sich die Schilddrüse im Verlauf von Jahren trotz angeblich euthyreoter Stoffwechsellage bis zum Stadium III vergrößern kann, denn ein tatsächlich normales TSH würde dies ausschließen. Daneben begegnet man zahlreichen Menschen mit einem T_4 von beispielsweise 11,x und eindeutigen Zeichen der Hyperthyreose, anderen mit 5,x, die an Müdigkeit, Bradykardie und weiteren Zeichen der Hypothyreose leiden. Tatsächlich kennt der Autor keinen einzigen medizinisch definierten Referenzbereich, der allen Patienten gerecht würde. Es erscheint grundsätzlich empfehlenswert, Referenzbereiche kritisch zu betrachten und sie zumindest in ihren Randbereichen in Bezug zum einzelnen Patienten, seinem Körpergewicht, seinen Symptomen sowie den beruflichen und häuslichen Anforderungen zu setzen, bevor man ihm unrecht tut und seine Beschwerden negiert bzw., was auch immer besser ist, seiner Psyche zuordnet. Für die Differenzialdiagnose **Euthyreose, Hyperthyreose oder Hypothyreose** ist grundsätzlich eine Übereinstimmung zwischen Symptomen und Laborparametern zu fordern.

Therapie

Die blande Struma kann in Kindheit und jungem Erwachsenenalter mit 100–200 µg **Iodid** täglich „behandelt" werden. Iodid ist kein Medikament, sondern ein normaler Nahrungsbestandteil. Daher spielt es auch keine Rolle, ob es nüchtern oder gemeinsam mit der Nahrung substituiert wird: Fisch wird nicht vor dem Essen gegessen, Fisch ist das Essen!

In aller Regel bildet sich die Schilddrüsenvergrößerung unter Iodidsubstitution innerhalb von 3–6 Monaten bis zur Normalgröße zurück, was beweisend dafür steht, dass es zuvor an Iodid gemangelt hatte. Was allerdings nach etwa einem Jahr nicht erreicht worden ist, wird danach auch nicht mehr eintreten.

Im fortgeschrittenen Erwachsenenalter – und dann ganz besonders, wenn das Strumagewebe bereits umgebaut ist und Knoten oder Zysten bestehen (= Struma nodosa), reicht diese Therapie nicht mehr aus. Man gibt dann, am besten gemeinsam mit Iodid, das Schilddrüsenhormon **L-Thyroxin** (= **Levothyroxin**) in einer Dosierung, die einerseits nicht über dem Bedarf des Patienten liegen darf, weil sonst die Nebenwirkungen der Hyperthyreose entstehen, und andererseits aber so hoch liegen muss, dass das Schilddrüsengewebe von seiner Eigenproduktion weitgehend entlastet wird. Durch diese ausreichenden, an der oberen Grenze des physiologischen Serumspiegels liegenden Hormonmengen wird die Ausschüttung von TSH aus der Hypophyse gebremst. Dadurch entfällt jeglicher Wachstumsstimulus auf das Schilddrüsengewebe. Es wird sich deshalb in der Folge so weit zurückbilden können, wie dies im Einzelfall noch möglich ist. Umgebaute Bezirke, Knoten und Zysten verkleinern sich unter dieser Therapie nicht mehr. Sie müssen kontrolliert, nötigenfalls operiert werden.

Sehr selten wird eine Hypothyreose mit begleitender Struma durch angeborene Gendefekte verursacht, die z. B. den Ioditransport in die Thyreozyten, eines der für die Hormonbildung notwendigen Enzyme oder die Synthese des Thyreoglobulins betreffen können. In diesen Fällen muss in jedem Fall L-Thyroxin in angepasster Dosierung substituiert werden, während eine zusätzliche Iodtherapie überflüssig ist.

MERKE
Erkennbar wird die korrekte Dosierung der T_4-Medikation an TSH-Spiegeln im unteren Normbereich.

L-Thyroxin ist vollkommen nebenwirkungsfrei, sofern es nicht überdosiert wird! Entsprechend der zugeführten Menge wird die Eigenproduktion der Schilddrüse heruntergefahren. Die

Therapie bewirkt also lediglich physiologische, dem Bedarf des Körpers angepasste Hormonspiegel, wofür etwa 75–200 µg Levothyroxin/Tag erforderlich sind. Die genaue Menge ist abhängig von Alter, Geschlecht, Körpergewicht und der individuellen Aktivität, kann also auch einmal bei mehr als 200 µg liegen. Allerdings ist bei derart hohen Dosen eher an eine Non-Compliance des Patienten zu denken. Die Einnahme erfolgt bevorzugt mindestens 30 Minuten vor dem Frühstück, weil die Resorption durch begleitende Nahrung verschlechtert wird. L-Thyroxin ist wegen der möglichen Nebenwirkungen bei Überdosierung verschreibungspflichtig.

Auch nach einer Operation muss T_4 oder, wenn ausreichend Schilddrüsengewebe belassen wurde, zumindest Iodid zugeführt werden, weil sonst das Strumawachstum wieder von vorne beginnt.

Prophylaxe

Der Tagesbedarf an Iodid (0,1–0,2 mg) wird in Iodmangelgebieten durch die Nahrungsaufnahme nicht gedeckt. Daher wird sowohl dem Speisesalz als auch vielen Fertigprodukten Iodsalz zugesetzt. Besonders in Schwangerschaft und Stillzeit wird eine zusätzliche Prophylaxe mit Iodidtabletten dringend empfohlen.

Würden bereits die Kinder ausreichend mit Iodid, dem „Vitamin der Schilddrüse", versorgt werden, gäbe es so gut wie keine Kröpfe: Die blande Struma ist „so unnötig wie ein Kropf"!

HINWEIS DES AUTORS
Vor der allgemein empfohlenen **Strumaprophylaxe mit iodiertem Speisesalz** ist (nach der Heilpraktikerprüfung) zu warnen! Iod ist hier in vernünftiger Konzentration enthalten, aber nicht als Iodid (z. B. Kaliumiodid KI), sondern als Iodat (zumeist als Kaliumiodat KIO_3). Die Schilddrüsenzelle benötigt eindeutig Iodid I^- und nicht Iodat IO_3^-. Dieses ist sogar ein sog. kompetitiver Antagonist des Iodids an der Schilddrüsenmembran, behindert also (reversibel) dessen Aufnahme ähnlich wie Fluorid, Rhodanid, Pertechnetat und weitere Ionen, die aus diesem Grund sogar zur Unterdrückung der Schilddrüsenfunktion, also bei einer Hyperthyreose, therapeutisch gegeben werden können. Es trifft auch nicht zu, wie man manchmal lesen kann, dass Iodat im Darmlumen zu Iodid reduziert wird: Für eine Reduktion bräuchte man sowohl spezifische Enzyme für diesen Prozess als auch ATP, die beide im Darmlumen nicht vorhanden sind.
Seit der Einführung der scheinbaren Iodprophylaxe kann man nach den statistischen Angaben eine **Zunahme der Strumahäufigkeit** beobachten, wobei ungeachtet dieser Zahlen das Gegenteil behauptet wird. Das ehemalige Nord-Süd-Gefälle existiert nicht mehr. Dies wird eher auf absurde Weise diskutiert: Man denkt ernsthaft an eine zusätzliche Anreicherung von Brot und weiteren Nahrungsmitteln mit Iodat. Dabei sind bereits in den 10–12 g iodiertem Speisesalz, die der Deutsche durchschnittlich pro Tag zu sich nimmt, 200–250 µg Iod enthalten – also eigentlich mehr als ausreichend, wenn es denn wirken würde. Deutschland ist längst „Struma-Weltmeister", weil in den umliegenden Ländern mit vergleichbarem Iodnahrungsmangel Iodid zur Speisesalziodierung verwendet wird.

Die einzig **sinnvolle Strumaprophylaxe** in den iodarmen Gebieten Mitteleuropas besteht – nach der Heilpraktikerprüfung – aus der Gabe von täglich 100–200 µg Iodid, z. B. als Kaliumiodid, das in den üblichen Tabletten auch ausnahmslos verwendet wird. Es sollte vom ersten Lebenstag an gegeben werden – beim Säugling etwa 50 µg/Tag als zerdrückbare Tablette oder über die Milch der Mutter, die Iodid substituiert (die Brustdrüse vermag aktiv Iodid anzureichern) – so, wie ja auch die Rachitisprophylaxe mit Vitamin D längst selbstverständlich geworden ist. Wesentlich ist daneben eine ausreichende Substitution mit Selen (50–100 µg/Tag), das als Kofaktor der Deiodase für deren enzymatische Wirkung unabdingbar ist. Deutschland ist nicht nur eine Iodmangel-, sondern auch eine Selenmangelregion, wo mit durchschnittlich 35 µg Selen/Tag nur die Hälfte des erforderlichen Tagesbedarfs (1 µg/kg Körpergewicht) aufgenommen wird.

Schwangerschaft und Kretinismus

In der Schwangerschaft ist die **Substitution mit Iodid** (200–300 µg/Tag) besonders wichtig. Die fetale Schilddrüse beginnt um die 10. SSW herum zu arbeiten und benötigt dazu genauso ihr Iodid wie in späteren Jahren. Das mütterliche Schilddrüsenhormon ist für den Feten weitgehend wertlos, weil es die Plazenta nur bis zum Beginn der fetalen Hormonproduktion ab der 11. SSW ausreichend passieren kann. Er ist also dringend auf ausreichende Mengen Iodid im mütterlichen Blut angewiesen, wobei es in der Plazenta auch aktive Transportmechanismen für Iodid gibt. Ist das Nahrungsangebot zu knapp, schnappt ihm die Mutter den größten Teil hiervon vor der Nase weg.

Die Folge ist eine allgemeine Wachstumsretardierung mit schwerwiegenden Schäden am Nervensystem, das ohne ausreichende T_4-Serumspiegel nicht reifen kann. Es kommt zum kindlichen **Kretinismus.** Die Symptome des Kretinismus sind:

- Neugeborenen-Struma,
- dysproportionierter Minderwuchs (zu kurze Extremitäten) bei insgesamt verzögerter Knochenreifung,
- hypotone, schwach ausgebildete Muskulatur,
- Intelligenzdefekte (Oligophrenie),
- Taubheit oder zumindest Schwerhörigkeit,
- weitere Störungen wie Haarausfall bei insgesamt stumpfen, glanzlosen Haaren und trockener, blasser und kühler Haut, verzögerte Zahnentwicklung, vergrößerte Zunge (Makroglossie) aufgrund zusätzlich eingelagerter Kohlenhydrate, Entstehung von Hernien bei insgesamt schwachem Gewebe. Angeborene kardiale Vitien werden häufiger.

Erste Hinweise sind häufig Trinkschwäche, Obstipation und vermehrtes Schlafbedürfnis. Der physiologische Neugeborenenikterus ist verstärkt und verlängert. In Deutschland werden Neugeborene routinemäßig durch Bestimmung des TSH auf Vorliegen bzw. Abwesenheit eines Kretinismus untersucht. Die Therapie erfolgt durch Gabe von L-Thyroxin, doch sind vor allem die neurologischen Symptome, je nach ihrem Umfang, nur teilweise reversibel.

Struma nodosa und kalte Knoten

Wachstum der Schilddrüse bedeutet Vermehrung ihrer Follikel. Diese **Follikelvermehrung** ist in einigen Anteilen der Drüse stärker ausgeprägt als in anderen. Insgesamt ergibt sich zunehmend ein Bild unterschiedlicher Dichte. Eine ständig TSH-stimulierte, Jahr für Jahr wachsende Struma unterliegt Umbauvorgängen ihres Gewebes, in dem Gruppen regulärer Follikel mit eifriger Produktion neben knotigen Gebieten liegen, die nur wenig zur Hormonproduktion beitragen – auch deshalb, weil die Neubildung der Kapillaren teilweise mit der Follikelvermehrung nicht Schritt hält: Es kommt zum lokalen Sauerstoffmangel bis hin zu Nekrosen, aus denen dann bindegewebige Narben entstehen.

Aus der diffusen Struma (**Struma diffusa**) der ersten Jahre mit gleichmäßiger Zellaktivität und regulärem Gewebe entsteht im Verlauf weiteren Wachstums immer irgendwann eine Knotenstruma (**Struma nodosa**), teilweise unter Ausbildung von Zysten. Diese Knoten nehmen nur abgeschwächt oder gar nicht mehr an der Hormonproduktion teil. Im Schilddrüsenszintigramm „färben" sie sich nicht mehr an. Man spricht daher von „**kalten**" **Knoten** und meint damit nicht deren Temperatur, sondern die fehlende Aktivität, welche nur im Szintigramm sichtbar wird.

MERKE
Kalte Knoten produzieren nur wenig oder gar kein Schilddrüsenhormon. Dieser Mangel an Aktivität ist ausschließlich im Szintigramm nachweisbar.

Heiße Knoten

Die Zellen der Follikelepithelien sind auch in der gesunden, nicht vergrößerten Schilddrüse nicht alle genau gleich aktiv. Einzelne gehorchen den Rückkopplungsmechanismen weniger gut und sind auch dann aktiv, wenn gar kein Bedarf besteht. Entstehen im Zuge des Strumawachstums aus solchen Zellen Tochterfollikel, tragen sie dieselben Eigenschaften wie die Mutterzelle und produzieren in dem Maße ihre Hormone, wie sie Iodid vorgesetzt bekommen. Es entstehen die sog. „**heißen**" **Knoten**, weil sie im Szintigramm sehr aktiv erscheinen, während das weitere Schilddrüsengewebe, das ja entweder den hypophysären Steuerungen gehorcht oder, im Falle der kalten Knoten, gar nicht mehr produziert, sich wenig oder gar nicht „anfärbt". Die Wahrscheinlichkeit solch heißer Knoten nimmt im Lauf der Jahre mit der ständigen Drüsenvergrößerung und ihren Umbauvorgängen immer weiter zu und ist im Alter insgesamt recht hoch.

Während die Adenomentstehung in Strumen, die mehrere heiße Knoten entwickeln, überwiegend auf diesem Mechanismus beruhen dürfte, findet man bei solitären Adenomen als weiteren Mechanismus der Entstehung erworbene Mutationen, die den TSH-Rezeptor der Thyreozytenmembran betreffen. Konformationsänderungen dieser Rezeptoren führen z. B. dazu, dass sie auch ohne angelagertes TSH aktiv sind und die Hormonsynthese im Zellkern anstoßen.

MERKE
Ein **heißer Knoten** ist ein gutartiger, umschriebener, neu gebildeter Gewebebereich (= Adenom) in der Schilddrüse, der keiner Steuerung mehr gehorcht, sondern vollkommen autonom mit maximalem Tempo seine Hormone produziert. Er heißt demnach auch autonomes Schilddrüsenadenom bzw., der Einfachheit halber, meist nur **autonomes Adenom**.

Sind diese Adenome groß (> 2 cm), und besteht vorübergehend oder längerfristig eine gute Iodversorgung, erzeugen sie eine Hyperthyreose. Bei einem Iodmangel in der Nahrung kann auch ein noch so großes autonomes Adenom keine Hyperthyreose verursachen!

Zusammenfassend entsteht also im Zuge eines Wachstums der Schilddrüse zunächst eine Struma diffusa und irgendwann später eine Knotenstruma (Struma nodosa) mit kalten und eventuell auch heißen Knoten. Einen großen Knoten kann man tasten. Ob er „kalt" oder „heiß" ist, erkennt man aber erst im Szintigramm.

Zusammenfassung
Struma: Vergrößerung der Schilddrüse
- **Ursachen:**
  - Iodmangel
  - deutlich seltener: Morbus Basedow, Schilddrüsenentzündungen, Schilddrüsenkarzinom
- **Symptome:**
  - vergrößerte Schilddrüse (meist ohne Beschwerden)
  - evtl. Druckgefühl (Globus)
  - später Schluckbeschwerden (Dysphagie)
  - bei sehr großen Strumen durch Kompression des N. recurrens evtl. Heiserkeit, bei Verdrängung und Kompression mediastinaler Venen obere Einflussstauung mit verdickten Halsvenen
- **Therapie:**
  - Iodid, L-Thyroxin
  - Strumektomie bei mechanischen Komplikationen

2.4.2 Hyperthyreose

Die Hyperthyreose entsteht überwiegend durch ein autonomes Adenom oder durch einen Morbus Basedow. Auch die Überdosierung von therapeutisch verabreichtem Schilddrüsenhormon verursacht die Symptome einer Hyperthyreose.

Autonomes Adenom

Krankheitsentstehung

Die Entstehung in einer Knotenstruma wurde oben beschrieben (> 2.4.1). Betroffen sind in der Regel ältere Menschen. Solange das Adenom klein ist, muss keine Hyperthyreose ent-

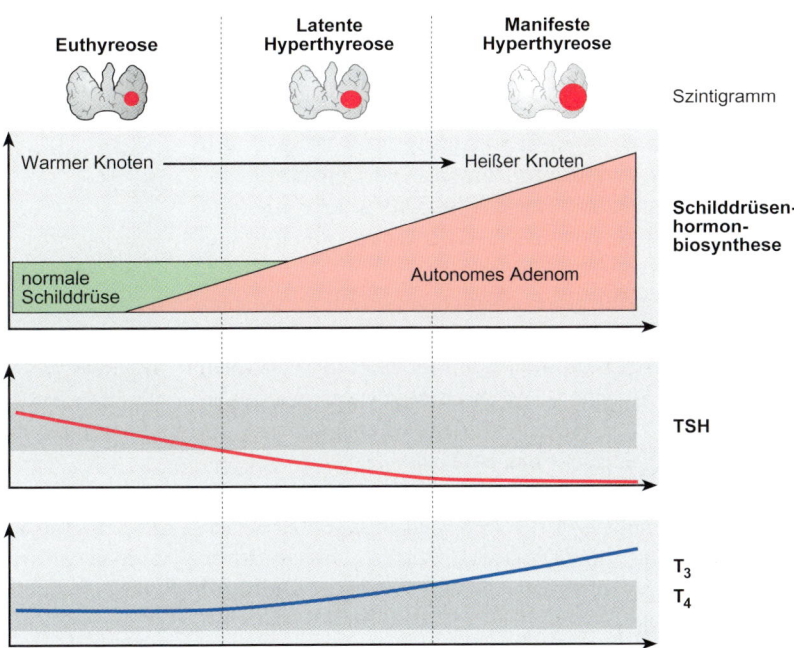

Abb. 2.6 Hyperthyreose bei autonomem Adenom. [4]

stehen, weil seine Mehrproduktion durch die Suppression des restlichen Schilddrüsengewebes kompensiert wird. Erst bei stärkerem Adenomwachstum etwa ab 2 cm Durchmesser und ausreichender Iodzufuhr kommt es zur Hyperthyreose (> Abb. 2.6).

Die Hyperthyreose kurbelt die Atmungskette an. Gleichzeitig wird jedoch die ATP-Produktion vermindert und von der Wärmeproduktion abgekoppelt. Während die **Wärmeerzeugung** physiologischerweise lediglich ein Neben- bzw. „Abfallprodukt" der ATP-Gewinnung darstellt, steht sie nun im Vordergrund. Es werden also „leere" Kalorien verbrannt, woraus sowohl die subfebrilen Temperaturen als auch der Gewichtsverlust verständlich werden. Der nun auch im Muskel entstehende ATP-Mangel bedingt die mangelnde muskuläre Leistungsfähigkeit (**thyreotoxische Myopathie**).

Der Sollwert im hypothalamischen Temperaturzentrum ist bei der Hyperthyreose nicht verstellt, sodass man hier von der **Hyperthermie** (Überwärmung) und nicht von Fieber sprechen sollte. Der Organismus muss daher ständig die zusätzlich erzeugte Wärme nach außen abführen. Das macht er u.a. dadurch, dass die Haut stärker durchblutet wird, was sowohl das Gesamtvolumen als auch das Herzzeitvolumen erhöht. Im Verein mit der Tachykardie und der positiv inotropen Wirkung der Schilddrüsenhormone (zusätzlicher Einbau von β_1-Rezeptoren) wird das Herz stärker belastet. Der systolische Blutdruck ist durch die Hypervolämie und das vergrößerte Schlagvolumen erhöht, der diastolische durch die Gefäßerweiterung in der Peripherie eher erniedrigt. Sehr typisch für die Hyperthyreose ist also eine **große Blutdruckamplitude**.

Der erhöhte Grundumsatz und die beschleunigte Darmpassage führen trotz Heißhunger zur Gewichtsabnahme. **Durchfälle** und **verstärktes Schwitzen** können bei unzureichendem Trinken eine **Hypovolämie** einschließlich aldosteronbedingter Hypokaliämie bedingen. Der gesteigerte Glykogenabbau in der Leber führt teilweise zu einer ausgeprägten **Hyperglykämie**. Eine **Osteoporose**, evtl. mit Hyperkalzämie und Hyperkalzurie, kann aus dem gesteigerten Knochenumsatz abgeleitet werden. Bei Frauen entsteht manchmal eine Oligo- oder Amenorrhö, bei beiden Geschlechtern ein Libidoverlust.

Symptomatik

- Tachykardie oder sogar Vorhofflimmern mit Tachyarrhythmie,
- rezidivierende Durchfälle,
- subfebrile Temperaturen bis etwa 38 °C mit verstärkt durchbluteter, warmer und geröteter Haut, vermehrtem Schwitzen und Wärmeintoleranz,
- nervale Symptome mit feinschlägigem Tremor, Übererregbarkeit und ständiger Unruhe, Schlaflosigkeit und gesteigerten Reflexen (besonders deutlich beim Achillessehnenreflex),
- Haarausfall (⅓ der Fälle),
- Gewichtsabnahme,
- muskuläre Schwäche (sog. thyreotoxische Myopathie).

ACHTUNG
Thyreotoxische Krise

Bei der sog. thyreotoxischen bzw. hyperthyreoten Krise kommt es über die beschriebenen Symptome hinaus, bedingt durch den starken Flüssigkeitsverlust (Schwitzen bei sehr hoher Körpertemperatur, Erbrechen und Durchfälle), zur Adynamie, eventuell auch zu Koma und nachfolgendem Tod. Wesentliche Ursache sind Iodgaben, auch in der Form von iodhaltigen Kontrastmitteln, bei vorbestehender, unbehandelter Hyperthyreose.

Therapie

Die therapeutischen Möglichkeiten bestehen einerseits in der Operation (Entfernung der aktiven Strumaanteile), andererseits in der Radioiodtherapie. Vorübergehend werden auch Thyreostatika wie Carbimazol, Thiamazol oder Propylthiouracil eingesetzt, welche die Hormonproduktion und -sekretion hemmen. Begleitend gibt man Betablocker zur Abschirmung des Herzens und zur Blutdrucksenkung.

Bei der **Radioiodtherapie** zerstört oral zugeführtes radioaktives Iod vor allem die hormonproduzierenden Anteile der Schilddrüse. Diese Therapie wird in aller Regel gut vertragen. Während man sie vor vielen Jahren wegen der theoretisch möglichen Folge von strahleninduzierten Neoplasien nur bei älteren Patienten eingesetzt hat, weiß man inzwischen mit großer Sicherheit, dass diese Gefährdung tatsächlich nicht besteht. Die Radioiodtherapie lässt sich deswegen auch gut bei jungen Erwachsenen oder sogar Kindern anwenden – üblicherweise stationär, weil die therapierten Schilddrüsen vorübergehend „radioaktiv strahlen".

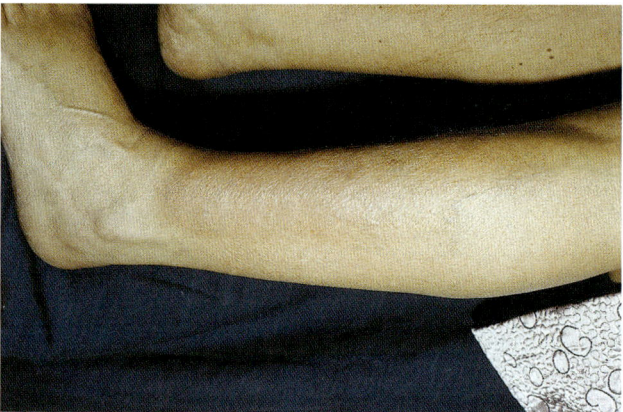

Abb. 2.7 Prätibiales Myxödem bei Hyperthyreose Basedow. [11]

Zusammenfassung

Autonomes Adenom: Schilddrüsengewebe, das TSH-unabhängig und damit nicht mehr bedarfsgerecht Hormone produziert
- **Symptome:** klinische Zeichen der Hyperthyreose (> Tab. 2.1)
- **Therapie:** Strumektomie oder Radioiodtherapie

Morbus Basedow

Die Basedow-Krankheit gilt in Deutschland nach dem autonomen Adenom als zweithäufigste Ursache einer Hyperthyreose. Die Erkrankung kann in jedem Lebensalter auftreten, hat aber einen Altersgipfel zwischen 20 und 40 Jahren. Frauen sind deutlich häufiger betroffen als Männer.

Krankheitsentstehung

Der Morbus Basedow ist eine **Autoimmunerkrankung.** Eine Lymphozytenpopulation produziert Antikörper gegen körpereigenes Gewebe – in diesem Fall gegen die TSH-Rezeptoren an den Thyreozyten. Diese Autoantikörper besetzen praktisch alle Rezeptoren sämtlicher Follikelzellen und stimulieren sie dadurch in derselben Weise, wie dies sonst durch das TSH der Hypophyse geschieht. Die Antikörper unterliegen jedoch keiner Rückkopplung, und so läuft die gesamte Schilddrüse auf Hochtouren und produziert so lange und so viel Hormone, wie sie Iod geliefert bekommt. Neben den Antikörpern gegen TSH-Rezeptoren finden sich bei den meisten Basedow-Patienten weitere Autoantikörper – u.a. gegen Enzyme der Hormonproduktion – vor allem TPO-Antikörper, die auch bei der Hypothyreose Hashimoto im Vordergrund stehen. Die entzündlichen Veränderungen in der Schilddrüse bewirken eine gesteigerte Produktion von Interleukinen wie IL-1 oder TNF-α, die auch in den systemischen Kreislauf gelangen.

Unabhängig von den Autoantikörpern gegen Schilddrüsengewebe entstehen auch häufig solche gegen retroorbitales Gewebe, Muskulatur (besonders an den Augenmuskeln) sowie gegen Subkutangewebe am Unterschenkel. Folge ist in vielen Fällen die sog. **endokrine Orbitopathie** und ein **prätibiales Myxödem** (> Abb. 2.7), also entzündliche, teilweise knotige Schwellungen an den Unterschenkeln. Das Myxödem der Unterschenkel findet sich allerdings nur in etwa 5 % der Fälle.

Ein weiterer Mechanismus, der zu Orbitopathie beiträgt, besteht in der Stimulation der Fibrozyten durch die zirkulierenden Interleukine. Besonders die Fibrozyten im Retroorbitalgewebe und den äußeren Augenmuskeln scheinen besonders sensibel auf die Stimulation zu reagieren, sodass ihre vermehrte Produktion von Grundsubstanz die Symptome der Orbitopathie verstärkt. Die Augenmuskeln sind daneben durch entzündliche Infiltration von T-Lymphozyten verdickt.

Als weiterer Risikofaktor für die Entstehung der Orbitopathie ist das Rauchen anzusehen, obwohl es zur Entstehung der Basedow-Krankheit selbst keinen Beitrag leistet. Der zugrunde liegende Mechanismus ist unklar. Dasselbe gilt für eine überhöhte Iodzufuhr, die nicht nur die Entstehung des Morbus Basedow, sondern auch der Orbitopathie begünstigt.

Durch die Rezeptorantikörper wird die Schilddrüse zur Hormonproduktion, aber auch zum **verstärkten Wachstum** angeregt. Die Folge ist, im Gegensatz zum autonomen Adenom, eine eher **weiche,** zumindest weniger derbe und gleichmäßig **diffus vergrößerte** Schilddrüse, die auch im Szintigramm eine verstärkte, gleichmäßige „Anfärbung" ergibt, da ausnahmslos alle Follikel am vermehrten Hormonumsatz beteiligt sind. Unter der aufgelegten Hand kann wegen der Mehrdurchblutung ein Schwirren zu spüren sein.

Die begleitende Thyreoiditis kann in einem Teil der Fälle (10 %) nach jahrelangem Bestand dazu führen, dass durch zunehmende Fibrosierungen aus der Hyper- eine Hypothyreose hervorgeht.

Symptomatik

Die **Orbitopathie** (Ophthalmopathie) verursacht durch Gewebevermehrung und Ödembildung hinter den Augäpfeln (retroorbital) ein Hervortreten eines oder beider Augäpfel, die Protrusio bulbi (= Exophthalmus). Sie kann durch Beteiligung der äußeren Augenmuskeln Doppelbilder oder eine Konvergenzschwäche (= **Möbius-Zeichen**) erzeugen und durch Kompression des N. opticus bis zur Erblindung führen. Am äußeren Auge können eine Konjunktivitis und Lidödeme beobachtet werden. Der Lidschlag ist seltener als bei Gesunden (= **Stellwag-Zeichen**). Das Oberlid bleibt beim Blick nach unten zurück, sodass die Skleren sichtbar bleiben (**Graefe-Zeichen**). Die weite Lidspalte, erzwungen durch den Exophthalmus, bei gleichzeitig vermehrter Tränensekretion wird als **Glanzauge** bezeichnet (➤ Abb. 2.8).

Ergänzt werden soll, dass die ein- oder beidseitige endokrine Orbitopathie auch einmal ohne Zusammenhang mit der Hyperthyreose Basedow gesehen werden oder ihr vorausgehen kann. Andererseits gibt es zahlreiche Basedow-Patienten (bis zu 50 %), bei denen keine oder nur sehr geringe Symptome einer Orbitopathie entstehen.

Weitere Symptome des Morbus Basedow sind alle bereits beschriebenen Symptome der Hyperthyreose, wobei die typische Konstellation aus Struma, Exophthalmus und Tachykardie als **Merseburger Trias** bezeichnet wird.

Diagnostik

Im Serum können die Antikörper gegen die TSH-Rezeptoren nachgewiesen werden, in den meisten Fällen (bis zu 80 %) auch TPO-Antikörper (s.a. serologische Diagnostik bei der Thyreoiditis Hashimoto). Die Struma wird klinisch und sonographisch diagnostiziert, die Orbitopathie ist eine klinische Diagnose. Erhöhte Antikörper gegen TSH-Rezeptoren und eine diffuse Echoarmut in der Sonographie sind pathognomonisch für einen Morbus Basedow. Es ist zu beachten, dass die Symptome der Autoimmunkrankheit unabhängig von der Hormonproduktion sind: Bei einem Iodmangel der Nahrung wird eine Hyperthyreose unmöglich. Es ist also durchaus möglich, einen Patienten mit dem typischen Aspekt des Morbus Basedow und den aus dem Serum bestimmten Antikörpern, jedoch ohne Hyperthyreose anzutreffen.

Therapie

Therapeutisch stehen 3 Möglichkeiten zur Verfügung, die manchmal auch kombiniert werden müssen. Die Methode der Wahl besteht zunächst in der Gabe von **Thyreostatika** wie Carbimazol über 1 Jahr. Carbimazol hemmt ein Enzym, das für die Hormonsynthese erforderlich ist. Bis zum Ansprechen der Therapie gibt man Betablocker, um die Symptome der Hyperthyreose abzumildern. Nur bei einer sehr ausgeprägten Orbitopathie mit Beeinträchtigung des Sehvermögens werden zusätzlich **Glukokortikoide** verabreicht. Obwohl Thyreostatika lediglich eine Enzymhemmung bewirken, führt die Therapie nicht so selten zum Ausheilen der Erkrankung. Selbst die Orbitopathie wird günstig beeinflusst, doch bessert sie sich häufig auch unabhängig von der Grunderkrankung. Die Gabe von Thyreostatika wird zeitlich begrenzt, weil sie erhebliche **Nebenwirkungen** verursachen kann. Nicht so selten entstehen an der Haut Ekzeme oder eine Urtikaria (➤ Fach Dermatologie). Manchmal kommt es zu Fieber oder zu Arthralgien. Die folgenreichste Nebenwirkung (< 1 %) besteht in der Entwicklung einer eventuell irreversiblen Agranulozytose.

Bei Rezidiven nach Beendigung der Therapie oder auch primär stehen als Alternative die **Radioiodtherapie** und die **Strumektomie** bzw. **Thyreoidektomie** (operative Entfernung der Schilddrüse, ➤ Abb. 2.8) zur Verfügung. Die strahleninduzierte oder operative Zerstörung bzw. Entfernung der Schilddrüse ist unproblematisch, weil ihr durch angemessene Substitution mit L-Thyroxin ohne Einschränkung der Lebensqualität begegnet werden kann. Unabhängig von den durchgeführten Therapien besitzt die Basedow-Krankheit auch eine gewisse Selbstheilungsrate.

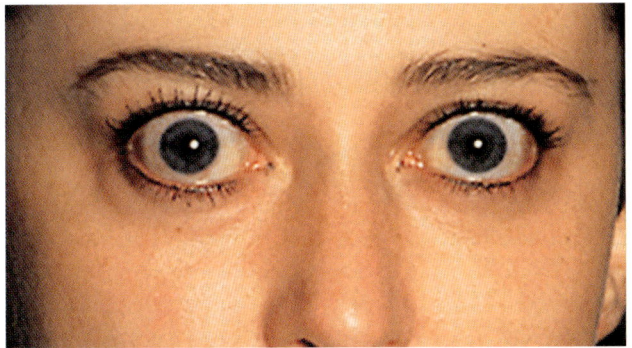
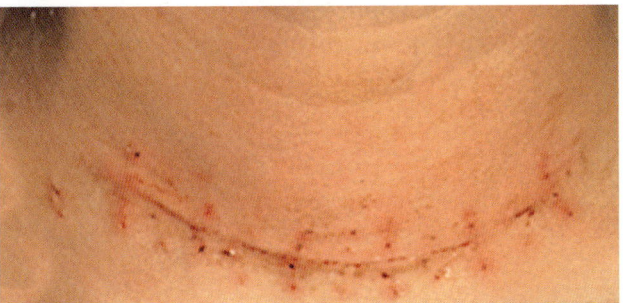

Abb. 2.8 Glanzauge (oben) und typische Narbe nach Thyreoidektomie (unten). [16]

Zusammenfassung
Morbus Basedow: Autoimmunerkrankung mit mäßigen Entzündungszeichen im Schilddrüsengewebe und hyperthyreoter Stoffwechsellage, bei Frauen häufiger als bei Männern
- **Ursache:** stimulierende Antikörper gegen die TSH-Rezeptoren – und ggf. immunologische Prozesse im Retrobulbärgewebe, an den Augenmuskeln und prätibial
- **Symptome:**
  – eher weiche, gleichmäßig diffuse Struma
  – klinische Zeichen der Hyperthyreose (➤ Tab. 2.1)

– endokrine Orbitopathie (ca. 50 %) mit Exophthalmus, Lidödem, Glanzauge, Doppelbildern und Konvergenzschwäche
– prätibiales Myxödem (5 %)
- **Diagnostik:**
  – Nachweis der Antikörper gegen die TSH-Rezeptoren
  – diffuse Echoarmut in der Sonographie
- **Therapie:** Thyreostatika für ein Jahr, bei unzureichender Remission Thyreoidektomie oder Radioiodtherapie, anschließend L-Thyroxin

2.4.3 Hypothyreose

Allgemeines

Krankheitsentstehung

Ursachen der Schilddrüsenunterfunktion können in der Drüse selbst, aber auch in den übergeordneten Zentren Hypothalamus und Hypophyse liegen. Iodmangel führt genauso zur Hypothyreose wie Selenmangel (→ Mangel an T_3) oder manche Medikamente (Glukokortikoide, Lithium u. a.), die Radioiodtherapie oder die radikale Operation der Schilddrüse. In manchen Nahrungsmitteln – z. B. Rosenkohl, Wirsing oder Blumenkohl – sind Bestandteile wie Rhodanid (SCN^-) enthalten, die entsprechend Fluorid F^- oder Iodat JO_3^- als kompetitive Antagonisten des Iodids an der Thyreozytenmembran einen Hormonmangel erzeugen können. Auch eine Gewebe zerstörende Entzündung, vor allem die Thyreoiditis Hashimoto (> 2.4.3), kann in eine Hypothyreose münden. Ein Hypophysentumor verursacht eine Hypothyreose, wenn er das TSH-produzierende Gewebe zerstört, selbst aber kein TSH produziert. In diesen Fällen gibt es lediglich eine niedrige, basale Hormonproduktion des Schilddrüsengewebes – zum Leben zu wenig und zum Sterben zu viel.

Infolge des **verlangsamten Stoffwechsels** kommt es u. a. zu Resorptionsstörungen, z. B. hinsichtlich Eisen und/oder Vitamin B_{12}, sodass sich eine hypo- oder hyperchrome Anämie ausbilden kann – umso mehr, als auch die Zellneubildungen im Knochenmark langsamer ablaufen. Die Serumglukose ist erniedrigt. Trotz der Hypercholesterinämie entsteht wegen der niedrigen systolischen Drücke keine Arteriosklerose.

Das **Myxödem** ist beim Morbus Basedow (> 2.4.2) Folge immunologischer Prozesse meist an den Unterschenkeln (prätibial). Bei der chronischen Hypothyreose werden dagegen – als Folge eines gestörten Kohlenhydratstoffwechsels – großmolekulare Kohlenhydrate im Extrazellulärraum des gesamten Körpers abgelagert. Sie binden Wasser und haben die typische teigige Schwellung zur Folge, welche die Patienten einerseits aufgeschwemmt erscheinen lässt, andererseits aber auch Symptome wie Makroglossie, Karpaltunnelsyndrom (Kompression des N. medianus in seinem Verlauf durch den Karpaltunnel am Handgelenk) und Verdickung der Haut verursacht. Auch die Stimme verändert sich, weil die vermehrte Einlagerung von Kohlenhydraten und Wasser die Stimmlippen anschwellen lässt.

Die **Trockenheit der Haut** lässt sich auf die Ischämie bei erniedrigtem Blutdruck und eng gestellten Gefäßen, mangelnde Schweißproduktion und Kältegefühl auf die erniedrigte Körpertemperatur sowie schließlich auf den Mangel der Zellen selbst bei supprimierter Atmungskette und ATP-Produktion zurückführen. Ungeachtet der Mangelsituation und Trockenheit der Haut kommt es nicht zum Juckreiz.

Symptomatik

Die Symptome der Hypothyreose wurden bereits besprochen (> 2.2). Haarausfall ist genauso wie bei der Hyperthyreose immer möglich. Die Obstipation kann extreme Ausmaße annehmen. Ganz pauschal handelt es sich um aufgeschwemmt wirkende, verlangsamte und interesselose, teilweise auch psychotische Menschen mit heiserer, rauer und tiefer Stimme, trockener und verdickter Haut und glanzlosen Haaren, eventuell mit zusätzlichem Haarausfall (Alopecia diffusa). Die Zunge kann vergrößert sein (Makroglossie). Am Handgelenk kommt es zum Karpaltunnelsyndrom. Der Blutdruck ist niedrig, der Puls bradykard. Bei weiblichen Patienten entsteht eine Oligo- oder Amenorrhö, teilweise aber auch eine Menorrhagie (verstärkte Blutungen). Libido und Fertilität sind eingeschränkt.

> **EXKURS**
> **Ödeme und Myxödem**
>
> Periphere **Ödeme**, beispielsweise infolge einer Rechtsherzinsuffizienz oder einer chronisch venösen Insuffizienz, bestehen aus seröser Flüssigkeit. Man kann in solche Ödeme mit dem Finger Dellen hineindrücken, die nur allmählich wieder verschwinden, indem die weggedrückte Flüssigkeit langsam wieder zurückströmt. Das Myxödem besteht nicht aus Flüssigkeitsansammlungen im Gewebe, sondern aus einem Gewebe, welches aufgrund vermehrter Grundsubstanzbildung (Zuckerstrukturen) verdickt ist und diesem Zustand angepasste und angemessene Mengen an Flüssigkeit eingelagert hat. Hier kann man mit den Fingern keine Flüssigkeit zur Seite pressen und keine Dellen erzeugen.

Therapie

Die Therapie besteht je nach der Ursache aus Iodid und/oder aus L-Thyroxin. Selen darf im Einzelfall nicht vergessen werden. Abgesehen vom angeborenen Kretinismus sind hierunter alle entstandenen Symptome vollständig reversibel.

> **Zusammenfassung**
>
> **Hypothyreose:** Mangel an Schilddrüsenhormonen an den Erfolgsorganen
> - **Ursachen:**
>   – am häufigsten extremer Iodmangel
>   – Thyreoiditis Hashimoto
>   – nach Entfernung der Schilddrüse
>   – viele weitere Ursachen
> - **Symptome:** > Tab. 2.1
> - **Therapie:** Iodid oder L-Thyroxin

2.4 Krankheitsbilder

Tab. 2.1 Symptome von Hyper- und Hypothyreose.

	Hyperthyreose	Hypothyreose
Haut und Hautanhangsgebilde	• warme und gerötete Haut, vermehrtes Schwitzen • eventuell Haarausfall	• kühle, schuppende, trockene Haut • brüchige Haare und Nägel, eventuell Haarausfall
Körpertemperatur	• subfebrile Temperaturen mit Wärmeintoleranz	• Untertemperatur mit Kälteintoleranz
Körpergewicht	• Gewichtsabnahme	• Gewichtszunahme
Psyche und Nervensystem	• Übererregbarkeit und ständige Unruhe, Schlaflosigkeit • feinschlägiger Tremor	• Müdigkeit, verstärktes Schlafbedürfnis • psychische Verlangsamung, Antriebsarmut, Depression
Herz-Kreislauf-System	• Tachykardie oder sogar Vorhofflimmern mit Tachyarrhythmie	• Bradykardie
Magen-Darm-Trakt	• rezidivierende Durchfälle	• Obstipation
Sonstige	• muskuläre Schwäche (sog. thyreotoxische Myopathie)	• Aufschwemmung, generalisiertes Myxödem, Lidödeme, Makroglossie • langsame, heisere, raue, verwaschene Sprache • Zyklusstörungen, eingeschränkte Libido und Fertilität • Karpaltunnelsyndrom

Thyreoiditis Hashimoto

Es existieren **akute,** bakteriell oder viral ausgelöste Formen einer Thyreoiditis, die mit Fieber und lokalen Schmerzen einhergehen, und einige seltene Sonderformen wie z. B. die **subakute,** viral verursachte Thyreoiditis de Quervain. Die größte Bedeutung im Alltag besitzt als **chronische** Form die Thyreoiditis Hashimoto. Mit einer jährlichen Inzidenz von 0,4 % bei Frauen (w : m = 4 : 1) ist sie in Deutschland nach der durch Iodmangel verursachten Mangelsituation die **häufigste Form einer Hypothyreose,** weltweit wahrscheinlich die häufigste Form überhaupt. Bevorzugt betroffen ist das höhere Lebensalter, doch findet sich die Erkrankung auch bei jungen Frauen.

Krankheitsentstehung

Die Hashimoto-Thyreoiditis (chronisch lymphozytäre Thyreoiditis) gehört wie der Morbus Basedow zu den **Autoimmunkrankheiten.** Beide Erkrankungen sind vom pathogenetischen Mechanismus her eng verwandt. Sie können sogar manchmal ineinander übergehen und sind häufig mit weiteren Autoimmunkrankheiten wie z. B. Diabetes mellitus Typ 1, Addison-Krankheit, Vitiligo, chronische Polyarthritis, systemischer Lupus erythematodes oder Gastritis Typ A vergesellschaftet. Ursache ist das häufige Vorkommen bei Menschen mit HLA-DR3 oder DR4, die der Mehrzahl der Autoimmunkrankheiten zugrunde liegen, wo also letztendlich auf der Basis dieser Konstellation nur noch der jeweils „passende Erreger" auftauchen muss. Der zur Kreuzreaktivität und damit zur Hashimoto-Erkrankung führende Erreger wurde bisher nicht gefunden, doch handelt es sich mit einiger Wahrscheinlichkeit um ein Virus.

Entsprechend der Basedow-Erkrankung bilden sich auch bei der Hashimoto-Thyreoiditis Autoantikörper gegen Schilddrüsengewebe (TSH-Rezeptor-Antikörper = TR-AK) oder gegen einzelne Moleküle wie Thyreoglobulin (TG-AK) oder Schilddrüsenperoxidase (TPO-AK). Das Spektrum der Antikörper ist bei beiden Krankheiten etwas unterschiedlich, unterscheidet sich allerdings auch von Patient zu Patient.

Bei einem Teil der Hashimoto-Patienten bestimmen **Antikörper gegen TSH-Rezeptoren** (TR-AK) das Bild, die zwar an die Rezeptoren binden, sie aber nicht wie beim Basedow stimulieren, sondern **blockieren.** Je nach dem Ausmaß dieser Blockade kann noch lange eine Euthyreose bestehen; es kann aber auch in jedem Stadium zur Hypothyreose kommen.

Die **entzündliche Komponente** zeigt sich vor allem in lymphozytären Infiltraten mit teilweiser Zerstörung der Follikel und anschließender Fibrosierung des Organs. Es bildet sich eine diffuse oder knotige, eher derbe Struma aus.

Bei einem kleinen Teil der Patienten findet man in frühen Krankheitsstadien ein Gemisch aus Antikörpern gegen den TSH-Rezeptor, die neben einer Blockade auch eine Stimulation verursachen. Bei diesen Patienten bestehen wechselweise eu-, hypo- und hyperthyreote Zustände, wodurch die therapeutische Einstellung schwierig werden kann. Nach langjährigem Bestand resultiert schließlich immer eine Hypothyreose, falls die Erkrankung nicht unter der Substitution mit Schilddrüsenhormon (+ Selen) vorher ausheilt.

Klinik und Diagnostik

Die Thyreoiditis Hashimoto beginnt schleichend und i.d.R. ohne für den Patienten erkennbare Symptome, sodass sie zumeist erst diagnostiziert wird, wenn die entstehende Struma oder die beginnende Hypothyreose, evtl. im Wechsel mit hyperthyreoten Phasen, abgeklärt wird. Grundsätzlich bestehen die Symptome der Hashimoto-Thyreoiditis also aus der Struma sowie sämtlichen Symptomen der sich ausbildenden Hypothyreose.

Labormedizinisch steht der Nachweis der Autoantikörper (vor allem TPO-AK und TG-AK) im Vordergrund. Das TSH ist in der Regel als Folge der Hypothyreose erhöht.

> **MERKE**
> Die wichtigsten **Unterscheidungsmerkmale** zwischen Morbus Basedow und Hashimoto-Thyreoiditis sind die Hyperthyreose und die gleichmäßig diffuse (weiche) Struma beim Morbus Basedow, während die Hashimoto-Thyreoiditis meist keine Hyperthyreose zeigt und auch selten ein so gleichmäßig diffuses Gewebemuster im Szintigramm aufweist.

Therapie

Zur Therapie gibt man L-Thyroxin, bei ausgeprägter entzündlicher Reaktion kann mit ASS oder Ibuprofen therapiert werden. Selen (100 µg/Tag) scheint günstige Wirkungen zu besitzen. Bei einer massiven Hypothyreose mit zerebralen Symptomen bis hin zum Myxödem-Koma werden Glukokortikoide eingesetzt.

Zusammenfassung

Hashimoto-Thyreoiditis: Autoimmunerkrankung mit chronischer Entzündung, die zur Zerstörung des Schilddrüsengewebes und damit zur Hypothyreose führt; bei Frauen deutlich häufiger als bei Männern.

- **Ursache:**
  - Antikörper gegen Schilddrüsengewebe
  - entzündliche Zerstörung des Schilddrüsengewebes
- **Symptome:**
  - Struma
  - klinische Zeichen der Hypothyreose (➤ Tab. 2.1)
- **Therapie:** Hormonsubstitution mit L-Thyroxin, versuchsweise Selen

2.4.4 Schilddrüsenkarzinom

In Deutschland entstehen etwa 5.000 Karzinome/Jahr. Damit handelt es sich um das häufigste endokrine Malignom. Bevorzugt, aber nicht ausschließlich betroffen sind Menschen in der zweiten Lebenshälfte, Frauen häufiger als Männer.

Krankheitsentstehung und Einteilung

Im Allgemeinen entsteht das Schilddrüsenkarzinom auf dem Boden einer lange bestehenden Struma nodosa, teilweise auch in den Zystenwänden. Weitere Risikofaktoren sind Bestrahlungen bzw. Reaktorunfälle (Tschernobyl).

Man unterscheidet die hormonproduzierenden follikulären von den papillären Karzinomen. Daneben gibt es undifferenzierte (anaplastische) sowie medulläre Karzinome. Medulla heißt Mark. Damit meint man in der Schilddrüse das bindegewebige Stroma mit den eingestreuten C-Zellen. Das medulläre Karzinom ist also ein Karzinom der C-Zellen und produziert demgemäß auch zumeist Calcitonin.

HINWEIS PRÜFUNG
Die verschiedenen Unterformen der Schilddrüsenkarzinome haben für die Heilpraktikerprüfung keine Bedeutung.

Symptomatik

Das Karzinom wächst destruierend in die umgebenden Strukturen Luftröhre, Speiseröhre und N. laryngeus recurrens. Häufige Erstsymptome des Karzinoms sind deshalb Heiserkeit, Dyspnoe oder Dysphagie. Oft wird das Karzinom aber wegen der exponierten Lage der Schilddrüse frühzeitig erkannt, weshalb die Prognose insgesamt gut ist. Schilddrüsenkarzinome metastasieren hämatogen in Lunge und Wirbelsäule und lymphogen in die regionären Lymphknoten zervikal und supraklavikulär, sodass in diesen Geweben Symptome entstehen können. Allerdings werden die meisten Karzinome noch vor ihrer Metastasierung entdeckt und therapiert.

Therapie

Methode der Wahl ist die **Strumektomie,** wobei man hier wegen der radikalen Entfernung der gesamten Schilddrüse auch von der **Thyreoidektomie** sprechen kann. In Abhängigkeit vom Stadium wird die Operation palliativ ergänzt durch Bestrahlung oder Chemotherapie. Bei Karzinomen, die hormonell aktiv sind, wird zusätzlich mit Radioiod therapiert, wodurch auch operativ stehen gebliebenes Gewebe sowie eventuelle Metastasen erreichbar werden. Weil die meisten Karzinomzellen TSH-Rezeptoren tragen, in jedem Fall aber auch nach Strumektomie, gibt man L-Thyroxin.

Zusammenfassung

Schilddrüsenkarzinom: häufigstes endokrines Malignom, bei Frauen häufiger als bei Männern
- **Ursachen:**
  - ionisierende Strahlen
  - lange bestehende Struma nodosa
- **Symptome:**
  - (meist knotige) Struma
  - Heiserkeit, Dyspnoe, Dysphagie
- **Therapie:**
  - Thyreoidektomie
  - Radioiodtherapie
  - insgesamt günstige Prognose

KAPITEL 3

Nebenniere

3.1	Nebennierenrinde	23	3.2	Nebennierenmark 37
3.1.1	Anatomie	23	3.2.1	Anatomie 37
3.1.2	Physiologie	24	3.2.2	Physiologie 38
3.1.3	Krankheitsbilder	31	3.2.3	Krankheitsbilder 41

Die Nebenniere (Glandula suprarenalis) befindet sich anatomisch neben der Niere: Sie sitzt beidseits kappenartig dem oberen Nierenpol auf (> Abb. 3.1). Wie die Nieren liegen auch die Nebennieren retroperitoneal. Die Größe beträgt jeweils etwa 4 × 2,5 × 1 cm; das Gewicht liegt bei 6 g. Es handelt sich also um recht kleine Organe, die man z. B. im Ultraschall nicht immer auf Anhieb erkennt, vor allem wenn sie von lufthaltigen Darmanteilen überlagert sind. Das Organ ist von einer bindegewebigen Kapsel umhüllt.

Die **Blutversorgung** über mehrere Aa. suprarenales erfolgt variabel entweder direkt aus der Aorta, aus der A. renalis oder aus der A. phrenica.

Im schmetterlingsförmigen Querschnitt der Nebenniere (> Abb. 3.2) lässt sich eine Rindenzone (Nebennierenrinde, NNR) von einer zentralen Markschicht (Nebennierenmark, NNM) unterscheiden. Die beiden Anteile sind in ihren physiologischen Aufgaben vollkommen voneinander getrennt und werden deshalb auch getrennt besprochen.

3.1 Nebennierenrinde

3.1.1 Anatomie

In der Nebennierenrinde (NNR) kann man histologisch 3 Schichten gegeneinander abgrenzen (> Abb. 3.3):
- **Zona glomerulosa:** Diese schmale Schicht liegt direkt unterhalb der Kapsel und bildet die sog. Mineralokortikoide.
- **Zona fasciculata:** Die mittlere Schicht ist sehr breit und bildet damit den Hauptanteil der NNR. Hier werden die Glukokortikoide hergestellt.
- **Zona reticularis:** Dies ist die innerste, an das Nebennierenmark (NNM) angrenzende Schicht. Sie ist ähnlich schmal wie die Zona glomerulosa. In ihr werden hauptsächlich Androgene produziert.

Die gelbliche Farbe der Nebennierenrinde wird überwiegend durch die breite Zona fasciculata verursacht, die besonders zahlreiche Lipide (Cholesterin-Abkömmlinge) enthält.

Cortex heißt Rinde. Corticoide sind Abkömmlinge der (Nebennieren-)Rinde. Glukokortikoide sind Hormone der NNR, die den Stoffwechsel der Glukose beeinflussen, Mineralokortikoide solche, die dem Stoffwechsel der Mineralien (vor allem Natrium und Kalium) zugeordnet werden können.

> **MERKE**
> - Zona glomerulosa → Mineralokortikoide
> - Zona fasciculata → Glukokortikoide
> - Zona reticularis → Androgene

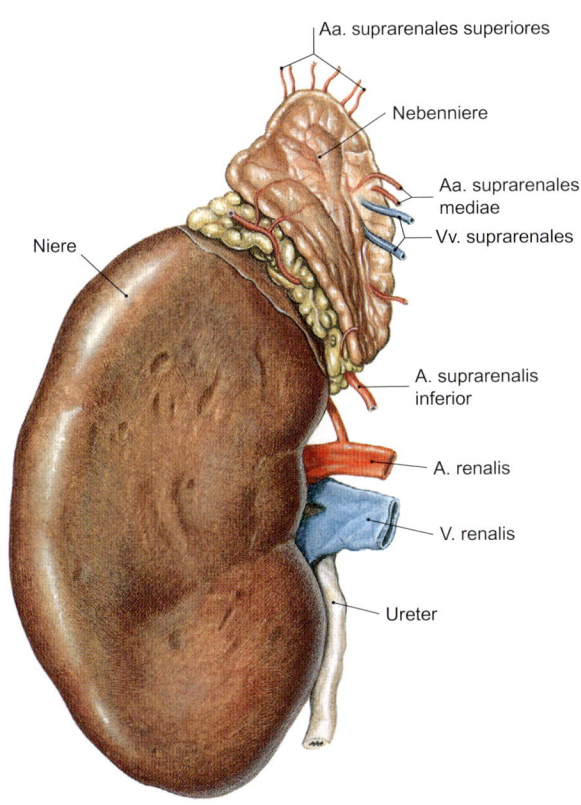

Abb. 3.1 Rechte Niere mit Nebenniere. [17]

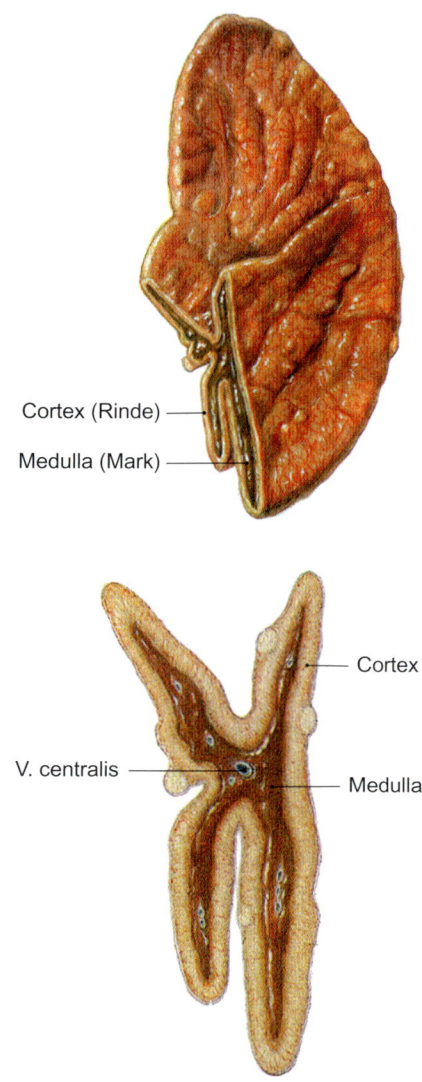

Abb. 3.2 Nebenniere (Querschnitt) mit Rinde und Mark. [17]

3.1.2 Physiologie

Sämtliche in der NNR produzierten Hormone basieren auf dem Grundgerüst des Cholesterins bzw. Sterans, gehören also zu den **Steroidhormonen** („dem Steran ähnliche Hormone") und werden aus Cholesterin synthetisiert (➤ Abb. 3.4, s.a. ➤ Abb. 1.4). Das benötigte Cholesterin stammt aus der Nahrung, zum größeren Teil jedoch aus der körpereigenen Produktion der Leber. Es wird auf dem Blutweg zu den hormonbildenden Geweben transportiert.

Kleinste Unterschiede in Zahl und Anordnung der Liganden, also der am Sterangerüst befindlichen Seitenketten bzw. Moleküle, verursachen erhebliche Verschiebungen der Hormonwirkung. Ein einziges zusätzliches Sauerstoffatom oder eine Methylgruppe -CH3 entscheiden darüber, ob es sich um ein Hormon aus der Gruppe der Glukokortikoide, der Mineralokortikoide oder der Androgene handelt. Dies ist auch der

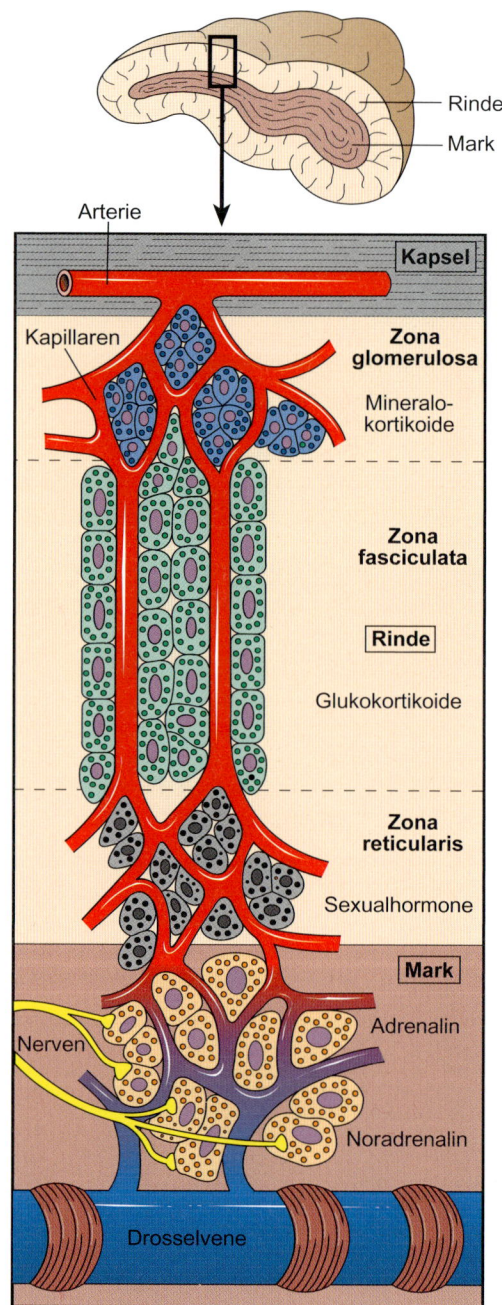

Abb. 3.3 Schema der Nebenniere. [20]

Grund dafür, dass z. B. Mineralokortikoide gleichzeitig in geringem Umfang Cortisol-Wirkung besitzen und umgekehrt.

Im Blut werden die Glukokortikoide an **Transportproteine** gebunden. Nur 5 % erscheinen in freier und damit wirksamer Form. Aldosteron dagegen liegt überwiegend in freier Form vor. In ihren Zielorganen werden die Steroidhormone ins Zytosol aufgenommen und, gebunden an spezifische Transportproteine, in den Kern eingeschleust. Hier verursachen sie dann die Synthese verschiedenster Moleküle, wodurch die Hormonwirkung zustande kommt.

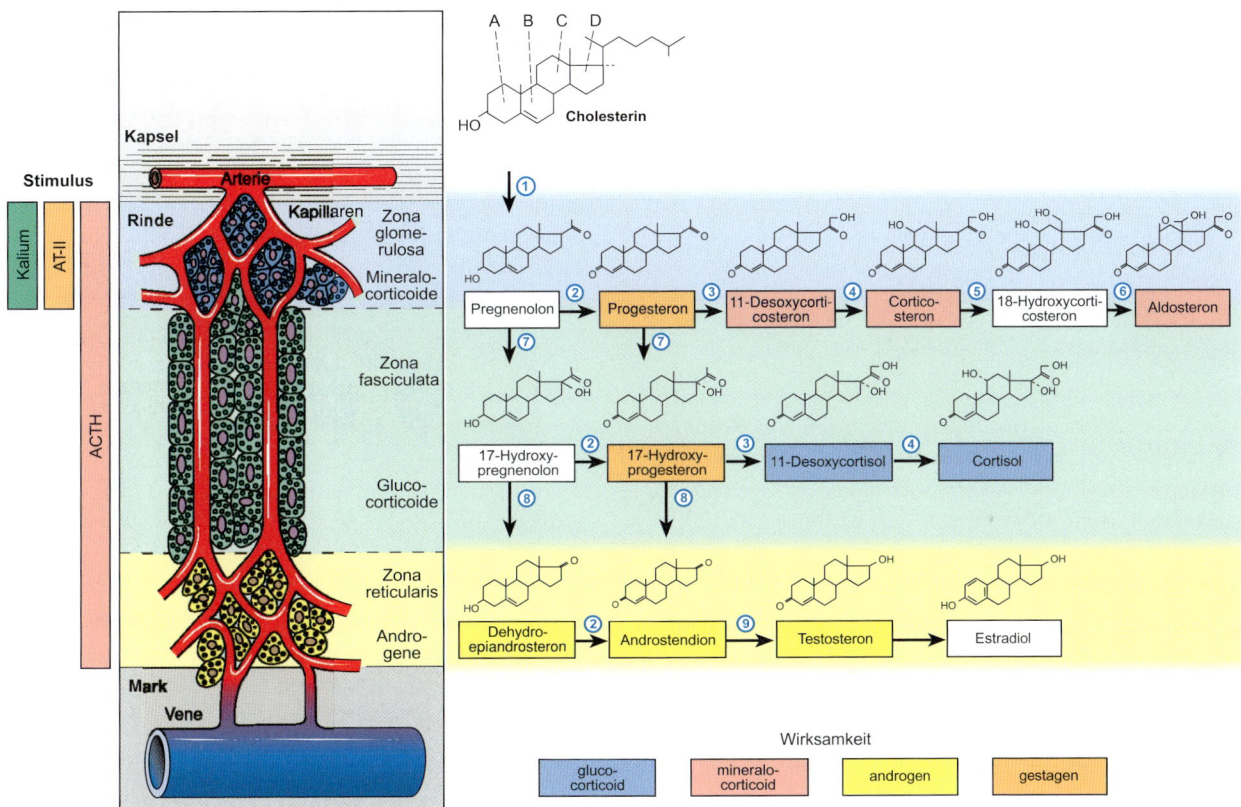

Abb. 3.4 Hormonproduktion in der Nebenniere. [18]

Mineralokortikoide

Der wichtigste Vertreter der Mineralokortikoide ist das **Aldosteron** (➢ Abb. 3.5). Es wird in der Zona glomerulosa synthetisiert (➢ Abb. 3.4). Die Gesamtmenge des täglich gebildeten und ins Blut sezernierten Aldosterons beträgt lediglich 50–250 µg (Mikrogramm, nicht Milligramm). Im Gegensatz zu den Glukokortikoiden ist es kaum an Plasmaproteine gebunden, liegt also überwiegend in freier, wirksamer Form vor. Dadurch wird es außerordentlich schnell in der Leber abgebaut, und seine periphere Wirkung ist zeitlich stark limitiert: Bei einem einzigen Durchlauf durch die Leber werden über 75 % des Aldosterons aus dem Serum entfernt. Ein weiterer Anteil wird in der Niere abfiltriert. Damit ermöglicht seine Halbwertszeit von wenigen Minuten eine genau an den aktuellen Bedarf des Körpers angepasste Sekretion aus der NNR.

Aldosteron ist Teil des komplexen Renin-Angiotensin-Aldosteron-Systems (RAAS), doch sollen seine Wirkungen zunächst isoliert betrachtet werden:

Hormonwirkungen

Aldosteron ist primär für die Homöostase (das Gleichgewicht) des extrazellulären Kaliums und Natriums – und damit auch der extrazellulären Flüssigkeitsmenge insgesamt – zuständig. Seine wesentliche Wirkung besteht in einer **Stimulierung der Natrium-Kalium-Pumpe** an distalem Nierentubulus und vor allem Sammelrohren, den ekkrinen Schweißdrüsen sowie am Dickdarm, wodurch Natrium vermehrt rückresorbiert und Kalium vermehrt ausgeschieden wird.

Natrium (Na^+) ist das wesentliche Kation des **Extrazellulärraums** (etwa 140 mmol/l) und bestimmt damit auch dessen Volumen. Die gesteigerte Rückresorption in der Niere und weiteren Geweben erhöht dadurch das gesamte intravasale und extravasale (= interstitielle) Flüssigkeitsvolumen und damit sowohl den systolischen Blutdruck als auch den Turgor (Flüssigkeitsgehalt) der Gewebe.

Dieselbe Wirkung wie an der Niere hat Aldosteron auch an der **Darmwand** und an den **Schweißdrüsen.** Daneben stimuliert es die Na^+-K^+-ATPase nicht nur an diesen Geweben, sondern in allerdings geringem Umfang an jeder einzelnen Körperzelle, wodurch dem Extrazellulärraum weiteres K^+ verloren geht. Eine übermäßige Ausschüttung aus der NNR führt durch diese Summation nicht nur zur Blutdruckerhöhung, sondern kann gleichzeitig auch eine ausgeprägte **Hypokaliämie** verursachen.

Die Hypokaliämie beinhaltet wiederum die Gefahr einer **metabolischen Alkalose** (➢ Fach Urologie), vor allem weil die H^+-K^+-Pumpe an den Nierentubuli und Sammelrohren in der Folge des Kaliummangels verstärkt Kalium rückresorbiert und im Gegenzug Protonen (H^+) ausscheidet. Wenn dem Extrazellulärraum jedoch Säure entzogen wird, bedeutet dies, dass die enthaltene Flüssigkeit nun alkalischer sein muss als zuvor.

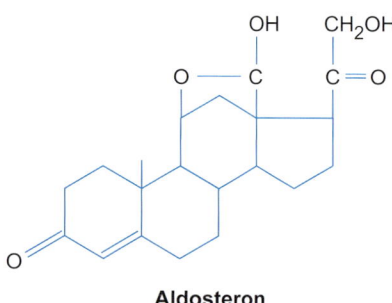

Abb. 3.5 Strukturformel des Aldosterons. [18]

An die Gefahr einer metabolischen Alkalose ist vor allem auch bei Flüssigkeitsverlusten durch starkes Schwitzen oder Durchfälle (mehrere Liter/Tag) zu denken, weil infolge der entstehenden **Hypovolämie** mehr Aldosteron gebildet wird (s.u.). Dem Körper gehen damit zusätzliche Mengen an Kalium verloren, weil die ausgeschiedenen Flüssigkeiten mit K^+ angereichert sind.

Neben Hypokaliämie und Alkalose können bei vermehrter Aldosteronsekretion durch die Erhöhung des gesamten extrazellulären Volumens auch **Ödeme** entstehen. Bei schweren Lebererkrankungen mit Einschränkung ihrer Funktion, vor allem bei der Leberzirrhose, in geringerem Umfang aber auch bei der Rechtsherzinsuffizienz, kommt es zum Hyperaldosteronismus, woraus ein erhöhtes Volumen in Gefäßen (= systolische Hypertonie) und Interstitium (= Ödeme) resultiert.

> **MERKE**
> **Aldosteron**
> - wirkt vor allem über die Stimulierung der Natrium-Kalium-Pumpe
> - steigert die Natriumrückresorption und die Kaliumausscheidung vor allem in der Niere
> - erhöht das interstitielle Flüssigkeitsvolumen
> - führt u.U. zur Hypokaliämie und darüber zur metabolischen Alkalose

Beeinflussung der Zona glomerulosa

Der wichtigste Stimulus für Bildung und Ausschüttung von Aldosteron ins Blut stellt das Renin-Angiotensin-Aldosteron-System (RAAS) dar (s.u.). Eine Hyperkaliämie bewirkt ebenfalls eine gesteigerte Sekretion, während das ANH (ANP) der Vorhöfe des Herzens (s.u.) seine Ausschüttung aus der NNR bremst. Das ACTH der Hypophyse besitzt lediglich eine sehr geringe stimulierende Wirkung und braucht deshalb im Zusammenhang nicht besprochen zu werden.

> **MERKE**
> **Stimulierung der Zona glomerulosa**
> - RAAS
> - Kalium – vor allem im Rahmen einer Hyperkaliämie
> - ACTH (in sehr geringem Umfang)
>
> **Hemmung der Zona glomerulosa**
> - atriales natriuretisches Hormon (ANH) bzw. Peptid (ANP)

Renin-Angiotensin-Aldosteron-System (RAAS)

Das RAAS ist der wichtigste Faktor bei der Regulierung des Wasser- und Elektrolythaushalts sowie des Blutdrucks (> Abb. 3.6):

- In der **Leber** wird das Eiweißmolekül **Angiotensinogen** gebildet und ins Blut ausgeschüttet. Es hat selbst keine biologische Wirkung, sondern wird lediglich auf Vorrat und als Substrat für die folgenden Reaktionen im Blut bereitgestellt. Seine Bildung wird durch Östrogene gesteigert; der Serumspiegel ist also bei Frauen – und hier besonders in der Schwangerschaft sowie unter „Pilleneinnahme" – erhöht.
- In **Gefäßwänden** kleiner Arterien und Arteriolen (also in den Wänden der sog. Widerstandsgefäße) wird das Enzym **Renin** gebildet. Der Name leitet sich davon ab, dass es in der Niere (= Ren), in der Wand der afferenten Arteriolen, besonders reichlich vorhanden ist bzw. bei Bedarf gebildet werden kann. Aus diesem Grund werden die Renin produzierenden Zellen zumeist pauschal der Niere zugeordnet. Das ins Blut sezernierte Renin spaltet aus dem ständig vorhandenen Angiotensinogen ein kleines Peptid aus 10 Aminosäuren (= Dekapeptid) ab, das **Angiotensin I.** Auch Angiotensin I besitzt noch keine biologische Wirksamkeit, sondern steht nun einfach im Plasma für die folgende Reaktion zur Verfügung.
- In den Endothelzellen nahezu sämtlicher Kapillaren des Körpers, besonders reichlich in den **Lungenkapillaren,** befindet sich das sog. **ACE** („angiotensin converting enzyme"). Entsprechend seines Namens handelt es sich beim ACE um ein Enzym, welches das Angiotensin I konvertiert (verändert): Es spaltet von Angiotensin I, sobald es im Plasma entstanden ist, zwei Aminosäuren ab. Das Restmolekül besteht demnach noch aus 8 Aminosäuren (= Oktapeptid). Es heißt **Angiotensin II** und besitzt zahlreiche biologische Funktionen.

Angiotensin-II-Wirkungen
- Angiotensin II verengt die arteriellen Widerstandsgefäße, mobilisiert gleichzeitig Blutvolumen aus den venösen Kapazitätsgefäßen, indem es auch diese Gefäße verengt, und erhöht durch beide Mechanismen den Blutdruck. Dies entspricht der Sympathikuswirkung, bei der ebenfalls die Gefäße beider Systeme enger gestellt werden.
- Es bewirkt eine Aldosteron-Ausschüttung aus der NNR.
- Es fördert die ADH-Sekretion aus der Hypophyse.
- Es induziert im Hypothalamus ein Durstgefühl.
- In geringerem Maße wird auch der Sympathikus direkt stimuliert.
- Im Zuge einer negativen Rückkopplung hemmt es die Sekretion von Renin.

Angiotensin II induziert also die Ausschüttung zweier verschiedener Hormone (Aldosteron, ADH) und wirkt darüber hinaus an den Gefäßen gleichsinnig wie der Sympathikus. Diese sympathikusartige Wirkung wird durch direkte Stimulation des Sympathikus sowie die Volumen erhöhende Wirkung von Aldosteron und ADH noch potenziert. Seine Halbwertszeit im Serum liegt bei lediglich zwei Minuten; die Wirkung ist damit

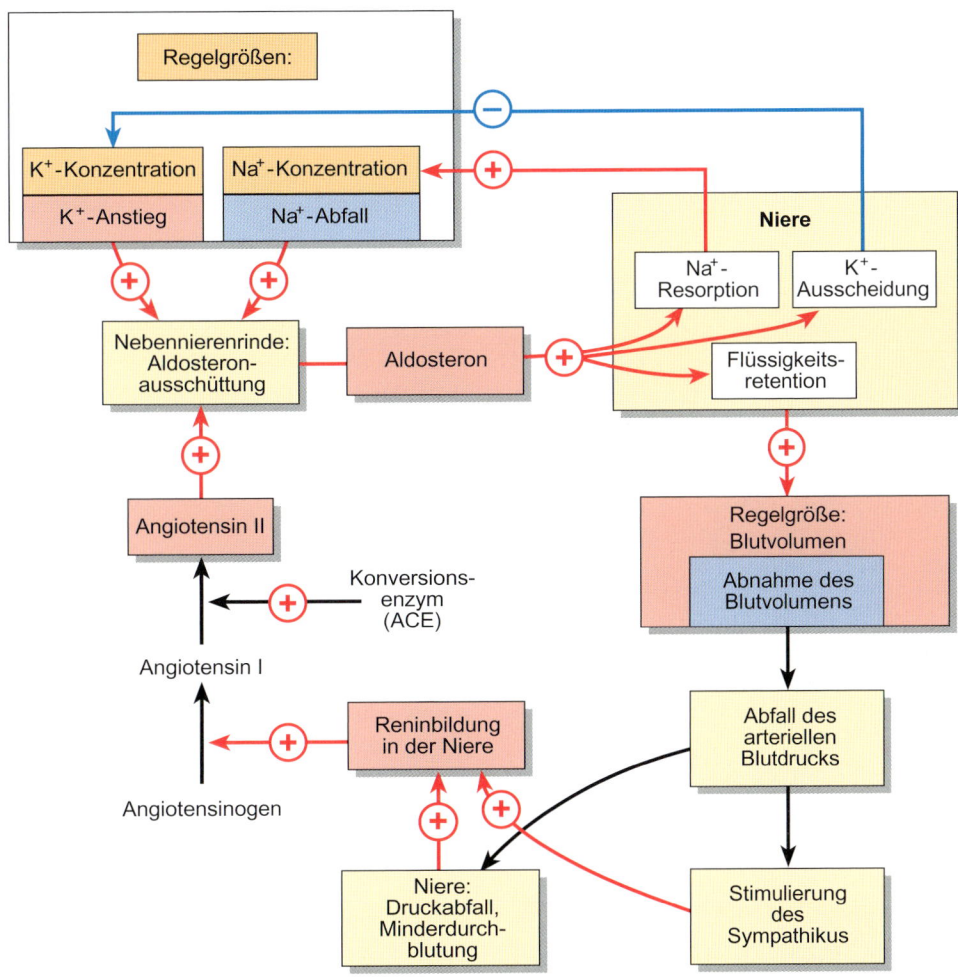

Abb. 3.6 RAAS (ADH ist hier nicht dargestellt). [10]

zeitlich eng limitiert und kann durch erneute Reninfreisetzung perfekt an den jeweiligen Bedarf angepasst werden.

Das Hypophysenhormon **ADH** wirkt, entsprechend Aldosteron, an den Sammelrohren der Niere. Hier führt es zur Rückresorption von Wasser – allerdings ohne die Natrium- und Kaliumausscheidung zu beeinflussen. ADH führt also zu einer Volumenzunahme intravasal und interstitiell. Es wird in ▶ Kap. 6.2.3 ausführlicher besprochen.

ACE hat neben seiner Bildung des hochwirksamen Angiotensin II noch eine weitere Enzymwirkung: Es spaltet z. B. bei Entzündungsreaktionen entstandenes Bradykinin und macht es dadurch unwirksam. Bradykinin gehört zum System der sog. Kinine, ist u. a. für Gefäßerweiterungen im präkapillären Bereich zuständig und spielt dadurch eine Rolle bei entzündlichen Ödembildungen. ACE sorgt damit nicht nur über Angiotensin II für eine Gefäßverengung, sondern es verhindert gleichzeitig auch entzündlich ausgelöste Gefäßerweiterungen.

Mechanismen der Reninsekretion

Der **entscheidende Stimulus** für die Produktion von Renin ist ein **Blutdruckabfall** in den Widerstandsgefäßen von Nieren und Peripherie: Rezeptoren zur Erfassung des arteriellen Drucks, sog. Pressorezeptoren, befinden sich in den großen herznahen Gefäßen (Aortenbogen, A. carotis). Auch im Niederdrucksystem (z. B. V. cava sowie beide Vorhöfe) wird der Druck im Gefäßsystem registriert und bei Bedarf, bevorzugt über den Sympathikus, gegengesteuert. In der Niere wird Renin vermehrt gebildet, wenn der arterielle Mitteldruck (Mitte zwischen systolischem und diastolischem Blutdruck) auf weniger als 85 mmHg (z. B. < RR 100/70) abfällt. Es genügt dann allein die verminderte Wandspannung in den afferenten Arteriolen, um Renin freizusetzen und ins Blut abzugeben.

Auch der **Sympathikus** bewirkt bei jeder Aktivierung über β-Rezeptoren an den Renin produzierenden Zellen eine Reninausschüttung und verstärkt damit seine eigene periphere Wirkung. RAAS und Sympathikus sind also, wie erwähnt, außerordentlich eng miteinander verflochten und lassen sich wegen ihrer gleichgerichteten Wirkungen ohnehin kaum voneinander trennen.

Einen weiteren Stimulus für eine Reninfreisetzung bildet der folgende **Mechanismus über die Macula densa:** Den Renin bildenden Zellen in der Wand der afferenten Arteriolen liegen auf der anderen Seite die Zellen der Macula densa, integriert in die Wand des distalen Tubulus, an. Diese Zellen registrieren die Konzentration der Na$^+$-Ionen im distalen Tubulus und versuchen, die renalen Natriumverluste gering zu halten. Übersteigt also deren Konzentration ein bestimmtes Maß, induzieren sie in ihren Nachbarzellen die Reninfreisetzung, wodurch infolge des nun erhöhten Aldosteronspiegels verstärkt Natrium rückresorbiert wird.

EXKURS

Bluthochdruck durch überhöhte Natriumzufuhr

Dieser Mechanismus scheint sich in der Evolution bewährt zu haben, sonst wäre er nicht beibehalten worden. Ein erheblicher Nachteil besteht aber darin, dass die Niere auch bei einer überhöhten Natriumzufuhr mit der Nahrung – und entsprechend mehr Natrium im distalen Tubulus – versucht, die Natriumverluste gering zu halten. Das ohnehin bereits vermehrte Körpernatrium steigt daher noch weiter an. Wo aber mehr Natrium ist, da ist auch mehr Wasser. Es resultiert also eine Hypervolämie mit entsprechendem Blutdruckanstieg. Darüber hinaus erschöpft sich die Reninwirkung nicht in der Aldosteronstimulation, sondern es werden nun sämtliche Wirkungen des RAAS benutzt, um den systolischen und diastolischen Blutdruck anzuheben. Dieser Mechanismus scheint bei einem beachtlichen Anteil der Patienten mit essentieller Hypertonie zugrunde zu liegen, und es wird hieraus verständlich, warum der Hypertoniker zuallererst seinen Kochsalzverbrauch (und sein Körpergewicht) reduzieren sollte, bevor man zu Medikamenten greift. Werden aber Medikamente erforderlich, hat man mit den sog. ACE-Hemmern oder den verwandten AT1-Blockern hervorragend geeignete Präparate zur Verfügung, um das System zu hemmen und den Blutdruck zu senken (➤ Fach Pharmakologie).

Bluthochdruck bei Nierenarterienstenose

Bei einer Gefäßverengung der Nierenarterie sinkt der Mitteldruck distal der Stenose unter den Wert, der im übrigen Kreislauf herrscht. Aus dem Bereich der afferenten Nierenarteriolen wird nun so lange, und entsprechend dem Ausmaß der Minderdurchblutung, Renin ins Blut sezerniert, bis der Mitteldruck *distal* der Stenose über 85 mmHg geklettert ist. Liegt er aber nun distal der Stenose in normaler Höhe, so muss er im restlichen Kreislaufsystem auf Werte oberhalb des Normalen angestiegen sein. Jede ausgeprägte Stenosierung einer Nierenarterie, z.B. in der Folge einer Arteriosklerose, führt folgerichtig zu einem Hypertonus im gesamten Hochdrucksystem der Peripherie! Dieser Zusammenhang wird als **Goldblatt-Mechanismus** bezeichnet.

MERKE

Blutdruckerniedrigung, Hypovolämie, übermäßige Natriumaufnahme und -ausscheidung, Sympathikusaktivierung sowie eine Nierenarterienstenose bewirken die Bildung und Ausschüttung von Renin, welches dann die eigentliche Kaskade in Bewegung setzt.

Zusammenfassung

Renin-Angiotensin-Aldosteron-System

Angiotensinogen (im Blutplasma) und das Enzym ACE (im kapillären Endothel) stehen bereit und warten auf ihre Spaltung bzw. ihr Substrat. Veränderungen wie Blutdruckabfall, Flüssigkeitsverlust, ein aktivierter Sympathikus oder (scheinbare) Natriumverluste über den distalen Tubulus führen dazu, dass in den afferenten Arteriolen der Niere Renin gebildet und ins Blut sezerniert wird. Dort spaltet es das Angiotensinogen. Das entstehende Angiotensin I wird in den Kapillaren der Lunge und anderer Organe durch ACE zu Angiotensin II umgewandelt. Dieses bewirkt schließlich die Volumenvermehrung und die Blutdruckerhöhung, wobei die Stimulierung der Aldosteronsekretion aus der NNR nur einen Mechanismus von mehreren darstellt.

Das RAAS ist damit das wichtigste System, das den Kreislauf vor einer Hypovolämie oder einem zu niedrigen Blutdruck anderer Ursache schützt. Darüber hinaus arbeitet es stets Hand in Hand mit dem Sympathikus. Dies bedeutet, dass grundsätzlich und ausnahmslos bei jeglicher Sympathikusaktivität – pauschal bei physischem oder psychischem Stress – das RAAS zugeschaltet ist. Entsprechend nimmt das RAAS, sollte es zuerst aktiviert sein, den Sympathikus mit hinzu.

Hyperkaliämie

Die Hyperkaliämie bewirkt ebenfalls eine Aldosteronausschüttung aus der NNR, wobei die Wirkung diesmal nicht „auf Umwegen", sondern direkt in der Zona glomerulosa zustande kommt. Besteht die Hyperkaliämie bei normalem intravasalen Volumen, resultiert aus der Aldosteronsekretion zwar eine Normokaliämie, gleichzeitig aber auch eine Hypervolämie und damit ein Anstieg des systolischen Blutdrucks.

ANH und BNP

ANH

Das Gewebehormon Atriopeptin bzw. ANH (atriales natriuretisches Hormon) wird in den Vorhöfen des Herzens bei ihrer vermehrten Füllung (= Volumenbelastung) gebildet. Es besitzt mehrere gleichgerichtete Wirkungen: Es unterdrückt in der NNR die Aldosteronbildung und -abgabe ans Blut, in der Niere die Bildung bzw. Freisetzung von Renin sowie in den Sammelrohren der Niere die Rückresorption von Natrium und Wasser. Dadurch wird Natrium verstärkt über Niere, Darm und Schweißdrüsen ausgeschieden, wodurch das intravasale Flüssigkeitsvolumen sinkt, und damit auch Vorhoffüllung und Blutdruck.

Die Vorhöfe bewirken bei einer verstärkten Volumenbelastung gleich welcher Ursache also über diese Mechanismen ihren eigenen und den Schutz der Ventrikel vor einer Volumenüberladung. Wie man aber z.B. bei einer Herzinsuffizienz oder Nierenarterienstenose erkennen kann, ist dieser Schutzmechanismus nicht immer stark genug, um das intravasale Volumen in ausreichendem Maße abzusenken.

BNP

Der Mechanismus entspricht weitgehend demjenigen des ANH, doch wird das Hormon aus den Ventrikelwänden freigesetzt. Wesentlicher Stimulus ist deren Überdehnung. Das BNP („brain natriuretic peptide"; frei übersetzt = kardiales natriuretisches Peptid) des Serums gilt als wichtigster Laborparameter, aus dessen Erhöhung eine Herzinsuffizienz abgeleitet werden kann (➤ Fach Herz-Kreislauf-System).

Glukokortikoide

Die Glukokortikoide werden in der **Zona fasciculata** gebildet. Ihre drei Hauptvertreter heißen Cortisol (= Hydrocortison) ➤ Abb. 3.7, Cortison und Corticosteron, wobei das Cortisol sowohl von seiner Wirksamkeit her als auch mengenmäßig weit überwiegt und deswegen stellvertretend für sämtliche Glukokortikoide stehen kann.

Die ins Blut sezernierte Menge liegt bei 15–30 mg/Tag und ist damit weit höher als die des Aldosterons. Im Blut wird Cortisol zu gut 95 % an **Transportproteine** gebunden (Cortisol bindendes Globulin, CBG). Der geringe freie Anteil führt zu einer wesentlich längeren Verweildauer, als dies beim Aldosteron der Fall ist: Die Serumspiegel steigen langsamer an und fallen langsamer ab. Entsprechend der Situation bei TBG wird auch die CBG-Produktion der Leber durch Östrogene (Schwangerschaft, Pille) stimuliert, doch bleibt der freie Cortisolanteil unverändert.

Cortisol unterliegt einem ausgeprägten **Tag-Nacht-Rhythmus** (➤ Abb. 3.8). Die höchsten Serumspiegel werden am frühen Morgen zwischen 6 und 8 Uhr erreicht (zum Zeitpunkt des morgendlichen Erwachens), die niedrigsten gegen Mitternacht bzw., genauer, zur Zeit des üblichen Zubettgehens.

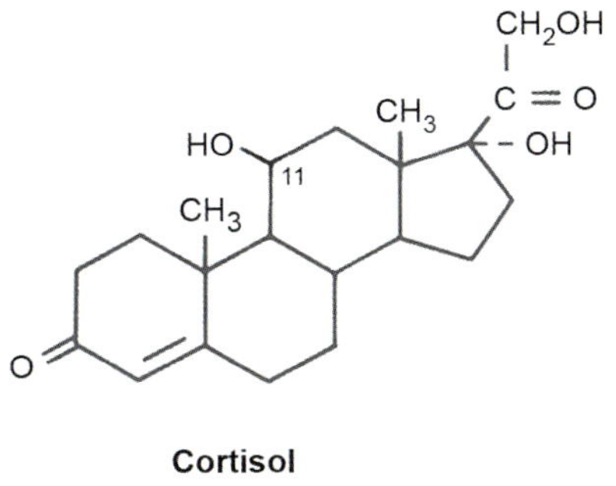

> **EXKURS**
> Bei Schichtarbeitern verschiebt sich der Rhythmus innerhalb weniger Tage. Manche Krankheiten, aber auch Dauerstress oder Depressionen, können die zirkadiane Rhythmik abschwächen oder sogar vollständig aufheben.

Beeinflussung des Cortisolspiegels

Das **ACTH** (adrenokortikotropes Hormon = Corticotropin) des **Hypophysenvorderlappens** (HVL) hat eine nahezu vollständige Kontrolle über Bildung und Sekretion des Cortisols (➤ Abb. 3.9). Entsprechend seinem Serumspiegel wird Cortisol gebildet. Niedrige Cortisol-Serumspiegel induzieren erhöhte ACTH-Spiegel, hohe Cortisolspiegel supprimieren die ACTH-Sekretion. Dies entspricht den Verhältnissen an der Schilddrüse (TSH, T_3/T_4, ➤ 2.2).

Neben dieser negativen Rückkopplung zwischen ACTH und Cortisol beeinflusst auch der **Hypothalamus** die Bildung von ACTH. In ihm laufen alle Informationen zusammen, die eine etwaige Änderung des Cortisolspiegels erfordern könnten, u.a. also auch Faktoren wie Stress (emotional oder körperlich, z.B. durch eine Operation), Depressionen oder Pyrogene (IL-1, IL-6,

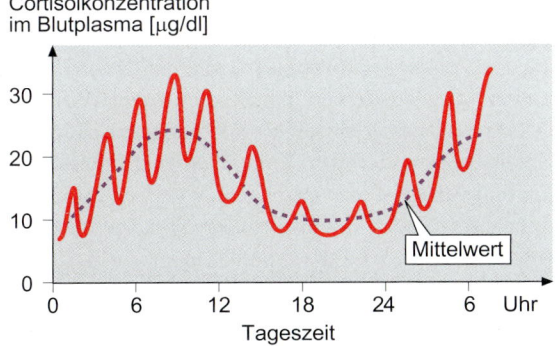

Abb. 3.7 Strukturformel des Cortisols. [1]

Abb. 3.8 Zirkadiane Rhythmik. [10]

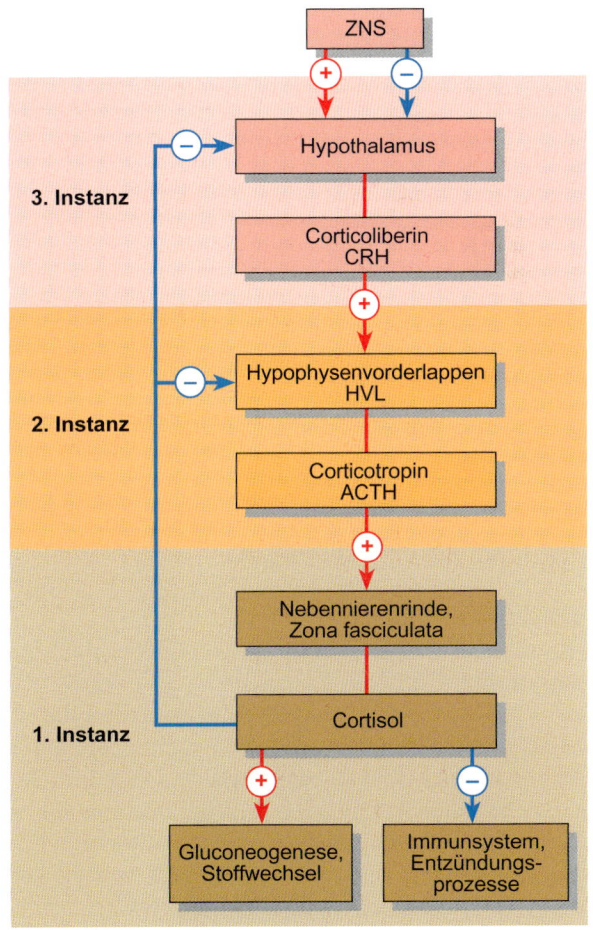

Abb. 3.9 Regelkreislauf der Glukokortikoide. [10]

TNF-α). Über den Faktor **CRH** (Corticotropin releasing Hormon = Corticoliberin) stimuliert er im HVL die Bildung des ACTH.

Als dritter Faktor neben dem Cortisol-Serumspiegel und dem CRH des Hypothalamus führt auch eine periphere **Hypoglykämie** zur vermehrten Sekretion von ACTH.

> **MERKE**
> **Stimulanzien der ACTH-Sekretion**
> • niedriger Cortisol-Serumspiegel (negative Rückkopplung)
> • CRH (Releasing-Hormon des Hypothalamus)
> • Hypoglykämie

Die CRH-Produktion des Hypothalamus wird nahrungsabhängig, vor allem aber auch durch Stress erhöht – mit der Folge erhöhter Cortisol-Serumspiegel bis hin zu einer aufgehobenen zirkadianen Rhythmik beim Disstress-Syndrom (s.o.). Gleichzeitig wird überwiegend durch hypothalamische Verschaltungen der Sympathikus aktiviert. Auch die Makrophagen-Interleukine IL-1, IL-6 und TNF-α stimulieren die CRH-Produktion und führen so zu erhöhten Cortisol-Serumspiegeln bei systemischen, vor allem bakteriellen Infektionen.

> **EXKURS**
> **Längerfristige Cortisoltherapie**
> Die negative Rückkopplung zwischen ACTH und Cortisol muss bei längerfristiger Cortisoltherapie beachtet werden; die weitgehend fehlenden ACTH-Serumspiegel verhindern nicht nur eine Cortisolbildung in der NNR, sie bringen auch die ACTH-abhängige Zona fasciculata zur Atrophie, sodass bei einem abrupten **Absetzen der Cortisoltherapie** das lebensnotwendige Hormon so lange und trotz dann wiederum hoher ACTH-Spiegel nicht gebildet werden kann, bis sich die NNR nach Wochen bis wenigen Monaten wieder erholt hat. Eine längerfristige Therapie mit Glukokortikoiden muss also stets langsam (über Wochen bis Monate) ausgeschlichen werden!
> Nach einer pharmakologischen **Gabe von ACTH** erscheint das zusätzliche Cortisol erst 5–10 Minuten später im Serum. Eine Speicherung auf Vorrat wie z. B. bei den Schilddrüsenhormonen findet in der NNR nicht statt.

Wirkungen der Glukokortikoide

Kohlenhydratstoffwechsel

Cortisol erhöht den Blutzuckerspiegel (*Gluko*kortikoide) durch vermehrte Neubildung aus Aminosäuren – überwiegend in der Leber (Glukoneogenese). Demselben Ziel dient der Antagonismus gegenüber Insulin, dessen Sekretion aus dem Pankreas gehemmt wird. Es wirkt also diabetogen und kann bei ständiger Erhöhung des Serumspiegels (z.B. bei Disstress) die Entstehung eines Diabetes mellitus begünstigen. Bei einem Überangebot an Glukose aus der Glukoneogenese wird die Leber zur verstärkten Synthese von Glykogen angeregt.

Aminosäurestoffwechsel

Die für die Glukoneogenese benötigten Aminosäuren werden der Muskulatur, der Haut und dem Knochen (vor allem der Spongiosa, weniger der Kompakta) entnommen. Der verstärkte Proteinabbau in der Peripherie führt zu einer Anhebung des Aminosäuren-Serumspiegels.

Glukokortikoide wirken also katabol (Eiweiß abbauend) und führen bei erhöhten Spiegeln zur Atrophie von Muskulatur und Haut sowie zur Osteoporose (zunächst der Wirbelkörper). Vermehrter Knochenabbau führt zu einem Überangebot von Ca^{2+}. Folgerichtig wird die Ca^{2+}- (und Mg^{2+}-)Resorption aus dem Darm durch Glukokortikoide gehemmt.

> **MERKE**
> Dies sollte bei einer pharmakologischen Substitution beachtet werden: Abendliche Gaben von Calcium und Magnesium werden wegen des niedrigen Cortisolspiegels besser resorbiert. Morgendliche Gaben werden überwiegend über den Darm ausgeschieden, sind also weitgehend sinnlos.

Die Atrophie der Muskulatur bedingt eine körperliche Schwäche und magere Extremitäten, diejenige der Haut eine Ausdünnung mit verminderter Widerstandskraft und Streifenbildungen (Striae distensae).

Fettstoffwechsel

Cortisol erhöht durch Abbau aus dem Fettgewebe (Lipolyse) den Blutfettspiegel, stellt dem Körper also neben Glukose auch Fettsäuren als Energieträger zur Verfügung. Bei ständig erhöhten Spiegeln findet dadurch allerdings auch eine Umverteilung statt: Das den Extremitäten entnommene und danach nicht verbrannte Fett wird vermehrt in Stamm, Gesicht und Nacken eingelagert. Beteiligt hieran ist auch eine unterschiedliche Rezeptorsensibilität für Cortisol in verschiedenen Körperregionen. Bei Krankheiten mit ständig erhöhten Cortisolspiegeln, bzw. bei therapeutischer Zufuhr über längere Zeit, kann diese Fettumverteilung sehr ausgeprägt sein; es entsteht das typische Bild des Morbus Cushing (> 3.1.3).

Immunsystem

Cortisol tonisiert die **Blutgefäße,** macht sie also empfindlicher gegenüber der Wirkung von Sympathikus und RAAS, und stabilisiert und „dichtet" gleichzeitig die Membran der Kapillaren. Es macht damit den kapillären Bereich auch undurchlässiger für die **Zellen des Immunsystems,** die dadurch in ihrer Migration behindert werden. Zusätzlich wird die Wirkung von Bradykinin oder Serotonin auf die Kapillaren einschließlich ihrer entzündungsfördernden Komponente antagonisiert. Die Produktion verschiedener Interleukine wird unterdrückt. Die Hemmung der IL-1-Sekretion aus Makrophagen führt zur Fiebersenkung. Indem auch die Produktion von Prostaglandinen und Leukotrienen unterdrückt wird sowie die Membranen der Lysosomen stabilisiert werden, wird insgesamt eine Ödembildung im Interstitium sowie alle weiteren Entzündungsprozesse vermindert oder unterbunden.

Cortisol hat weitere, sehr ausgeprägte Wirkungen auf das **Immunsystem:** Es erhöht die Zahl der neutrophilen Granulozyten durch Stimulierung des Knochenmarks, aktiviert und vermehrt daneben auch die T-Suppressorzellen (sog. regulatorische T-Lymphozyten, ➤ Fach Immunologie), hemmt aber gleichzeitig die Bildung aller weiteren Immunzellen (Lymphozyten, Makrophagen) sowie sämtliche Immunorgane (z. B. Lymphknoten und Thymus). Die Unterdrückung der T-Zell-Funktion zeigt sich auch in einer Hemmung der zellvermittelten Abwehr, die z. B. bei Transplantationen oder Autoimmunkrankheiten therapeutisch genutzt werden kann.

> **MERKE**
> Die Hemmung entzündlicher Vorgänge sowie Unterdrückung immunologischer Reaktionen bezeichnen den therapeutisch wichtigsten Einsatzzweck der Glukokortikoide.

Weitere Wirkungen

Cortisol erhöht durch Stimulation des Knochenmarks die Zahl der **Thrombozyten** im Blut. Dies kann therapeutisch zur Behandlung einer Thrombopenie (Thrombozytenmangel) ausgenutzt werden. Bei einer Cortisoltherapie aus anderer Ursache besteht dann allerdings durch die ständig erhöhte Zahl an Gerinnungskörperchen eine gesteigerte Thrombosegefahr.

Bei ständig hohen Cortisolspiegeln fällt auch die eigentlich schwache **mineralokortikoide Wirkung** ins Gewicht, zusätzlich verstärkt durch die Tonisierung der Gefäßwände. Es kommt zum erhöhten Blutdruck und evtl. zur Hypokaliämie, seltener auch zu Ödemen.

Sowohl ein Mangel als auch ein Überschuss an Cortisol kann zu **Wesensänderungen** bis hin zu schweren Depressionen oder gar Psychosen führen.

Interessant ist die Erkenntnis, dass der niedrige Cortisolspiegel während der Tiefschlafphasen der ersten Hälfte der Nacht erforderlich ist, um das tagsüber Gelernte und im Hippocampus Zwischengespeicherte in diesen Stunden ins **Langzeitgedächtnis** des Großhirns zu übertragen. Bei nächtlich erhöhten Cortisol-Serumspiegeln wird Gelerntes umgehend wieder vergessen.

> **HINWEIS PRÜFUNG**
> Hieraus könnte u. a. abgeleitet werden, dass abendliches Lernen – z. B. auf die Heilpraktikerprüfung – nur dann sinnvoll sein kann, wenn es dem Lernenden keinen allzu großen Stress bereitet.

Sämtliche physiologischen Wirkungen der Glukokortikoide sind auf die erfolgreiche Bewältigung von Stress ausgerichtet – so wie der Begriff „Stress" ursprünglich zu verstehen war (➤ Abb. 3.10). Hierauf wird im Zusammenhang mit dem zweiten „Stresshormon", dem Adrenalin des NNM, genauer eingegangen (➤ 3.2.2).

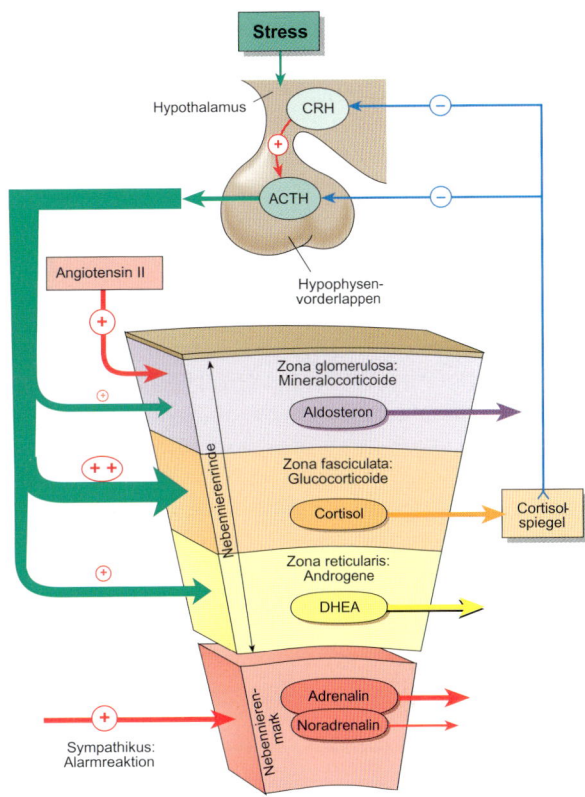

Abb. 3.10 Beantwortung von Stress durch Cortisol und Adrenalin. [10]

Androgene

Androgene sind männliche Sexualhormone. Das wesentliche Androgen der NNR ist das **Dehydroepiandrosteron** (DHEA). In der **Zona reticularis** werden täglich bei beiden Geschlechtern bis zu 30 mg gebildet. Bei der Frau ist die NNR der eigentliche Produktionsort für diese Hormone; beim Mann spielt die Zona reticularis keine wesentliche Rolle, weil das Testosteron des Hodens eine weit höhere androgene Wirksamkeit als DHEA besitzt. DHEA hat bei der Frau u. a. Bedeutung für die Ausbildung sekundärer Geschlechtsmerkmale. So wird z. B. in der Pubertät das Wachstum der Schamhaare angeregt – durch Östrogene zum Weiblichen modifiziert.

Die Androgenproduktion wird, allerdings in geringerem Umfang als bei den Glukokortikoiden, durch das ACTH der Hypophyse stimuliert. Die Wirkungen der Androgene werden beim Testosteron besprochen (➤ 5.1.2).

3.1.3 Krankheitsbilder

Erkrankungen der NNR äußern sich in Mehr- oder Minderproduktion sämtlicher oder einzelner Hormone. Die Krankheiten können sich akut und dramatisch oder auch langsam progredient entwickeln. Die wichtigste Unterfunktion ist der Morbus Addison, die wesentlichen Überfunktionen stellen Conn-Syndrom und Morbus Cushing dar.

Nebennierenrindeninsuffizienz

Man unterscheidet die primäre NNR-Insuffizienz von der sekundären:
- **Primär** bedeutet, dass die Ursache in der NNR selbst zu suchen ist.
- Die **sekundäre Form** entsteht durch Ausfall des hypophysären ACTH, beispielsweise durch einen Tumor. Diese sekundären Formen sind außerordentlich selten. Ihre Folge ist der Ausfall der Cortisolproduktion, in geringerem Umfang auch desjenigen von DHEA. Das Aldosteron ist hierbei nicht nennenswert betroffen, weil es überwiegend durch das RAAS stimuliert wird und nur minimal durch ACTH.

Die **Unterscheidung** der beiden Insuffizienzformen gelingt durch Messung von Cortisol und ACTH im Serum. **Cortisol** ist in jedem Fall erniedrigt und beweist die Insuffizienz der NNR. **ACTH** ist bei der primären Form erhöht (➤ Abb. 3.11), weil das erniedrigte Cortisol durch seine Rückkopplung mit der Hypophyse dessen ACTH-Produktion erhöht. Bei der sekundären Insuffizienz ist das erniedrigte ACTH gerade die Ursache für die erniedrigten Cortisol-Serumspiegel.

Morbus Addison

Der Morbus Addison ist die häufigste Form einer primären NNR-Insuffizienz und damit auch insgesamt die häufigste Form.

Krankheitsentstehung

Es handelt sich meist um eine **Autoimmunerkrankung** der NNR, bei der im Rahmen entzündlicher Vorgänge das Organ zerstört oder in seiner Funktion gestört wird. Ungewöhnlich für eine Autoimmunkrankheit ist, dass es bei der Addison-Krankheit weder eine Geschlechterbevorzugung noch einen typischen Altersgipfel gibt. Im Serum werden Antikörper gegen NNR-Gewebe nachweisbar. Nicht so selten bestehen gleichzeitig weitere Autoimmunerkrankungen z. B. der Schilddrüse oder als Diabetes mellitus Typ I. Typische HLA-Konstellationen sind, wie so häufig, B8 und DR3.

Seltenere Ursachen eines Morbus Addison sind ein tuberkulöser Befall der NNR, Einblutungen oder Metastasen maligner Tumoren, eine Sarkoidose oder Amyloidose. Bei AIDS-Patienten ist eine Infektion durch das Zytomegalie-Virus besonders häufig.

Symptome

Sichtbare Folgen entstehen wie fast überall im Körper erst dann, wenn etwa 90 % des Organs ihre Funktion eingestellt haben. **Leitsymptom** ist eine sich langsam entwickelnde **Müdigkeit** und **Schwäche**:

- **Aldosteronmangel** bewirkt als Folge einer verstärkten Natriumausscheidung und einer verstärkten Kaliumretention eine Hypovolämie mit erniedrigtem Blutdruck, orthostatischer Kollapsneigung, Müdigkeit und Schwäche. Im Serum bestehen eine Hyponatriämie und Hyperkaliämie. Die Natriumkonzentration ist, entsprechend dem Urin, auch im Schweiß erhöht, die Kaliumkonzentration vermindert.
- **Cortisolmangel** führt zu Wesensänderungen und durch die unzureichende Bereitstellung von Glukose und Fettsäuren zu Müdigkeit, muskulärer Schwäche und Inappetenz mit Gewichtsabnahme. Gastrointestinale Symptome wie Bauchschmerzen, Übelkeit und Erbrechen sind häufig. Im Serum findet man eine Hypoglykämie.

Ein auffallendes Symptom des Morbus Addison ist eine gelbbraune bzw. **bronzefarbene Hyperpigmentierung** der gesamten Haut (➤ Abb. 3.12) – besonders ausgeprägt an der Mundschleimhaut, den Handlinien, Ellenbogen sowie mechanisch belasteten Körperpartien. Geringste Sonnenbestrahlungen führen zur zusätzlichen Hautbräunung. Die Addison-Krankheit hieß deswegen früher auch Bronzehautkrankheit. Ursache ist eine vermehrte Ausschüttung des melanozytenstimulierenden Hormons MSH. Dieses Hypophysenhormon fällt gewissermaßen als Nebenprodukt bei der übermäßigen Bildung des ACTH an, die ja bei der primären NNR-Insuffizienz immer besteht. Auch das erhöhte ACTH selbst ist in geringerem Umfang an der Hyperpigmentation beteiligt.

Scheinbar paradoxerweise entsteht neben der Hyperpigmentation auch manchmal eine **Vitiligo** (sog. Weißfleckenkrankheit). Dies lässt sich aber aus der Ursache der Vitiligo als einer Autoimmunkrankheit, die oft begleitend zu weiteren Autoimmunerkrankungen auftritt, gut verstehen (➤ Fach Dermatologie).

Etliche Patienten entwickeln eine **Hyperkalzämie.** Das kann man aus einer Cortisolwirkung ableiten, die in einer Hemmung der Calciumresorption aus dem Dünndarm besteht. Ein erniedrigter Cortisolspiegel könnte demnach eine gesteigerte Calciumresorption bedingen.

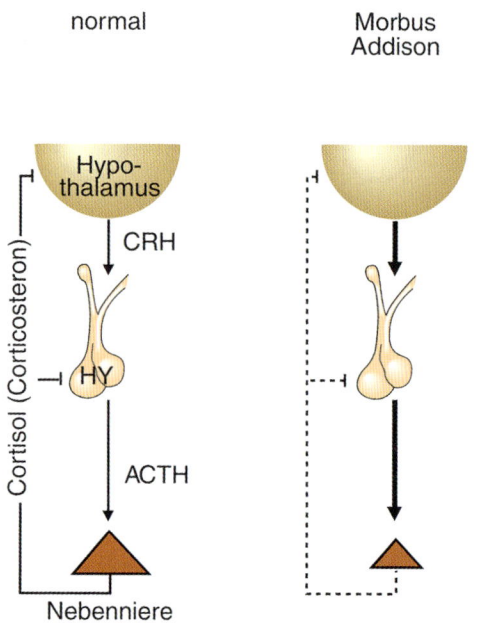

Abb. 3.11 Regelkreis beim Morbus Addison. [1]

3.1 Nebennierenrinde

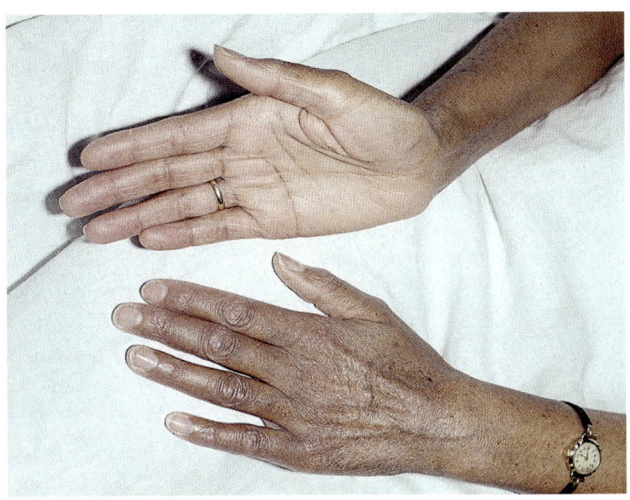

Abb. 3.12 Hyperpigmentierung bei Morbus Addison. [12]

Komplikationen
Akut lebensgefährdend ist die sog. **Addison-Krise,** bei welcher die Ausfallserscheinungen, z. B. durch eine Einblutung oder eine Meningokokken-Sepsis bei Kindern (= Waterhouse-Friderichsen-Syndrom), sehr rasch auftreten. Ist überwiegend die Zona glomerulosa betroffen, resultiert aus dem akuten **Aldosteronmangel** eine Hypovolämie mit Kollaps, Bewusstlosigkeit und eventuell Tod. Betrifft der akute Hormonausfall mehr die Zona fasciculata, resultiert aus dem **Cortisolmangel** eine Hypoglykämie mit Apathie, Somnolenz und Bewusstlosigkeit bis zum möglichen Tod.

Therapie
Aldosteron kann heute zum Ausgleich der geschilderten Folgen genauso medikamentös substituiert werden wie Cortisol. Bei Frauen gibt man eventuell zusätzlich DHEA.

Zusammenfassung
Morbus Addison: primäre NNR-Insuffizienz meist auf dem Boden einer Autoimmunerkrankung ohne Geschlechterbevorzugung und ohne typischen Altersgipfel
- **Ursache:**
  - wie bei Autoimmunkrankheiten allgemein üblich Angriff des Immunsystems auf körpereigenes Gewebe – auf dem Boden einer ererbten HLA-Konstellation und einer systemischen Infektion durch einen noch unbekannten Erreger
  - selten Tuberkulose, Sarkoidose, Amyloidose, Zytomegalie-Viren (bei AIDS-Patienten) oder Metastasen
- **Symptome:**
  - Müdigkeit und Schwäche (Leitsymptom)
  - bronzefarbene Hyperpigmentierung
  - Komplikation: Addison-Krise mit Hypovolämie (Aldosteronmangel) bzw. Hypoglykämie (Cortisolmangel)
- **Diagnostik:**
  - klinischer Befund
  - Antikörper gegen NNR-Gewebe
  - Labor: Cortisol und Aldosteron ↓, ACTH ↑
- **Therapie:** Substitution der Hormone

Sekundäre Nebennierenrindeninsuffizienz

Die Ursache einer sekundären NNR-Insuffizienz liegt in einem Ausfall des hypophysären ACTH. Zumeist sind davon noch weitere Hypophysenhormone betroffen. Der ACTH-Mangel betrifft die Glukokortikoide und teilweise die Androgene. Die Aldosteronproduktion bleibt weitgehend unverändert. Es überwiegen also die Symptome des Hypokortisolismus mit Hypoglykämie usw. (s.o.). Eine Hyperpigmentation tritt bei der sekundären Form nicht auf, weil das MSH unverändert bleibt und das ACTH vermindert ist oder vollständig fehlt.

Therapeutisch genügt die Substitution von Cortisol und eventuell, bei Frauen, der Androgene (DHEA).

Adrenogenitales Syndrom

Krankheitsentstehung

Das adrenogenitale Syndrom (AGS) entsteht in der Folge verschiedener **angeborener Enzymdefekte** in der NNR, durch welche die Hormonproduktion verhindert wird (> Abb. 3.13). Immer betroffen hiervon ist die Cortisolproduktion in der Zona fasciculata, nur teilweise auch die Produktion von Aldosteron und/oder DHEA. Das fehlende Cortisol verursacht über die ACTH-Erhöhung im Serum eine Hyperplasie der NNR.

Symptome

Etwa ein Drittel der betroffenen Kinder zeigt neben dem Ausfall des Cortisols (mit entsprechenden Symptomen) auch einen des Aldosterons. In diesem Fall besteht ein sog. **Salzverlustsyndrom** (Hyponatriämie mit den oben besprochenen Fol-

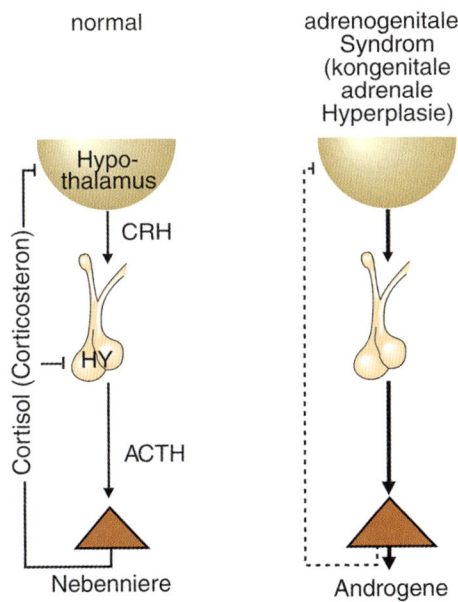

Abb. 3.13 Regelkreis beim adrenogenitalen Syndrom. [1]

gen). Je nach dem vorliegenden Enzymdefekt entstehen neben dem Ausfall der Glukokortikoide entweder zu viel oder zu wenig Androgene (meistens aber **zu viel**). Eine Überproduktion zeigt bei Mädchen neben den Folgen des Cortisolausfalls eine Virilisierung (Vermännlichung) mit Klitorishypertrophie und männlichem Körperbau. Später kommen Hirsutismus mit männlichem Behaarungstyp (➤ Abb. 3.14), tiefe Stimme und Amenorrhö hinzu.

Durch den anabolen Effekt der Androgene besteht bei Jungen und Mädchen ein beschleunigtes Wachstum bis hin zum Riesenwuchs (während der Kindheit), wobei dann allerdings der Epiphysenschluss der Knochen in der frühen Pubertät vorzeitig erfolgt, sodass diese Patienten im Erwachsenenalter eher klein sind.

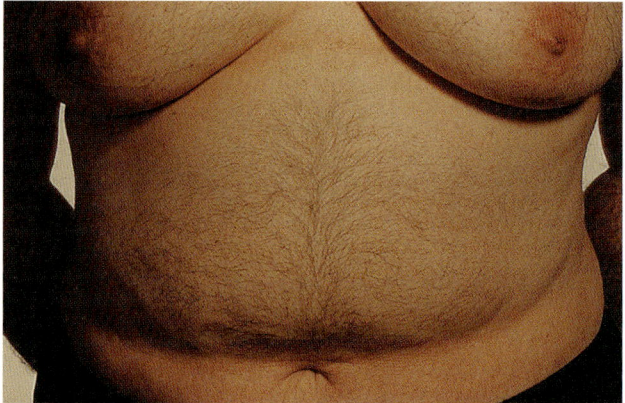

Abb. 3.14 Hirsutismus [8]

Therapie

Die Therapie mit Glukokortikoiden gleicht nicht nur den Cortisolmangel aus; über die Normalisierung des ACTH-Serumspiegels wird gleichzeitig der erhöhte Androgen-Serumspiegel reduziert.

Zusammenfassung

Adrenogenitales Syndrom: Ausfall der NNR-Hormone (immer Cortisol, teilweise Aldosteron) mit sekundärer NNR-Hyperplasie
- **Ursache:** angeborene Enzymdefekte
- **Symptome:**
  - Hypokortisolismus mit Hypoglykämie
  - Salzverlustsyndrom (bei einem Drittel der Kinder)
  - meist Androgenüberproduktion mit beschleunigtem Wachstum in der Kindheit bei vorzeitiger Pubertät (Pubertas praecox), bei Mädchen Virilisierung, Hirsutismus, Amenorrhö
- **Therapie:** Hormonsubstitution

Nebennierenrindenüberfunktion

Die Überfunktion betrifft üblicherweise nur eines der 3 Hormone der NNR. Ist das Cortisol betroffen, so entsteht der Morbus Cushing. Ein primärer Hyperaldosteronismus führt zum Conn-Syndrom. Das AGS mit seiner sekundär über die hohen ACTH-Serumspiegel erzwungenen Androgenüberproduktion wurde bereits besprochen.

Cushing-Syndrom

Die Hauptursache des Cushing-Syndroms ist eine Überproduktion von ACTH aufgrund eines hormonproduzierenden Hypophysenadenoms (➤ Abb. 3.15b). Diese Form wird auch als **Morbus Cushing** bezeichnet und dem peripheren Cushing-Syndrom gegenübergestellt. Die Adenome sind häufig so klein, dass sie selbst im CT kaum darstellbar sind. Mit aus diesem Grund bleibt diagnostisch die eigentliche Ursache oft im Unklaren, denn es könnte ja auch eine Fehlsteuerung durch das CRH des Hypothalamus vorliegen. Vorwiegend betroffen sind junge Frauen zwischen 20 und 40 Jahren.

Das **periphere Cushing-Syndrom** macht etwa 20% der Fälle eines Hyperkortisolismus aus. Es entsteht aufgrund eines Adenoms oder Karzinoms (50%) der Zona fasciculata (➤ Abb. 3.15c). Daneben gibt es benigne und maligne Tumoren, u.a. das Bronchialkarzinom, das Phäochromozytom (➤ 3.2.3) oder Karzinoidtumoren, die ACTH zu produzieren vermögen und keiner Rückkopplung durch das Cortisol des Serums unterliegen (➤ Abb. 3.15d). Die Ursache des sog. **iatrogenen** (ärztlich bedingten) **Cushing-Syndroms** ist die langdauernde und hochdosierte Therapie mit Glukokortikoiden (➤ Abb. 3.15e), z. B. bei Rheuma- oder Asthmapatienten. Diese Form war in früheren Jahren aufgrund der zahlreichen undifferenzierten Cortisoltherapien ausgesprochen häufig, ist aber inzwischen kaum noch zu sehen.

Symptome

Die Symptome des Cushing-Syndroms sind, ungeachtet der Ursache, immer dieselben, da in jedem Fall **zu viel Cortisol** (bzw. ein pharmazeutisches Analogon) im Körper ist. Es kommt also zu den typischen Veränderungen (➤ 3.1.2):
- Hyperglykämie bis hin zur diabetischen Stoffwechsellage oder sogar Diabetes mellitus (in 20 % der Fälle),
- Umverteilung des Körperfettes mit Stammfettsucht, Vollmondgesicht (➤ Abb. 3.16a) und Stiernacken (Büffelnacken, ➤ Abb. 3.17) neben auffallend schlanken Extremitäten,
- muskuläre und allgemeine Schwäche,
- Osteoporose,
- verdünnte Haut mit lividen Streifen (Striae distensae) vor allem an Bauch und Oberschenkeln (➤ Abb. 3.16b),
- erhöhtes Körpergewicht,
- Stimmungs- bzw. Persönlichkeitsveränderungen.

Striae und besondere Empfindlichkeit gegenüber kleinen Verletzungen haben ihre Ursache in der Atrophie der Haut mit vermindertem Kollagenanteil. Wohl vor allem deswegen kommt es auch häufig zu Einblutungen (Ekchymosen).

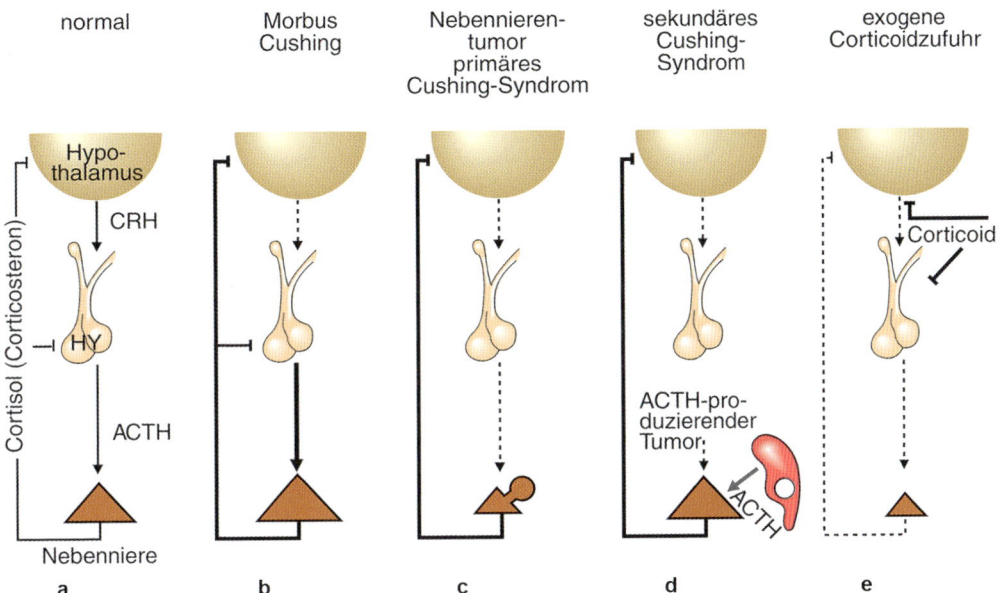

Abb. 3.15 Regelkreis beim Cushing-Syndrom. [1]

Die **mineralokortikoide Wirkung** hoher Cortisoldosen führt im Verein mit der Gefäßtonisierung zu
- Hypervolämie (Plethora) mit Hypertonie,
- eventuell Ödemen – vorzugsweise an den Unterschenkeln,
- Hypokaliämie, evtl. mit metabolischer Alkalose.

Die Leistungen des **Immunsystems** sind vermindert; beispielsweise sind die Wundheilung verzögert und die Infektanfälligkeit erhöht; im Blut wird eine Lymphopenie und Eosinopenie nachweisbar, evtl. gemeinsam mit Neutrozytose und Thrombozytose.

Da Cortisol neben seiner mäßigen mineralokortikoiden Wirkung auch in gewissem Umfang eine **androgene Potenz** besitzt, kommt es bei weiblichen Cushing-Patienten zu
- Akne,
- Hirsutismus,
- Klitorishypertrophie und Amenorrhö bzw. Zyklusstörungen.

Abgesehen von der geringgradigen androgenen Wirkung des Cortisols stimuliert aber das erhöhte ACTH, sofern die Ursache des Morbus Cushing in der Hypophyse liegt, die Zona reticularis und führt zur erhöhten Produktion von DHEA.

Diagnostik

Im ersten Schritt wird die pathologische Cortisolvermehrung nachgewiesen. Um die tageszeitlichen Schwankungen des Cor-

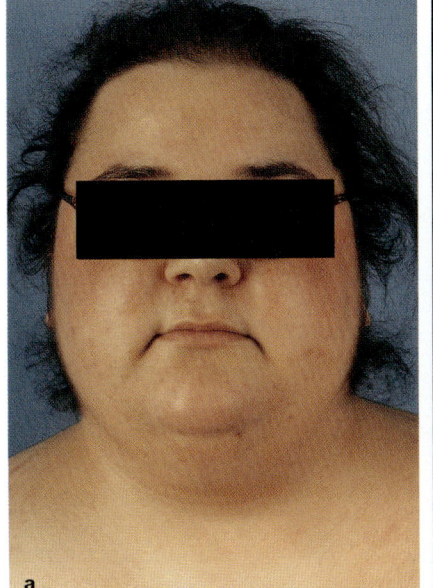
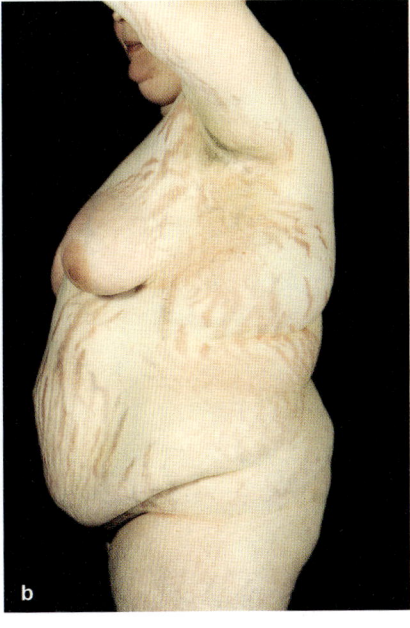

Abb. 3.16 Morbus Cushing. **a** Vollmondgesicht. **b** Striae distensae. [4]

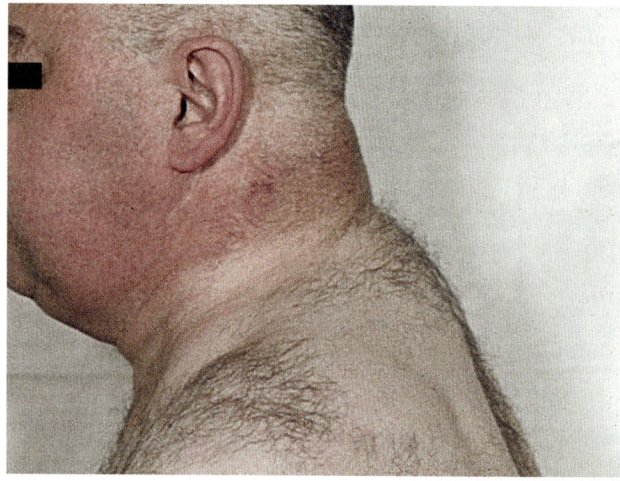

Abb. 3.17 Stiernacken, Hypertrichose. [11]

tisols dabei zu umgehen, geschieht dies z. B. über die 24h-Cortisolausscheidung im Urin oder ein Cortisol-Tagesprofil. Im zweiten Schritt wird ACTH bestimmt, um den Morbus Cushing oder eine ektope ACTH-Produktion (ACTH erhöht) von einem NNR-Tumor (ACTH erniedrigt) zu unterscheiden. Die Differenzierung zwischen einem Morbus Cushing und einer ektopen ACTH-Produktion gelingt, indem z. B. versucht wird, die Cortisolproduktion durch CRH zu beeinflussen, was bei ektoper ACTH-Produktion nicht möglich ist. Sonographie, CT oder MRT können dabei helfen, im Fall eines erniedrigten ACTH einen Tumor der Nebenniere nachzuweisen.

Therapie

Therapie der Wahl ist die operative Tumorentfernung in Nebenniere bzw. Hypophyse. Ist eine vollständige Entfernung, z. B. bei Tumoren der Hypophyse, nicht möglich, wird bestrahlt. Bei einem inoperablen, evtl. bereits metastasierten Nebennierenrindenkarzinom behandelt man palliativ mit Zytostatika.

Zusammenfassung

Cushing-Syndrom: inadäquate, anhaltende Erhöhung des Cortisols (Hyperkortisolismus)
- **Ursachen:**
  - ACTH produzierendes Hypophysenadenom (ca. 80 % der Fälle) = Morbus Cushing
  - Adenom oder Karzinom der Zona fasciculata, ACTH produzierende Tumoren = peripheres Cushing-Syndrom
  - lang andauernde Glukokortikoidtherapie = iatrogenes Cushing-Syndrom
- **Symptome:**
  - Übergewicht, Stammfettsucht, Vollmondgesicht, Stiernacken
  - Hautverdünnung, Striae distensae
  - Osteoporose
  - Hypervolämie, Ödeme
  - Akne, Hirsutismus, Amenorrhö
- **Diagnostik:**
  - Labor: Nachweis des erhöhten Cortisols und Differenzierung zwischen den Cushing-Formen; ACTH erhöht beim Morbus Cushing, erniedrigt bei Tumoren der NNR oder iatrogener Verursachung (Cushing-Syndrom)
  - Sonographie, CT, MRT: Nachweis des Tumors in Nebenniere bzw. Hypophyse
- **Therapie:**
  - Operation
  - ersatzweise Strahlentherapie bzw. palliativ mit Zytostatika

Conn-Syndrom

Hierunter versteht man einen **primären Hyperaldosteronismus** – zumeist aufgrund eines (gutartigen) Adenoms der NNR. Teilweise handelt es sich um eine ätiologisch unklare Hyperplasie der NNR ohne abgrenzbares Adenom. Selten liegt auch einmal ein hormonproduzierendes NNR-Karzinom zugrunde. Das Conn-Syndrom soll bei bis zu 4 % aller Hypertoniepatienten Ursache des Bluthochdrucks sein.

Symptome

Die bereits besprochenen Folgen sind:
- Hypervolämie mit Hypertonie und – seltener – Ödemen,
- Hypokaliämie und Hypomagnesiämie mit Herzrhythmusstörungen (Mangel an K^+ und Mg^{2+}),
- Müdigkeit (Mangel an Mg^{2+}), Muskelschwäche (Mg^{2+} und K^+), Obstipation (Mangel an K^+) und metabolischer Alkalose (Mangel an K^+),
- Tetanie oder Parästhesien (Mg^{2+}, Ca^{2+}) bis hin zu muskulären Lähmungen,
- Kopfschmerzen und Sehstörungen (häufig) in der Folge des Bluthochdrucks.

Müdigkeit, Muskelschwäche und die sporadischen Lähmungen lassen sich am besten aus dem ATP-Mangel bei Mg^{2+}-Mangel erklären, verstärkt durch den Kaliummangel sowie die scheinbare Hypomagnesiämie und Hypokalzämie bei metabolischer Alkalose. Vor allem die Hypomagnesiämie entsteht allerdings nicht nur scheinbar in Folge der Alkalose, sondern darüber hinaus auch tatsächlich, weil Aldosteron neben Kalium auch Magnesium vermehrt zur Ausscheidung bringt.

Diagnostik

Wegweisend ist die Hypokaliämie bei arterieller Hypertonie. Der Nachweis des NNR-Tumors gelingt am ehesten durch Ultraschall und CT.

Therapie

Bei einem Adenom oder Karzinom wird die betroffene Nebenniere operativ entfernt. Handelt es sich um eine beidseitige Hyperplasie der NNR, bleibt nur die medikamentöse Dauertherapie mit einem Aldosteronantagonisten wie Spironolacton.

Zusammenfassung

Conn-Syndrom: inadäquate, anhaltende Erhöhung des Aldosterons (Hyperaldosteronismus)
- **Ursachen:**
  - meist (gutartiges) Adenom der NNR
  - selten hormonproduzierendes NNR-Karzinom
- **Symptome:**
  - Hypokaliämie bei arterieller Hypertonie
  - Herzrhythmusstörungen
  - Müdigkeit, Muskelschwäche, Obstipation
- **Diagnostik:**
  - Labor: Hypokaliämie, Hypomagnesiämie
  - Sonographie, CT, MRT: Nachweis eines Nebennierentumors
- **Therapie:**
  - operative Entfernung der Nebenniere bei Tumor

Sekundärer Hyperaldosteronismus

Ein sekundärer Hyperaldosteronismus entsteht z. B. im Rahmen einer Leberzirrhose, bei der die Serumspiegel durch die langsamere Metabolisierung ansteigen. Die Auswirkungen sind prinzipiell dieselben, doch zumeist wesentlich schwächer ausgeprägt, weil Aldosteron und Renin einem negativen Rückkopplungsmechanismus unterliegen, die Reninproduktion also unterdrückt wird.

Dasselbe gilt für Kalium, sodass auch die entstehende Hypokaliämie zur Senkung des Reninspiegels im Serum führt.

Sekundär erhöhte Aldosteronspiegel entstehen auch bei erhöhten Renin-Serumspiegeln im Rahmen einer Herzinsuffizienz oder Nierenarterienstenose.

3.2 Nebennierenmark

3.2.1 Anatomie

Das Nebennierenmark (NNM) befindet sich zentral in der Nebenniere, im direkten Anschluss an und allseits umgeben von der Zona reticularis der Rindenzone (➤ Abb. 3.2, ➤ Abb. 3.3). Seine beiden Hormone Adrenalin und Noradrenalin, die sog. Katecholamine, leiten sich chemisch von der Aminosäure Tyrosin ab, haben also auch von daher mit den Steroidhormonen der NNR nichts zu tun. Noradrenalin ist gleichzeitig der Überträgerstoff des sympathischen Nervensystems, wird also an dem neuronalen Netzwerk, welches u.a. die Herzmuskelzellen oder die glatten Muskeln der inneren Hohlorgane einschließlich des Gefäßsystems innerviert, in den synaptischen Spalt ausgeschüttet (➤ Fach Neurologie).

Das eigentliche **Kerngebiet des Sympathikus** liegt in der Medulla oblongata des Hirnstamms – mit zahlreichen Verschaltungen zu Brücke, [Hypo-]Thalamus, Großhirnrinde, limbischem System und Peripherie. Von hier aus werden die sympathischen Impulse auf die Seitenhörner des Rückenmarks (C8–L3) und weiter zum sog. **Grenzstrang des Sympathikus** geleitet, der neben HWS, BWS und LWS die Ganglien (Ansammlungen von Nervenzellen) bildet, von denen aus die gesamte Körperperipherie versorgt wird. Dabei bestehen in jedem Segment Verschaltungen mit motorischen und sensiblen Nerven (➤ Abb. 3.18).

Von den sympathischen Ganglien bei Th12 (**Plexus coeliacus** = Plexus solaris = „Solarplexus"), am Abgang des Truncus coeliacus aus der Aorta gelegen, laufen Nervenfasern zum Nebennierenmark. Die Zellen des NNM sind eigentlich fortsatzfreie Nervenzellen, mit denen die Nervenfasern des Plexus coeliacus synaptisch verbunden sind. Werden sie durch diese Ner-

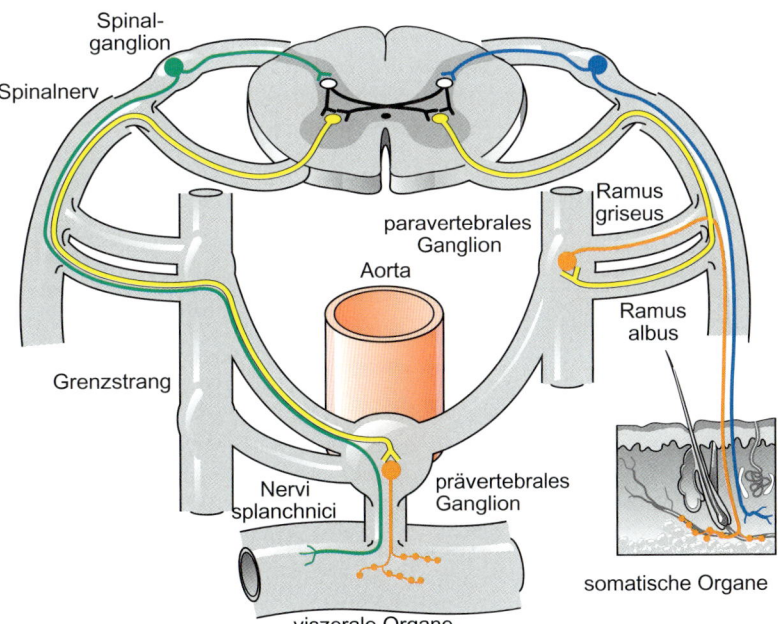

Abb. 3.18 Periphere Verschaltungen des Sympathikus. [18]

venfasern erregt, sezernieren sie ihre beiden Hormone direkt ins Blut, wie dies ja auch für alle anderen Hormone gilt. Von den etwa 6 Milligramm an Katecholaminen, die im NNM in der Form von Granula gespeichert sind, werden täglich nur wenige Prozent ausgeschüttet. Es verbleiben so für einen intensivierten Bedarf große Reserven.

> **MERKE**
> Das NNM ist ein **sympathisches Ganglion,** das die in seinen Nervenzellen gebildeten Übertragerstoffe nicht über Axone zu Synapsen weiterleitet, sondern direkt ans Blut abgibt. Es ist gewissermaßen ein Zwitter zwischen Nervensystem und endokrinem System.

3.2.2 Physiologie

Biosynthese der Katecholamine

Adrenalin und Noradrenalin unterscheiden sich lediglich durch eine einzige Methylgruppe CH_3 (> Abb. 3.19). Ihre Biosynthese beginnt mit der Aminosäure Tyrosin oder, falls unzureichend vorhanden, mit der essentiellen Aminosäure Phenylalanin.

Regulation der Hormonsekretion

Die **Neurone des Plexus coeliacus** stimulieren die hormonproduzierenden Zellen des NNM. Dabei wird das NNM allerdings dem nervalen Sympathikus nur dann zugeschaltet, wenn besondere körperliche oder mentale Höchstleistungen notwendig werden.

Neben der synaptischen Verschaltung mit dem nervalen Sympathikus besitzen die Markzellen auch Rezeptoren für im Serum zirkulierendes Insulin und Histamin. Zusätzlich wird hier auch eine **Hypoglykämie** registriert und führt unabhängig vom nervalen Sympathikus zu einer Sekretion der Katecholamine aus den intrazellulären Speichern des NNM. Die Ausstattung mit **Insulinrezeptoren** hat zur Folge, dass eine reichliche Nahrungsaufnahme neben dem Parasympathikus auch den Sympathikus aktiviert, weil es hierbei ausnahmslos zu einem Anstieg des Insulin-Serumspiegels kommt. Nahrungszufuhr führt also sowohl über die vorübergehende Hypovolämie (Abströmen extrazellulärer Flüssigkeit in Darmwand und Darmlumen) als auch über die erhöhten Insulinspiegel zur Aktivierung des Sympathikus und damit zur kardialen Belastung. Dies kann bei vorbestehender koronarer Herzkrankheit zu einem Angina-pectoris-Anfall führen (> Fach Herz-Kreislauf-System).

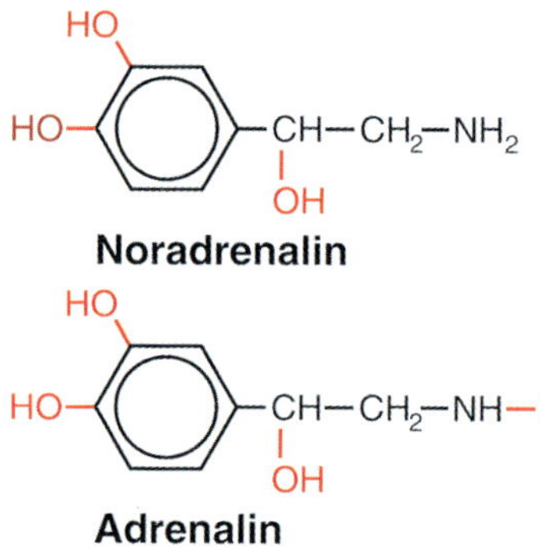

> **MERKE**
> **Wesentliche Stimuli des NNM**
> • nervaler Sympathikus
> • Insulin
> • Hypoglykämie

Notfallfunktion des NNM

Man kann das NNM und seine beiden Hormone als Reserve für den nervalen Sympathikus betrachten, die nur bei erhöhten Anforderungen bzw. in Notfallsituationen zugeschaltet wird.

Diese Anforderungen können **körperlicher** Natur sein: Kampf oder Flucht – also extreme Belastungen, Blutverluste, Verbrennungen, Hypoglykämie oder Unterkühlung. Sie können aber auch im Rahmen **emotionaler** Belastungen entstehen. Während also bei mäßiger körperlicher Arbeit lediglich der nervale Sympathikus mit seinem Übertragerstoff Noradrenalin aktiviert wird, gesellt sich bei höheren Belastungen das NNM hinzu, sodass auch nur in diesen Fällen die zusätzlichen Wirkungen des Adrenalins zu beobachten sind.

Sympathische Rezeptoren

Die Zielorgane für den nervalen Sympathikus und die beiden Hormone sind weitgehend identisch. Diese Zielorgane besitzen aber verschiedene Rezeptoren, die durch Noradrenalin und Adrenalin unterschiedlich stark besetzt werden können. Die Rezeptoren werden in α- sowie in $β_1$- und $β_2$-Rezeptoren unterteilt. Die α-Rezeptoren lassen sich theoretisch noch weiter in $α_1$- und in $α_2$-Rezeptoren unterscheiden, was jedoch für den Heilpraktiker keine Bedeutung besitzt.

Rezeptorverteilung
Kompliziert werden die Zusammenhänge ohnehin dadurch, dass einerseits die verschiedenen Rezeptoren unterschiedlich auf die Organe verteilt sind und hier auch unterschiedliche Wirkungen vermitteln, und andererseits dadurch, dass die beiden Katecholamine an den verschiedenen Rezeptoren teilweise identische und teilweise gegensätzliche Wirkungen entfalten, und teilweise sogar bestimmte Rezeptoren überhaupt nicht besetzen. So befinden sich z. B. an den Blutgefäßen sowohl α-Rezeptoren als auch $β_2$-Rezeptoren, während an Muskelzellen und Reizleitungssystem des Herzens überwiegend $β_1$-Rezeptoren, an den Bronchien nur $β_2$-Rezeptoren vorhanden sind. An Darm und Auge wiederum gibt es lediglich α-Rezeptoren. Zu allem Überfluss gibt es in bestimmten Körperregionen Blutgefäße, die ausschließlich α-Rezeptoren tragen, und in anderen Regionen solche, die lediglich mit $β_2$-

Abb. 3.19 Strukturformeln von Noradrenalin und Adrenalin. [1]

Rezeptoren ausgestattet sind. An den zerebralen Gefäßen wiederum scheint es weder die eine noch die andere Sorte zu geben.

HINWEIS PRÜFUNG

Für den angehenden Heilpraktiker besitzt die Kenntnis der Rezeptoren und ihre Verteilung auf den Organismus (➤ Tab. 3.1) keine Bedeutung. Allerdings sind die grundsätzlichen sympathischen Wirkungen durchaus prüfungsrelevant. Da dieselben aus der Verteilung der Rezeptoren abgeleitet werden können, sollte man die nachfolgende Auflistung wenigstens ganz grob zur Kenntnis nehmen.

Hormonwirkung auf die Rezeptoren

Beide Hormone wirken auf sämtliche Rezeptoren etwa gleich stark mit Ausnahme der β_2-Rezeptoren. Hier hat lediglich Adrenalin eine ausgeprägte Wirkung, während Noradrenalin vergleichsweise unwirksam ist, den Rezeptor also nicht besetzt.

Der nervale Sympathikus (Noradrenalin) wirkt grundsätzlich auf sämtliche Organe und Strukturen, die mit α- und β_1-Rezeptoren ausgestattet sind. Diese Wirkungen erscheinen verstärkt, sobald das NNM zugeschaltet ist. In diesen Fällen sind dann allerdings zusätzliche Wirkungen an den Gefäßen des Herzens und an den Atemwegen erkennbar, die durch Adrenalin ausgelöst werden und nerval bis dahin unbeeinflusst blieben.

An den Gefäßen der Skelettmuskulatur sowie an den B-Zellen des Pankreas, wo zunächst sympathische Effekte (Noradrenalin) sichtbar werden, kehren sich die Auswirkungen sogar um, sobald Adrenalin zusätzlich zu wirken beginnt. Hier besitzen die β_2-Rezeptoren sozusagen eine Oberhoheit über die gleichzeitig vorhandenen α-Rezeptoren des nervalen Sympathikus.

MERKE

Hormonwirkung auf die Rezeptoren

- α-Rezeptoren: Noradrenalin und Adrenalin (+ nervaler Sympathikus)
- β_1-Rezeptoren: Noradrenalin und Adrenalin (+ nervaler Sympathikus)
- β_2-Rezeptoren: ausschließlich Adrenalin aus dem NNM

Hormonwirkungen

- An den **Venen** (= Kapazitätsgefäße) gibt es ausschließlich α-Rezeptoren. Jeder Sympathikuseinfluss führt daher zu ihrer Engerstellung. Es resultiert ein vermehrter Rückstrom zum Herzen, welcher gemeinsam mit der positiven Inotropie zu einer Erhöhung des systolischen Blutdrucks führt.
- Eine Reizung der α-Rezeptoren der **Arterien und Arteriolen** durch Noradrenalin führt zu deren Verengung mit Minderdurchblutung und diastolischem Blutdruckanstieg.
- An den arteriellen **Gefäßen der Skelettmuskulatur** existieren zusätzlich zu den α- auch β_2-Rezeptoren. Die arbeitende Muskulatur muss also ihren Mehrbedarf an Blut zunächst über ihre lokalen Mediatoren (➤ Fach Herz-Kreislauf-System) befriedigen, welche den nervalen Sympathikus überstimmen und zur Gefäßerweiterung führen. Erst bei Zuschaltung des NNM werden diese Gefäße von vornherein weit gestellt, sodass die Muskulatur bei maximaler Tätigkeit auch ein Maximum an Blut erhält. Diese Umschaltung von α auf β_2 ist am diastolischen Blutdruck abzulesen. Aus dem anfänglich erhöhten diastolischen Druck entsteht ein diastolischer Blutdruckabfall und damit eine große Blutdruckamplitude.
- An den **Gefäßen der Haut** gibt es fast ausschließlich α-Rezeptoren, sodass hier sowohl das Noradrenalin als Überträgerstoff als auch Adrenalin und Noradrenalin aus dem NNM zu einer Gefäßverengung mit Minderdurchblutung führen. Die Haut wird also bei jedem Sympathikuseinfluss blass, kalt und gleichzeitig feucht, indem die Katecholamine auch die Schweißdrüsen stimulieren.
- An den **Gefäßen des Herzens** gibt es dagegen keine α-, sondern ausschließlich β_2-Rezeptoren, die nur durch Adrenalin stimuliert und damit erweitert werden. Es resultiert aus diesem Zusammenhang also gerade dann eine besonders gute Durchblutung des Myokards, wenn das Herz an seine Leistungsgrenze gehen muss.
- Auch die **Arteriolen von Gehirn und Lunge** besitzen keine α-Rezeptoren. Daher können ihre Gefäße auch nicht in dem Augenblick, in dem das Herz-Zeit-Volumen gesteigert wird, verengt werden und damit die notwendige Mehrdurchblutung verweigern. Entsprechendes gilt für die Koronargefäße.

Tab. 3.1 Verteilung der Rezeptoren.

α-Rezeptoren (Adrenalin + Noradrenalin)	β_1-Rezeptoren (Adrenalin + Noradrenalin)	β_2-Rezeptoren (ausschließlich Adrenalin)
alle Arterien und Arteriolen – mit Ausnahme der Gefäße des Herzens, der Lunge und des Zerebrums	–	Arterien und Arteriolen des Herzens (ausschließlich β_2) und der Skelettmuskulatur (zusätzlich α)
venöse Kapazitätsgefäße	–	–
Darm	–	–
Auge	–	–
B-Zellen des Pankreas	–	B-Zellen des Pankreas
–	–	Atemwege (Bronchien und Bronchiolen)
	Erregungsbildung und Reizleitung des Herzens, Herzmuskelzellen	
	Renin produzierende Zellen der Nierenarteriolen	
	Fettgewebe (Lipolyse), Leber (Glykogenolyse), Skelettmuskulatur	

- Die Rezeptoren des **Herzens** (β₁-Rezeptoren) werden von beiden Hormonen gleichermaßen besetzt mit der Folge einer positiven Chronotropie, Dromotropie und Inotropie (> Fach Herz-Kreislauf-System) – ganz in Übereinstimmung mit und analog zur jeweiligen Belastung.
- An den **Bronchien** (β₂) wirkt lediglich Adrenalin im Sinne einer Erweiterung, also besseren Belüftung der Lunge. Bei lediglich mäßigen physischen oder psychischen Belastungen (nervales Noradrenalin) bleibt die Belüftung der Lunge unbeeinflusst. Unabhängig hiervon führt der Sympathikus jedoch über das **Atemzentrum** der Medulla oblongata in jedem Fall zur Steigerung von Atemtiefe und -frequenz.
- Am **Auge** zeigt sich jede Sympathikuswirkung (α-Rezeptoren) in einer Erweiterung von Pupille (M. dilatator pupillae) und Lidspalte (M. tarsalis) sowie einer leichten Protrusio bulbi (M. orbitalis), am **Darm** in einer Ruhigstellung (Obstipation).
- Der Zuckerspeicher des Organismus, das **Glykogen** der Leber, wird durch die Katecholamine abgebaut mit dem Ergebnis eines Anstiegs des Blutzuckerspiegels. Auch in der Muskulatur wird, zu deren eigener Versorgung, die Glykogenolyse aktiviert. Die Hypoglykämie ist ein starker Stimulus von Hypophyse (ACTH) und NNM. Die erkennbaren Symptome einer Hypoglykämie (u.a. Tachykardie, Blutdruckerhöhung, Schwitzen, muskuläre Hypertonie bis hin zum Tremor) werden überwiegend durch den aktivierten Sympathikus verursacht.
- Die Langerhans-Inseln des **Pankreas** besitzen α- und β₂-Rezeptoren. Direkte nervale Stimulation vermindert die Insulin- und erhöht die Glukagon-Sekretion. Im Ergebnis wird der Blutzuckerspiegel ein weiteres Mal angehoben. Adrenalin führt dagegen (über β₂) zu einer vermehrten Insulinsekretion, sodass die erhöhten Glukosespiegel der Peripherie in gesteigertem Umfang zur Verfügung stehen.
- Die **Lipolyse** am Fettgewebe (über β₁-Rezeptoren) führt zur Bereitstellung von zusätzlicher Energie in Form von erhöhten Blutfetten (freien Fettsäuren).
- Jede Sympathikusaktivierung stimuliert über die Renin produzierenden Zellen der Niere (β₁-Rezeptoren) das **RAAS**.

Beeinflussung des Sympathikus

Kälteexposition stimuliert den Sympathikus sowohl über Rezeptoren der Haut als auch solche im ZNS. Neben einer vermehrten Bereitstellung von Glukose und Fetten zur Wärmeerzeugung resultiert eine Umverteilung des Blutes weg von der (kalten) Körperoberfläche zu tiefer liegenden Organen.

Gesteigerte **Nahrungsaufnahme** aktiviert (Insulin), Fasten unterdrückt die Sympathikusaktivität, abgesehen von den evtl. am Beginn erscheinenden hypoglykämischen Phasen. Bei längerem Fasten kann man deshalb Bradykardie und Blutdruckerniedrigung beobachten. Zusätzlich spielt hierbei allerdings auch die bei einer Reduktion des Körpergewichts erfolgende Abnahme des Blutvolumens (1 l Blut/12 kg Gewicht) eine Rolle.

> **EXKURS**
> **Beispiele für die klinische Bedeutung des Sympathikus**
>
> Aus der Aktivierung des Sympathikus sowohl bei Kälteexposition als auch bei einer reichlichen Nahrungsaufnahme wird verständlich, warum beide Reize zur Entstehung oder Verstärkung eines **Angina-pectoris-Anfalls** (bei vorbestehender koronarer Herzkrankheit) beitragen können.
> Adrenalin (und Cortisol) rekrutieren neutrophile Granulozyten aus dem sog. Marginalpool der Blutgefäße (> Fach Hämatologie). Das Ergebnis ist eine Leukozytose z. B. nach einem ausgiebigen Essen (postprandial) oder im Stress (s.u.). Aus dem Milzspeicher werden zusätzliche Thrombozyten ins Blut freigesetzt.
> Jede Sympathikusaktivierung erhöht sowohl den Blutdruck als auch die Blutfette. Die Entstehung einer **Arteriosklerose** ist gerade von diesen beiden Parametern ganz besonders abhängig. Menschen im Dauerstress sind von daher prädestiniert, eine Arteriosklerose einschließlich ihrer Folgekrankheiten zu entwickeln.

Schilddrüsenhormone bestimmen die Anzahl der β₁-Rezeptoren am Herzen. Bei der Hyperthyreose ist ihre Zahl vermehrt, was dazu führt, dass bereits übliche und physiologische Katecholamin-Serumspiegel oder sympathische Stimulationen zu überschießenden Wirkungen am Herzen führen, während die Peripherie hiervon nicht betroffen ist.

Blutversorgung des NNM

Eine weitere Besonderheit des NNM ist zum besseren Verständnis zu beachten: Die Venen der NNR, die das Cortisol der Zona fasciculata mit sich führen, laufen zunächst ins NNM und bilden hier ein weiteres kapilläres Gefäßnetz. Es handelt sich also um ein **Pfortadersystem,** ähnlich den Verhältnissen an Darm und Oberbauchorganen (→ Leber) oder Hypothalamus/Hypophyse und Hoden. So, wie das venöse Blut der unpaaren Bauchorgane nicht direkt zum Herzen fließt, sondern zunächst durch die Leber, um hier begutachtet und verstoffwechselt zu werden, so erhält auch das NNM das Blut der NNR mitsamt den enthaltenen Steroidhormonen.

Das NNM bildet bei steroidarmem Blut bevorzugt Noradrenalin (normal 15 %), bei cortisolhaltigem Blut dagegen bevorzugt Adrenalin (üblicher Anteil 85 %). Wird bei körperlichem oder psychischem **Stress** vermehrt Cortisol gebildet, entsteht im NNM überwiegend Adrenalin und vergleichsweise wenig Noradrenalin. Es überwiegt also in diesen Fällen die gefäß- und bronchienerweiternde Wirkung des Adrenalins. Die erhöhten Insulin-Serumspiegel bewirken eine bessere Versorgung der Peripherie. Die antreibende Wirkung auf das Herz bleibt unverändert.

Stress

Psychischer und/oder physischer Stress führen zur Aktivierung des nervalen Sympathikus und zur Ausschüttung der beiden „Stresshormone" Adrenalin und Cortisol.

Adrenalinwirkungen
Adrenalin beschleunigt die **Herzfrequenz,** wirkt positiv inotrop und dromotrop, rekrutiert Zusatzvolumen sowohl aus den Kapazitätsgefäßen (schnell) als auch über das RAAS (später nachfolgend) und steigert so über Blutdruck und Blutvolumen die körperliche Leistungsfähigkeit.

Die Erweiterung der **Atemwege** sowie der gleichzeitig erfolgende Atemantrieb stellen den zusätzlich benötigten Sauerstoff zur Verfügung.

Die **Durchblutung** der Peripherie nimmt zu – mit Ausnahme der in Gefahrensituationen weniger wichtigen Organe Haut, Darm und Genitaltrakt, deren Blutversorgung den in der Gefahr wichtigeren Strukturen (Muskulatur) zusätzlich zur Verfügung steht. Die Motorik des Verdauungstrakts wird genauso gehemmt wie diejenige des Urogenitaltrakts, denn beide Systeme werden für Kampf oder Flucht nicht benötigt.

Der Glykogenabbau in der Leber stellt wie der Fettabbau im Fettgewebe zusätzliche **Energie** zur Verfügung, wobei diese Energie schneller bereitsteht als diejenige, die das Cortisol später nachschiebt.

Die Stimulation des M. dilatator pupillae führt zur **Pupillenerweiterung,** gemeinsam mit M. tarsalis und M. orbitalis zu einem „besseren Überblick". Zerebral wird eine erhöhte Aufmerksamkeit provoziert.

Die Mobilisierung des **Thrombozytenspeichers** der Milz (etwa 30 % aller Thrombozyten) ist auf etwaige Verletzungen ausgerichtet – entsprechend den aus dem Marginalpool der Gefäße rekrutierten Neutrophilen, die in nun größerer Anzahl für verletzungsbedingte Aufräumarbeiten zur Verfügung stehen.

Die Stimulation der **Schweißdrüsen** kann man als prophylaktische Maßnahme im Hinblick auf die zu erwartende, arbeitsbedingte Überwärmung des Körpers verstehen.

Cortisolwirkungen
Cortisol stellt die eventuell zusätzlich benötigte **Energie** in Form von Glukose (Glukoneogenese und Insulin-Antagonismus) und Fettsäuren (Lipolyse) zur Verfügung.

Immunsystem und Kapillaren werden den voraussichtlichen Erfordernissen angepasst: Umfangreiche Entzündungsreaktionen sind auf der Flucht genauso hinderlich wie eine Fieberreaktion (Hemmung der Pyrogen-Produktion).

Die **Thrombozytenvermehrung** durch Aktivierung des Knochenmarks dient als Reserve für den Fall, dass der Milzspeicher nicht ausreichen sollte. Dasselbe gilt in Bezug auf die Ankurbelung der Neutrophilenproduktion.

Die mineralokortikoide Wirkung höherer Cortisolkonzentrationen bereitet durch Erhöhung des Plasmavolumens und gemeinsam mit der Gefäßtonisierung den Kreislauf auf erhöhte Anforderungen vor.

Stress aus evolutionärer Sicht
Stress bedeutete während des überwiegenden Zeitraums der Evolution Flucht, Behauptung gegenüber Rivalen, Frauenrauben oder Kampf ums Überleben einschließlich der Vorsorge gegenüber eventuellen Verletzungen. Hierfür benötigte man sämtliche Energiereserven, eine perfekte Durchblutung und Sauerstoffversorgung sowie ein hellwaches Cerebrum, daneben auch einen Schutz vor Blutverlusten (Thrombozyten, Stabilisierung der Gefäßwände) bzw., wenn dieselben nicht zu vermeiden waren, vor deren Auswirkungen (hypovolämischer Schock).

HINWEIS PRÜFUNG
In der Summe und für den genannten Einsatzzweck ergänzen sich die beiden Stress-Hormone auf perfekte Weise und ermöglichen so bei einer Gefährdung der körperlichen Integrität die ideale Anpassung an jede erforderliche Reaktionsweise. In diesem Sinne brauchen wesentliche Wirkungen der beiden Hormone nicht unbedingt auswendig gelernt zu werden. Sie ergeben sich vielmehr im Zusammenhang von selbst.

3.2.3 Krankheitsbilder

Unterfunktionen des NNM sind nicht bekannt. Die einzige Überfunktion von Bedeutung ist das Phäochromozytom.

Phäochromozytom

Das Phäochromozytom ist insgesamt selten. Man geht davon aus, dass etwa 0,1 % aller Hypertonien ein Phäochromozytom zugrunde liegt. Das bevorzugte Alter ist das junge bis mittlere Erwachsenenalter. Teilweise sieht man familiäre Häufungen.

Krankheitsentstehung

Ursache der Überfunktion ist in den allermeisten Fällen ein **gutartiger Tumor des NNM** – in rund 10 % der Fälle in beiden Nebennieren. Auf hormonproduzierende Karzinome entfallen weitere 10 %. In ebenfalls etwa 10 % aller Fälle entsteht das Phäochromozytom außerhalb der Nebenniere, z.B. in mesenterialen Ganglien des Darms oder in weiteren sympathischen oder sogar parasympathischen Ganglien.

Etwa in der Hälfte der Fälle produzieren die Tumoren ohne adäquaten Sekretionsreiz **laufend** ein Übermaß an Hormonen, wobei einmal mehr Adrenalin und dann wieder mehr Noradrenalin, zumeist aber beide Hormone ins Blut sezerniert werden. Bei der anderen Hälfte der betroffenen Patienten werden die Hormone **paroxysmal** (anfallsweise) und nicht andauernd ins Blut ausgeschüttet. Man wird die Hormonwirkungen also teilweise andauernd und teilweise nur sporadisch sehen.

Symptome

Das klinische Bild kann sehr variabel sein, wodurch diagnostische Probleme entstehen. Zahlreiche Patienten sind über Jahre

weitgehend asymptomatisch. In einem Teil der Fälle entsteht die **klassische Trias** aus
- Kopfschmerzen
- Palpitationen und
- Schweißausbrüchen.

Hervorstechendstes Merkmal ist im typischen Fall der **Bluthochdruck,** oft auf extreme Werte, in Verbindung mit einer **Tachykardie** (und Palpitationen) – entweder auf Dauer oder, häufiger, in Form von Hochdruckkrisen. Dabei kann es zu zerebralen Einblutungen oder zum Herzversagen kommen. Die Anfälle dauern gewöhnlich nur Minuten bis zu maximal einer Stunde.

Begleitend bestehen neben Kopfschmerzen und übermäßigem Schwitzen auch Sehstörungen, Obstipation und weitere Sympathikuswirkungen wie eine Blässe der Haut. Kommt es allerdings durch die massive Aktivierung des Stoffwechsels zur Überwärmung des Organismus, so wird die Haut im Einzelfall und trotz der Katecholaminwirkung warm und rot.

Die Anfälle werden gewöhnlich von **Angst** begleitet. Der gesteigerte Grundumsatz kann zur Gewichtsabnahme führen. Im Serum kann die Glukose erhöht sein bis hin zu einer gestörten Glukosetoleranz.

Differenzialdiagnose

Differenzialdiagnostisch ist besonders an eine **Hyperthyreose** zu denken, welche ebenfalls andauernd oder auch paroxysmal entsprechende Symptome verursachen kann (> 2.4.2). Statt der Obstipation sieht man bei der Hyperthyreose jedoch eine Diarrhö sowie in jedem Fall eine rote, überwärmte und feuchte Haut. Beweisend sind die entsprechend veränderten Laborparameter.

Diagnostik

Der Nachweis erfolgt zunächst versuchsweise aus dem Katecholamin-Serumspiegel, bevorzugt während einer symptomatischen Phase. Ergänzend können Katecholamine und ihre Abbauprodukte (vor allem Vanillinmandelsäure) auch aus dem Urin nachgewiesen werden. Über Ultraschall, MRT und CT wird versucht, den Tumor darzustellen.

Therapie

Die Therapie besteht in der operativen Entfernung des Tumors. Präoperativ muss die Sympathikuswirkung auf Herz und Gefäße medikamentös unterdrückt werden, bevorzugt durch sog. β-Rezeptorenblocker (> Fach Pharmakologie).

Zusammenfassung

Phäochromozytom: seltener hormonproduzierender Tumor des NNM, meist gutartig als Adenom
- **Symptome:**
  - arterielle Hypertonie mit Tachykardie, Palpitationen und Kopfschmerzen
  - feuchte, meist blasse Haut
  - Angstzustände, Obstipation
  - klassische Trias aus Kopfschmerzen, Palpitationen und Schweißausbrüchen – anhaltend oder paroxysmal
- **Diagnostik:**
  - Katecholamine aus dem Serum, Vanillinmandelsäure aus dem Urin
  - apparativ mit Ultraschall und CT
- **wichtigste Differenzialdiagnose:** Hyperthyreose
- **Therapie:** operative Entfernung der betroffenen Nebenniere im Anschluss an die medikamentöse Einstellung des Blutdrucks

KAPITEL 4

Pankreas

4.1	Anatomie	43
4.2	Physiologie	45
4.2.1	Insulin	45
4.2.2	Glukagon	47
4.3	Krankheitsbilder	48
4.3.1	Diabetes mellitus	48
4.3.2	Karzinoid-Syndrom	62

4.1 Anatomie

Lage

Die Bauchspeicheldrüse (*das* Pankreas, ➤ Abb. 4.1) liegt unterhalb des Magens vor den Wirbeln L2 bzw. L1, je nach Körperlage und Füllungszustand des Magens aber auch hinter dessen kaudalem Anteil (vor allem Antrum), schräg im Oberbauch. Man unterteilt das Organ in Kopf, Körper und Schwanz. Der **Pankreaskopf** schmiegt sich eng in das sog. Duodenum-C – also in die Schleife, welche das Duodenum von seiner Entstehung am Pylorus des Magens bis zu seinem Übergang in das Jejunum bildet. Kopf, Körper und Schwanz gehen nahtlos ineinander über. Der **Schwanz** liegt teilweise der linken Niere auf und grenzt gleich-

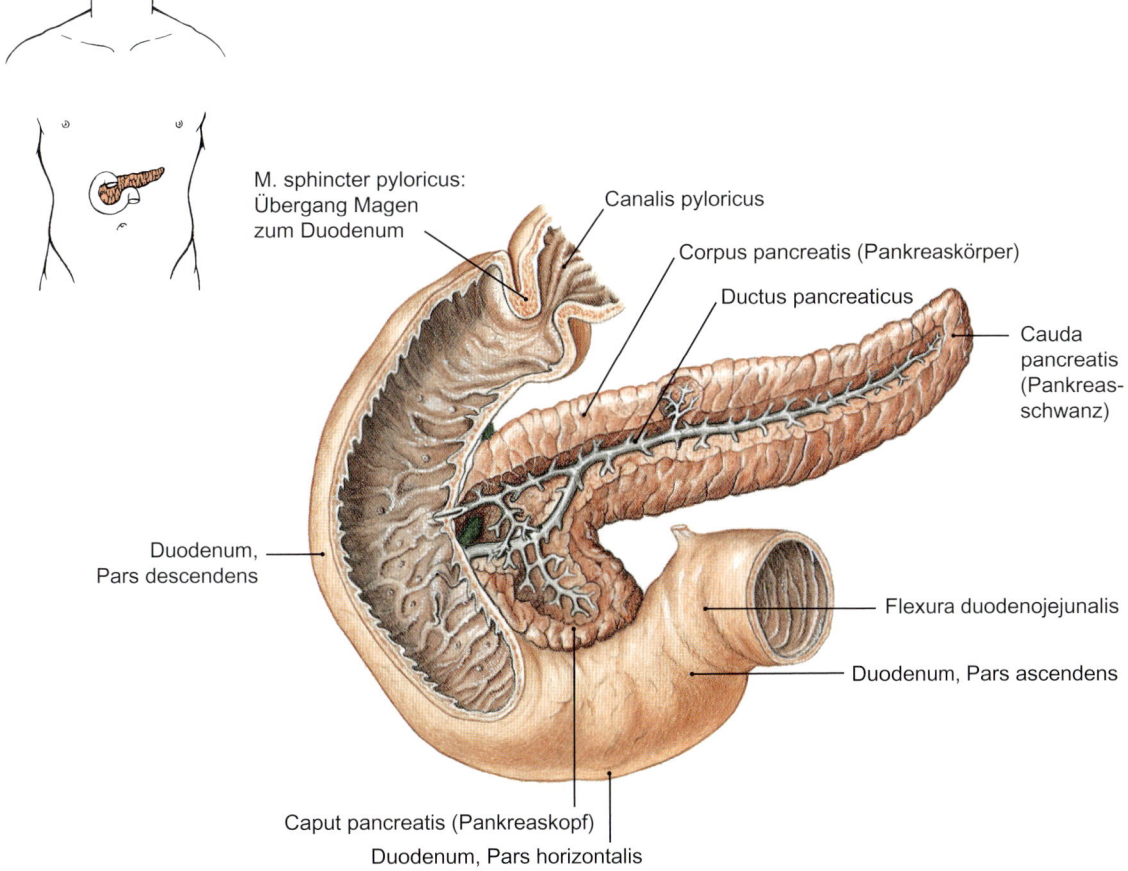

Abb. 4.1 Lage und Anatomie des Pankreas. [17]

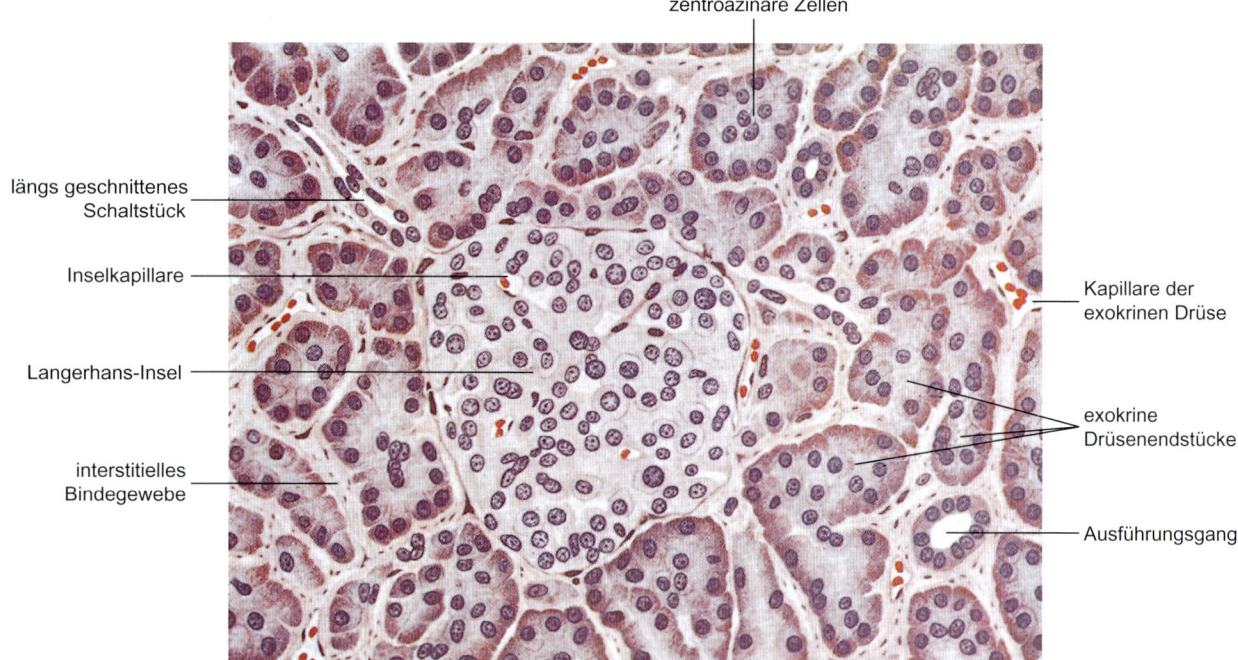

Abb. 4.2 Langerhans-Insel [20]

zeitig an die Milz. Das Organ liegt **retroperitoneal,** an der hinteren Bauchwand festgewachsen.

Anteile

Das Pankreas vereint in sich einen exokrinen und einen endokrinen, hormonproduzierenden Anteil. Etwa 98 % Drüsenanteil werden vom **exokrinen** Gewebe eingenommen. Hier werden die verdauungsaktiven Enzyme wie beispielsweise Amylase und Lipase über einen großen Ausführungsgang, den Ductus pancreaticus, ins Darmlumen ausgeschüttet. Dieser Teil der Bauchspeicheldrüse wird im ➤ Fach Verdauungssystem besprochen.

Mitten in das exokrine Drüsengewebe des Pankreas sind isoliert liegende Zellgruppen eingestreut, die wegen ihrer Lage auch Inseln heißen (➤ Abb. 4.2). Nach dem Erstbeschreiber werden sie **Langerhans-Inseln** genannt. Ihre Gesamtheit bezeichnet man als Inselapparat des Pankreas. Diese Zellgruppen sind *nicht* an den Ausführungsgang der Drüse angeschlossen. Vielmehr werden hier die Hormone der Bauchspeicheldrüse, vor allem Insulin, Glukagon und Somatostatin gebildet und direkt ins Blut abgegeben.

> **HINWEIS PRÜFUNG**
> Es ist weder wichtig noch prüfungsrelevant, dass sich im Pankreasschwanz mehr Langerhans-Inseln befinden als im übrigen Pankreasgewebe.

Inselapparat

Der Inselapparat bildet insgesamt nur 2 % des Pankreasgewebes, entsprechend einer Anzahl von etwa zwei Millionen einzelner Zellen. Unter diesen lassen sich vor allem drei Arten voneinander abgrenzen, die man nach der Art des produzierten Hormons als A-Zellen (knapp 20 % Anteil), B-Zellen (ca. 70 %) und D-Zellen (ca. 10 %) bezeichnet (➤ Tab. 4.1). Die A-Zellen produzieren Glukagon, die B-Zellen Insulin und die D-Zellen Somatostatin. Alle drei Hormone gehören zu den Peptidhormonen und bestehen aus 14 (Somatostatin) bis 51 (Insulin) Aminosäuren. Vor allem in den Inseln des Pankreaskopfes kann man noch die PP-Zellen abgrenzen, die das sog. pankreatische Polypeptid (PP) synthetisieren (➤ Abb. 4.3).

Insulin und vor allem Glukagon beschäftigen sich überwiegend mit dem Kohlenhydratstoffwechsel. Somatostatin ist ein

Tab. 4.1 Zellen und Hormone des Inselapparats. PP-Zellen sind nicht berücksichtigt.

Kriterium	A-Zellen	B-Zellen	D-Zellen
Anteil an den Zellen des Inselapparats	20 %	70 %	10 %
Hormon	Glukagon	Insulin	Somatostatin
Hormonwirkung	auf den Kohlenhydrat- und Fettstoffwechsel, u.a. Stimulierung des Glykogenabbaus in der Leber und Ausschüttung der entstehenden Glukose ins Blut	auf den Stoffwechsel der Kohlenhydrate, Aminosäuren und Fette, u.a. Stimulation der Aufnahme von Glukose in alle Zellen des Organismus	als parakrines Hormon lokal hemmend, im Pankreas Hemmung der Sekretion von Insulin und Glukagon

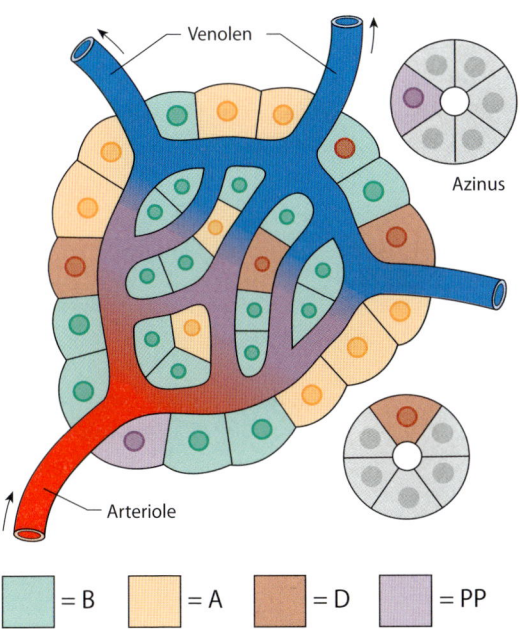

Abb. 4.3 Schema einer Langerhans-Insel. [20]

ubiquitär (überall) vorkommendes sog. parakrines Hormon, das hauptsächlich hemmende Einflüsse ausübt. So hemmt es im Pankreas die Sekretion von Insulin und Glukagon. Es braucht nicht weiter besprochen zu werden. Dies gilt erst recht für das pankreatische Polypeptid.

4.2 Physiologie

4.2.1 Insulin

Insulin besteht aus zwei Peptidketten mit 30 und 21 Aminosäuren, welche über Disulfidbrücken (-S-S-) miteinander verbunden sind (> Abb. 4.4). Es wird in den B-Zellen der Langerhans-Inseln produziert und bis zur Ausschüttung ins Blut in Granula gespeichert.

Die Halbwertszeit des Insulins liegt bei rund 10 Minuten. Die Wirkung ist also zeitlich stark limitiert und kann so perfekt an den jeweils erforderlichen Bedarf angepasst werden. Abgebaut wird Insulin in Leber, Niere und Muskulatur.

Regulation der Hormonsekretion

Der primäre Reiz für die Insulinsekretion ist die **Blutglukose.** Je höher deren Spiegel, desto mehr Insulin wird freigesetzt. Der **Parasympathikus** stimuliert ebenfalls, sodass bereits während einer Nahrungsaufnahme der Insulin-Serumspiegel ansteigt. **Cortisol** hemmt diese Freisetzung. Auch der **Sympathikus** hat über Rezeptoren in der Membran der B-Zelle Einfluss auf die Sekretion: Eine Stimulierung der α-Rezeptoren hemmt die Ausschüttung, eine Stimulierung der $β_2$-Rezeptoren fördert sie. Ein weiterer Stimulus der Insulinsekretion ist die **Hyperkaliämie.**

Schließlich gibt es mehrere **gastrointestinale Hormone** (Gastrin, GIP und Sekretin), die eine Sekretion von Insulin bewirken, sodass der Insulin-Serumspiegel während und nach einer kohlenhydratreichen Mahlzeit deutlich ansteigt. Gibt man dieselbe Menge Glukose intravenös, ist der Anstieg wesentlich geringer. Gastrin, Sekretin und GIP werden allerdings grundsätzlich bei jeglicher Nahrungsaufnahme, weitgehend unabhängig von ihrer Zusammensetzung ins Blut ausgeschüttet, sodass auch eiweißreiche Mahlzeiten eine gesteigerte Insulinsekretion induzieren. Das kann bei einer eiweißreichen und gleichzeitig kohlenhydratarmen Mahlzeit zu einer Hypoglykämie führen. Ist die Mahlzeit darüber hinaus kaliumarm, kann sich zusätzlich eine Hypokaliämie entwickeln.

> **MERKE**
> **Stimuli der Sekretion**
> - erhöhte Glukose-Serumspiegel
> - jede Nahrungsaufnahme: über Parasympathikus und gastrointestinale Hormone (GIP, Gastrin, Sekretin)
> - Hyperkaliämie
> - Adrenalin aus dem NNM (über $β_2$-Rezeptoren)
>
> **Hemmung der Sekretion**
> - Glukokortikoide
> - nervaler Sympathikus (über α-Rezeptoren)

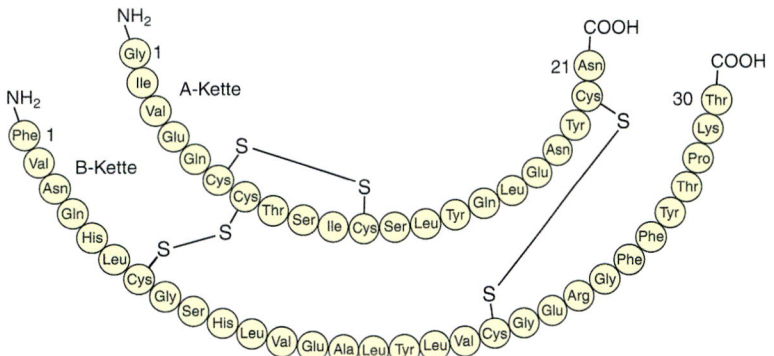

Abb. 4.4 Struktur des Insulins. [1]

Hormonwirkungen

Insulin wirkt an nahezu allen Zellen des Körpers. Wie bei den Peptidhormonen üblich, bindet es an spezifische Rezeptoren der Zellmembranen und wirkt dann über einen sog. **Second Messenger**. In der Folge kommt es zur Aktivierung der verschiedensten Enzyme und Carriersysteme, die nun ihrerseits die typischen Insulinwirkungen vermitteln. Unter anderem aktiviert Insulin die membranständigen Glukose-Carrier (große Eiweißmoleküle) in den peripheren Geweben und stimuliert ihre verstärkte Neusynthese. Im exokrinen Pankreas wird die Amylase-Produktion gesteigert.

- Die bedeutsamste Insulinwirkung ist die Stimulation der **Aufnahme von Glukose** in alle Zellen des Organismus (➤ Abb. 4.5). In der **Leber** wird gleichzeitig der Aufbau des Zuckerspeichers Glykogen angeregt und die Glukoneogenese aus Aminosäuren gehemmt. Der Blutglukosespiegel wird auf diese Weise schnell und sehr effektiv gesenkt.
- Im **Fettgewebe** stimuliert Insulin nicht nur die Aufnahme von Glukose, sondern auch diejenige der Fettsäuren, die dann auch verstärkt zu den Triglyceriden des Gewebes aufgebaut werden. Zusätzlich hemmt es deren Abbau (Lipolyse). Im Ergebnis entsteht eine Senkung des Serum-Fettspiegels hinsichtlich der Triglyceride.
- In der **Leber** wird der Abbau von freien Fettsäuren gehemmt, wodurch weniger Ketonkörper entstehen. Charakteristisch für einen Insulin-*Mangel* ist daher der Anstieg dieser Ketonkörper im Blut, woraus die Ketoazidose des Diabetikers resultiert.
- An der **Muskulatur** stimuliert Insulin nicht nur die Aufnahme der Glukose samt Einbau in Glykogen, sondern auch diejenige der Aminosäuren. Die dadurch geförderte Proteinsynthese bedingt die anabole Wirkung des Hormons (s.a. ➤ Abb. 4.6). Diese anabolen Effekte zeigen sich auch am **Knorpel- und Knochengewebe:** Gemeinsam mit dem Somatotropin (Wachstumshormon) der Hypophyse und den Schilddrüsenhormonen fördert Insulin das Längenwachstum.
- Schließlich führt Insulin durch Stimulation der Na^+-K^+-ATPase auch zu einem verstärkten **Einstrom von Kalium** in die Zellen, wodurch sich sowohl das Membranpotenzial verändern als auch eine Hypokaliämie (bei kaliumarmer Ernährung) entstehen kann. Kalium ist seinerseits ein Stimulus für die Ausschüttung von Insulin aus den B-Zellen (s.o.). Dies gilt besonders für eine Hyperkaliämie, bei der das Insulin, gemeinsam mit dem Aldosteron der NNR und dem Adrenalin des NNM, einen Ausgleich schafft.

Zu beachten ist, dass **Glukose** für nahezu alle Zellen des Körpers den wichtigsten Brennstoff- = Energielieferanten darstellt, für das Nervengewebe sogar den einzigen. Eine wesentliche Ausnahme bildet der Herzmuskel, dem es nahezu gleich-

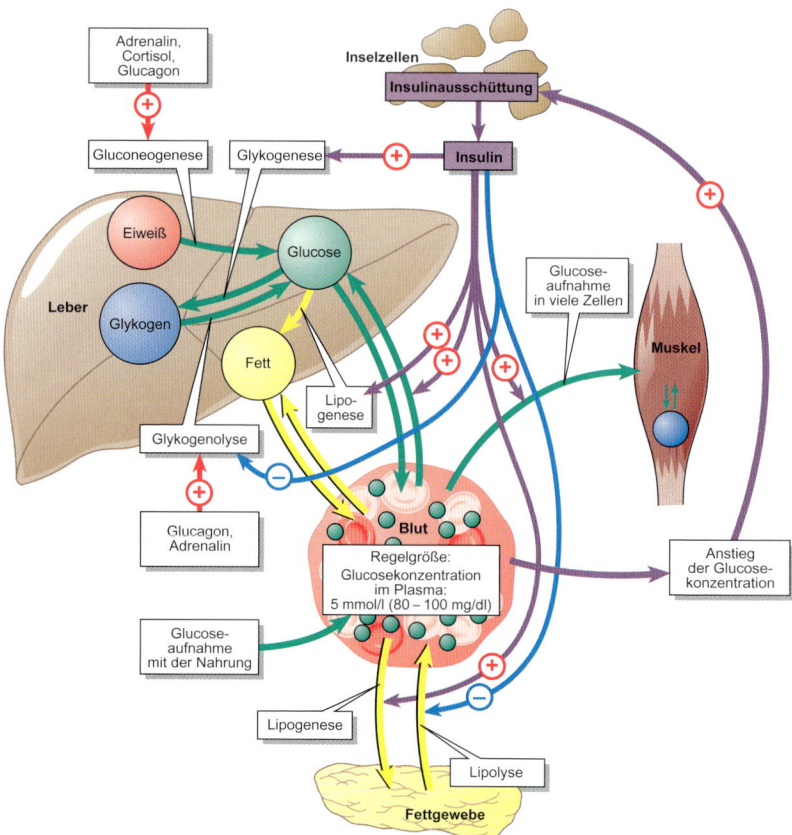

Abb. 4.5 Insulinwirkungen;
+ = Aktivierung, − = Hemmung. [10]

gültig ist, was er vorgesetzt bekommt. Der Glukosemangel peripherer Gewebe, wie er bei einem absoluten oder relativen Insulinmangel entsteht, führt zu einem Energiemangel, der einen Teil der Symptome des Diabetes mellitus zu erklären vermag (> 4.3.1).

MERKE
Im **Gehirn** existiert ein insulinunabhängiger Glukosetransport. Dadurch ist die zerebrale Versorgung auch bei Störungen im Insulinstoffwechsel gesichert. Der **arbeitende Skelettmuskel** vermag ebenfalls insulinunabhängig Glukose aufzunehmen.

HINWEIS DES AUTORS
Hay'sche Trennkost

Eine jede physiologische Mischkost besteht aus den Grundnahrungsmitteln Kohlenhydrate (vor allem Glukose), Eiweiß (= Aminosäuren), Fetten (vor allem Fettsäuren) sowie Mineralien wie Kalium und Begleitstoffen wie Vitaminen. Nur bei sehr willkürlicher Auslese kann man Nahrung zu sich nehmen, der ein Teil dieser Nahrungsbestandteile fehlt, wie dies im Rahmen der Hay'schen Trennkost empfohlen wird. Die Wirkungen des Insulins sind aber stets vollständig – es transportiert auch dann Glukose und Kalium in die Zellen, wenn sie in der jeweiligen Nahrung gar nicht enthalten waren. Es bedient sich dann eben aus dem vorhandenen Serumspiegel. Die Folgen sind eine Hypoglykämie und Hypokaliämie, was kaum als physiologisch gelten kann. Ausführlicher besprochen wird dies im > Fach Verdauungssystem.

Down-Regulation

Bei länger bestehender Erhöhung des Insulin-Serumspiegels, aber auch bei der Adipositas, kommt es zur sog. Down-Regulation. Sie besteht darin, dass die Zahl und Empfindlichkeit der peripheren Insulinrezeptoren vermindert ist. Dies kann dazu führen, dass normale oder sogar erhöhte Insulinspiegel (Hyperinsulinämie) keine ausreichende Wirkung mehr aufweisen und dass dadurch die Serumglukose ansteigt (> 4.3.1, Diabetes mellitus Typ 2).

Die verminderte Ansprechbarkeit peripherer Insulinrezeptoren kann auch angeboren sein (sog. metabolisches Syndrom, > 4.3.1).

Zusammenfassung

Insulin
- Charakteristika:
  - Produktion in den B-Zellen, Abbau in Leber, Niere und Muskulatur
  - Halbwertszeit 10 Minuten
  - Peptidhormon, Wirkung über Second Messenger
- wesentliche Wirkungen:
  - Bereitstellung des Energieträgers Glukose für die einzelne Zelle

- Förderung der Synthese von Fetten und Eiweiß, dadurch auch Förderung des Gewebeaufbaus (anabole Wirkung)
- Senkung der Serumspiegel von Glukose, Triglyceriden, Aminosäuren und Kalium

4.2.2 Glukagon

Glukagon wird in den A-Zellen des Pankreas gebildet. Es ist ein Peptidhormon und besteht aus einer einzelnen Kette mit 29 Aminosäuren.

Regulation der Hormonsekretion

Besonders an Leber und Fettgewebe ist Glukagon der Gegenspieler des Insulins. So, wie eine Hyperglykämie der physiologische Stimulus für die Insulinsekretion ist, so ist es für das Glukagon die **Hypoglykämie.** Weitere Stimuli sind starke körperliche Arbeit und psychischer Stress, weil die A-Zellen über sympathische Rezeptoren verfügen. Daneben bewirkt auch eine sehr proteinreiche Mahlzeit seine Sekretion ins Blut, was möglicherweise mit dem Abfall der Serumglukose (durch Insulinfreisetzung) zusammenhängt.

Hormonwirkungen

- Die Hauptwirkung besteht in der **Stimulierung des Glykogenabbaus** in der Leber und Ausschüttung der entstehenden Glukose ins Blut, wodurch der Glukose-Serumspiegel ansteigt.
- Im Fettgewebe werden verstärkt Triglyceride abgebaut (**Lipolyse),** teilweise über eine Aktivierung des Sympathikus. Aus den frei werdenden Fettsäuren entstehen, soweit sie nicht in der Muskulatur verbrannt werden, in der Leber Ketonkörper, die ins Serum abgegeben werden (> Abb. 4.6). Die Hemmung der Darmperistaltik kann ebenfalls aus der sympathischen Stimulation heraus verstanden werden.

Auf den Stoffwechsel der Aminosäuren/Proteine hat Glukagon keine entscheidende Wirkung.

Insulin steht mit seiner blutzucker- und blutfettsenkenden Wirkung allein auf weiter Flur. Neben Glukagon erhöhen auch die Hormone Cortisol, STH, T_3/T_4 sowie die Katecholamine den Serumspiegel der Zucker und Fettsäuren (> Abb. 4.6).

Zusammenfassung

Glukagon
- Charakteristika:
  - Produktion in den A-Zellen
  - Peptidhormon
- wesentliche Wirkungen:
  - Anheben des Glukose-Serumspiegels über Aktivierung der Glykogenolyse in der Leber
  - Abbau von Fetten (Lipolyse)

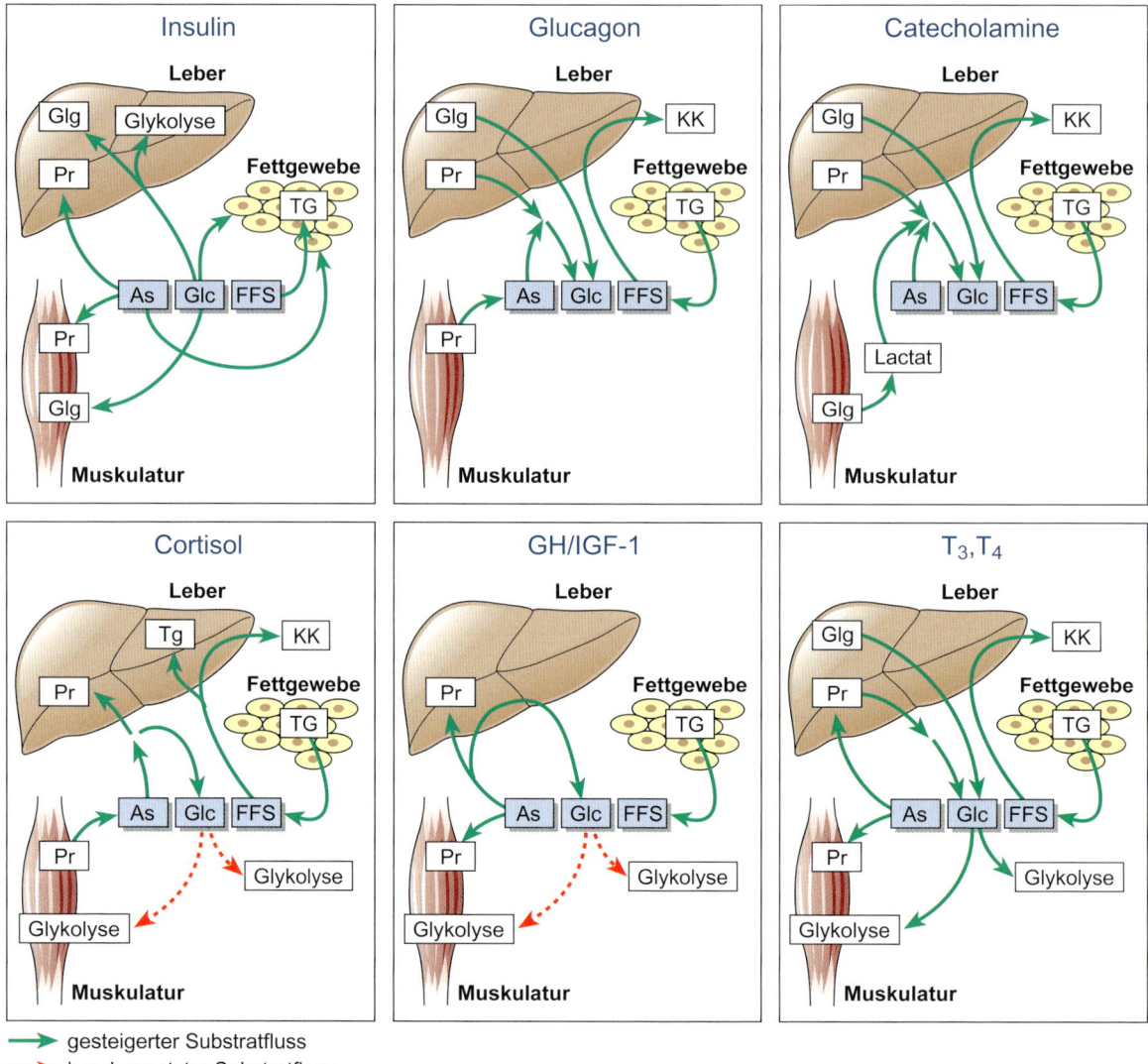

Abb. 4.6 Wirkungen von Hormonen auf Energiesubstrate im Körper; As = Aminosäuren, Glc = Glukose, FFS = freie Fettsäuren, Tg = Triglyceride, KK = Ketonkörper, Pr = Proteine, Glg = Glykogen. [18]

4.3 Krankheitsbilder

4.3.1 Diabetes mellitus

Mellitus bedeutet honigsüß (Mel = Honig). Diabetes heißt hindurchgehen, womit die Niere bzw. die Ausscheidung des „Honigsüßen" über die Niere gemeint ist. Ein Merkmal der Zuckerkrankheit besteht also darin, dass Zucker (Glukose) über die Niere verloren geht. Allerdings ist diese historische Bezeichnung heute nicht mehr wörtlich zu nehmen; vielmehr wird die Erkrankung inzwischen nach dem erhöhten Glukose-Serumspiegel (> 125 mg/dl) definiert. Die erhöhten Glukosespiegel führen bei längerem Bestand zu sehr typischen Schäden und Symptomen an unterschiedlichsten Geweben, die das Leben der Betroffenen qualitativ einschränken und vorzeitig been-

den, sofern Diät und Therapie nicht mit großer Konsequenz beachtet werden.

Grundlagen

Epidemiologie

Die Zuckerkrankheit ist die mit weitem Abstand **häufigste endokrine Erkrankung.** Betroffen sind in Deutschland mehr als sechs Mio. Menschen (und zusätzlich etwa zwei Mio., die noch gar nicht diagnostiziert sind) – darunter über 20.000 Kinder. Weltweit rechnet man mit 200 Mio. Diabetikern. **Begleit- und Folgekrankheiten** des Diabetes verursachen enorme Kosten im Gesundheitssystem: Terminale Niereninsuffizienz, Amputationen an den unteren Extremitäten und Blindheit werden am häufigsten durch einen Diabetes verursacht; Herzinfarkt und Schlaganfall sind bei Diabetikern weit häufiger als im Durchschnitt der Bevölkerung. In der Todesursachenstatistik steht der Diabetes mit seinen Folgekrankheiten in den westlichen Ländern an 4. Stelle. Dies sind weltweit etwa drei Mio. Tote/Jahr – deutlich mehr als z. B. an AIDS versterben.

Einteilung

Typ 1 und 2
Der Diabetes mellitus wird unterschieden in einen Typ 1 und einen Typ 2. Der **Typ 1** heißt auch juveniler Diabetes, weil er bevorzugt bei Kindern und Jugendlichen, zumindest aber vor dem 40. Lebensjahr auftritt. Das häufigste Manifestationsalter ist der Zeitraum der Pubertät. Nur sehr selten kommt es zu einem Beginn nach dem 40. Lebensjahr. Etwa 2.000 Kinder erkranken in Deutschland jährlich neu – mit zunehmender Tendenz. Der **Typ 2** heißt auch Altersdiabetes und tritt in der Regel jenseits des 40. Lebensjahres auf. Inzwischen gibt es allerdings eine zunehmende Zahl an Kindern und Jugendlichen, die am Typ 2 erkranken. Als Ursache wird die kindliche Adipositas auf der Basis der heutigen Fehlernährung (zu viel Kalorien in Form von Zucker und Fett) im Zusammenhang mit dem häufig zu beobachtenden Bewegungsmangel (Schule und Beschäftigung mit dem PC) angenommen.

Gut 20 % der über 60-Jährigen bzw. 7,5 % aller Deutschen leiden an einem manifesten Diabetes vom Typ 2 (6 Mio.), während auf den Typ 1 nur etwa 200.000 Erkrankte entfallen (➤ Abb. 4.7). Addiert man die noch nicht diagnostizierten Diabetiker hinzu, so leidet etwa jeder zehnte Deutsche an einem Diabetes mellitus.

IDDM und NIDDM
Der Typ-1-Diabetes wurde früher als IDDM bezeichnet (IDDM = „insulin-dependent diabetes mellitus" = insulinpflichtiger Diabetes mellitus), weil diese Patienten stets mit Insulin behandelt werden müssen. Allerdings wird auch beim langjährigen Typ 2 häufig Insulin erforderlich, sodass diese Bezeichnung inzwischen verlassen wurde. Analog wurde der Typ-2-Diabetes als NIDDM bezeichnet (NIDDM = „non insulin-dependent diabetes mellitus"), weil die übliche Behandlung zunächst keiner Insulin-Substitution bedarf. Weitere frühere Einteilungen, z. B. die Unterscheidung zwischen 2a (nicht übergewichtig – selten) und 2b (übergewichtig) oder der eigenständige, dominant vererbte Typ MODY haben für den Heilpraktiker keine Bedeutung.

Seltenere Ursachen
Außer dem Typ-2- bzw. Typ-1-Diabetes (s. u.) gibt es eine ganze Reihe an selteneren Ursachen.
- So entwickeln rund 2,5 % aller Schwangeren, überwiegend in der zweiten Schwangerschaftshälfte, einen Diabetes mellitus (sog. **Gestationsdiabetes**), der sich zwar zumeist nach der Schwangerschaft zurückbildet, jedoch ein gesteigertes

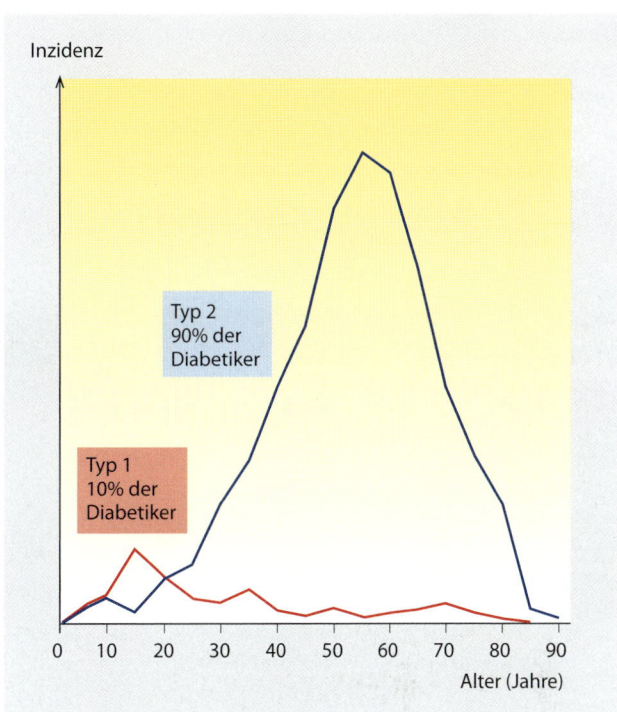

Abb. 4.7 Alterspyramide der beiden Diabetes-Formen. [19]

Risiko für die spätere Entwicklung eines manifesten Diabetes Typ 2 signalisiert. Ursache ist die hormonelle Situation in der Schwangerschaft mit hohen Spiegeln u. a. an Cortisol.
- **Pankreaserkrankungen,** die zu einer Zerstörung des Organs führen, münden häufig in einen Diabetes. Hierzu gehören chronische Pankreatitis, zystische Fibrose, Hämochromatose sowie Pankreastumoren, soweit sie lange genug überlebt werden.
- Die wichtigsten **endokrinen Ursachen** sind Morbus Cushing, Hyperthyreose, Phäochromozytom und Akromegalie.
- Vereinzelt kommen **Medikamente** oder **akute Infektionen** des Pankreas infrage. Auch **angeborene Formen,** die z. B. auf Enzymdefekten beruhen, sind möglich.

Diabetes mellitus Typ 1

Krankheitsentstehung

Der Diabetes mellitus Typ 1 ist eine **Autoimmunerkrankung.** Die Bereitschaft, daran zu erkranken (nicht die Erkrankung selbst!), wird mit dem Muster der HLA-Antigene vererbt. Prädisponierende HLA-Gene sind besonders DR3 und DR4. Aus der Zwillingsforschung weiß man, dass eineiige Zwillinge zu rund 50 % beide erkranken (oder keiner).

Als **auslösende Faktoren,** die zur manifesten Erkrankung führen, vermutet man Viren, ganz besonders Coxsackie-Viren vom Typ B4. Auch Rötelnviren sind im Gespräch. Wirkliche Beweise für diese These existieren allerdings bis heute nicht. Manchmal beobachtet man den Typ-1-Diabetes parallel zu weiteren Autoimmunerkrankungen, was bei der bei Autoim-

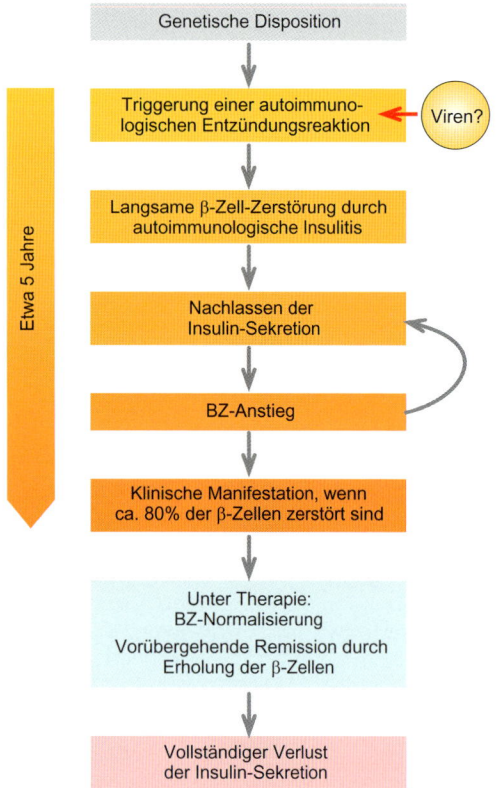

Abb. 4.8 Entwicklung des Diabetes vom Typ 1; β-Zellen ist ein Synonym für B-Zellen. [19]

munkrankheiten so überaus häufigen Konstellation HLA-DR3 nicht verwundern kann.

Entsprechend der Erkrankungsursache findet man eine **entzündliche Infiltration** der Langerhans-Inseln (sog. Insulitis), die dann schließlich zur vollständigen Zerstörung der B-Zellen führt. A- und D-Zellen bleiben verschont. Im Serum kann man Antikörper gegen B-Zellen, aber auch gegen Insulin nachweisen. Der juvenile Diabetes geht folglich immer mit einer verminderten bzw. schließlich fehlenden Insulinsekretion einher.

Die Zerstörung der B-Zellen zieht sich in der Regel über Jahre hin. **Symptome** bestehen während dieser Zeit nicht, weil die Reserven, wie überall im Körper, außerordentlich groß sind. Erst bei einer Zerstörung von 80–90 % des Inselapparats kommt es zu ersten Symptomen (➤ Abb. 4.8). Diese können sich allmählich einstellen, aber auch einen hochakuten Verlauf mit umgehender Behandlungsbedürftigkeit zeigen, z. B. in der Folge eines Infektes oder einer Stresssituation.

Symptome

Die Symptome entstehen aus dem erhöhten Zuckerspiegel, dem Insulinmangel sowie eventuell auch aus den Zeichen einer Ketoazidose (➤ Abb. 4.9).

Die **Nierenschwelle** für Glukose liegt bei **180 mg/100 ml** Blut. Bei Serumwerten, die diese Schwelle überschreiten, gehen zunehmende Mengen an Glukose und damit auch an Energie verloren. Gleichzeitig wird das Harnvolumen durch die ausgeschiedene Glukose infolge der osmotischen Wasserbindung der Zuckermoleküle erhöht **(osmotische Diurese)**. Die sichtbaren Folgen und besonders häufig ersten Zeichen der Erkrankung sind eine

- **Polyurie** (Erhöhung des Harnvolumens) sowie eine **Polydipsie** (vermehrtes Durstgefühl).
- Die verlorenen Energiemengen bedingen eine **Gewichtsabnahme** trotz vermehrtem Appetit (Polyphagie). Typisch für den Typ-1-Diabetiker ist also ein noch normales oder bereits vermindertes Körpergewicht.
- Ein weiteres Symptom ist eine Müdigkeit und Kraftlosigkeit **(Adynamie),** die man sich aus dem Glukose- = Energieverlust über die Niere, aber auch aus der Hypovolämie (als Ergebnis der Polyurie) mit Blutdruckabfall erklären kann. Darüber hinaus besteht in sämtlichen peripheren Geweben ein intrazellulärer Brennstoffmangel (Glukose).
- Die **Ketoazidose** muss zu diesem Zeitpunkt nicht notwendigerweise entstehen. Kommt es aber dazu, werden ihre Folgen sichtbar: Nicht so selten macht sich der Diabetes dann, vor allem bei hochakutem Beginn, durch eine vertiefte und gleichmäßige Atmung (Kußmaul-Atmung) und eine Bewusstseinstrübung bis hin zum Koma bemerkbar (ketoazidotisches Koma).

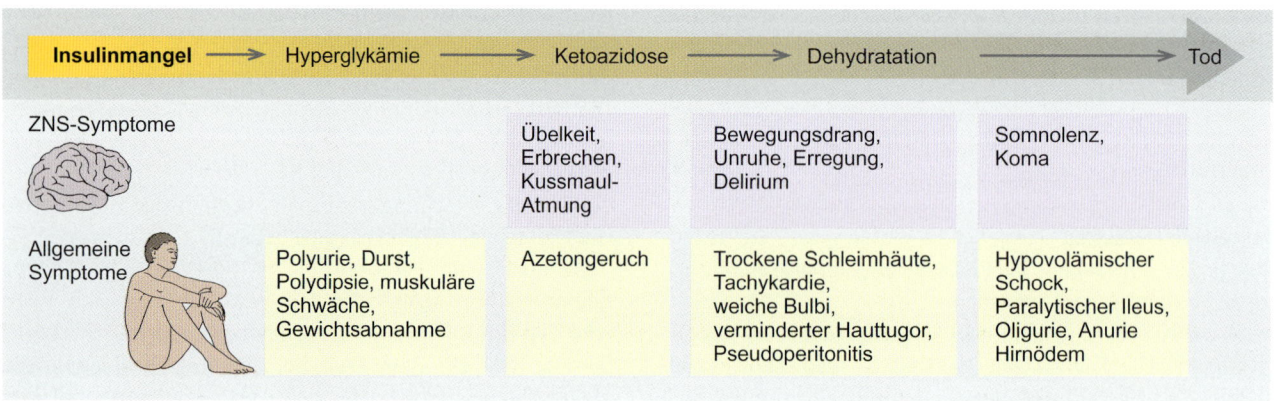

Abb. 4.9 Symptome des Diabetes vom Typ 1. [19]

Therapie

Im Vordergrund des Typ-1-Diabetes steht stets ein vermindertes oder fehlendes Serum-Insulin, das entsprechend substituiert werden muss. Eine orale Zufuhr ist nicht möglich, weil Peptide größtenteils vor ihrer Resorption im Magen-Darm-Trakt enzymatisch in kleine Bruchstücke bzw. einzelne Aminosäuren gespalten werden und damit natürlich ihre Wirksamkeit verlieren. Insulin muss daher **parenteral substituiert** werden (s.c., i.m., i.v.) – seit 2006 auch alternativ als Inhalationsspray mit Resorption über die Lunge.

> **EXKURS**
> Früher wurden Insuline vom Rind oder Schwein verwendet, die sich kaum vom menschlichen Insulin unterscheiden und ihre Wirksamkeit behalten. Die geringen Unterschiede bei einzelnen Aminosäuren können jedoch im Verlauf der Jahre dazu führen, dass Antikörper gebildet werden, wodurch die Fremdinsuline ihre Wirksamkeit verlieren. Man verwendet deshalb heute ausschließlich gentechnologisch hergestelltes Human-Insulin.

Der **Tagesbedarf** eines Erwachsenen beträgt bei Einhaltung einer strengen Diät etwa 40 Einheiten Insulin. Diese sollten zumindest auf 2–3 Dosen aufgeteilt werden. Nur eine möglichst exakte Angleichung des Blutzuckerspiegels an die Werte des Gesunden (65–100 mg/dl) verhindert die schweren Folgekrankheiten des langjährigen Diabetikers (s.u.). Die genaueren Kriterien und begleitenden Maßnahmen werden später im Zusammenhang besprochen.

Diabetes mellitus Typ 2

Krankheitsentstehung

Bedeutung von Adipositas und Insulinresistenz
Auch der Diabetes mellitus Typ 2 wird als **Anlage** vererbt, wobei hier immer noch keine genauen Zusammenhänge bekannt sind. Eineiige Zwillinge erkranken in rund 75 % der Fälle beide (oder keiner). Die wesentliche Rolle bei der Entstehung des Altersdiabetes spielen **Übergewicht** – vor allem die bauchbetonte, viszerale Adipositas –, Fehlernährung und eine **periphere Insulinresistenz.** Dieser Zusammenhang kann damit erklärt werden, dass Zellen des Fettgewebes (Adipozyten), die bereits groß und „randvoll" mit Triglyceriden gefüllt sind, die Zahl ihrer membranständigen Insulinrezeptoren vermindern, weil sie ohnehin kein weiteres Fett mehr einlagern könnten. Aus demselben Grund kann von einer geringeren Effektivität der noch verbleibenden Rezeptoren ausgegangen werden. Dies bedeutet, dass auch bei adipösen Nichtdiabetikern die Insulinrezeptoren der Zielorgane vermindert und in ihrer Ansprechbarkeit gestört sind **(Down-Regulation),** die Insulinwirkung damit abgeschwächt ist. Gleichzeitig kann daraus abgeleitet werden, dass eine Gewichtsreduktion, die beim Adipösen mit einer Verkleinerung der Adipozyten gleichzusetzen ist, die Ansprechbarkeit der Zellen wiederherstellt, wodurch ein bereits entstandener Diabetes mellitus Typ 2 im günstigsten Fall ohne weitere Maßnahmen ausheilt.

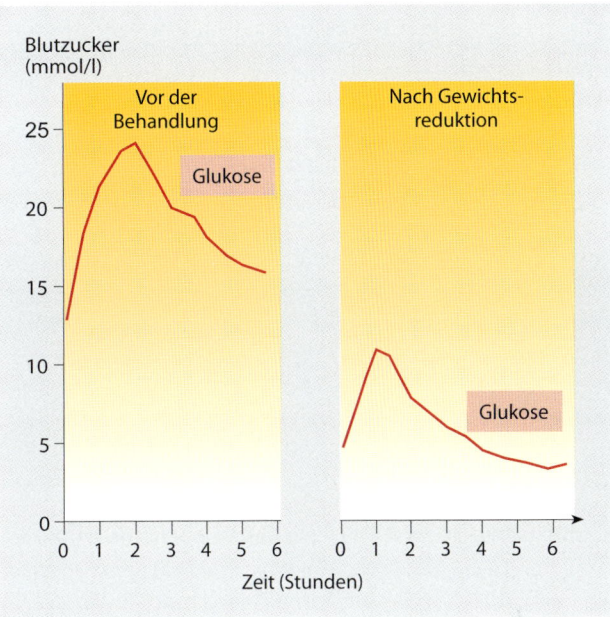

Abb. 4.10 Abhängigkeit des nahrungsinduzierten Glukose-Serumspiegels vom Körpergewicht. [19]

Die wichtige Rolle der (bauchbetonten) Adipositas unter Zugrundelegen einer Fehlernährung ersieht man daraus, dass Gicht und Diabetes mellitus Typ 2 in Mangelzeiten wie Kriegs- und Nachkriegszeiten selten waren, während sie in den heutigen Wohlstandsgesellschaften schon fast „zum guten Ton" gehören. **Gewichtsreduktion** bei zunächst strenger Diät ist also die erste und bei Weitem wichtigste Maßnahme bei der Behandlung eines Diabetes mellitus Typ 2 (➤ Abb. 4.10). Auch regelmäßige sportliche Betätigung, soweit möglich, ist von großer Bedeutung, weil die Glukose vom beanspruchten Muskel auch ohne Unterstützung durch Insulin aufgenommen werden kann und der Zuckerspiegel dadurch gesenkt wird.

Besonders betroffen von der peripheren Insulinresistenz sind neben dem Fettgewebe Muskulatur und Leber. Dabei ist hinsichtlich des Leberstoffwechsels weniger die insulinvermittelte Hemmung des Fettsäureabbaus zu Ketonkörpern tangiert, sondern mehr die Glukoneogenese sowie der Aufbau zu Glykogen, sodass die Leber vermehrt Glukose ins Serum abgibt. Im Ergebnis entstehen beim Typ 2 also hohe Glukose-Serumspiegel mit der Gefahr eines sog. hyperosmolaren Komas (s.u.), aber so lange **keine Ketoazidose,** wie sich die Insulinspiegel in üblicher Höhe befinden.

Reaktive Insulinsekretion
Eine reaktiv verstärkte Insulinsekretion aus den B-Zellen hält den Zuckerspiegel noch lange Zeit im Normbereich, doch erschöpft sich offenbar im Lauf der Jahre die Produktionskapazität der Inselzellen. Beim typischen Altersdiabetes besteht

Tab. 4.2 Unterschiede zwischen Typ-1- und Typ-2-Diabetes.

Kriterium	Typ-1-Diabetes	Typ-2-Diabetes
Genort	Chromosom 6 (DR3, DR4)	unbekannt
Alter bei Beginn	meist < 40 Jahre	meist > 40 Jahre
Körpergewicht	normal bis untergewichtig	meist adipös
Seruminsulin	niedrig bis fehlend (absoluter Insulinmangel)	normal bis hoch (relativer Insulinmangel) → der relative Mangel besteht von Anfang an
Komplikation	Ketoazidose, evtl. bis hin zum ketoazidotischen Koma	hyperosmolares Koma
Therapie	Insulin	Gewichtsreduktion, körperliche Aktivität, orale Antidiabetika

also im Gegensatz zum Typ 1 zumindest über viele Jahre kein absoluter Insulinmangel, sondern lediglich ein relativer (> Tab. 4.2). Die Insulin-Serumspiegel sind so lange eher normal oder sogar erhöht, bis sich die B-Zellen irgendwann erschöpft haben.

Diagnostik

Glukose im Urin und Serum

Die Niere resorbiert bis zu einem Glukose-Serumspiegel von ca. 180 mg/dl praktisch alle Glukose aus ihrem Ultrafiltrat ins Blut zurück. Ist der Serumspiegel höher als 180 bis maximal 200 mg/dl, erscheint **Glukose im Urin** und kann hier mit den üblichen Teststreifen nachgewiesen werden. Die routinemäßige Überprüfung des Urins ist also (als Suchtest) dazu geeignet, einen manifesten Diabetes mellitus zu erfassen.

Sehr viel genauer ist die Messung der **Glukose im Serum**, weil sie auch Patienten erfasst, deren Zuckerspiegel zwischen der Norm (nüchtern maximal 100 mg/dl) und der Nierenschwelle von ca. 180 mg/dl liegen. Allein diese Messung taugt auch zur routinemäßigen Überprüfung einer Diabetestherapie, weil die Werte möglichst dicht beim Normwert liegen sollten, um Spätschäden zu verhindern oder wenigstens hinauszuzögern.

ACHTUNG

Man rechnet mit 2 Mio. nicht diagnostizierten Diabetikern in Deutschland (s.o.). Es sollte also im Praxisalltag, zumindest bei Patienten über 40, zur Gewohnheit werden, die Serumglukose zu bestimmen, so wie dies ja auch für Blutdruckmessungen zu gelten hat.

HbA$_{1c}$

Eine Bestimmung der Blutglukose zeigt jeweils nur den Momentanwert. Wenn ein Diabetiker 4 Wochen lang alles gegessen hat, was ihm in den Sinn kam, um dann am Tag vor dem Termin der Zuckerkontrolle eine strenge Diät einzuhalten, ist der Wert unauffällig. Solche Patienten sind durchaus nicht selten!

Das HbA$_{1c}$ ist dagegen keine Momentaufnahme, sondern dokumentiert die **langfristige Situation der Blutglukose:** Auch beim Gesunden mit normalen Glukose-Serumspiegeln ist an einen geringen Anteil des Hämoglobins Glukose gebunden. Dies gilt entsprechend für weitere Proteine des Plasmas. Die relativen Anteile zeigen dabei einen recht engen Bezug zu den Glukose-Serumspiegeln, stimmen also sehr genau mit dessen Gesamthöhe überein.

Ist der Anteil beim Hämoglobin erhöht, beweist er überhöhte Glukosespiegel in den Wochen vor der Kontrolle. Dieser Wert ist damit auf besondere Weise zur **langfristigen Überwachung einer Diabetes-Therapie** im Hinblick auf Spätschäden geeignet, aber auch zur Überprüfung derjenigen Patienten, die ihrem Therapeuten gerne das tägliche Stück Kuchen verschweigen. Langfristig sollte das HbA$_{1c}$ **unter 6,5 %** liegen (Normwert beim Gesunden: 4–6 %).

Glukosetoleranztest

Dem Diabetes Typ 2 gehen oft Jahre grenzwertiger Serumspiegel voraus – z.B. mit einem Nüchternblutzucker zwischen 100 und 125 mg/dl, bei dem man noch nicht so recht weiß, ob dies tatsächlich bereits den Beginn einer Zuckerkrankheit bedeutet. Dies gilt auch für eine einmalige Messung von knapp 100 bzw. gut 125 mg/dl, die für sich noch nicht beweisend ist. Hierfür wurde der sog. Glukosetoleranztest bzw. Glukosebelastungstest entwickelt. Dabei bekommt der Patient morgens nüchtern 75 g einer Glukoselösung zu trinken. Davor sowie nach 60 und 120 min wird über eine Blutentnahme der Glukosespiegel gemessen.

MERKE

Der normale Nüchternwert der Serumglukose (Normbereich) liegt zwischen 65 und 100 mg/dl (3,6–5,6 mmol/l).

Eine **gestörte Glukosetoleranz** (> Tab. 4.3) bedeutet, dass die Insulinwirkung unzureichend ist und damit eine Wahrscheinlichkeit von etwa 50 % besteht, dass aus diesem sog. subklinischen bzw. **latenten Diabetes** in den kommenden Jahren ein manifester Diabetes entstehen wird. Es ist zu beachten,

Tab. 4.3 Ergebnisse des Glukosebelastungstests.

Zeit	Normalwerte	Gestörte Glukosetoleranz	Manifester Diabetes mellitus
Nüchternwert	65–100 mg/dl	101–125 mg/dl	> 125 mg/dl
nach 1 h	< 200 mg/dl	> 200 mg/dl	
nach 2 h	< 140 mg/dl	> 140 mg/dl	> 200 mg/dl
Für die jeweilige Diagnose ist es nicht erforderlich, dass alle 2 bzw. 3 Werte einer Spalte zutreffen, es genügt ein einziger Wert.			

dass ein einzelner pathologischer Wert bereits die Störung anzeigt. Ein Zweistundenwert von z. B. 145 mg/dl beweist also selbst dann die gestörte Glukosetoleranz, wenn sich Nüchtern- und Maximalwert im Normbereich befinden.

Man kann diesen Test, sofern er eine Glukosetoleranzstörung ergibt, auch zur Motivation von Patienten hinsichtlich einer Gewichtsreduktion benutzen. In jedem Fall aber bietet der Glukosetoleranztest die sicherste Möglichkeit, um einen Diabetes im Frühstadium zu erkennen.

Symptome

Erstes Hinweissymptom auf einen Diabetes mellitus ist häufig ein gesteigertes **Durstgefühl,** verbunden mit erhöhten Urinmengen (**Polyurie**): Der erhöhte Blutzucker bewirkt eine Hyperosmolarität, welche den Durst erzeugt. Die Polyurie führt zum selben Ergebnis. Während sich jedoch diese Symptome beim Typ-1-Diabetiker in aller Regel zügig und für die Betroffenen deutlich erkennbar einstellen, entwickelt sich der Typ-2-Diabetes zumeist **symptomarm über viele Jahre** und wird oft genug erst nach einem diabetischen Koma oder im Rahmen sonstiger Krankheiten in der Klinik entdeckt, oder auch bei routinemäßigen Blutentnahmen z. B. anlässlich einer Vorsorgeuntersuchung.

Häufig sind bereits typische **Folgekrankheiten** eines Diabetes entstanden (s.u.), bei deren Abklärung die Erkrankung dann erstmals diagnostiziert wird. Man sollte deshalb vor allem auch bei einem gestörten Immunsystem, bei schlecht heilenden Wunden oder einer rezidivierenden Furunkulose oder Candidose an einen noch unentdeckten Diabetes denken.

Folgekrankheiten

Besonders zahlreich und besonders gefürchtet sind die sog. Folgekrankheiten eines unzureichend eingestellten Diabetes mellitus Typ 1 oder 2. Diese Spätkomplikationen entwickeln sich durchschnittlich nach 15–20 Jahren, mit möglichen Abweichungen in beide Richtungen. Die Morbidität an diesen Komplikationen geht gleichzeitig mit einer erheblich erhöhten Letalität einher. Es ist wichtig, die Betroffenen, die häufig annehmen, ihre Erkrankung sei mit dem Schlucken von Tabletten und einer gewissen Diät „geheilt", auf diese Zusammenhänge hinzuweisen, um dadurch eine möglichst perfekte Mitarbeit zu erreichen.

Ursachen

Diabetes mellitus bedeutet ständige oder zumindest überwiegend vorhandene **Hyperglykämie** sowie in der Regel auch **Hyperlipidämie** bei relativem oder absolutem Insulinmangel. Aus diesen Faktoren heraus entstehen die Folgeschäden, wobei hier in erster Linie die arteriellen Blutgefäße sowie die Kapillaren betroffen sind (➤ Abb. 4.11). Während die Hyperlipidämie zur Arteriosklerose führt, scheinen hinsichtlich der Hyperglykämie zwei Mechanismen eine wesentliche Rolle im Hinblick auf Morbidität und Mortalität zu spielen:

- **Glykosylierung:** Der erste besteht darin, dass Glukose an die Aminosäuren von Proteinen bindet – man spricht hier von der Glykierung oder Glykosylierung – was nicht nur Hämoglobin betrifft, sondern auch zahlreiche weitere Proteine. Diese Proteine können Strukturproteine, Enzyme oder auch Carriersysteme oder Pumpen darstellen. Die Glykierung führt offensichtlich teilweise zu einer verminderten physiologischen Funktion dieser Eiweiße. So weist glykiertes LDL ein schlechteres Bindungsvermögen an seine Rezeptoren und dadurch auch eine längere Halbwertszeit im Blut auf, während glykiertes HDL sogar eine geringere Verweildauer im Blut zeigt. Die Relation zwischen LDL- und HDL-Cholesterin verschiebt sich dadurch in eine Richtung, welche die Entstehung der Arteriosklerose beschleunigen muss. Diese Verschiebung mit einem Anstieg von LDL, VLDL und Triglyceriden und einem Abfall des HDL ist für die meisten Diabetiker typisch.
- **Reduzierung zu Sorbit:** Der zweite Mechanismus besteht darin, dass überschüssige Glukose zu Sorbit reduziert wird. Dieses wirkt als Zellgift und könnte evtl. zu den Schädigungen beim Diabetes beitragen. Nachgewiesen wurde dies angeblich für die Entstehung von Nephropathie und Neuropathie.

Der chronische Diabetes führt über die beschriebenen sowie weitere Mechanismen, die noch nicht restlos verstanden werden, zu arteriosklerotischen Veränderungen sowohl an den größeren Arterien als auch an den kleinen bis hinab in den Be-

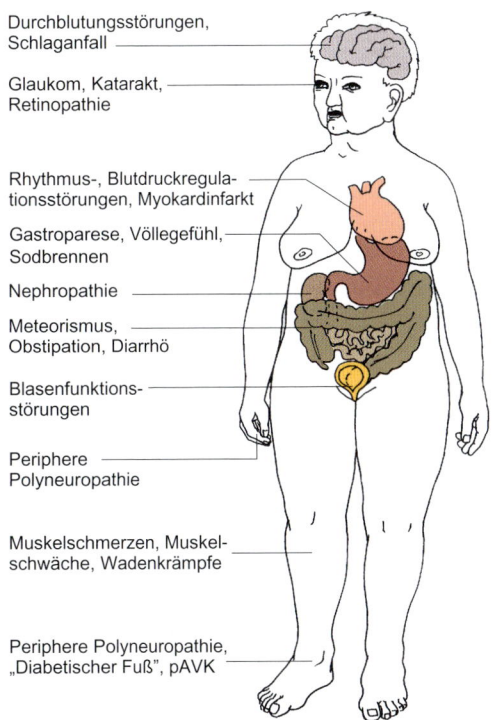

Abb. 4.11 Folgekrankheiten des Diabetes mellitus. [19]

reich der Kapillaren (> Abb. 4.11). Sind die größeren Arterien betroffen, spricht man von der diabetischen *Makro*angiopathie, bei Befall der kleinen Gefäße von der diabetischen *Mikro*angiopathie.

Diabetische Makroangiopathie

Die wesentliche Rolle beim Entstehen der Makroangiopathie spielt das erhöhte **LDL-Cholesterin,** im Verein mit dem erniedrigten HDL-Serumspiegel. Damit unterscheidet sich diese Form der Gefäßerkrankung bezüglich Ursachen und klinischem Bild nicht von der Arteriosklerose des Nichtdiabetikers, ist also mit dieser gleichzusetzen. Allerdings entsteht sie beim Diabetiker frühzeitiger und in verstärktem Ausmaß.

Diabetische Mikroangiopathie

Der Entstehungsmechanismus der Mikroangiopathie ist letztendlich noch völlig unklar. Das Ergebnis ist jedenfalls eine verdickte Basalmembran der Kapillaren (durch Glykierung?), gleichzeitig aber auch deren erhöhte Durchlässigkeit ins Interstitium mit der möglichen Folge von Ödemen. Zusätzlich kommt es zur Arteriolosklerose mit resultierender diastolischer Blutdruckerhöhung und Minderversorgung der Gewebe. Daneben zeigt der Diabetiker verschlechterte Fließeigenschaften des Blutes, insgesamt also eine deutlich schlechtere Sauerstoffversorgung des Gewebes.

> **ACHTUNG**
> Vor allem die diabetische Mikroangiopathie entsteht bereits bei nur mäßig erhöhten Blutzuckerspiegeln. Eine möglichst perfekte Einstellung eines Diabetes mellitus ist also unerlässlich!

Symptome

Die schlechtere Gewebeversorgung führt an der **Haut** zu Wundheilungsstörungen, Trockenheit mit Pruritus und einer Anfälligkeit für Ekzeme. Ein Ulcus cruris oder andere infizierte Wunden sind beim Diabetiker nur schwer zum Abheilen zu bringen. Kleinste Verletzungen können zu Nekrosen führen. Infektionen mit Candida albicans werden häufiger. Besonders am Unterschenkel entsteht manchmal die sog. Necrobiosis lipoidica, gelblich-livide Verfärbungen und Nekrosen im Rahmen einer Granulombildung durch abgelagerte Fette (> Fach Dermatologie).

Die schlechtere Versorgung der Gewebe mit Sauerstoff und Glukose wirkt sich auch auf das **Immunsystem** aus. Eine erhöhte Infektanfälligkeit ist die mögliche Folge.

Die erhöhten Blutfette und der gestörte Lebermetabolismus können zur Entstehung einer sog. **Fettleber** führen.

Schwerer als eine Fettleber wiegen Ernährungs- und Durchblutungsstörungen an den Nieren, den Augen oder am peripheren Nervensystem, wobei besonders am Nervensystem wohl auch der intrazelluläre Glukosemangel eine entscheidende Rolle spielt:

- An der **Niere** entsteht im Verlauf der *Mikro*angiopathie die Glomerulosklerose (= Kimmelstiel-Wilson-Syndrom) mit

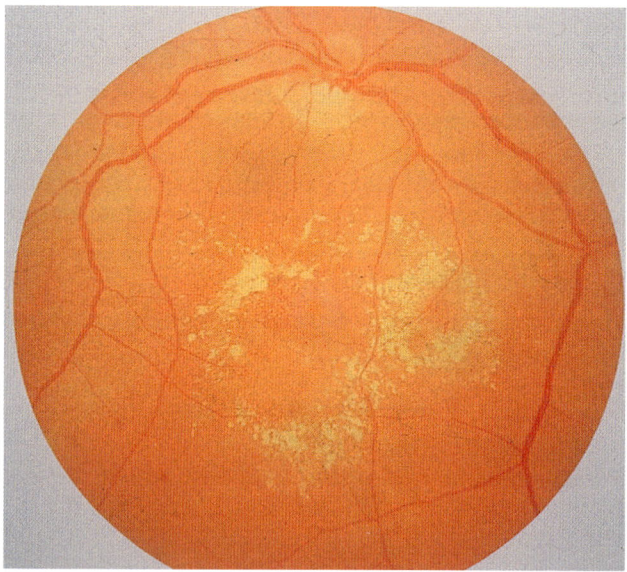

Abb. 4.12 Diabetische Retinopathie. [16]

Proteinurie, die im Verein mit der *Makro*angiopathie der Nierenarterien sowohl die Entstehung eines Hypertonus fördert als auch in der Niereninsuffizienz enden kann (= 8.000 neue Dialysefälle pro Jahr in Deutschland in der Folge eines Diabetes mellitus!). Die diabetische Nephropathie mit ihrer terminalen Niereninsuffizienz ist für annähernd die Hälfte aller Niereninsuffizienzen verantwortlich und wesentlich an der Letalität des Diabetikers beteiligt.

- An der **Netzhaut** führt die Mikroangiopathie (> Abb. 4.12) zur sog. diabetischen Retinopathie mit degenerativen Veränderungen, punkt- oder fleckförmigen Einblutungen, Schlängelungen und Neubildungen von Gefäßen, Netzhautablösungen, kleinen Aneurysmen und Ödemen. Möglich sind auch Einblutungen in den Glaskörper und eine Kataraktbildung. Die diabetische Retinopathie stellt in den westlichen Ländern die häufigste Ursache der Erblindung dar (in Deutschland 6.000 Fälle pro Jahr!).

Durchblutungsstörungen im Genitalbereich führen im Verein mit der Polyneuropathie und der Mikroangiopathie zur Impotenz, an den Beinen zur arteriellen Verschlusskrankheit (AVK) mit Claudicatio intermittens oder gar Gangrän, die zu Amputationen (28.000 pro Jahr) zwingt. Schlaganfall (44.000 pro Jahr), koronare Herzkrankheit und Herzinfarkt (27.000 pro Jahr) treten vermehrt auf und sind häufige Todesursachen des Diabetikers.

Diabetische Polyneuropathie

Die diabetische Neuropathie zeigt sich zumeist als distal betonte, symmetrische, periphere Polyneuropathie. Sie umfasst Störungen im somatischen und autonomen Nervensystem (> Abb. 4.13). Zumindest jeder 3. Diabetiker ist davon betroffen. Sie besteht nur peripher, weil das ZNS insulinunabhängig mit Glukose versorgt wird. Allerdings kann es auch einmal zu einer **Neuropathie einzelner Hirnnerven** kommen – wahrscheinlich infolge einer arteriosklerotischen Ischämie (Makro-

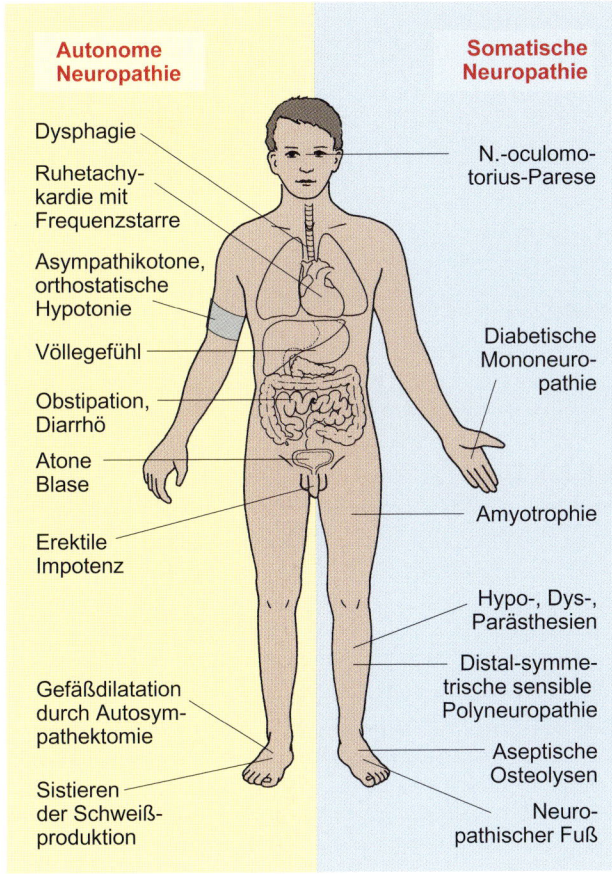

Abb. 4.13 Polyneuropathie. [19]

angiopathie). Aus einer Schädigung des N. oculomotorius folgt z. B. eine Ptosis oder Doppelbilder.

Am häufigsten entstehen zunächst **progrediente sensible Ausfälle** mit distal betonten Parästhesien und Taubheitsgefühlen, dumpfen oder stechenden Schmerzen und Verlust des Vibrationsempfindens. Die Symptome beginnen häufig an den Zehen, um sich dann strumpfförmig nach proximal auf die Unterschenkel auszubreiten. Charakteristisch ist die nächtliche Verschlimmerung der Beschwerden mit Besserung beim Gehen, woraus hervorgeht, dass eine (diabetische) Makroangiopathie als (Mit-)Ursache nicht infrage kommt. Dementsprechend sind die Füße auch warm und rosig, die Fußpulse tastbar! Des Weiteren findet man abgeschwächte oder fehlende Reflexe oder auch muskuläre schlaffe **Lähmungen.** Ein vollständiger Verlust der Temperatur-, Schmerz-, Bewegungs- und Berührungssensibilität mit sensibler Ataxie ist im weiteren Verlauf möglich.

Die Beteiligung des **autonomen (vegetativen) Nervensystems** erkennt man an Funktionsstörungen von Blase (z. B. Entleerungsstörungen) und Darm (Übelkeit, Obstipation oder Diarrhö), kardialen Störungen (z. B. Tachykardie) oder (häufig!) einer orthostatischen Dysregulation.

Die wesentlichen **Ursachen** der Polyneuropathie sind einmal in der Mikroangiopathie zu sehen, die zu Ernährungsstörungen der Gewebe einschließlich ihrer Rezeptoren und Nerven führt, in multiplen Glykierungen sowie schließlich in der Mangelversorgung der Gewebe mit Glukose in der Folge des absoluten oder relativen Insulinmangels. Die größte Gefahr für den Betroffenen entsteht in der Folge von unbemerkt entstehenden, (kleinsten) Verletzungen, weil diese Wunden kaum noch heilen, sodass Ulzera, Ödeme und Gelenkbeteiligungen entstehen. Amputationen sind häufig nicht zu vermeiden.

Abzugrenzen von der Polyneuropathie ist der in Folge der Makroangiopathie immer mögliche **ischämische Fuß** (AVK). Hier kommt es dann zu Nekrosen zunächst im Bereich der Zehen. In diesen Fällen fehlen die Fußpulse. Mischbilder sind allerdings häufig.

HINWEIS DES AUTORS
Magnesiummangel

Die osmotische Diurese des Diabetikers führt auch zu einer vermehrten Ausschwemmung von Magnesium. Es ist also nicht verwunderlich, dass gerade der Diabetiker besonders häufig an einem Magnesiummangel leidet. Wesentlich ist, dass Magnesium eine ganze Reihe von Eigenschaften besitzt, die dazu dienen können, die Folgekrankheiten zu verhindern oder hinauszuzögern. Ganz pauschal scheint die Ausprägung des Magnesiummangels gut mit Anzahl und Schwere der Folgeschäden zu korrelieren (s. a. Magnesium, ➤ 11.5).

Metabolisches Syndrom

Die Bedeutung einer eingeschränkten Ansprechbarkeit der Insulinrezeptoren ersieht man aus dem sog. metabolischen Syndrom (= Syndrom X), bei dem die Anlage zu androider (bauchbetonter = viszeraler) Adipositas und Insulinresistenz angeboren vorliegt. Angeblich leiden 25 % der Bevölkerung an dieser Störung. Bei den Betroffenen besteht neben einem latenten oder manifesten Diabetes (Serumglukose nüchtern zumeist > 110 mg/dl) eine Adipositas mit vergrößertem Bauchumfang (Männer > 94 cm, Frauen > 80 cm), die zu erwartende Erhöhung der Serumfette und (teilweise) ein Hypertonus (➤ Abb. 4.14). Die vollständig ausgebildete Konstellation wird, da sie sehr frühzeitig zur diabetischen Makroangiopathie führt, als „tödliches Quartett" bezeichnet.

MERKE
Metabolisches Syndrom
- Diabetes (latent oder manifest)
- androide Adipositas
- Hyperlipidämie
- Hypertonus

Hypoglykämisches Koma

Ursachen einer Hypoglykämie

- Überdosierung von Insulin beim Typ-1-Diabetes
- Insulinom (Insulin produzierendes Adenom des Pankreas)

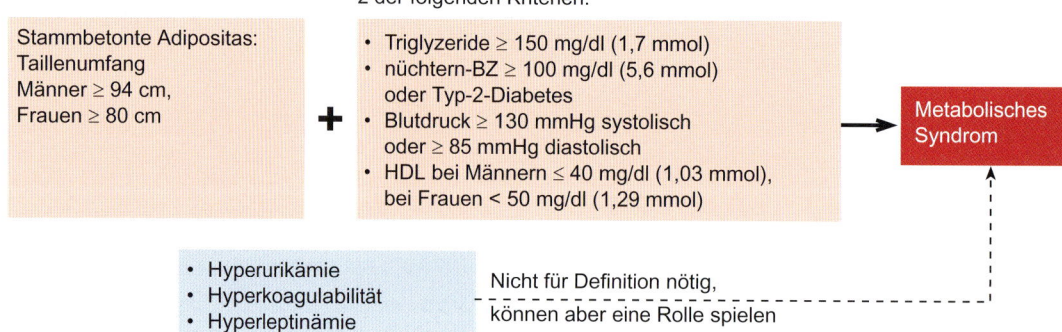

Abb. 4.14 Metabolisches Syndrom. [19]

- Überdosierung der oralen Therapie (vor allem Sulfonylharnstoffe) beim Typ-2-Diabetes
- vegetative Labilität
- Leberfunktionsstörungen mit Einschränkung der Glukoneogenese
- Alkoholabusus (vor allem wegen begleitender Nahrungskarenz)
- Verbrauch der Leberglykogenspeicher bei strengem Fasten bzw. körperlichen Belastungen (vorübergehend) oder Malabsorption (Zöliakie, anhaltende Durchfälle)
- Dumpingsyndrom (sog. Spät-Dumping) nach Magenresektion
- Fruktoseintoleranz (Hemmung von Glykogenolyse und Glukoneogenese)
- Morbus Addison
- Ausfall des HVL (STH, ACTH)

Symptome

Treten bei einem Diabetiker akute Unruhe und Verwirrtheitszustände auf, evtl. mit nachfolgender Somnolenz, ist an eine Hypoglykämie zu denken. In der Regel besteht hierbei auch ein Hungergefühl. Der zerebrale Zuckermangel führt zu Kopfschmerzen. Die Gegenregulation des Sympathikus bedingt eine Tachykardie und Schweißausbrüche (> Abb. 4.15). Die Symptome der Hypoglykämie treten ab einem Serumspiegel von < 50 mg/dl auf.

ACHTUNG
Die Nervenzellen des Gehirns ernähren sich praktisch ausschließlich von Glukose, sind also auf normale Glukose-Serumspiegel angewiesen.

Fällt der Serumspiegel weiter, so entsteht bei < 40 mg/dl das hypoglykämische Koma (fälschlich auch als hypoglykämischer Schock bezeichnet) – also eine Bewusstlosigkeit aufgrund der Mangelernährung des Gehirns. Infolge der sympathischen Gegenregulation sind der Blutdruck erhöht, die Haut blass und feucht, die Muskulatur eher hyperton (+ Hyperreflexie), Atemfrequenz und Puls beschleunigt. Krampfanfälle sind möglich.

MERKE
Die Abgrenzung zum hyperglykämischen Koma gelingt am sichersten durch Messung des Blutzuckerspiegels mittels Teststreifen.

Therapie

Zur Therapie der **Hypoglykämie** gibt man schnell verwertbare Kohlenhydrate, am besten in Form von Zuckerstückchen (als Traubenzucker = Glukose) oder gesüßten Getränken.
Die Therapie des **hypoglykämischen Komas** besteht aus intravenös verabreichter Glukoselösung (20 ml einer 50%igen

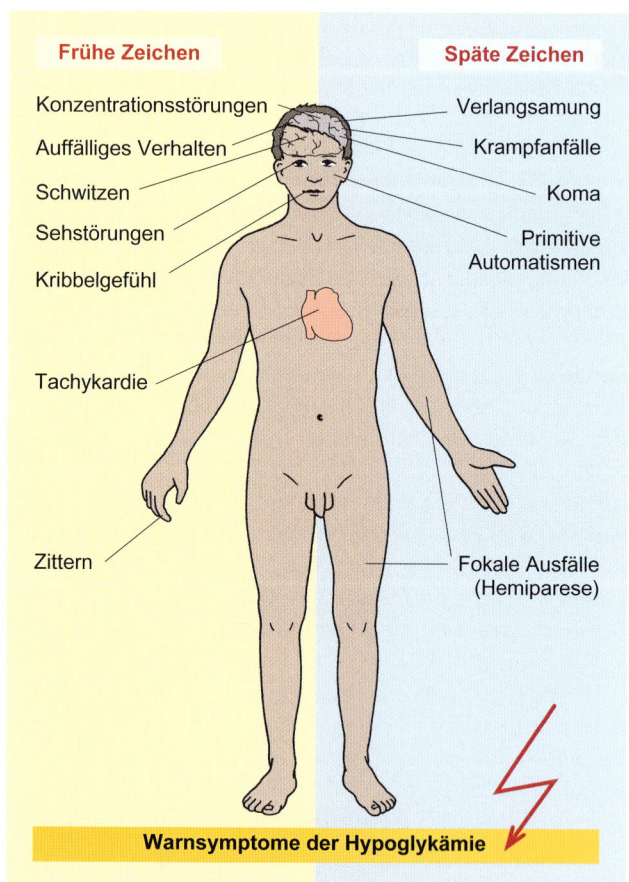

Abb. 4.15 Warnsymptome der Hypoglykämie. [19]

Glukoselösung – wegen möglicher Venenreizung durch die stark hyperosmolare Lösung langsam i.v.) und ist auch dann erlaubt, wenn man sich der Differenzialdiagnose zum *hyperglykämischen Koma* nicht sicher ist!

Hyperglykämisches Koma

Das hyperglykämische Koma (= Coma diabeticum) gliedert sich in zwei Unterformen: das hyperosmolare und das ketoazidotische Koma.

Ketoazidotisches Koma

Entstehung
Entstehen bei massivem Insulinmangel reichlich Ketonkörper, kann es bereits bei Zuckerspiegeln von etwa 300–500 mg/dl zum Koma kommen. Die mäßige Hyperglykämie selbst verursacht noch keine Bewusstseinstrübung. Koma-Ursache ist also die Azidose (> Abb. 4.16). Diese Form des Coma diabeticum ist typisch für den juvenilen Diabetes vom Typ 1.

Symptome
Beim ketoazidotischen Coma diabeticum erscheinen die Ketonkörper als typischer, aromatischer, obstartiger Geruch in der Ausatemluft. Die Atmung ist durch die Absenkung des pH-Wertes vertieft (> Fach Atmungssystem). Im typischen Fall entsteht die auffallend tiefe, regelmäßige, eher verlangsamte sog. Kußmaul-Atmung des Coma diabeticum. Wegen des nicht aktivierten Sympathikus ist die Muskulatur hypoton, die Haut wegen der entstandenen Exsikkose trocken mit vermindertem Turgor, die Bulbi (Augen) erscheinen auffallend weich. Der Blutdruckabfall in der Folge der osmotischen Diurese kann, falls der Flüssigkeitsverlust nicht ausgeglichen wurde, zur Hypovolämie mit sympathikusbedingter Tachykardie führen, wodurch dann auch der Muskeltonus zunimmt und die Kußmaul-Atmung überstimmt werden kann.

> **ACHTUNG**
> Die Kußmaul-Atmung ist für das Coma diabeticum (Typ 1) typisch, aber nicht beweisend, weil sie bei **jeder metabolischen Azidose** entsteht, z.B. bei der Laktatazidose.

Die Azidose vermag abdominell Übelkeit und Erbrechen mit z.T. sehr heftigen Bauchschmerzen zu erzeugen – manchmal sogar unter dem Bild einer akuten Pankreatitis oder eines akuten Abdomens mit harten, druckschmerzhaften Bauchdecken. Die Azidose vermag sogar an den Speicheldrüsen Schäden mit konsekutiver Freisetzung von Amylase zu erzeugen, die dann im Serum nachweisbar wird und fälschlicherweise den Hinweis auf eine Pankreatitis verstärkt.

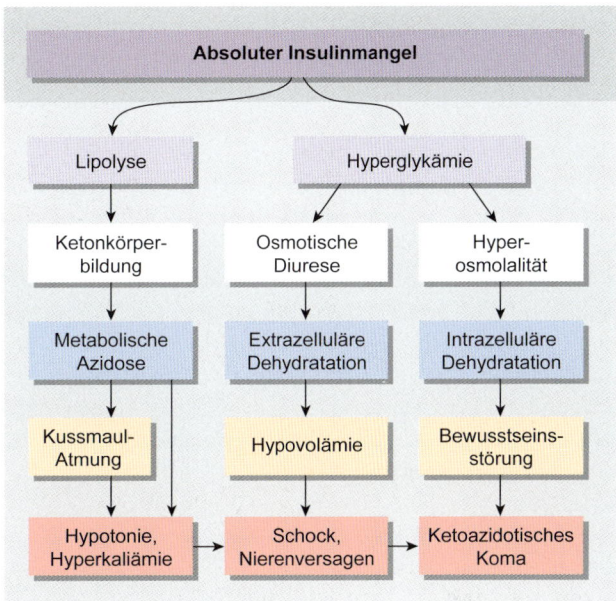

Abb. 4.16 Ketoazidotisches Koma.

Hyperosmolares Koma

Entstehung
Beim Diabetes Typ 2 können die Glukosespiegel trotz normaler Insulin-Serumwerte stark ansteigen. In diesen Fällen vermag das vorhandene Insulin zwar die Ketoazidose zu verhindern, aber nicht die massive Hyperglykämie. Es entsteht dann bei Werten von mehr als 600 mg/dl, häufig sogar > 1.000 mg/dl, das hyperosmolare Koma: Die Hyperosmolarität von Blut und interstitieller Flüssigkeit führt bei dieser Form zur Dehydratation der Zellen; die Zellen „schrumpfen" (> Abb. 4.17). Ab

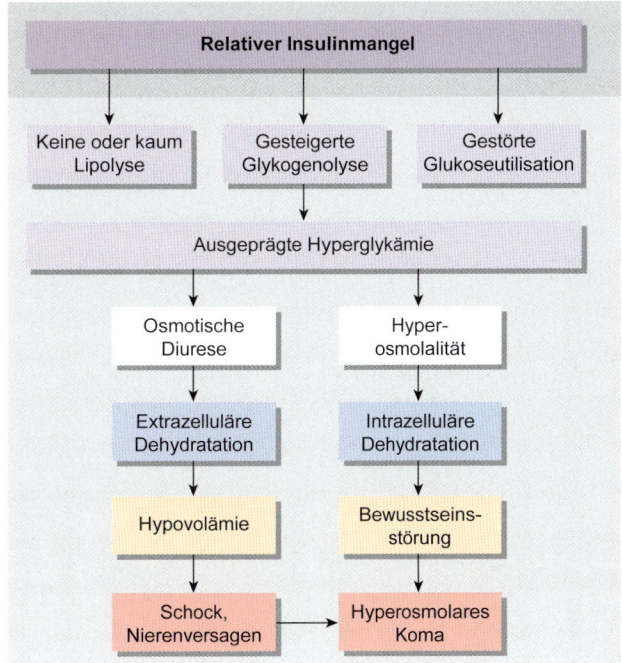

Abb. 4.17 Hyperosmolares Koma.

einem Serumspiegel von 600 mg/dl Glukose führt die zunehmende Eintrocknung der zerebralen Nervenzellen schließlich in die Bewusstlosigkeit.

Symptome
Ketonkörper sind beim hyperosmolaren Koma naturgemäß nicht zu riechen. Der Sympathikus ist nur dann aktiv, wenn es wegen der osmotischen Diurese bei unzureichendem Flüssigkeitsausgleich zur Exsikkose und Hypovolämie gekommen ist. In diesen Fällen besteht eine mäßig ausgeprägte Tachykardie und Tachypnoe – im Gegensatz zur Kußmaul-Atmung des ketoazidotischen, aber auch im Gegensatz zur noch weiter beschleunigten Tachykardie und Tachypnoe des *hypo*glykämischen Komas. Die azidosebedingten abdominellen Symptome des azidotischen Komas fehlen.

Therapie

ACHTUNG
Jedes Coma diabeticum erfordert die notfallmäßige Klinikeinweisung.

Hat man keine Teststreifen zur Bestimmung der Serumglukose zur Hand und ist man sich der Differenzialdiagnose zum hypoglykämischen Koma nicht sicher, kann man, nach Verständigung des Notarztes, trotzdem **Glukoselösung i.v.** spritzen: Handelt es sich um ein hypoglykämisches Koma, kommt der Patient fast umgehend wieder zu Bewusstsein. Liegt ein diabetisches Koma vor, wird die gespritzte Glukoselösung die übermäßig hohen Glukosespiegel von bis zu 1.000 mg/dl oder darüber hinaus nicht mehr nennenswert verschlechtern können.

ACHTUNG
Insulin darf ambulant niemals gespritzt werden! In der Klinik wird zwar Insulin infundiert, gleichzeitig werden aber Flüssigkeitsverlust, Azidose und Kaliumspiegel kontrolliert und ausgeglichen.

Bewusstlose Patienten mit erhaltenen Vitalfunktionen sind bis zum Eintreffen des Notarztes, ganz unabhängig von der Koma-Ursache, zur Aspirationsprophylaxe stets in die **stabile Seitenlage** zu verbringen.

Therapie des Diabetes mellitus

HINWEIS DES AUTORS
Es gibt Hinweise darauf, dass man mit dem B-Vitamin Nicotinamid eine gewisse **Prophylaxe** bei familiär gefährdeten Kindern bzw. solchen mit den HLA-Genen DR3 bzw. DR4 erreichen kann. Grundsätzlich sollte hier auch jeder Virusinfekt z. B. mit Immunstimulanzien, Homöopathie und Vitamin C besonders zügig behandelt und ausgeheilt werden.

Die Therapie des Diabetes mellitus hat einen möglichst normalen Blutzuckerspiegel zum Ziel, weil nur dadurch die Folgekrankheiten des Diabetes mellitus verhindert werden können (➤ Abb. 4.18).

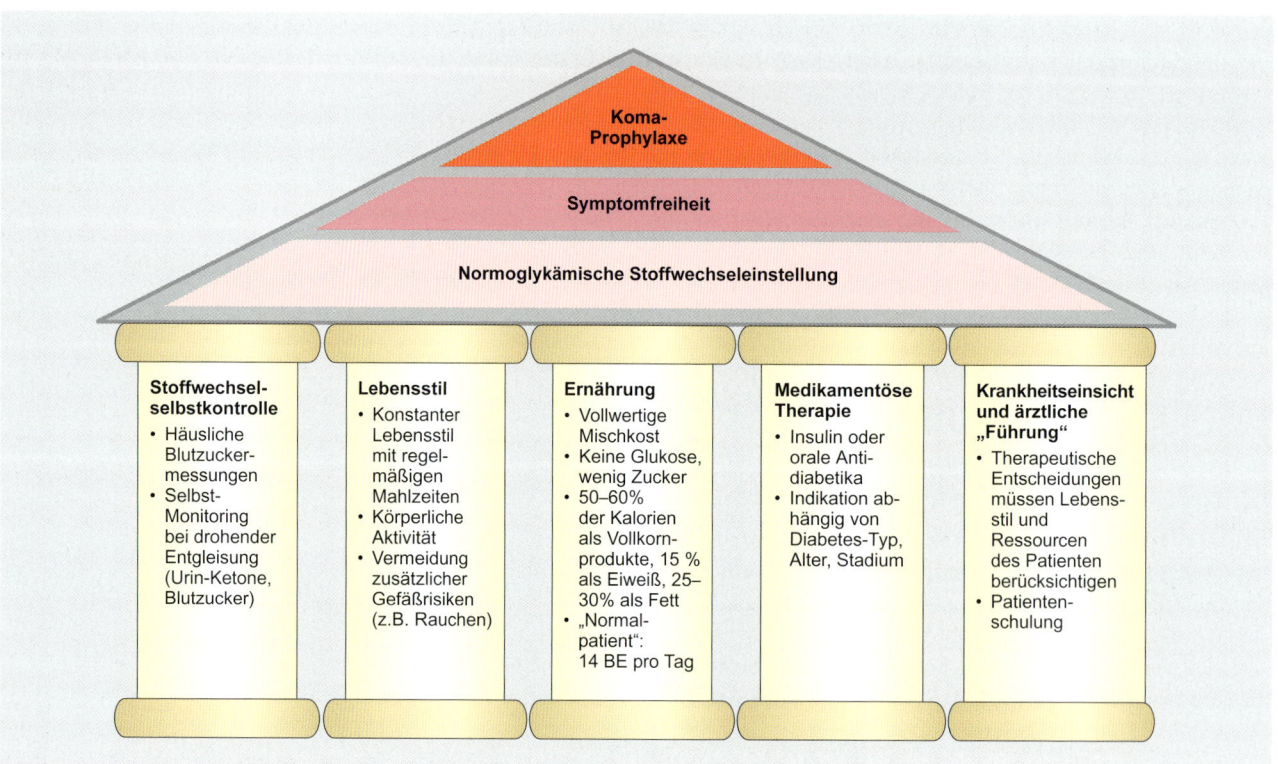

Abb. 4.18 Therapie des Diabetes mellitus. [19]

Ernährung

Diät und Gewichtsreduktion

Die Therapie des manifesten Diabetes mellitus erfolgte bisher (und teilweise immer noch) durch eine strenge, glukosearme Diät und, beim Typ 2, durch Gewichtsreduktion bis zum Normalgewicht.

> **MERKE**
> Beim Typ-2-Diabetiker steht das **Erreichen des Normalgewichts** immer noch weit im Vordergrund und reicht oft bereits als alleinige Maßnahme aus (s.a. ➤ Abb. 4.10).

Die strenge, **glukosearme Diät** erlaubt zwar (in Maßen) Zucker wie Fruktose, die weitgehend insulinunabhängig verstoffwechselt werden, berechnet aber Kohlenhydrate, die den Blutglukosespiegel erhöhen, als sog. Broteinheiten BE (1 BE = 12 g Kohlenhydrate, enthalten beispielsweise in 20 g Weißbrot) und schreibt ihre Anzahl dem Patienten vor. Dies war vor allem für den Typ 1 von Bedeutung, weil die Menge des verabfolgten Insulins im Anschluss an die Einstellung und Schulung des Diabetikers relativ starr erfolgte und sich die Kohlenhydrataufnahme eben hieran auszurichten hatte. Heute wählt man beim Typ-1-Diabetiker den umgekehrten Weg und dosiert Insulin analog zur gewählten Mahlzeit unter Berücksichtigung sportlicher Aktivitäten bzw. von Infekten oder Stresssituationen. Zu beachten ist ohnehin, dass die übliche Zusammensetzung der Nahrung (55–60 % Kohlenhydrate, 25–30 % Fett – überwiegend in Form von ungesättigten Fettsäuren sowie 10–15 % Eiweiß) auch für den Diabetiker zu gelten hat! Noch nicht in die allgemeinen Empfehlungen aufgenommen, laut Studien aber sinnvoller wäre eine Reduzierung des Kohlenhydratanteils auf < 50 % mit gleichzeitiger Anhebung des Proteinanteils auf > 20 %.

Glykämischer Index

Die aktuellen Therapieempfehlungen verwenden für den Kohlenhydratanteil der Nahrung vor allem den sog. glykämischen Index **(Glyx)** als Maß für die postprandiale Blutzuckererhöhung bzw. als Maß für seine Anstiegssteilheit. Hierbei erhält Traubenzucker (= Glukose) den Wert 100, während am unteren Ende der Skala (mit Werten um 25) Früchte angesiedelt sind, die über ihren Gehalt an Fruchtzucker (= Fruktose) eben nur einen milden und flach verlaufenden Blutglukoseanstieg bewirken. Eher ungünstig sind mit einem Glyx von 60 Kartoffeln, Weißbrot und Haushaltszucker (= Saccharose, ein Disaccharid aus Glukose und Fruktose). Reis und Vollkornbrot finden sich mit einem Glyx um 40 im empfehlenswerten Bereich und Schokolade (Glyx = 30) könnte beinahe als Idealernährung für Diabetiker angesehen werden, wenn man den Fettgehalt von rund 30 % und damit auch die reichliche Kalorienzufuhr von 500–600 kcal/Tafel außer Acht lassen würde.

Ganz allgemein kann man den **Glyx eines Nahrungsmittels** abschätzen, wenn man sich klar macht, dass begleitende Ballaststoffe die Glukoseresorption aus dem Darm verzögern und dass komplexe Kohlenhydrate zunächst gespalten werden müssen, wodurch die Resorption verzögert einsetzt und über einen längeren Zeitraum anhält. Aus Kartoffelbrei und Apfelmus erfolgt der Anstieg schneller und steiler als aus Pellkartoffeln und Äpfeln. Bei Disacchariden ist die Zeit für die Spaltung und nachfolgende Resorption weiter abgekürzt, während oral zugeführte Glukose (Traubenzucker) direkt und in einem Zug resorbiert wird (Glyx = 100).

Ernährungstipps

- **Mehrere kleine Mahlzeiten** sind besser als wenige große, weil der Zuckerspiegel hierdurch konstanter gehalten werden kann und Blutzuckerspitzen vermieden werden.
- Besonders wichtige **Mineralien** für den Diabetiker sind Magnesium, Zink und Chrom.
- Mit **Zimt** lassen sich laut diverser Studien nicht nur erhöhte Glukosespiegel, sondern auch LDL-Cholesterin und Triglyceride um jeweils bis zu 30 % senken! Der wesentliche Bestandteil der Zimtrinde ist das wasserlösliche MHCP. Zimtöl ist unwirksam. Bevorzugen sollte man Präparate aus Ceylonzimt, weil im billigeren Cassiazimt lebertoxische Mengen an Cumarinen enthalten sein können.

Sport

An ein möglichst konstantes körperliches Bewegungsprogramm ist wegen der zusätzlichen Glukoseeinschleusung in den Muskel zu denken. Werden die sportlichen Aktivitäten verändert, kann dies zu Problemen führen, indem nicht immer vorhergesagt werden kann, ob ein beispielsweise intensiviertes Trainingsprogramm über den vermehrt aktivierten Sympathikus (+ Cortisol) zu einem Blutzuckeranstieg mit der zusätzlichen Gefahr einer Ketoazidose oder aber ganz im Gegenteil durch die zusätzliche Zuckereinschleusung in den Muskel eher zu einem Blutzuckerabfall mit der Gefahr einer Hypoglykämie führen wird. Es ist deshalb vor allem für den Typ-1-Diabetiker wichtig, vor einer intensiven körperlichen Aktivität den Zuckerspiegel zu messen. Liegt derselbe unter 100 mg/dl oder oberhalb 250 mg/dl, sollte bis zum Erreichen dieses Intervalls von einer sportlichen Betätigung abgesehen werden.

Medikamente

Diabetes Typ 1

Beim Diabetes Typ 1 wird auf Insulin eingestellt (➤ Abb. 4.19), das lebenslang unter ständiger Kontrolle (4–8-mal/Tag) des Blutzuckerspiegels gespritzt werden muss (etwa 20–30 min vor den Mahlzeiten).

Je näher die Serumspiegel beim Normalwert liegen, desto länger lassen sich die Folgekrankheiten hinausschieben. Es ist allerdings im Alltag schwierig bis unmöglich, den Zuckerspiegel über 24 h im Normbereich zu halten und sowohl Hyper- als auch Hypoglykämien zu vermeiden. Um dieses Ziel wenigstens näherungsweise zu erreichen, wurden zahlreiche, gentechnologisch hergestellte Humaninsuline mit **unterschiedlich langen Halbwertszeiten** entwickelt, die in unterschiedlichsten Mi-

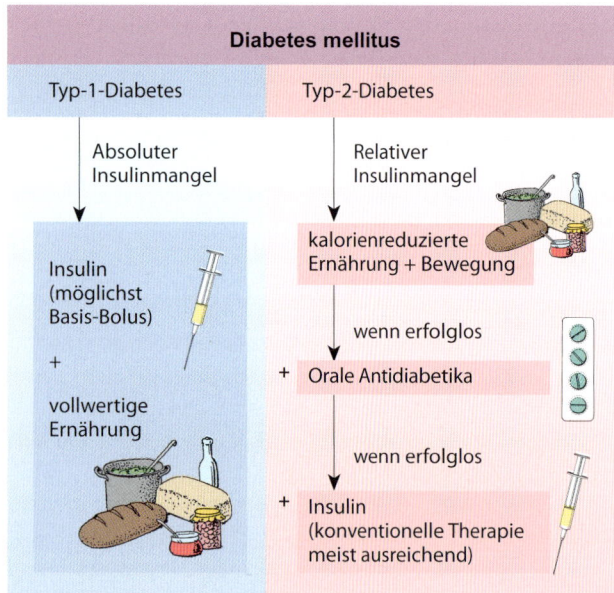

Abb. 4.19 Therapieschema des Diabetes mellitus. [19]

schungsverhältnissen erhältlich sind. Zusätzlich ist eine **mehrmalige Injektion** am Tag erforderlich. Keinesfalls ausreichend, aber immer noch üblich sind Injektionen, die 2 ×/Tag s.c. und vom Patienten selbst durchgeführt werden. Sehr viel konstantere Blutzuckerspiegel werden mit 3–4 Injektionen/Tag erreicht. Zumeist werden Präparate verwendet, die aus einer Mischung von schnell wirksamem sog. Altinsulin (Normalinsulin) mit kurzer Halbwertszeit und einem Depot-Insulin bestehen. Die Technik muss vom Patienten erlernt werden, was aber mit den modernen Pen-Injektionsgeräten relativ leicht möglich ist.

Die erste Einstellung erfolgt zumeist unter stationären Bedingungen, wobei aber die häuslichen Verhältnisse oft zu Abänderungen zwingen. Ausgefallene Mahlzeiten, Änderungen sportlicher Aktivitäten, Infektionen oder Stressbelastungen bedingen **angepasste Insulinmengen.** Wesentlich ist auch, dass Patient und Umfeld über die Symptome möglicher Hypoglykämien informiert sind, um beizeiten gegenzusteuern. Allerdings ist gerade der langjährige Diabetiker im Rahmen seiner Polyneuropathie gar nicht mehr zur deutlichen Wahrnehmung der Symptome in der Lage!

Eine bessere Anpassung erlauben subkutan implantierte **Insulinpumpen:** Seit 2008 ist eine Kombination aus Insulinpumpe und Zuckermessgerät auf dem Markt, bei der das Messgerät laufend den subkutanen (interstitiellen) Zuckerspiegel misst und per Funk an die Pumpe überträgt. Der in die Pumpe integrierte Mikroprozessor errechnet dann selbsttätig die korrekte Insulindosis.

Diabetes Typ 2

Zu beachten ist, dass die **Blutglukose** beim Typ-2-Diabetiker nicht täglich kontrolliert werden muss, weil der Zuckerspiegel bei einer oralen Therapie konstanter bleibt und gefährliche Hypoglykämien ohne Insulin kaum erreichbar sind. Bei guter Einstellung genügen wöchentliche Kontrollen durchaus.

Jeder Diabetiker sollte daneben fachärztlich hinsichtlich seiner möglichen **Folgekrankheiten** kontrolliert – je nach Einstellung also etwa 1–2-mal pro Jahr beim Augenarzt und Neurologen vorgestellt werden. Blutdruck, periphere Pulse oder eventuell vorhandenes Eiweiß im Urin müssen natürlich in kürzeren Abständen kontrolliert werden.

Der Typ-2-Diabetiker erhält so lange, wie die B-Zellen noch zur Insulinproduktion imstande sind, **orale Antidiabetika** (> Abb. 4.19), wobei unterschiedliche Therapieansätze möglich sind, die sich gegenseitig unterstützen und verstärken (> Abb. 4.20):

- Die Gruppe der **Sulfonylharnstoffe** (Glibenclamid) stimuliert die Insulinproduktion der Langerhans-Inseln.
- **Biguanide** (Metformin) verzögern die Glukoseresorption aus dem Darm, stimulieren den Glukoseabbau (Glykolyse) und hemmen in der Leber die Glukoneogenese aus Aminosäuren. Aus der gesteigerten Glykolyse kann dosisabhängig eine größere Menge an Milchsäure entstehen, was mit der Gefahr einer lebensbedrohlichen Laktatazidose einhergeht. Diese Nebenwirkung ist allerdings extrem selten.
- **Glitazone** (sog. Insulinsensitizer) vermehren die Zahl der Insulinrezeptoren in der Zellmembran der peripheren Zellen und sensibilisieren sie für die Wirkung des Insulins. Sie werden mit Metformin oder Sulfonylharnstoffen kombiniert. Zimt (s.o.) wirkt ebenfalls über eine Sensibilisierung der Insulinrezeptoren!
- **Acarbose** hemmt die intestinale α-Glukosidase, wodurch weniger Glukose aus der Nahrung resorbiert wird.
- **Sitagliptin** hemmt den Abbau des Hormons GLP-1 („Glucagon-like-peptide"), welches beim Diabetiker im Serum erniedrigt ist. GLP-1 stimuliert im Rahmen einer Nahrungsaufnahme analog zu weiteren Hormonen die Insulin- und hemmt die Glukagonsekretion. Ist also nun als Folge der Sitagliptin-Wirkung der Serumspiegel an GLP-1 erhöht, sinkt gleichzeitig der Glukosespiegel.
- **Liraglutid** ist ein gentechnisch hergestelltes GLP-1-Analogon, das spezifisch an die GLP-Rezeptoren andockt und wie körpereigenes GLP wirkt, durch minimale Abweichungen des Moleküls jedoch eine deutlich längere Halbwertszeit besitzt. Unter anderem deswegen genügt eine einmalige tägliche Injektion (subkutan). Liraglutid wirkt glukoseabhängig, also umso besser, je höher der Glukose-Serumspiegel ansteigt, während es bei einer Hypoglykämie nahezu unwirksam ist. Gleichzeitig wird das Glukagon des Pankreas gleichsinnig beeinflusst. In Kombination mit Metformin oder einem Sulfonylharnstoff ist damit eine Einstellung möglich, die dem Ideal beim Typ-2-Diabetiker schon recht nahekommt. Die gastrinantagonistische Wirkung des GLP ist zusätzlich auch am Magen zu beobachten, was zu verzögerter Entleerung und verlängertem Sättigungsgefühl, letztendlich also zur Gewichtsreduktion führt.

> **ACHTUNG**
> Alle diese Präparate sind selbstverständlich **verschreibungspflichtig!**

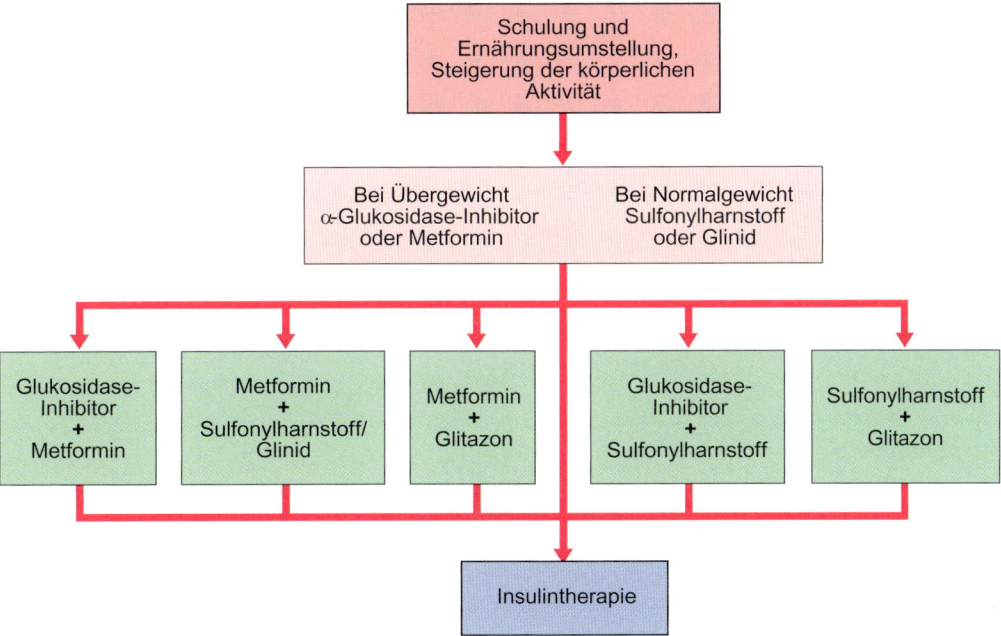

Abb. 4.20 Therapie des Typ-2-Diabetikers. [5]

Stellen die B-Zellen des Pankreas nach einer etwa 10-jährigen Therapiedauer ihre Insulinproduktion allmählich ein, muss auch bei Typ-2-Patienten ergänzend zur oralen Therapie **Insulin** gespritzt werden. Dies gilt auch für den Fall, dass eine gute Einstellung allein mit Diät, Gewichtsreduktion und Tabletten von vornherein nicht möglich ist.

Bedacht werden muss im Rahmen einer Diabetestherapie, dass gerade ein gut eingestellter Diabetiker zur Gewichts*zunahme* neigen wird, weil das nun in evtl. optimaler Menge vorhandene Insulin als anaboles Hormon vermehrt Fett ins Fettgewebe einschwemmt und für eine Strukturzunahme in Muskel, Knochen und weiteren Geweben sorgt. Zusätzlich bleibt ja nun auch derjenige Nahrungsanteil, der bis dahin über die Niere verloren ging, dem Organismus erhalten. Es erfordert also gerade beim Typ-2-Diabetiker besonders große Disziplin, die so entscheidende **Gewichtsreduktion** zu erreichen!

Zusammenfassung

Diabetes mellitus: Stoffwechselstörungen mit dem Hauptbefund eines erhöhten Blutzuckerspiegels

- **Ursachen:**
  - Diabetes mellitus Typ 1:
    - Autoimmunerkrankung mit Zerstörung der B-Zellen
    - Auslösung, auf der Basis einer ererbten HLA-Konstellation, wahrscheinlich durch Viren
  - Diabetes mellitus Typ 2
    - anlagebedingt
    - Übergewicht (bauchbetonte Adipositas)
    - Fehlernährung
    - periphere Insulinresistenz
  - Gestationsdiabetes: hormonelle Umstellung in der Schwangerschaft
- **Symptome:**
  - Typ 1
    - Polyurie und Polydipsie
    - Gewichtsabnahme trotz vermehrtem Appetit
    - Müdigkeit, Kraftlosigkeit
    - evtl. Kußmaul-Atmung bei Ketoazidose
  - Typ 2
    - über viele Jahre symptomarm
    - Erstsymptome häufig als Immunschwäche, in der Form von Folgekrankheiten (z. B. Retinopathie, Polyneuropathie) oder eines diabetischen (hyperosmolaren) Komas
  - Folgekrankheiten beider Diabetes-Formen
    - Makroangiopathie: Atherosklerose
    - Mikroangiopathie: Retinopathie, Nephropathie, Polyneuropathie
    - Polyneuropathie: distal betonte, zunächst sensible Ausfälle mit dumpfen Schmerzen (besonders nachts), Beteiligung des autonomen Nervensystems
  - Koma
    - hypoglykämisches Koma mit den Vorboten Unruhe, Kopfschmerzen und Verwirrtheit, Kaltschweißigkeit, hypertone Muskulatur, evtl. Krampfanfälle
    - diabetisches, ketoazidotisches Koma (Typ-1-Diabetiker) mit Azetongeruch, Kußmaul-Atmung, hypotoner Muskulatur, trockener Haut (Exsikkose), evtl. Bauchschmerzen
    - diabetisches, hyperosmolares Koma (Typ-2-Diabetiker) mit mäßig ausgeprägter Tachykardie und Tachypnoe, Exsikkose

- **Diagnostik:**
  - Glukosebestimmung in Blut (erfasst den aktuellen Glukosewert, auch bei latenten Formen) und Urin (erfasst nur einen manifesten Diabetes)
  - HbA$_{1c}$ im Serum: langfristige Überwachung der Blutglukose
  - Glukosetoleranztest vor allem zum Nachweis latenter Diabetesformen
- **Therapie:**
  - Typ 1
    - möglichst konstanter Lebensstil
    - Insulintherapie mit dem Ziel eines möglichst normalen Blutglukosespiegels
    - Applikation als Mischung aus schnell und langsam wirkenden Humaninsulinen, unter weitgehender Berücksichtigung des individuellen Lebensstils (z. B. körperliche Aktivität, Infekte)
  - Typ 2
    - Gewichtsreduktion, vollwertige, kalorienreduzierte Ernährung, körperliche Aktivität
    - im zweiten Schritt orale Antidiabetika
    - im dritten Schritt (bei unzureichender Wirkung) Insulin
  - Hypoglykämie
    - Traubenzucker essen lassen
    - bei Bewusstlosigkeit 20 ml 50 %ige Glukoselösung i.v.
    - Notarzt in jedem Fall einer ursächlich unklaren Situation
  - Hyperglykämie
    - Notarzt verständigen, Klinikeinweisung
    - Infusion anlegen
    - in unklaren Fällen Glukoselösung i.v.

4.3.2 Karzinoid-Syndrom

Karzinoid bedeutet karzinomähnlich. Die Bezeichnung rührt daher, dass man in früheren Jahrzehnten die maligne Potenz dieser Tumoren unterschätzt hat. Es handelt sich um sog. neuroendokrine Tumoren – also Neubildungen, die von den sog. **chromaffinen Zellen** des peripheren Nervengewebes mit **endokrinen Funktionen** ihren Ausgang nehmen. Diese verstreut liegenden Zellen und Gewebe stimmen darin überein, dass sie z. B. durch Decarboxylierung von Aminosäuren hochaktive biogene Amine bilden (> Fach Neurologie). In besonders großer Zahl findet man chromaffine Zellen im gesamten Magen-Darm-Trakt, in Nebennierenmark und Pankreas, Lunge, Schilddrüse und weiteren Organen, sodass in all diesen Organen Karzinoide entstehen können.

Krankheitsentstehung

Karzinoide lassen sich am häufigsten im Magen-Darm-Trakt zwischen Magen und Mastdarm nachweisen, in knapp der Hälfte der Fälle in der Appendix vermiformis. Sie produzieren unterschiedliche, hormonell oder auch enzymatisch aktive biogene Amine und geben sie u.a. in die Blutbahn ab. Ganz im Vordergrund steht hierbei **Serotonin;** häufig entstehen aber auch Histamin, Bradykinin und weitere Substanzen.

Karzinoide haben eine Inzidenz von 1–2 Fällen/10.000 Einwohner und Jahr. Sie wachsen infiltrierend und destruierend wie andere Karzinome auch, allerdings mehrheitlich außerordentlich langsam, wodurch sie häufig weder Symptome erzeugen noch das Leben der Patienten beschränken. Solange sie kleiner als 1 cm im Durchmesser sind, metastasieren sie kaum; sobald aber 2 cm überschritten werden, liegt die Metastasierungswahrscheinlichkeit bei nahezu 100 %. **Metastasen** können überall entstehen; besonders häufig finden sie sich in der **Leber** und in den regionären Lymphknoten.

Symptome

Im **Darm** können Karzinoide durch ihr lokales Wachstum Schmerzen, Blutungen oder eine Ileussymptomatik verursachen. Übelkeit und Gewichtsabnahme sind möglich. Zumeist aber werden die Tumoren erst in weit fortgeschrittenen Stadien und nach Metastasierung durch ihre **Hormonproduktion** auffällig. Die Ursache ist darin zu sehen, dass Serotonin und weitere biogene Amine, die im Pfortaderblut erscheinen, von der Leber entfernt werden und deshalb keine systemischen Wirkungen entfalten können.
- Ein besonders auffallendes Symptom ist dann ein paroxysmal auftretender **Flush,** also anfallsweise Rötungen mit Hitzegefühl an Gesicht und Thorax, die Sekunden oder Minuten, manchmal aber auch über mehrere Stunden anhalten können. Ausgelöst wird das Symptom durch eine serotoninbedingte Erweiterung der Arteriolen (nur in Muskulatur und Haut!), wodurch es in der Regel auch zum begleitenden **Blutdruckabfall** kommt. Beteiligt am Flush sind häufig auch Kinine mit ihren dem Serotonin vergleichbaren Effekten.
- Oft kommt es zu **Durchfällen,** weil Serotonin die Darmperistaltik anregt und über eine Malabsorption einen Ausstrom von Flüssigkeit ins Darmlumen verursacht. Die kontrahierende Wirkung auf die glatte Muskulatur kann (seltener) auch an den Bronchien beobachtet werden, wodurch eine **Dyspnoe** entsteht.
- Ein weiteres, häufig entstehendes Symptom ist eine **Endokardfibrose,** die zu Klappenfehlern führen kann. Im Gegensatz zu entstehenden Klappenfehlern anderer Ursache sind hier vorwiegend die Trikuspidal- und Pulmonalklappe betroffen. Ursache ist die Eigenschaft des Serotonins, Fibroblasten und weitere Zellen zur Proliferation und Produktion anzuregen.
- Weitere, **seltenere Symptome** sind urtikarielle Quaddeln (Histamin), regelrechte Asthmaanfälle (Serotonin, Kinine), Teleangiektasien, eine peritoneale Fibrosierung oder Mangelerscheinungen, die daraus entstehen, dass Karzinoide das Tryptophan der Nahrung zur Herstellung des Serotonins benutzen und die Aminosäure dem restlichen Körper

zu dessen Versorgung einschließlich der Niacin-Biosynthese nicht mehr zur Verfügung steht. Aus dem Mangel an der essentiellen Aminosäure können z. B. Pellagra-ähnliche Hautsymptome (Dermatitis, Hyperkeratosen) entstehen.

Diagnostik

Karzinoide lassen sich bei ausreichender Größe durch CT, Ultraschall oder endoskopische Verfahren, vor allem aber durch Messung der Serotonin-Metaboliten in Blut und Urin erkennen.

Therapie

Solitäre Tumoren oder einzelne Metastasen werden operativ entfernt. Bei umfangreicher Metastasierung erfolgt eine palliative Chemotherapie.

Prognose

Die Prognose ist, sofern Symptome bestehen, schlecht, weil hier i.d.R. bereits eine Lebermetastasierung vorliegt. Die mittlere Überlebenszeit nach dem ersten Auftreten der Flush-Symptomatik beträgt lediglich 2½ Jahre. Die Karzinoide in Appendix oder Kolon besitzen dagegen eine gute Prognose ohne Beeinträchtigung der Lebenserwartung, weil sie besonders langsam wachsen und kaum metastasieren.

Zusammenfassung

Karzinoid: neuroendokriner Tumor der chromaffinen Zellen
- **Kennzeichen:**
  - Hormonproduktion, insbesondere Serotonin
  - Auftreten im gesamten Magen-Darm-Trakt, häufig in der Appendix vermiformis; auch in Pankreas, Nebennierenmark und weiteren Organen
- **Symptome:**
  - meist erst nach Metastasierung (Leber)
  - Flush
  - Durchfälle
  - Bronchialobstruktion bis hin zum Asthmaanfall
  - Endokardfibrose
  - selten Quaddeln oder Teleangiektasien
- **Diagnostik:**
  - Nachweis der Serotonin-Metaboliten im Urin
  - direkter Nachweis des Karzinoids durch CT, Ultraschall oder endoskopische Verfahren
- **Therapie:**
  - operative Entfernung
  - Chemotherapie

KAPITEL 5

Endokrine Drüsen der Geschlechtsorgane

5.1	Hoden	65	5.2	Ovar (Eierstock)	71
5.1.1	Anatomie	65	5.2.1	Anatomie	71
5.1.2	Physiologie	69	5.2.2	Physiologie	72

5.1 Hoden

Der Hoden (Testis, Mehrzahl Testes) produziert zum einen Spermien und zum anderen das männliche Sexualhormon Testosteron. Er dient also, ebenso wie das Ovar, sowohl der Reproduktion als auch der endokrinen Sekretion. Im Folgenden werden vor allem die Funktionen des Hodens besprochen. Seine Erkrankungen sowie die weiteren männlichen Geschlechtsorgane werden im ➤ Fach Urologie behandelt.

5.1.1 Anatomie

Hoden und Nebenhoden

Lage und Aufbau

Der paarig angelegte Hoden hat in der Kindheit ein Volumen von etwa 2 ml und wächst in der Pubertät auf ein Volumen von jeweils etwa 20 ml. Er ist von einer 1 mm dicken Hülle aus Bindegewebe umgeben (**Tunica albuginea**) und liegt im Hodensack (**Skrotum**), einer Ausstülpung der vorderen Bauchwand. An der Dorsalseite des Hodens liegt der Nebenhoden (Epididymis) dem oberen Anteil des Hodens auf. Das Skrotum zeigt im Wesentlichen den Aufbau der üblichen Oberhaut, verstärkt durch Fasern des M. cremaster. Ein bindegewebig-muskuläres Septum trennt die beiden Hoden voneinander. Innen wird das Skrotum von einer ehemaligen Bauchfellduplikatur ausgekleidet, deren inneres Blatt als **Epiorchium** der Tunica albuginea des Hodens aufliegt, während das (ehemalige) Peritoneum parietale als **Periorchium** mit dem Skrotum verwachsen ist. Entsprechend den Verhältnissen an Pleura oder Perikard befindet sich Flüssigkeit zwischen den beiden Blättern (➤ Abb. 5.1).

> **PATHOLOGIE**
> **Hydrozele testis**
> Bei einer erheblichen Vermehrung dieser Flüssigkeit entsteht die sog. Hydrozele testis („Wasserbruch"). Eine Hydrozele kann traumatisch, entzündlich (Hoden, Nebenhoden) oder angeboren entstehen. Oft bleibt die Ursache unklar. Palpatorisch findet man eine prall-elastische Resistenz. Die Abgrenzung gegenüber einem Hodentumor gelingt mit einer Taschenlampe, deren Licht rötlich durch das Skrotum hindurchscheint. Genauer besprochen wird die Hydrozele im ➤ Fach Urologie.

Parenchym

Das Parenchym im Inneren des Hodens wird durch von peripher in Richtung Nebenhoden ziehende Bindegewebssepten in etwa 250 pyramidenförmige Läppchen unterteilt. In diesen Läppchen befinden sich die **Samenkanälchen** (= Hodenkanälchen, Tubuli seminiferi, ➤ Abb. 5.2), die bei einem Durchmesser von 0,25 mm 40–80 cm lang werden. Sie sind stark gewunden und gefältelt und münden in gemeinsame Ausführungsgänge (Ductuli efferentes testis), die bereits zum Kopfbereich des Nebenhodens (Caput epididymidis) gehören (➤ Abb. 5.3). Im Bindegewebe

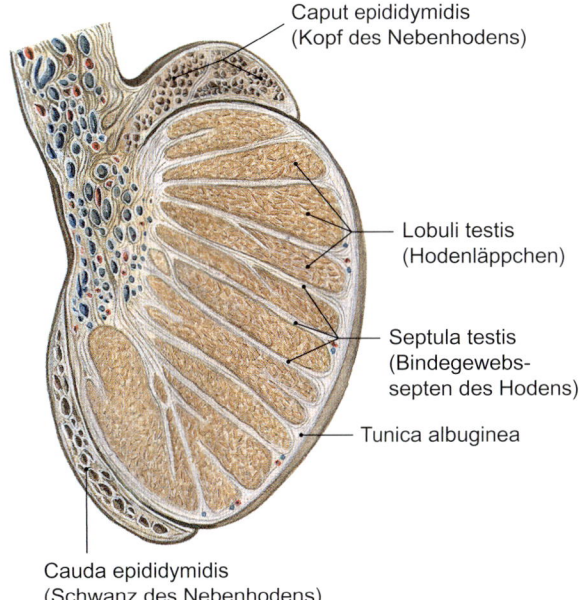

Abb. 5.1a Rechter Hoden mit Nebenhoden. [17]

5 Endokrine Drüsen der Geschlechtsorgane

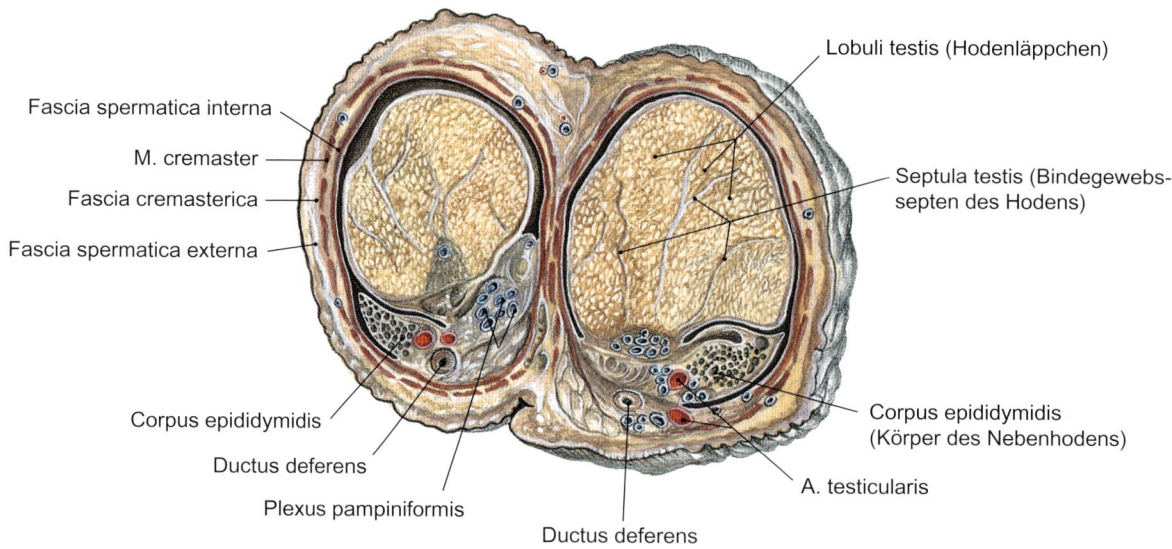

Abb. 5.1b Skrotum mit beiden Hoden und Nebenhoden. [17]

zwischen den Hodenkanälchen liegen, zu kleinen Zellgruppen zusammengefasst, die sog. **Leydig-Zwischenzellen** (> Abb. 5.2). Ihre Gesamtmasse beträgt etwa 10 % des Hodens. Hier findet die Testosteronsynthese statt.

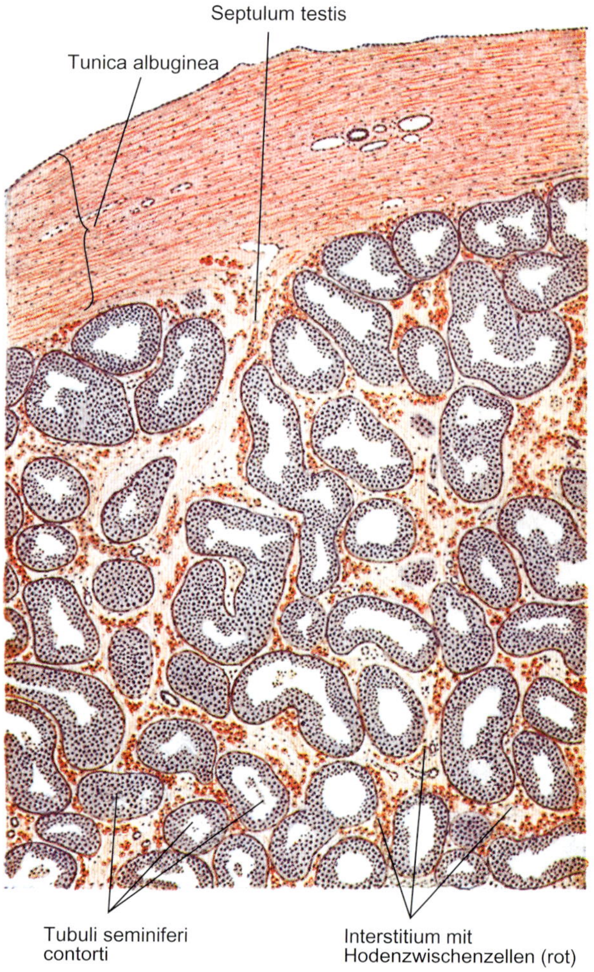

> **PATHOLOGIE**
> **Maldescensus testis**
>
> Hoden und Nebenhoden liegen, umgeben vom Hodensack (Skrotum), gewissermaßen außerhalb des Körpers. Ein Hoden, der in der Fetalzeit nicht in das Skrotum deszendiert ist und intraabdominell oder im Leistenkanal liegen bleibt (Leistenhoden, Kryptorchismus, Maldescensus testis), hat keine oder keine ausreichende Funktion, weil die Spermienbildung und -reifung niedrigerer Temperaturen bedarf (etwa 2 °C weniger als im Körperkern). Daneben ist er auch karzinomgefährdet. Vom Maldescensus betroffen sind immerhin 3 % aller neugeborenen Jungen, doch deszendiert der Hoden in den meisten Fällen doch noch in den ersten Lebensmonaten. Andernfalls wird eine – zumeist erfolgreiche – Therapie mit GnRH versucht (oder operiert).

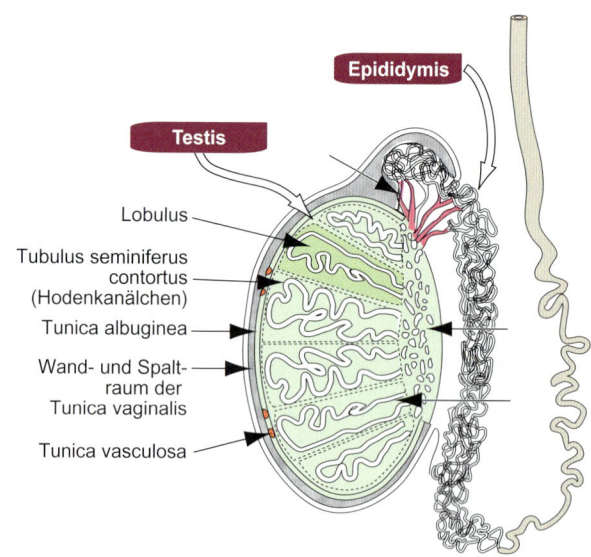

Abb. 5.2 Randpartie des Hodens. [20]

Abb. 5.3 Schema von Hoden und Nebenhoden. [20]

Blutversorgung

Die **arterielle Versorgung** von Hoden, Nebenhoden und ihren Hüllen erfolgt über die A. testicularis (in Höhe L2 direkt aus der Aorta, ➤ Abb. 5.4). Die **Venen** bilden im Bereich des Samenstrangs den sog. Plexus pampiniformis (➤ Abb. 5.4) und führen das Blut dann in die Vv. testiculares, wobei die rechte in spitzem Winkel in die V. cava inferior, die linke dagegen rechtwinklig in die V. renalis sinistra mündet.

> **PATHOLOGIE**
> **Varikozele**
> Erweiterungen des Plexus pampiniformis aufgrund insuffizienter Venenklappen werden als Varikozele bezeichnet (wegen des Abflusswiderstandes zumeist links), in deren Folge eine Infertilität möglich ist.

Auch im Hoden existiert wie in der Nebenniere oder beim System Hypothalamus/Hypophyse eine Art **portales Gefäßsystem,** indem das in den Leydig-Zwischenzellen produzierte Testosteron zunächst in hoher Konzentration u.a. zu den Samenkanälchen gelangt. Die Konzentration im Plasma ist nach der Hormonentnahme in den Samenkanälchen deutlich geringer.

Samenstrang

Der gut 50 cm lange und 3 mm dicke Samenleiter (Ductus deferens) verbindet den Nebenhoden mit der Harn-Samen-Röhre. Er besitzt eine kräftige muskuläre Wand und verläuft gemeinsam mit Nerven (vor allem vegetativen) sowie Lymph- und Blutgefäßen (A. und V. testicularis) im Samenstrang (Funiculus spermaticus) durch den Leistenkanal (➤ Abb. 5.5). An seinem Ende vereinigt sich der Ductus deferens mit dem Ausführungsgang der Samenblase zum Ductus ejaculatorius, der beiderseits durch die Prostata führt und zuletzt in die Harn-Samen-Röhre mündet. Von den Samenbläschen (Vesicula seminalis) und der Prostata werden dem Ejakulat Sekrete zugemischt.

Prostata

Die „kastaniengroße", mit 4 × 3 × 2 cm und 20 g Gewicht etwa einem Hoden entsprechende Prostata („Vorsteherdrüse") besteht aus zwei Lappen, die über einen Isthmus verbunden sind. Sie liegt, in Nachbarschaft zu den Samenbläschen, der Harnblase unten an und umschließt den Anfangsteil der Harn-Samen-Röhre, in die hier auch die beiden Ductus ejaculatorii münden (➤ Abb. 5.6).

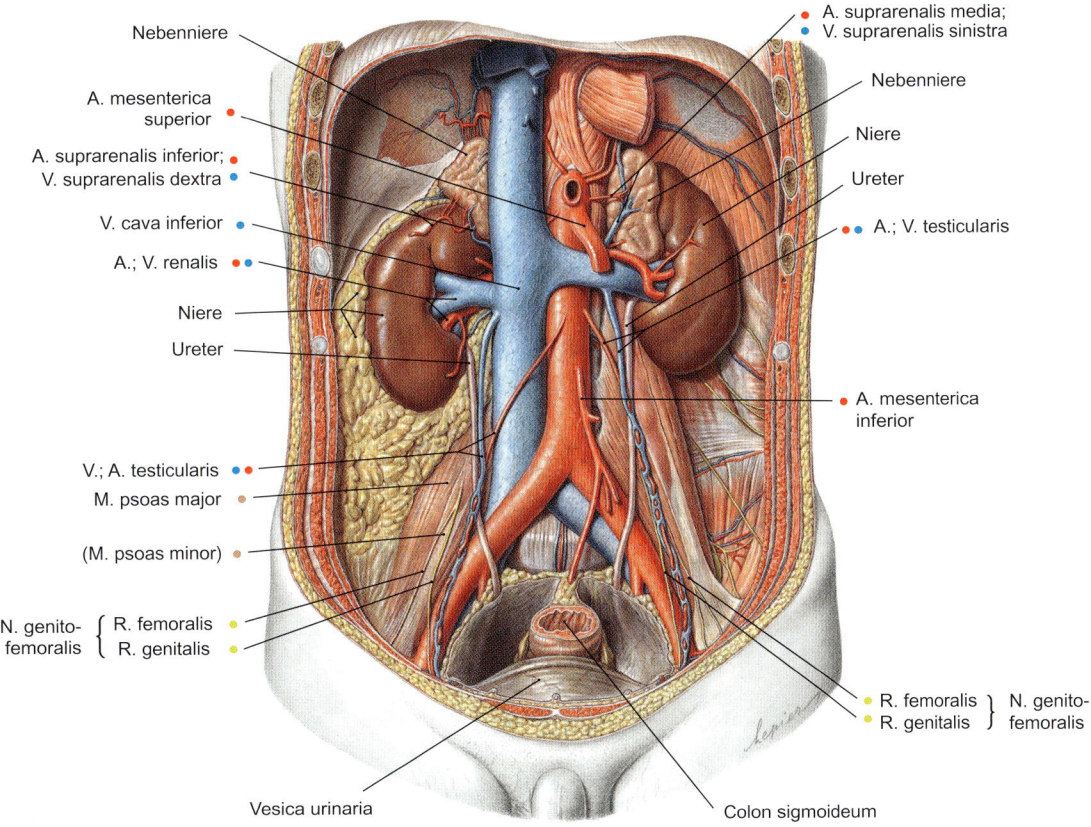

Abb. 5.4a Aa. und Vv. testiculares, Gefäße von Hoden, Nebenhoden, Plexus pampiniformis rechts, Skrotum und Samenstrang. [17]

5 Endokrine Drüsen der Geschlechtsorgane

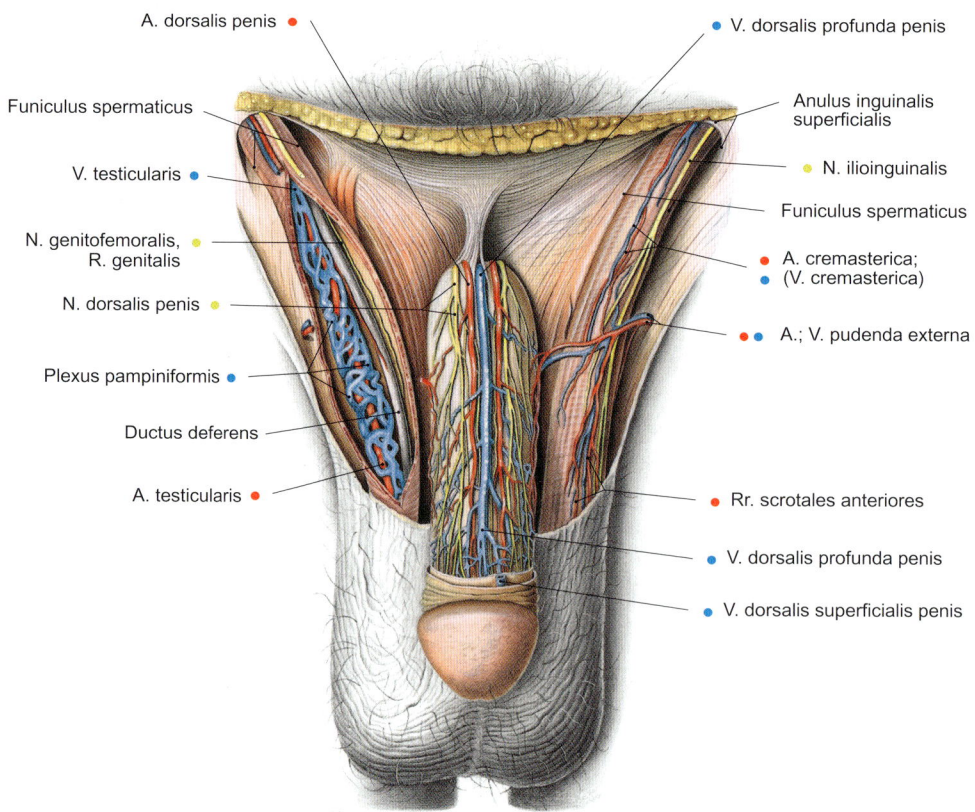

Abb. 5.4b Aa. und Vv. testiculares, Gefäße von Hoden, Nebenhoden, Plexus pampiniformis rechts, Skrotum und Samenstrang. [17]

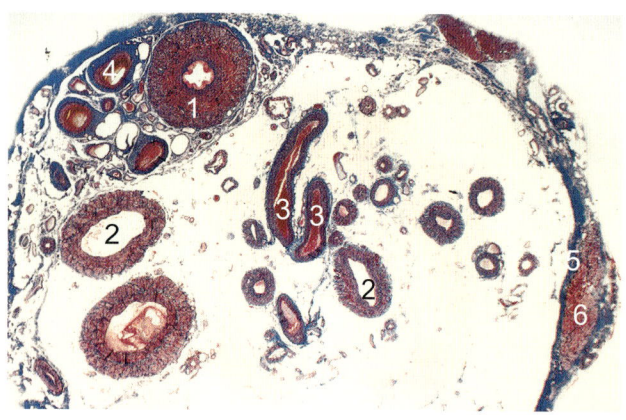

Abb. 5.5 Samenstrang; 1 = Samenleiter; 2 = Venen des Plexus pampiniformis; 3 = A. testicularis; 4 = V. ductus deferentis; 5 = Fascia spermatica interna; 6 = Bündel des M. cremaster. [20]

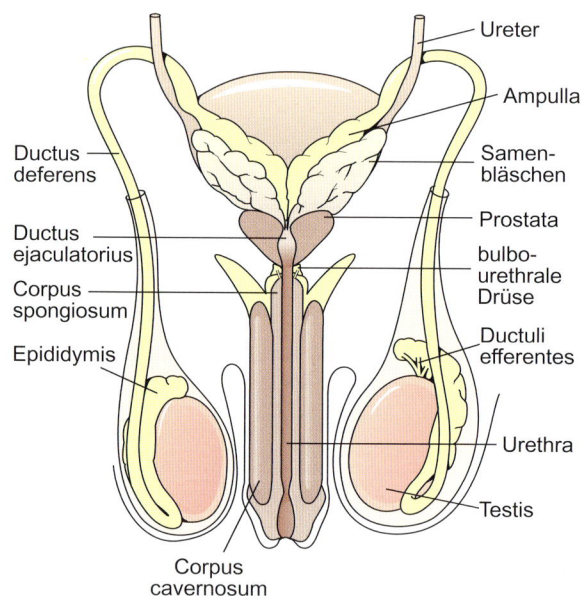

Abb. 5.6 Primäre männliche Geschlechtsorgane. [18]

5.1.2 Physiologie

Spermien

Produktion

Spermien werden im **Hoden** produziert. Die Hodenkanälchen (➤ Abb. 5.7) enthalten in ihrer Wand zwei unterschiedliche Zelltypen, zum einen die Sertoli-Zellen, zum anderen die Vorläuferzellen der Samenzellen (Spermatogonien). **Sertoli-Zellen** haben eine stabilisierende Funktion, stimulieren und regulieren aber auch die Reifung und Funktion der Spermatozoen. Für diesen Zweck enthalten sie Rezeptoren für Testosteron und für das FSH der Hypophyse, auf die sie aber auch durch ein eigenes Hormon (Inhibin) rückwirken können (s.u.). **Spermatogonien** entwickeln sich durch Teilung und Reifung in etwa zwei Monaten über Spermatozyten zu Spermatozoen, die bereits unreife Spermien darstellen.

Aus den Spermatogonien entstehen durch Teilung zwei Tochterzellen, von denen die eine in der Wand des Kanälchens verbleibt, während die zweite Tochterzelle sich nach mehrmaliger Teilung zum **Spermatozyten** entwickelt. Aus den primären entstehen die sekundären Spermatozyten, die nun nur noch einen haploiden (einfachen) Chromosomensatz aufweisen, und aus diesen dann schließlich die **Spermatozoen,** die bereits unreife Spermien darstellen.

Bildung und Reifung der Spermien dauert etwa zwei Monate. Täglich werden im Hoden ungefähr 200 Millionen Spermien neu gebildet. Die unreifen und noch nicht befruchtungsfähigen Spermien werden in den **Nebenhoden** übernommen und dort gespeichert. Während ihrer ungefähr 12 Tage dauernden Wanderung durch den Nebenhoden reifen sie unter dem Einfluss von Testosteron aus.

Spermien sind ungefähr 60 μm lang und besitzen einen außerordentlich komplexen Aufbau. Die durch den kontraktilen Schwanzteil erreichbare Geschwindigkeit im Genitale der Frau liegt bei 35 μm/s.

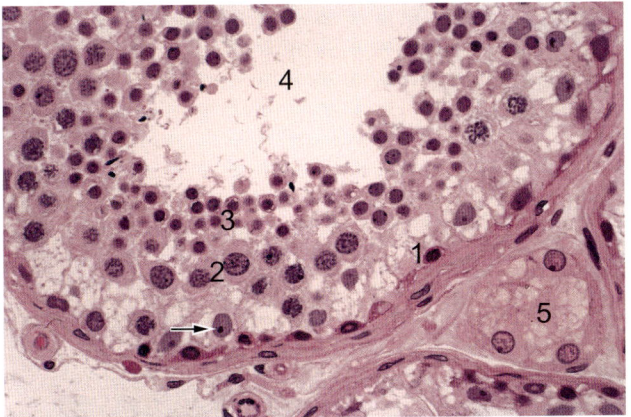

Abb. 5.7 Querschnitt durch ein Hodenkanälchen; 1 = Spermatogonien, 2 = frühe Spermatozyten, 3 = Spermatiden, 4 = Lumen, 5 = Leydig-Zellen, Pfeil = Sertoli-Zellen. [20]

Speicherung und Ejakulation

Im **Samenleiter** (Ductus deferens) werden die Spermien bis zur nächsten Ejakulation gespeichert. Bei der **Ejakulation** kommt es in den muskulären Wänden des Samenleiters, aber auch in Nebenhoden, Prostata und Samenbläschen zu Kontraktionen, sodass die Spermien letztlich in die Harn-Samen-Röhre gelangen. Die Samenflüssigkeit wird dabei ergänzt durch die nahezu neutrale Flüssigkeit der Prostata, die u.a. Citrat, Zink und Magnesium enthält, und das schwach alkalische Sekret der Samenbläschen (pH 7,3), dessen Fruktosegehalt der weiteren Ernährung der Spermien dient.

Ein normales **Ejakulat** enthält zwischen 50 und 200 Millionen Spermien pro Milliliter, von denen der weit überwiegende Teil (zumindest > 60 %) beweglich ist.

> **PATHOLOGIE**
> Unterhalb einer Grenze von etwa 20 Millionen nimmt die **Befruchtungsfähigkeit** rapide ab, obwohl ja zur Zeugung eines Kindes ein einziges Spermium ausreichen würde. Der Zusammenhang ist unklar, doch könnte man sich vorstellen, dass da, wo die Anzahl der Spermien pathologisch vermindert ist, Faktoren vorhanden sind, welche auch die verbliebenen beeinträchtigen.

Testosteron

Bedeutung

Testosteron (➤ Abb. 5.8) gehört, entsprechend sämtlicher Sexualhormone beider Geschlechter, zu den Steroidhormonen. Es wird vom männlichen **Feten** bereits zwischen der 10. und 16. Schwangerschaftswoche produziert, gemeinsam mit dem sog. Anti-Müller-Hormon (AMH) aus den Sertoli-Zellen. Der bei allen Embryonen angelegte Müller-Gang entwickelt sich später zum weiblichen Genitale, sofern er nicht durch Testosteron und AMH zurückgebildet wird. In diesem Fall entsteht ein männliches Genitale bzw., bei verminderter Produktion, eine Intersexualität.

Während der gesamten **Kindheit** ist der Hoden weitgehend inaktiv, um dann zwischen dem 11. und 15. Lebensjahr mit wiedererwachender Testosteronproduktion die **Pubertät** einzuleiten, die etwa im Alter von 18 Jahren abgeschlossen ist.

Im Gegensatz zu den Gegebenheiten bei der Frau ist der Hoden auch im **hohen Alter** noch aktiv, auch wenn seine Funkti-

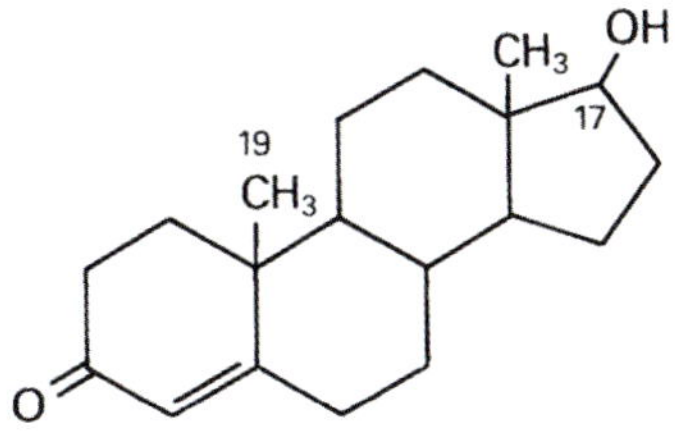

Abb. 5.8 Strukturformel des Testosterons. [1]

on etwa ab dem 50. Lebensjahr nachlässt. Es findet also beim Mann zeitlebens sowohl eine Produktion von Testosteron als auch eine Produktion von Spermatozoen statt. Die Funktionsminderung im Alter kann allerdings zu vor allem psychischen Problemen führen („männliches Klimakterium").

Regulation der Hormonsekretion

Die Leydig-Zellen produzieren täglich etwa 6–8 mg Testosteron. Stimuliert werden sie hierzu vom **luteinisierenden Hormon** (LH) der Hypophyse. Dieses wiederum wird in seiner Sekretion kontrolliert vom **Gonadotropin-Releasing-Hormon** (GnRH) des Hypothalamus (> Abb. 5.9). Das gebildete Testosteron kontrolliert über einen negativen Rückkopplungskreis die Sekretion von GnRH im Hypothalamus und dadurch gleichzeitig auch die Höhe des LH-Serumspiegels. Neben Testosteron werden von den Leydig-Zellen weitere Hormone wie Östradiol (!) in allerdings sehr geringen Mengen produziert.

Auch das **follikelstimulierende Hormon** (FSH) der Hypophyse untersteht der Kontrolle des hypothalamischen GnRH. Während LH überwiegend auf die Leydig-Zellen wirkt, untersteht die Spermienbildung der Stimulation durch FSH, das überwiegend über eine Proteinbildung in den Sertoli-Zellen seine Wirkung entfacht, unterstützt durch Testosteron (> Abb. 5.9).

GnRH wird pulsatil mit einem Rhythmus von 2–3 h und einem Maximum am Morgen sezerniert. Entsprechend, und analog zum Cortisol, ist auch der Testosteron-Serumspiegel morgens am höchsten.

Das **Inhibin** der Sertoli-Zellen ist in den Regelkreis eingeschaltet, indem es offensichtlich direkt an der Hypophyse, also ohne „Umweg" über den Hypothalamus, die FSH-Produktion unterdrückt.

Hormonwirkungen

Die Zielorgane des männlichen Geschlechtshormons sind nicht nur die Genitalien, sondern auch Muskulatur, Knochen und weitere Organe:

- Testosteron stimuliert Differenzierung und Wachstum von Penis, Hoden, Nebenhoden, Samenbläschen und Prostata. Es ist verantwortlich für den männlichen Körperbau und Behaarungstyp. Es stimuliert also pauschal alle primären und sekundären männlichen **Geschlechtsmerkmale.**
- An **Knochen und Knochenmark** stimuliert es sowohl Aufbau und Mineralisation als auch die Bildung der Erythrozyten. Männer haben daher sowohl einen höheren Hämatokrit als auch „festere" Knochen, die weniger frakturgefährdet sind. An der **Skelettmuskulatur** werden Wachstum und Umfang stimuliert. Das gesamte Körperwachstum wird in der Pubertät vermehrt gefördert, gleichzeitig allerdings auch der Schluss der Wachstumsfugen eingeleitet. Der **Kehlkopf** wächst verstärkt (Stimmbruch). An der **Haut** stimuliert es die Entwicklung von Terminalhaaren und Talgdrüsen einschließlich deren Produktion.
- Insgesamt hat das männliche Sexualhormon eine **anabole Wirkung,** weshalb es auch (verbotenerweise) zur anhaltenden Leistungssteigerung im Sport eingesetzt wird.

Testosteron wird im Serum überwiegend an Plasmaproteine gebunden. In den Zellen der Zielorgane wird es entweder zu **Dihydrotestosteron** (DHT) umgewandelt, das als eigentliche Wirkform anzusehen ist und die virilisierenden und anabolen Effekte vermittelt. Oder es wird in weiteren Geweben zu Östrogenen umgebaut, die im männlichen Organismus teils androgene, teilweise aber auch gegensätzliche Effekte vermitteln. Die physiologische Testosteron-Gesamtwirkung entspricht damit eher der Summe der Einzelwirkungen von Testosteron selbst sowie seinen Umwandlungsprodukten.

Abgebaut werden Testosteron und seine wirksamen Metaboliten überwiegend in der Leber. Dies gilt auch für die Androgene der NNR. Aus diesem Grunde entstehen bei Patientinnen mit einer Leberzirrhose virilisierende Effekte wie Amenorrhö und Hirsutismus.

> **PATHOLOGIE**
> **Mangelbildung an Testosteron**
>
> Die Pathologie des Hodens wird im > Fach Urologie besprochen. Zusammengefasst ergeben sich bei angeborener Mangelbildung an Testosteron die folgenden Symptome:
> Penis, Hoden und Skrotum bleiben klein. Prostata und Samenbläschen entwickeln sich nicht oder nur rudimentär. Achsel- und Barthaare fehlen. Die Schambehaarung ist weiblich. Es kommt in der Pubertät nicht zum Stimmbruch. Die Wachstumsfugen schließen verspätet – mit der Folge verstärkten Wachstums und, in Relation zum Stamm, besonders langen Beinen. Die Knochen sind frakturgefährdet, die Muskulatur unterentwickelt. Schulter- und Beckenbreite sind den weiblichen Proportionen angenähert. Die Haut ist verdünnt und geringer pigmentiert. Zumeist besteht auch eine mäßige Verminderung der intellektuellen Leistungsfähigkeit.

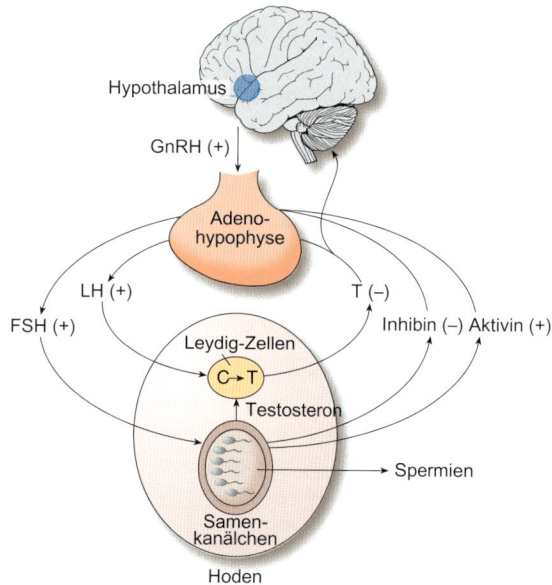

Abb. 5.9 Regulation der Testosteronsekretion; C = Cholesterin, T = Testosteron, LH = luteinisierendes Hormon, FSH = follikelstimulierendes Hormon, GnRH = Gonadotropin-Releasing-Hormon. [20]

Zusammenfassung

Testosteron

- Charakteristika:
  - männliches Sexualhormon
  - Steroidhormon
  - wird von den Leydig-Zellen im Hoden gebildet und in der Leber abgebaut
  - ist im Serum an Plasmaproteine gebunden
- wesentliche Wirkungen:
  - stimuliert alle primären und sekundären männlichen Geschlechtsorgane
  - anabole Wirkung (Knochenaufbau und -mineralisation, Muskelwachstum und -umfang)

5.2 Ovar (Eierstock)

Wie die Hoden haben auch die Ovarien zwei unterschiedliche Funktionen: die Bildung von befruchtungsfähigen Eizellen (= generative Funktion) und die Bildung und Sekretion der weiblichen Sexualhormone (Östrogene und Gestagene). Die weiblichen Genitalorgane mit ihren Funktionen einschließlich der Schwangerschaft werden im ▶ Fach Gynäkologie besprochen. Im Rahmen der Endokrinologie interessieren lediglich die Eierstöcke, ihre Hormonproduktion sowie deren Auswirkungen auf Genitale und Gesamtorganismus.

5.2.1 Anatomie

Die längsovalen Eierstöcke liegen beiderseits der Gebärmutter (Uterus) im kleinen Becken. Sie messen etwa 3–4 cm (knapp „pflaumengroß"), wiegen jeweils bis zu 8 g und sind wie die Hoden von einer dicken bindegewebigen Hülle (Tunica albuginea) umgeben (▶ Abb. 5.10). Am Hilus des Organs treten Nerven, Blut- und Lymphgefäße ein und aus. Die Ovarien liegen intraperitoneal, hängen also beweglich in einer Duplikatur des Bauchfells (Meso) zwischen Gebärmutter und seitlicher Beckenwand. Befestigt sind sie über Ligamente sowohl am Fundus des Uterus als auch an der Beckenwand.

Im Inneren des Ovars unterscheidet man die sehr breite Rindenzone vom hilusnah gelegenen Mark. Die **Rindenzone** besteht aus bindegewebigem Stroma und enthält sowohl „unverbrauchte" als auch narbig umgewandelte, „verbrauchte" Ei-Follikel. Daneben liegen die sog. Thekazellen im Stroma, in etwa vergleichbar mit den Leydig-Zwischenzellen des Hodens, in denen nach Integration in den Follikel (s.u.) die Östrogene produziert werden.

Ein **Follikel** besteht aus einer einzelnen **Eizelle** und einer umhüllenden, einreihigen, flachen Schicht von Epithelzellen, den sog. **Granulosazellen.** Die Einheit aus zentraler Eizelle und umhüllenden Granulosazellen stellt den Primordialfollikel dar, von denen in jedem Ovar (zur Zeit der Pubertät) etwa 200.000 vorhanden sind. Der Durchmesser der Primordialfollikel liegt bei 25 μm. Während der Reifung eines Follikels entsteht zusätzlich aus den Zellen des umgebenden Bindegewebes eine in den Follikel integrierte Umhüllung, die **Theca folliculi,** deren innerer Anteil (Theca interna) für die Östrogenproduktion des Ovars zuständig ist.

> **EXKURS**
> **Ei-Follikel**
> Die maximale Anzahl der Follikel ist beim weiblichen Feten mit ungefähr 7 Millionen im 6. Schwangerschaftsmonat erreicht. Danach findet eine stetige Rückbildung statt, sodass zum Zeitpunkt der Geburt noch etwa 1 Million und mit Beginn der Pubertät „nur noch" 400.000

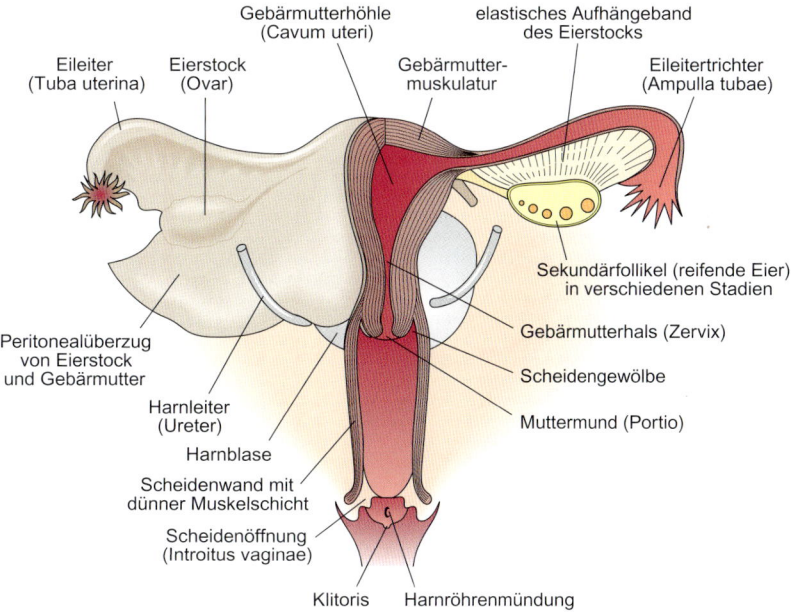

Abb. 5.10 Anatomie der weiblichen Geschlechtsorgane. [18]

vorhanden sind. Wenn man von einem 28-tägigen Menstruationszyklus der geschlechtsreifen Frau und einer etwa 30-jährigen Befruchtungsfähigkeit ausgeht, werden im Verlauf eines Lebens maximal 400 dieser 400.000 Ei-Follikel benötigt. Weil aber während eines jeden 28-Tage-Zyklus üblicherweise mehrere bis zahlreiche Follikel in beiden Ovarien reifen, die dann bis auf einen wieder zugrunde gehen, und weil sich zusätzlich weitere Primordialfollikel zurückbilden, sind zum Zeitpunkt der Menopause mit etwa 45–52 Jahren alle angelegten Follikel aufgebraucht. Ab diesem Zeitpunkt sind weder eine Befruchtung noch zyklische Monatsblutungen möglich.

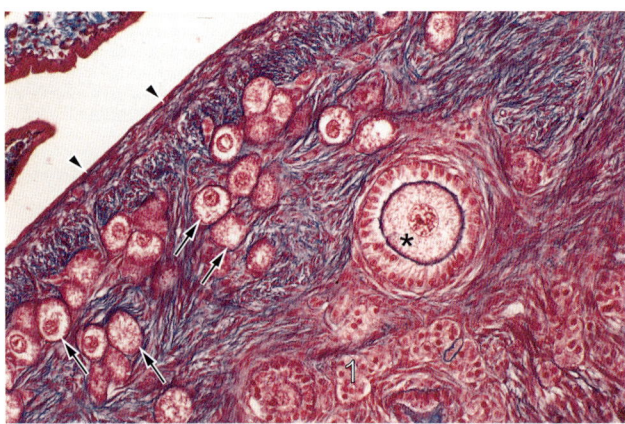

Abb. 5.11 Zahlreiche Primordial- (Pfeile) und ein Sekundärfollikel (*). [20]

5.2.2 Physiologie

Reifung der Eizelle

Während der Reifung einer Eizelle zur Befruchtungsfähigkeit entstehen nacheinander aus dem Primordialfollikel der Primärfollikel (50 μm), der Sekundär- (200 μm) und Tertiärfollikel (500 μm) bis hin zum sprungreifen, präovulatorischen sog. Graaf-Follikel, der bis zu 2 cm im Durchmesser erreicht (> Abb. 5.11). Diese **Stadien** sind sowohl mit einer Reifung der zentralen Eizelle als auch mit der Entwicklung der Epithelzellen sowie der Theca folliculi verbunden. Beispielsweise wird aus dem einschichtigen Epithel des Primärfollikels das mehrschichtige Epithel des Sekundärfollikels.

Die **Theka** differenziert sich im Tertiärfollikel in eine zellreiche Theca interna, welche gemeinsam mit den Granulosazellen Östrogene produziert, und in eine faserreiche Theca externa, welche die Blutgefäße führt und in das umgebende Bindegewebe übergeht.

Das wichtigste Östrogen ist das **Östradiol.** Daneben entstehen noch Östriol und Östron. Die Östrogene gehören wie die Androgene oder die weiteren Hormone der NNR zu den Steroidhormonen mit dem Grundgerüst des Sterans (> Abb. 1.4) und sind auf den ersten Blick kaum voneinander oder vom Testosteron (> Abb. 5.8) oder den Hormonen der NNR zu unterscheiden (> Abb. 3.5, > Abb. 3.7).

Ovulation

Aus dem sprungreifen Tertiärfollikel, dem **Graaf-Follikel,** der zwischen den Follikelepithelzellen einen zystischen, flüssigkeitsgefüllten Hohlraum gebildet hat, erfolgt etwa am 14. Zyklustag der Eisprung (Ovulation). Dies bedeutet, dass die Wand des Follikels rupturiert und die Eizelle mitsamt einer umhüllenden Schicht aus Granulosazellen in den Eileiter (Tube) hinausgeschleudert wird (> Abb. 5.12). Dabei legt sich die Tube mit ihrer trichterförmigen Öffnung, chemotaktisch angelockt, exakt über den Graaf-Follikel.

Der zurückbleibende Rest des Follikels faltet sich zusammen und formt sich zum sog. **Gelbkörper** (Corpus luteum) um. Die Thekazellen des Gelbkörpers produzieren ab diesem Zeitpunkt (genau genommen bereits einige Stunden vor der Ovulation) für die folgenden 2 Wochen das Gelbkörperhormon **Progesteron** (> Abb. 5.13). Wird die im Eileiter zur Gebärmutter wandernde Eizelle in dieser Zeit nicht befruchtet, bildet sich der Gelbkörper nach nunmehr insgesamt 28 Tagen (± 2 Tage) zurück und wandelt sich in eine bindegewebige Narbe um, das sog. **Corpus albicans** („weißer Körper" = Narbe). Auch die Produktion des Progesterons ist damit bis auf eine sehr geringe Basalsekretion beendet.

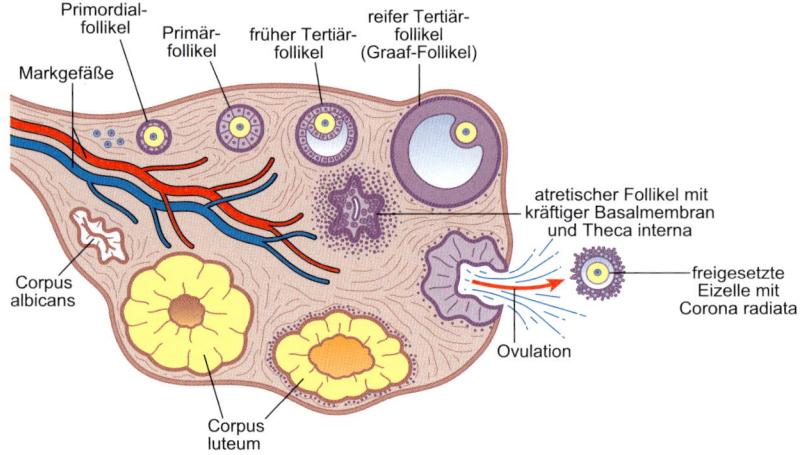

Abb. 5.12 Follikelbildung und Ovulation. [20]

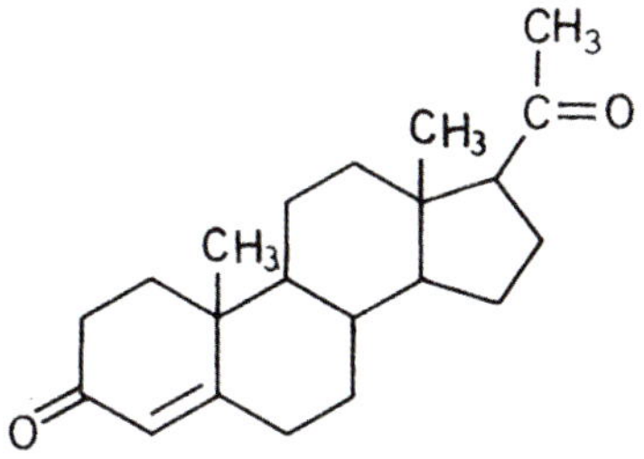

Abb. 5.13 Strukturformel des Progesterons. [1]

Das zweite weibliche Sexualhormon Progesteron wird also, da es überwiegend nur im Gelbkörper entsteht, nicht fortlaufend, sondern nahezu ausschließlich während der jeweils 2. Hälfte eines Menstruationszyklus gebildet und ins Blut sezerniert!

Es sei hier noch angemerkt, dass aus dem Ovar neben den weiblichen auch eine geringe Menge männlicher Hormone (DHEA und Testosteron) ins Blut sezerniert werden.

MERKE
- Produktion der Östrogene (Follikelhormone)
  - hauptsächlich in den Follikeln, in der 2. Zyklushälfte auch im Gelbkörper
  - in sehr geringem Umfang auch in der Nebennierenrinde
- Produktion des Progesterons (Gelbkörper- oder Schwangerschaftshormon)
  - im Gelbkörper der 2. Zyklushälfte

Zyklische Veränderungen der Gebärmutter

Etwa alle 28 Tage reift in den Ovarien der Frau eine einzelne Eizelle zur Befruchtungsfähigkeit heran, die dann in die **Tube** (Eileiter) ausgestoßen wird, um zur Gebärmutter zu wandern. Ermöglicht wird dies durch Flimmerhärchen und die Peristaltik der Tube. Während dieser „Wanderschaft" kann die Eizelle befruchtet werden. Da die Gebärmutter in keinem der 28-tägigen Zyklen „wissen" kann, ob das Ei nun befruchtet wird oder nicht, muss sie jedes Mal Vorkehrungen für den Fall einer eventuellen Schwangerschaft treffen. Dies bedeutet vor allem, dass die Schleimhaut sich einer solchen Situation in jedem Zyklus aufs Neue anzupassen hat.

Beide Hormone wirken an der Gebärmutterschleimhaut (Endometrium):
- Östradiol bewirkt in den ersten 14 Tagen, der **Follikelphase** (auf das Ovar bezogen) bzw. **Proliferationsphase** (auf das Endometrium bezogen), überwiegend eine Dickenzunahme des Endometriums auf ca. 6 mm. Diese Proliferation der Schleimhaut ist mit einem Wachstum von Arterien und Endometriumdrüsen verbunden. Der Muttermund weitet sich; der Schleim im Zervikalkanal wird dünnflüssiger und damit für die Spermien zunehmend leichter passierbar.
- In den folgenden 14 Tagen, der **Lutealphase** (Ovar) bzw. **Sekretionsphase** (Endometrium), erfolgt neben dem weiteren östrogenvermittelten Wachstum durch Progesteron eine Umwandlung der hypertrophierten Schleimhaut. Die Durchblutung wird weiter gesteigert und es kommt zur Sekretion eines glykogenhaltigen Schleims.

Der weibliche Zyklus (> Abb. 5.14) beginnt mit dem ersten Tag der Menstruationsblutung. Die **Proliferationsphase** beginnt also mit diesem 1. Blutungstag und endet 2 Wochen später mit der Ovulation. Inmitten der **Sekretionsphase,** etwa am 20. Zyklustag, ist die Gebärmutterschleimhaut unter dem Einfluss des Progesterons auf die Einnistung einer befruchteten Eizelle vorbereitet.

Diese Bereitschaft des Endometriums bleibt so lange erhalten, wie die Serumspiegel an Östradiol und Progesteron ausreichend hoch sind. Fallen sie ab, kommt es zu einer Minderdurchblutung durch Konstriktion der Schleimhautgefäße: Die Schleimhaut geht zugrunde und ihr Hauptanteil wird abgestoßen. Es kommt zur Menstruation und damit zum Beginn des nächsten Zyklus.

Die in der Gebärmutter während des 28-tägigen Zyklus aufgebaute und für eine Schwangerschaft vorbereitete Schleimhaut kann also wegen des Versiegens der Hormonproduktion im Gelbkörper nicht mehr stabil gehalten werden und stößt sich ab; es kommt für 3–5 Tage zur Hormonentzugsblutung (Menstruation). Bereits 2 Tage vor diesem neuen Zyklus beginnen allerdings schon wieder die nächsten Primordialfollikel zu reifen.

Regulation der Hormonsekretion

Die Hormone des Ovars unterstehen analog zur Situation beim Hoden der Kontrolle und Stimulation der Gonadotropine, also der hypophysären Hormone **FSH** und **LH,** die ihrerseits wiederum durch das **GnRH** des Hypothalamus zur Sekretion gebracht werden.

LH und FSH während eines Zyklus

Während das FSH am Hoden ununterbrochen die Spermiogenese der Hodenkanälchen, und LH ebenfalls „rund um die Uhr" die Testosteronproduktion der Leydig-Zellen stimuliert, sind ihre Wirkungen im Ovar zeitlich abgestuft. Die Hormonproduktion der Ovarien ist auf die Hypophysenhormone LH und FSH sowie auf das GnRH des Hypothalamus abgestimmt und mit diesen rückgekoppelt.

FSH (follikelstimulierendes Hormon!) bedingt am Beginn eines Zyklus die Reifung verschiedener Primordialfollikel zu Primär- und Sekundärfollikeln, von denen etwa am 7. Zyklustag ein einziger herausgebildet ist, der sich in der Folge weiterentwickelt, während die übrigen atrophieren. Der übrig gebliebene, sog. dominante Follikel, beginnt nun verstärkt **Östrogene** zu produzieren, wodurch im Zuge der negativen Rückkopplung der FSH-Serumspiegel abfällt.

Das **LH** der Hypophyse ist, im Gegensatz zum FSH, mit dem Östradiol positiv rückgekoppelt, sodass sein Serumspiegel parallel zur zunehmenden Östrogensekretion aus dem dominanten Follikel zunimmt. Kurz vor der Zyklusmitte erreicht die Östrogensekretion aus dem gewachsenen dominanten Follikel ein Maximum, und nachfolgend hiermit auch der LH-Serum-

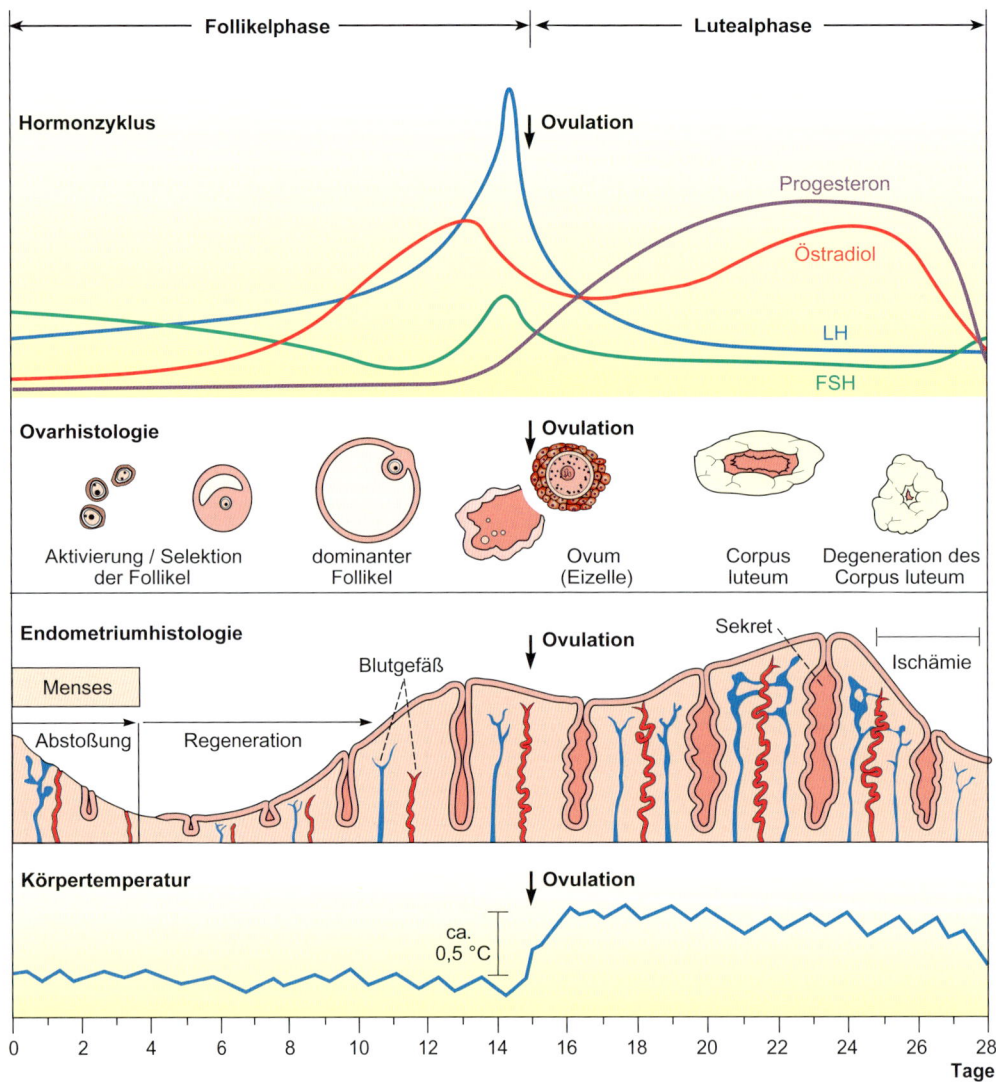

Abb. 5.14 Menstruationszyklus [20]

spiegel. Sowohl Östradiol als vor allem auch das LH (luteinisierendes Hormon!) induzieren nun die Luteinisierung des Graaf-Follikels und Umwandlung in das Corpus luteum, wodurch bereits kurz vor der Ovulation die **Progesteron**synthese beginnt. Das zunächst lokal im Graaf-Follikel freigesetzte Progesteron führt zur Aktivierung von proteolytischen Enzymen, die nun ihrerseits die Wand des Follikels andauen und damit die Ovulation erzwingen: Die Eizelle wird einschließlich der umgebenden Granulosazellen in die Tube ausgeschieden.

Der Gelbkörper produziert zunehmende Mengen Progesteron, um sich etwa ab dem 22. Zyklustag zurückzubilden. Wenn gegen Zyklusende die sezernierten Mengen an Östradiol und Progesteron nicht mehr ausreichen, die hypertrophierte Uterusschleimhaut stabil zu halten, kommt es zur Blutung. Schon einige Tage zuvor führte die Abnahme der Östrogenspiegel zu einem allmählichen Anstieg des **FSH,** dessen Wirkung den Beginn des neuen Zyklus ermöglicht.

Rückkopplungen

Während Östrogene die Sekretion von FSH direkt an der Hypophyse unterdrücken, erfolgt die entsprechende negative Rückkopplung durch Progesteron vor allem am Hypothalamus, was zur Unterdrückung der GnRH-Sekretion führt. In deren Folge kommt es zum Abfall von FSH und LH. Erst im Zuge der allmählichen Rückbildung des Corpus luteum mit Verminderung der Progesteronsynthese können die GnRH-Produktion und damit die Serumspiegel von FSH und LH erneut ansteigen, sodass es zur erneuten Hormonsekretion aus dem Ovar kommt.

Periphere Hormonwirkungen

Östrogene

- Östrogene (> Abb. 1.4) stimulieren die Zellen des Bindegewebes z. B. an der **Haut** und erhöhen die Zahl der Kollagenfasern wie auch insgesamt den Wassergehalt des Interstitiums. Bei ihrem Mangel entsteht so eine verdünnte und trockene Lederhaut. Die Gesamtdicke der Haut nimmt ab. Auch Androgene stimulieren die Fibrozyten, darüber hinaus aber auch Haarfollikel und Talgdrüsen. Durch ihr relatives Überwiegen bei Östrogenmangel in der Menopause kommt es im Alter zur verstärkten Behaarung (Hirsutismus) – und in der Pubertät zur Akne.

- An den **Schleimhäuten** von Scheide, Harnröhre und Harnblase entsprechen die Östrogenwirkungen denen an der Haut. Primäre und sekundäre (Mammae) weibliche **Geschlechtsorgane** werden zum Wachstum angeregt. Ein Mangel führt zu Trockenheit der Schleimhäute und Atrophie der Sexualorgane.
- Östrogene stimulieren den **Knochenstoffwechsel.** Ein Mangel führt in jedem Lebensalter zur Osteoporose.
- Die **Blutgefäße** erhalten, u.a. durch eine Verbesserung des LDL/HDL-Quotienten, einen Schutz, der das Risiko für eine Arteriosklerose mit ihren Folgen koronare Herzkrankheit, Herzinfarkt und Schlaganfall vermindert. Die gleichzeitig erfolgende, minimale Erhöhung der Triglyceride des Serums hat keine erwähnenswerten negativen Auswirkungen. Lang anhaltende Mangelzustände an Östrogenen gleichen das weibliche Risiko für die Entstehung der Arteriosklerose demjenigen der Männer an.
- Östrogene haben einen stimulierenden Einfluss auf die **Psyche.** Ein Mangel führt zu Antriebslosigkeit, Reizbarkeit und Aggressionen, Stimmungsschwankungen und Depressionen.

Die häufigen **Hitzewallungen** nach der Menopause sind nicht nur auf einen Östrogenmangel, sondern auch auf Veränderungen zerebraler Zentren zurückzuführen.

Progesteron

- Progesteron induziert den Umbau der **Gebärmutterschleimhaut** in der 2. Zyklushälfte zur Vorbereitung auf eine mögliche Schwangerschaft. Die Aktivität der Uterusmuskulatur wird gehemmt. Diese Hemmwirkung gilt auch für die glatte Muskulatur des Magen-Darm-Trakts: Sehr viel häufiger als beim Mann kommt es zur Obstipation. Die geringere Abdichtung der Speiseröhre infolge Insuffizienz des unteren Ösophagussphinkters führt in der Schwangerschaft mit ihren hohen Progesteronspiegeln (➤ Fach Gynäkologie) und im Verein mit der mechanischen Komponente der wachsenden Gebärmutter zum Reflux von Magensaft (➤ Fach Verdauungssystem).
- An der **Niere** wirkt Progesteron dem Aldosteron entgegen; über eine vermehrte Natriumausscheidung wird gleichzeitig Flüssigkeit ausgeschwemmt. Es hemmt also auch die durch Östrogene verursachte Wasseranreicherung im Interstitium.
- Systemisch erhöht es die **Körperkerntemperatur** um etwa 0,5 °C, wodurch bei täglicher Messung der Rektaltemperatur ein sicherer Hinweis auf eine erfolgte Ovulation gegeben ist, weil das Gelbkörperhormon Progesteron eben nur vom Gelbkörper in ausreichender Menge produziert wird. Wo aber ein Gelbkörper entstanden ist, muss zuvor eine Ovulation stattgefunden haben (➤ Abb. 5.15).

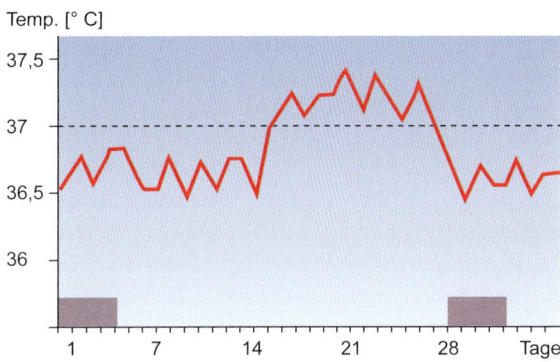

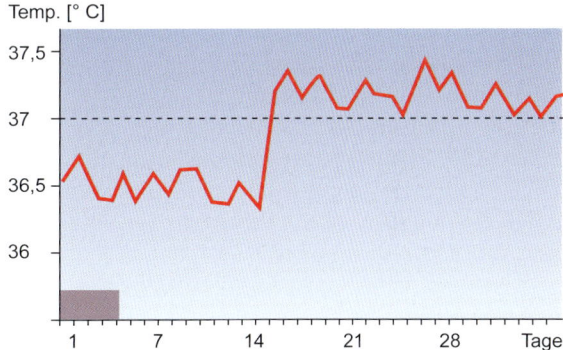

Abb. 5.15 Temperaturkurve während des Menstruationszyklus (oben) bzw. bei einer beginnenden Schwangerschaft (unten).

Pubertät

Die GnRH-, FSH- und LH-Sekretion aus den zerebralen Drüsen beginnt, aus einer niedrigen Basalsekretion heraus, zum Zeitpunkt der Pubertät. Die anfangs noch nach einem Tag-Nacht-Rhythmus erfolgende Sekretion führt im Alter von knapp 13 Jahren zur ersten Menstruation, der **Menarche.** Die ersten Zyklen verlaufen zumeist ohne Ovulation und zeitlich unregelmäßig, bis die Sekretion der Hypophysenhormone schließlich in den stabilen, pulsatilen Rhythmus übergeht und regelmäßige Zyklen und Ovulationen im 28-Tage-Rhythmus entstehen.

Ausgelöst wird die Menarche offensichtlich in Abhängigkeit von einem **Körpergewicht** von ca. 48 kg. Die Menarche tritt also bei adipösen Mädchen zeitlich früher ein als bei normalgewichtigen, und bei besonders zarten eben später.

Etwa 2 Jahre vor der Menarche kommt es im Alter zwischen 10 und 12 Jahren als erstem Anzeichen der Pubertät und gleichzeitig erstem sekundärem Geschlechtsmerkmal zu einem Wachstum der Brust (**Thelarche**). Etwas später beginnt das Wachstum der Schambehaarung (**Pubarche**) und schließlich der Achselbehaarung. Scham- und Achselbehaarung wachsen zunächst unter dem Einfluss der Androgene aus Ovar und NNR (vor allem DHEA) – zum Weiblichen modifiziert durch die nachfolgenden Östrogene der stimulierten Follikel.

Menopause

Definitionen

Im Alter zwischen 45 und 52 Jahren kommt es zur letzten, durch die Hormone der Ovarien gesteuerten Menstruation, die als Menopause bezeichnet wird. Sporadische Blutungen nach diesem Termin werden nicht mehr „bewertet". Da man zum Zeitpunkt einer Blutung nicht wissen kann, ob sie eine sporadische oder die letzte Monatsblutung ist, wird die **Menopause** retrospektiv, definitionsgemäß ein Jahr nach der letzten zeitgerechten Blutung zugeordnet.

Der Menopause geht eine unterschiedlich lange Phase voraus, in der die Zyklen unregelmäßig sind. Sie wird, zusammen mit dem Jahr nach der Menopause, als **Perimenopause** bezeichnet (> Abb. 5.16). Diese Phase entspricht den sog. **Wechseljahren**, dem Klimakterium. Die Zeitspanne vor der Menopause, in der die Zyklen bereits unregelmäßig stattfinden, wird häufig **Prämenopause** genannt.

Ein Jahr nach der Menopause beginnt die **Postmenopause.** Sie endet etwa mit dem 65.–70. Lebensjahr am Übergang ins **Senium**, dem eigentlichen „Alter".

Hormonsituation

Die Primordialfollikel sind zum Zeitpunkt der Menopause nahezu vollständig aufgebraucht. Im Gefolge der nun niedrigen Spiegel der weiblichen Sexualhormone sind die Spiegel der Hypophysenhormone FSH und LH erhöht. Die **Postmenopause** ist dementsprechend an **hohen FSH/LH-Spiegeln** ablesbar.

Nach der Menopause sinkt die Hormonproduktion in den Ovarien allmählich nahezu auf null. Lediglich geringe Mengen an Testosteron werden weiterhin gebildet. Allerdings werden vor allem im Fettgewebe und unabhängig vom Alter ebenfalls gewisse Mengen an Östrogenen gebildet, vorwiegend als Östron, sodass die Produktion auch nach der Menopause nie vollständig versiegt. Bei sehr adipösen Frauen können sogar Hormonspiegel erreicht werden, die sich kaum von üblichen Spiegeln vor der Menopause unterscheiden. Dies ist gleichzeitig die wesentliche Ursache dafür, dass es bei adipösen Männern zur Gynäkomastie kommt.

Klimakterische Beschwerden

Die häufigsten und wichtigsten Beschwerden in Klimakterium und Postmenopause bestehen aus

- Hitzewallungen und Schweißausbrüchen,
- einer zunehmenden Atrophie der Genitalorgane und Mammae,
- psychischen Störungen (Reizbarkeit, Leistungsabfall, Schlafstörungen) und
- der Ausbildung einer Osteoporose.

Alle diese Symptome können im Einzelfall sehr milde und vorübergehend, aber auch äußerst heftig und über viele Jahre, manchmal sogar Jahrzehnte andauern.

Die eigentliche Ursache der **Hitzewallungen** ist immer noch nicht geklärt. Man vermutet einen Zusammenhang mit den erhöhten LH-Spiegeln, die vor allem dann besonders hoch nachweisbar werden, wenn die Hitzewallung erscheint.

Die **Atrophie** von Genitalien und Mammae hat als wesentliche Ursache den Östrogenmangel. Aus demselben Grund kommt es zur Trockenheit und Atrophie der Scheidenschleimhaut. Auch die Harnwege sowie die Oberhaut sind davon betroffen.

Die **Osteoporose** ist ebenfalls auf den Östrogenmangel zurückzuführen, doch addiert sich hierzu auch die zunehmende körperliche Inaktivität des Alters, verbunden mit Mangelerscheinungen hinsichtlich Calcium und Vitamin D durch mangelnde Sonnenbestrahlung.

Die Ursachen der **depressiven Verstimmungen** dieser Jahre sind nicht sicher geklärt, doch ist hierfür wahrscheinlich der Ausfall zerebraler Östrogenwirkungen verantwortlich.

Zusammenfassung

Östrogene

- Charakteristika:
  - weibliches Sexualhormon
  - Steroidhormon
  - wird überwiegend als Östradiol von den Granulosazellen und der Theca interna des Ovars gebildet, als weniger wirksames Östron zusätzlich im Fettgewebe beider Geschlechter
- wesentliche Wirkungen:
  - stimuliert das Endometrium isoliert in der 1. und gemeinsam mit Progesteron auch in der 2. Zyklushälfte
  - stimulierende Wirkung auf Haut, Schleimhaut, Knochenstoffwechsel und Wachstum der Mammae
  - Schutz der Blutgefäße vor Arteriosklerose

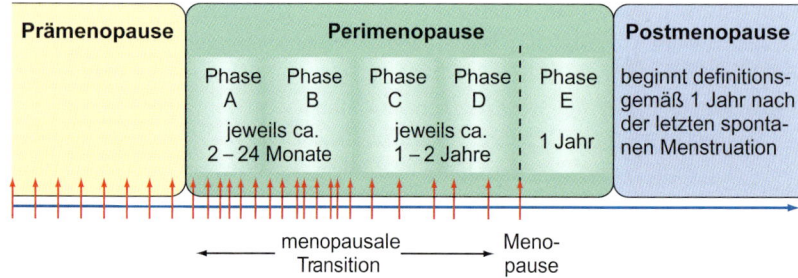

Abb. 5.16 Prä-, Peri- und Postmenopause. [13]

Progesteron
- Charakteristika
  - weibliches Sexualhormon
  - Steroidhormon
  - wird vom Gelbkörper, in der Schwangerschaft auch von der Plazenta produziert
- wesentliche Wirkungen
  - bereitet das Endometrium für die Einnistung einer befruchteten Eizelle vor
  - wirkt an der Niere dem Aldosteron entgegen
  - erhöht die Körperkerntemperatur
  - hemmt die glatte Muskulatur u.a. in Gebärmutter und Verdauungstrakt

KAPITEL 6

Zerebrale Hormondrüsen

6.1	Hypophyse/Hypothalamus	79	6.2	Epiphyse	89
6.1.1	Anatomie	79	6.2.1	Anatomie	89
6.1.2	Physiologie	81	6.2.2	Physiologie	89
6.1.3	Krankheitsbilder	87			

6.1 Hypophyse/Hypothalamus

Die Hypophyse (= Hirnanhangsdrüse, Glandula pituitaria) kann als übergeordnete Drüse des endokrinen Systems angesehen werden (> Abb. 6.1). Gleichzeitig ist sie das Bindeglied zwischen den peripheren Drüsen und dem Hypothalamus, der nervale Reize aus Umwelt und Cerebrum auf sie überträgt und ihre Funktion steuert und moduliert. Nur wenige periphere Hormondrüsen werden überhaupt nicht von der Hypophyse „beaufsichtigt" oder wenigstens beeinflusst.

6.1.1 Anatomie

Die **Hypophyse** (> Abb. 6.9) ist ein gut 500 mg schweres, etwa kirschgroßes Organ, das in einer Aussparung des Keilbeins (Os sphenoidale) platziert ist, dem sog. Türkensattel (Sella turcica). Sie ist hier lediglich durch eine dünne Knochenlamelle von der Keilbeinhöhle (= Nasennebenhöhle) getrennt. Die Blutversorgung erfolgt aus der A. carotis interna.

Die Hypophyse ist nach oben über eine Gewebebrücke, den sog. Hypophysenstiel (Infundibulum), mit dem **Hypothala-**

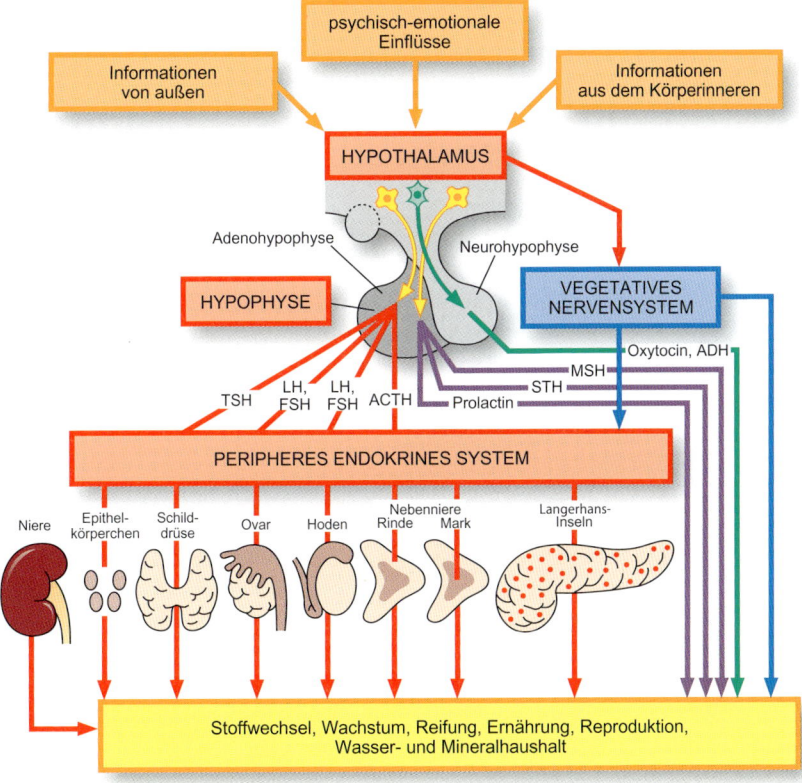

Abb. 6.1 Endokrines System und Rolle der Hypophyse. [20]

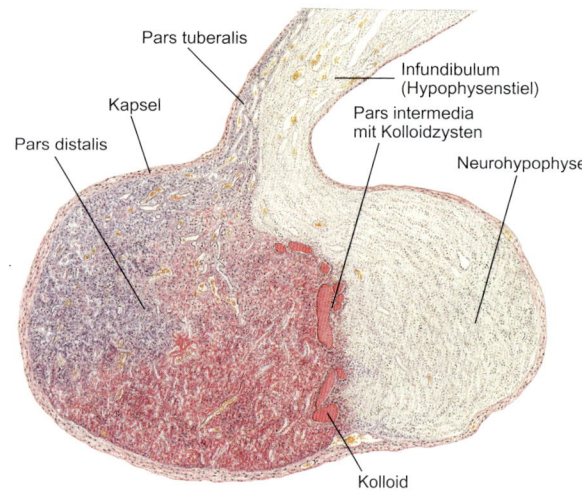

Abb. 6.2 Histologisches Bild der Hypophyse. [20]

mus verbunden. Der Hypothalamus mit seinen Kerngebieten liegt direkt oberhalb der Hypophyse (> Abb. 6.9). Zu beachten ist seine zentrale Lage im Zwischenhirn mit Verschaltungen zu allen erdenklichen zerebralen Strukturen.

Aufbau der Hypopyhse

Die Hypophyse besteht aus drei verschiedenen Anteilen (> Abb. 6.2):
- Hypophysenvorderlappen (HVL), ventral gelegen
- Hypophysenhinterlappen (HHL), dorsal gelegen
- Zwischenlappen, zwischen HVL und HHL liegend, sehr schmal und kaum abgrenzbar

Anordnung und Verschaltung zwischen Hypothalamus und Hypophyse (> Abb. 6.3) erinnern an die Nebenniere: NNR und NNM sind sowohl anatomisch und physiologisch als auch im Hinblick auf die chemische Struktur ihrer Hormone streng voneinander getrennt. Daneben ist das NNM genau genommen ein Nervenganglion, an welchem sympathische Nervenfasern synaptisch enden und dessen Nervenzellen auf eine sympathische Stimulation hin ihre beiden Hormone ins Blut sezernieren (> 3.2).

- Den Part des NNM übernimmt in der Hypophyse gewissermaßen der **HHL,** in den über den Hypophysenstiel Nervenfasern des Hypothalamus ziehen, um dort hypothalamische Nervensekrete als Hormone ins Blut des Kapillarnetzes des HHL auszuschütten. Der HHL enthält also praktisch nur Zellausläufer des Hypothalamus und gehört deshalb eigentlich funktionell zu diesem. Der HHL heißt wegen dieser Zusammenhänge auch **Neurohypophyse.**
- Der **HVL** produziert dagegen in seinem Gewebe eigene Hormone. Er ist allerdings mit dem Hypothalamus – ähnlich NNR und NNM – über einen Pfortaderkreislauf verbunden, indem das venöse Blut des Hypothalamus erst auf dem Umweg über einen hypophysären, zweiten Kreislauf in die V. jugularis abfließt. Der HVL erhält also mit seiner Blutversorgung über den Hypophysenstiel konzentriert und unver-

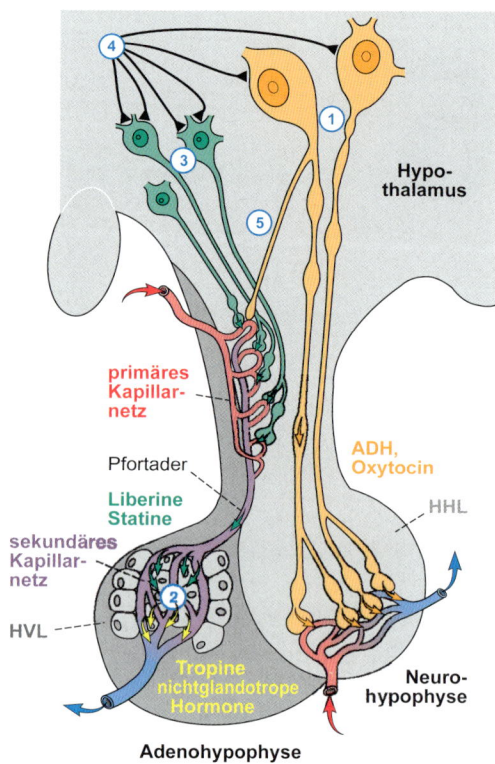

Abb. 6.3 Aufbau der Hypophyse; 1 = großzellige Kerne des Hypothalamus, in denen ADH und Oxytocin gebildet werden, 2 = hormonproduzierende Zellen der Adenohypophyse, 3 = kleinzellige Kerne des Hypothalamus, in denen Releasing-Hormone gebildet werden, 4 = hypothalamische Neurone mit Kontrollfunktion für die Releasing-Hormone, 5 = axonale Querverbindung, über die ADH auch den Portalkreislauf der Adenohypophyse erreichen kann. [18]

dünnt die Hormone des Hypothalamus und wird von diesen in seiner eigenen Hormonproduktion beeinflusst und teilweise auch gesteuert. Zur Abgrenzung gegen die Neurohypophyse wird der HVL auch als **Adenohypophyse** bezeichnet.

Hormonproduktion

Adenohypophyse

Die Adenohypophyse **(HVL)** enthält 5 histologisch unterscheidbare Zellanteile, die insgesamt sechs verschiedene Hormone produzieren:
- Die mit einem Anteil von 50 % weitaus größte Zellgruppe des HVL bildet das Somatotropin (STH, somatotropes Hormon = Wachstumshormon).
- Die Zellen, welche das Prolaktin herstellen, schwanken in einem weiten Bereich zwischen 5 und 25 % Drüsenanteil. In der Schwangerschaft vermehren sie ihren prozentualen Anteil am HVL und verursachen eine Gewichtsvermehrung der gesamten Hypophyse um 25 %.
- Eine weitere, in den HVL eingestreute Zellgruppe produziert die beiden gonadotropen (auf die Gonaden einwirkenden) Hormone FSH und LH.
- Schließlich gibt es noch zwei Zellgruppen, in welchen die Hormone TSH und ACTH entstehen.

Neurohypophyse
Die Nervenfasern der Neurohypophyse (HHL) sezernieren die beiden Hormone ADH (antidiuretisches Hormon) und Oxytocin.

Zwischenlappen
Im Gewebe des Zwischenlappens finden sich zahlreiche Kolloidzysten (> Abb. 6.2) ähnlich den Schilddrüsenfollikeln. Hier entsteht das Hormon Melanotropin (MSH).

> **MERKE**
> **Hormone der Hypophyse**
> - HVL: STH, Prolaktin, FSH, LH, TSH, ACTH
> - HHL: ADH, Oxytocin
> - Zwischenlappen: MSH

Insgesamt bildet die Hypophyse also neun verschiedene Hormone. Es handelt sich ausschließlich um Peptidhormone oder um Hormone, die sich von einzelnen Aminosäuren ableiten. Teilweise sind sie von ihrer Struktur her eng miteinander verwandt (beispielsweise ACTH und MSH).

6.1.2 Physiologie

Hypothalamus

Der Hypothalamus ist u.a. zuständig für Feinabstimmungen in den hormonellen Regelkreisen zwischen der Hypophyse und den peripheren Drüsen. Benutzt werden hierfür **Releasing-Hormone** („Freisetzungshormone") wie TRH (Thyreotropin-Releasing-Hormon) oder CRH (Corticotropin-Releasing-Hormon). Ganz allgemein sind Releasing-Hormone Hypothalamushormone, die über den oben angesprochenen Pfortaderkreislauf in den HVL gelangen und dort die Bildung und Sekretion eines bestimmten Hormons induzieren, welches dann entweder selbst periphere Wirkungen verursacht oder aber auf eine periphere Hormondrüse, wie z. B. Schilddrüse oder NNR, einwirkt (> Abb. 6.4).

Neben den induzierenden gibt es auch hemmende Hormone in diesem Regelkreis, die sog. **Inhibiting-Hormone** (häufig Somatostatin), über die der Hypothalamus die Hypophyse zu bremsen vermag. Es bestehen also scheinbare hormonelle „Umwege", die allerdings eine feinere Anpassung an die Bedürfnisse des Körpers erlauben, als dies sonst der Fall wäre.

Der Hypothalamus ist eine **zentrale Schaltstation**, in die auch nervöse Einflüsse aus Zwischenhirn, Hirnstamm und Großhirnrinde münden, sodass Hormonausschüttungen zentral und peripher von emotionalen Einflüssen oder optischen, sensorischen oder gedanklichen Vorstellungen und Eindrücken des Großhirns verändert werden können.

So beeinflussen die **Östrogene** über den Hypothalamus sogar die Hormonproduktion der Schilddrüse im Sinne einer Stimulierung, werden aber auch selbst hinsichtlich der Höhe ihres Serumspiegels durch Emotionen oder Leistungen der Großhirnrinde verändert. Zyklusstörungen können dementsprechend allein durch emotionale Aspekte (z. B. Depressionen) oder intellektuelle Leistungen hervorgerufen werden. Erst durch derartige Verzahnungen und weitere Quervernetzungen sind feinste Abstimmungen der endokrinen Organe möglich.

Der Hypothalamus hat neben dieser Verzahnung mit höheren Zentren auch **Rezeptoren** für eine Vielzahl peripher gebildeter Hormone (u.a. auch für Schilddrüsenhormone und Sexualhormone), sodass in diesem Organ ein überaus komplexes Muster an Informationen zusammenläuft, gesiebt und verarbeitet wird (> Abb. 6.4). In Zusammenarbeit mit Großhirn, sensiblen und emotionalen Eindrücken, Hypophyse und jeweiliger peripherer Hormondrüse entsteht so ein **Regelkreis,** der alle Körperfunktionen und -bedürfnisse perfekt koordiniert.

Die **Hypophyse** selbst wird dadurch allerdings in ihrer übergeordneten Steuerfunktion nicht entwertet. Sie erhält selbst die wesentlichen Meldungen aus der Peripherie und stimmt hierauf dann ihre eigenen Hormone ab – wie der Leiter eines großen Projekts, der den Fortgang der Arbeit überwacht und steuert. Über diesem steht aber noch der Chef des Gesamtkonzerns (= Hypothalamus), der letztlich nicht nur für dieses eine (Hormon-)Projekt, sondern eben für den ganzen Konzern verantwortlich ist und das Einzelprojekt mit dem Gesamtunternehmen abzustimmen hat. Im Einzelfall überhört die Hypophyse auch einmal die Vorgaben des Hypothalamus, indem z. B. die TSH-Sekretion bei hohen Serumspiegeln für T_3/T_4 kaum gesteigert wird, selbst wenn der Hypothalamus über TRH entsprechende Befehle erteilt.

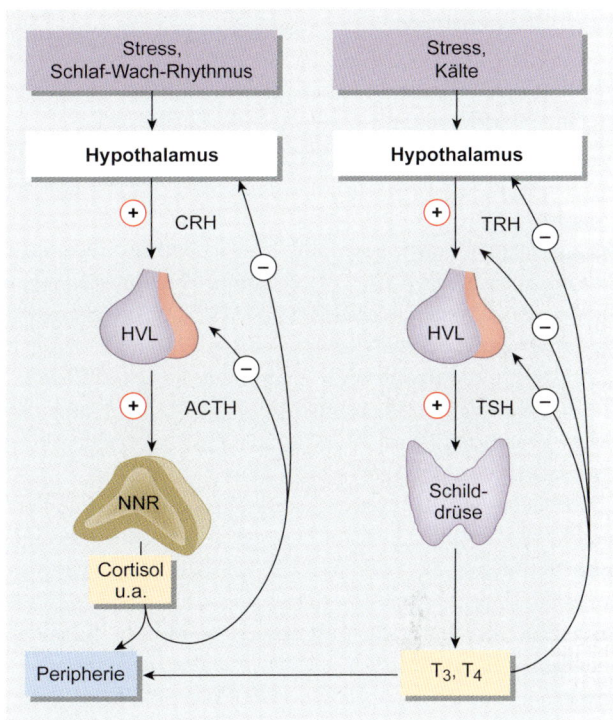

Abb. 6.4 Über den Hypothalamus wirkende Einflüsse.

Adenohypophyse

Der HVL bildet die sechs Hormone Somatotropin, Prolaktin, ACTH, TSH, FSH und LH.

TSH

Dieses Hormon wurde bereits bei der Schilddrüse (Glandula thyroidea) besprochen (➤ 2.2). Entsprechend seines Namens (Thyroidea stimulierendes Hormon TSH bzw. Thyreotropin) **stimuliert es die Schilddrüse** sowohl zum Wachstum als auch zur Hormonproduktion. Ohne TSH bildet die Schilddrüse lediglich eine sehr geringe basale Menge an T_4 und T_3, die mit einem Leben „auf Sparflamme" gerade noch vereinbar ist. Es resultiert eine ausgeprägte Hypothyreose.

Gebildetes oder therapeutisch zugeführtes Schilddrüsenhormon hemmt dosisabhängig im Zuge der **negativen Rückkopplung** die Bildung des TSH im HVL. Thyroxin-Serumwerte an der oberen Grenze der Norm führen zu einer nahezu vollständigen Unterdrückung der TSH-Sekretion (Morbus Basedow, autonomes Adenom).

ACTH

ACTH (= Corticotropin) stimuliert die **Bildung von Cortisol** in der Zona fasciculata der NNR, in geringerem Umfang auch diejenige von DHEA in der Zona reticularis, während das Aldosteron der Zona glomerulosa kaum betroffen ist. Seine eigene Bildung wird ebenfalls wieder vom Hypothalamus durch dessen Corticotropin-Releasing-Hormon (**CRH**) induziert.

Die zirkadiane Rhythmik des CRH führt zur entsprechenden **Rhythmik des ACTH** und diese schließlich zu den schwankenden Cortisol-Serumspiegeln mit steilem Anstieg am frühen Morgen zum Zeitpunkt des üblichen Erwachens und abendlichem Abfall mit einem Tiefpunkt zur Zeit des üblichen Zubettgehens.

Cortisol hemmt im Zuge seiner **negativen Rückkopplung** sowohl die CRH-Bildung als auch diejenige des ACTH. Erhöhte Serumspiegel infolge externer Zufuhr (Cortisol-Therapie) oder aufgrund eines NNR-Adenoms unterdrücken die Produktion von CRH und ACTH weitgehend.

ACTH hat aufgrund seiner Strukturverwandtschaft mit MSH neben der Stimulation der NNR noch eine weitere periphere Wirkung: Es veranlasst die Melanozyten der Haut zur leicht vermehrten **Melaninsynthese;** seine Mehrproduktion bei einem Hypophysenadenom oder bei einer primären NNR-Insuffizienz (Morbus Addison) führt zu einer geringgradig verstärkten Hautpigmentierung. Beim Morbus Addison ist hieran allerdings das MSH in weit größerem Umfang beteiligt.

FSH, LH

Die beiden gonadotropen Hormone wirken trotz ihres Namens (FSH = follikelstimulierendes, LH = luteinisierendes, gelbkörperbildendes Hormon) sowohl am **Ovar** als auch am **Hoden.** Auch für diese Hormone existiert mit dem **GnRH** ein Releasing-Hormon im Hypothalamus.

Östrogene und Gestagene (Progesteron) wirken wie üblich im Sinne einer **negativen Rückkopplung** auf Hypophyse und Hypothalamus. Sie vermögen allerdings, im Gegensatz zu den sonst üblichen Mechanismen, auch **stimulierend** zu wirken. So bewirkt z. B. der Östrogenanstieg im Tertiärfollikel des Ovars vor der Ovulation einen steilen Anstieg des hypophysären LH. Dieses löst dann durch seine Wirkung auf den Graaf-Follikel die Ovulation aus (➤ 5.2.2).

STH

Soma heißt Körper. Das somatotrope Hormon STH (= Somatotropin = Wachstumshormon) wirkt entsprechend seiner Benennung auf den ganzen Körper und stimuliert im Kindesalter **Wachstum und Entwicklung.** Im Gegensatz zu den glandotropen Hormonen TSH, ACTH, FSH und LH, die keine eigene Hormonwirkung entfalten, sondern lediglich **Boten** für die peripheren Drüsen sind, besitzen STH und Prolaktin ohne Einschaltung einer peripheren Drüse **eigene Hormonwirkungen** (effektorische Hormone).

Regulation der Hormonsekretion

Aus dem HVL sezerniert wird STH durch Stimulation des hypothalamischen Releasing-Hormons **GHRH** („growth hormone releasing hormone") = SRH = Somatoliberin (➤ Abb. 6.5), durch niedrige Glukose- und hohe Aminosäuren-Serumspiegel, durch körperlichen oder psychischen Stress sowie im Schlaf – besonders in den **Tiefschlafphasen,** in denen es bevorzugt beim Kind zum Wachstum und beim Erwachsenen zu Reparaturvorgängen kommt.

> **MERKE**
> Stimulanzien der STH-Sekretion:
> • GHRH (Hypothalamus)
> • Hypoglykämie
> • hohe Aminosäuren-Serumspiegel
> • Disstress (über GHRH)
> • nächtliche Tiefschlafphasen

Hormonwirkungen

T_3/T_4 und STH ergänzen sich, indem sie gemeinsam das Körperwachstum stimulieren. STH induziert vor allem in der Leber die Synthese von **Wachstumsfaktoren** (Somatomedine wie IGF-1), die z. B. an den Wachstumsfugen die Bildung der Chondroblasten und damit das Wachstum anregen. Darüber hinaus wird die **Zellneubildung** in jedem Lebensalter gefördert, sodass STH wohl das wesentliche Hormon für (vor allem nächtliche) Reparaturarbeiten darstellt.

Neben seiner allgemeinen Stimulierung von Zellteilungen regt STH in der Leber die **Glukoneogenese** an und am Fettgewebe die **Lipolyse.** An peripheren Zellen wirkt es hinsichtlich Glukose und Fettsäuren als Insulinantagonist. Es erhöht also im Blut den Spiegel an Glukose und Fettsäuren, den Energie-

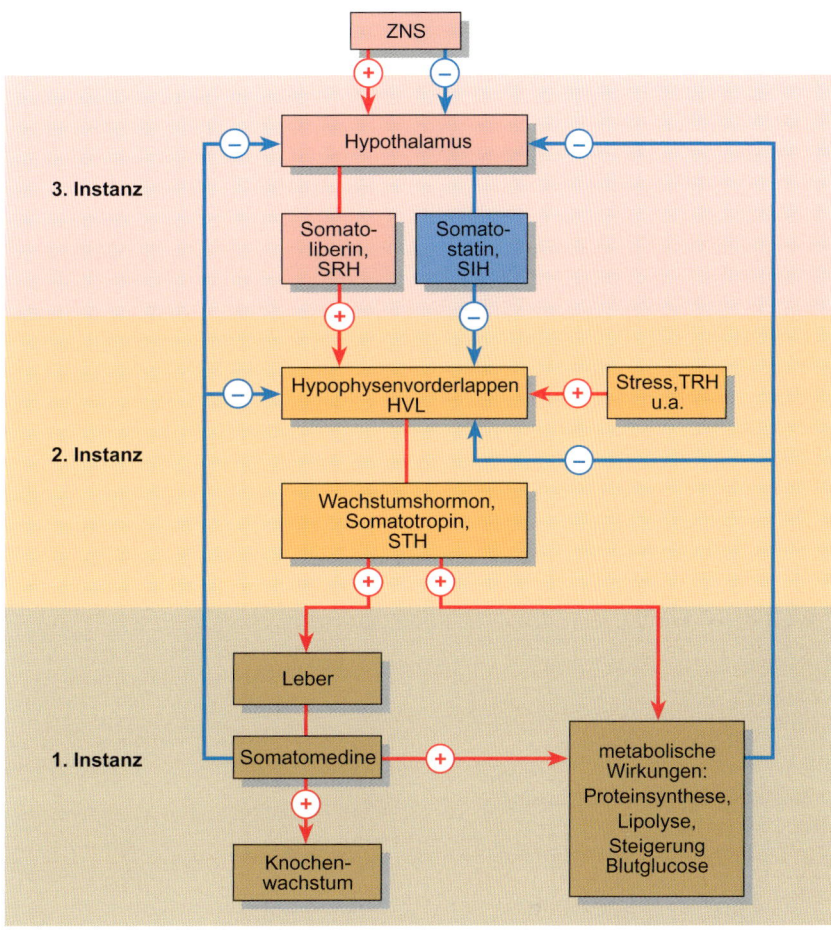

Abb. 6.5 Regelkreis des Somatotropins. [10]

substraten für seine wachstumsanregende Wirkung. Diese resultiert nicht allein aus der Stimulierung des Knochenwachstums, sondern besteht auch in einem verstärkten Einstrom von Aminosäuren in die Zellen mit nachfolgender Proteinsynthese.

MERKE
Hormonwirkungen:
- Anregung von Wachstum und Zellneubildung
- Reparaturarbeiten – vor allem nachts in körperlicher Ruhe
- Anhebung des Glukose-Serumspiegels durch Glukoneogenese (Leber) und Stimulierung der Glukagon-Sekretion (Pankreas)
- Anhebung des Fettsäuren-Serumspiegels (Lipolyse)
- Senkung des Aminosäuren-Serumspiegels (Aufnahme in die Zellen und Stimulierung der Proteinsynthese)

STH gehört, gemeinsam mit T_3/T_4 und Insulin, zu den anabolen Hormonen. Es ermöglicht den Geweben den Strukturaufbau und stellt ihnen gleichzeitig die hierfür benötigte Energie in Form von Glukose und Fettsäuren zur Verfügung.

PATHOLOGIE
Bei einer Minderproduktion von STH im Kindesalter entsteht der proportionierte Minderwuchs. Bei einer Mehrproduktion kommt es zu verstärktem Wachstum (Gigantismus) oder, nach der Pubertät, zur Akromegalie, bei der vor allem die Akren (Hände, Füße, Nase, Kinn, periorbitale Region und Zunge) vom verstärkten Wachstum betroffen sind, weil die geschlossenen Epiphysenfugen kein allgemeines Wachstum mehr zulassen.

Prolaktin

Dieses Hormon ist bei beiden Geschlechtern an immunologischen Prozessen beteiligt. Es fördert die elterliche Fürsorge und ergänzt damit die Wirkung von Oxytocin. Auch bei physischem oder psychischem Stress sind seine Serumspiegel erhöht. TRH stimuliert nicht nur die Sekretion von TSH, sondern in gewissem Umfang auch diejenige des Prolaktins. Das eigentliche Releasing-Hormon ist wahrscheinlich das **PRH.** Während der Schwangerschaft kommt es durch den Einfluss der Östrogene zu erhöhten Serumspiegeln.

Bei der Frau stimuliert Prolaktin, gemeinsam mit STH und Östrogenen, das **Wachstum der Brust** in Pubertät und Schwangerschaft. Seine spezifische Wirkung besteht in der postpartalen (Partus = Geburt) Anregung der **Milchproduktion** in der weiblichen Brust. Vor allem das Saugen des Kindes erhöht seine Ausschüttung aus der Hypophyse und wirkt dadurch wiederum auf die Brust im Sinne einer erhöhten Milchbildung und -sekretion (➤ Abb. 6.6). Gleichzeitig wirkt es auf die Ovarien und **unterdrückt hier die Ovulation.** Regelmäßiges, ausschließliches Stillen führt zur Anovulation und schützt

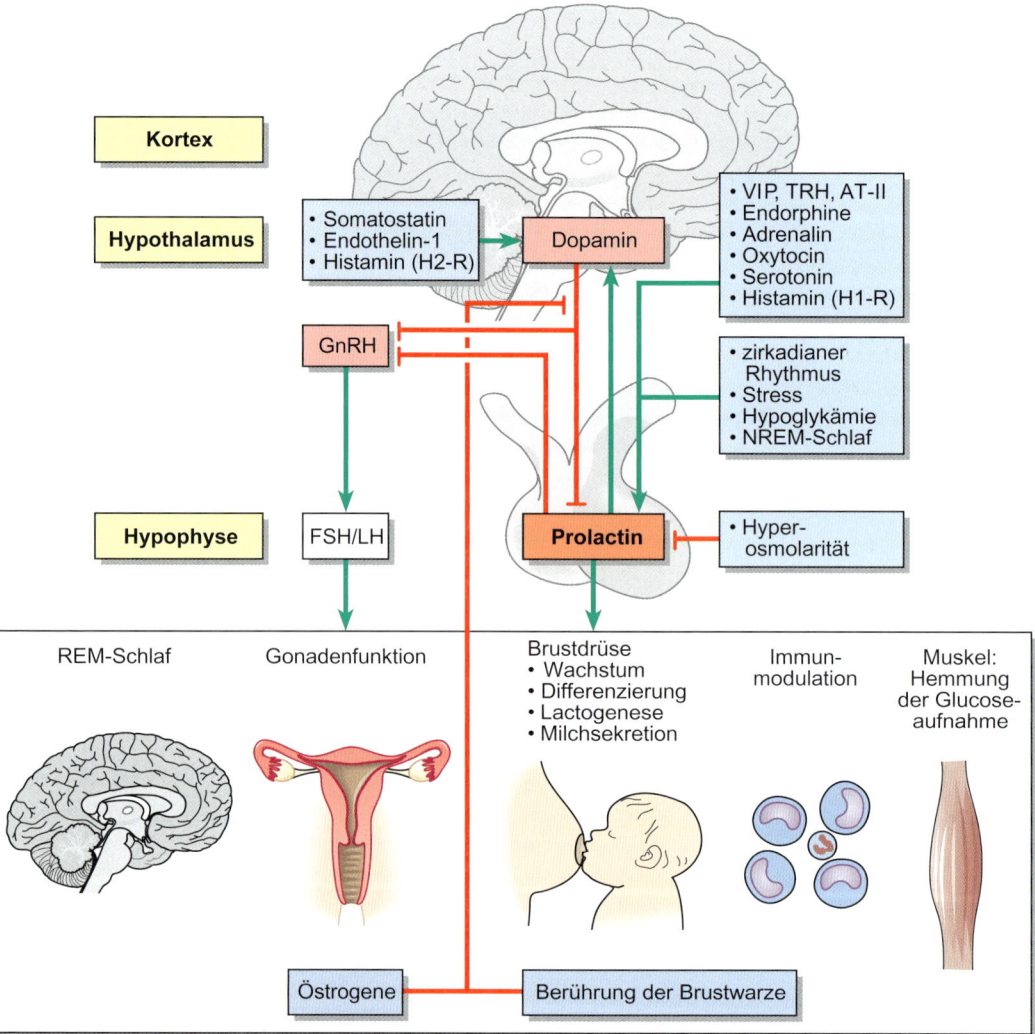

Abb. 6.6 Wirkungen und Regulation des Prolaktins (PRL). [18]

die Frau dadurch während der Stillzeit (weitgehend) vor einer erneuten Schwangerschaft.

Zusammenfassung

In der Adenohypophyse werden sechs Peptidhormone gebildet. TSH, ACTH, FSH und LH sind glandotrope Hormone ohne eigene Hormonwirkung, STH und Prolaktin sind effektorische Hormone.

TSH = Thyroidea stimulierendes Hormon, Thyreotropin

- stimuliert Wachstum und Hormonproduktion der Schilddrüse
- unterliegt einer negativen Rückkopplung durch T_3, T_4
- hypothalamische Stimulation durch TRH

ACTH = adrenokortikotropes Hormon = Corticotropin

- stimuliert die Bildung von Cortisol (und von DHEA)
- stimuliert die Melaninsynthese (in geringem Umfang)
- Bildung wird durch CRH induziert
- unterliegt einer negativen Rückkopplung durch Cortisol

FSH = follikelstimulierendes Hormon

- induziert die Follikelreifung in den Ovarien (und die Spermiogenese im Hoden)
- Bildung wird durch GnRH induziert
- unterliegt einer negativen Rückkopplung durch Östrogene

LH = luteinisierendes Hormon = gelbkörperbildendes Hormon

- induziert die Bildung des Corpus luteum in den Ovarien (und die Testosteronproduktion in den Hoden)
- Bildung wird durch GnRH induziert
- unterliegt einer negativen Rückkopplung durch Progesteron, aber einer positiven Rückkopplung durch Östrogene

STH = somatotropes Hormon = Somatotropin = Wachstumshormon

- stimuliert im Kindesalter Wachstum und Entwicklung und in jedem Alter die Zellneubildung
- Bildung wird u.a. durch GHRH induziert

Prolaktin

- stimuliert, gemeinsam mit den Östrogenen, das Wachstum der Brust und postpartal die Milchproduktion, unterdrückt die Ovulation, fördert bei beiden Geschlechtern die elterliche Fürsorge und stimuliert das Immunsystem
- Bildung wird induziert durch TRH und PRH, durch das Saugen des Kindes an der Brust und durch Stress

Neurohypophyse

Der HHL sezerniert die beiden Hormone ADH und Oxytocin, die im Hypothalamus gebildet und über die Neurone (Zellfortsätze) der hormonbildenden Nervenzellen in die Neurohypophyse geleitet werden (s.o.). Geringe Mengen an ADH und Oxytocin werden auch in peripheren Organen gebildet (NNM, Hoden, Ovar).

Oxytocin

Oxytocin wirkt, entsprechend dem Prolaktin, bei der Frau während Schwangerschaft und Stillzeit. Sein Sekretionsanstieg kontrahiert die glatte Uterusmuskulatur und ermöglicht dadurch die **Wehenbildung** und Austreibung des Kindes. Es wird deshalb, bei unzureichender Wehentätigkeit, auch pharmakologisch als wehenförderndes Mittel eingesetzt.

Die zweite wesentliche Wirkung besteht in der Kontraktion der Milchgänge der weiblichen Brust. Die Milch wird dadurch zur Mamille gepresst **(Milchejektion).**

Während der Oxytocin-Serumspiegel mechanisch (durch das **Saugen des Säuglings**) oder auch reflexartig (z. B. durch das Schreien des Kindes) innerhalb weniger Minuten steil ansteigt, erfolgt die Sekretion von Prolaktin verzögert mit einem Maximum nach 15–20 min. Prolaktin und Oxytocin ergänzen sich in ihrer Wirkung während der Stillzeit (➤ Abb. 6.7).

Neuerdings hat man Oxytocin auch als wesentlich für die **Bindung** zwischen Partnern bzw. Eltern und Kind erkannt. Seine Sekretion als Folge von Liebkosungen erzeugt im limbischen System Glücksgefühle und Ausgeglichenheit.

EXKURS
Muttermilch

Die artspezifische Muttermilch ist dem Bedarf des Säuglings weit besser angepasst als Kuhmilch. Neben den abweichend konzentrierten Grundnahrungsmitteln (➤ Tab. 6.1) enthält sie auch spezifische (IgA) und unspezifische Immunfaktoren (Lysozym, Komplement, γ-Linolensäure) sowie Enzyme, welche dem Säugling die Verdauung erleichtern. Zusätzlich schützt Stillen vor einer Sensibilisierung durch Fremdeiweiß. Es ist zu beachten, dass Kuhmilch auf den ersten Blick

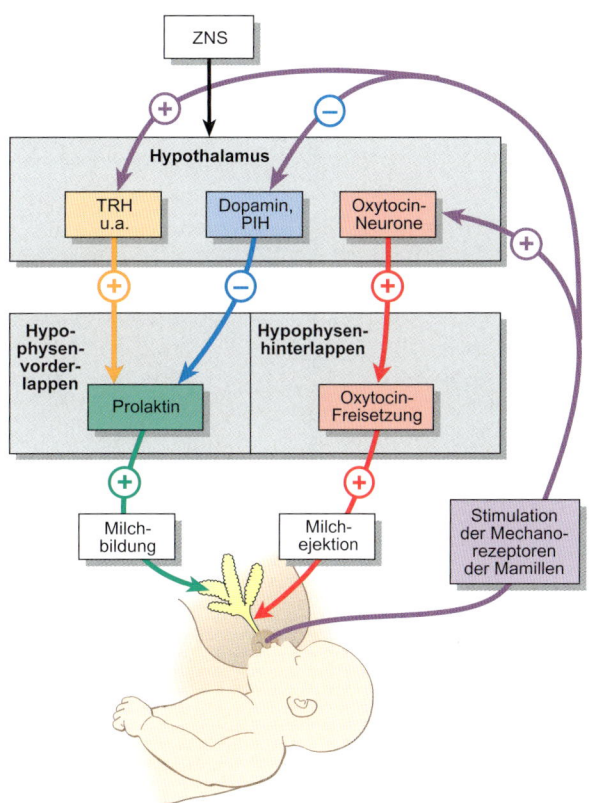

Abb. 6.7 Prolaktin und Oxytocin während des Stillens. [10]

„gesünder" scheint als Muttermilch, weil sie mehr Eiweiß und Mineralien und weniger Kalorien in Form von Zucker und Fett enthält. Offensichtlich jedoch benötigt der kleine Mensch gerade die Kalorien und weniger das Eiweiß zum optimalen Gedeihen.

ADH

Hormonwirkungen

Die Wirkungen des antidiuretischen Hormons ADH (= Vasopressin) leiten sich aus seinen beiden Namen ab: Vasopressin benennt das Zusammenpressen der Gefäße, Antidiurese bedeutet die Verhinderung der Diurese, also die Behinderung der Flüssigkeitsausscheidung in der Niere. Dieses Hormon wurde bereits bei der Besprechung des RAAS erwähnt (➤ 3.1.2).

Tab. 6.1 Kuhmilch und Muttermilch im Vergleich (durchschnittliche Zusammensetzung pro 100 ml).

	Kuhmilch	**Muttermilch**
Nährwert	281 kJ (67 kcal)	ca. 300–400 kJ
Proteine	3,3 g	1,5 g
Laktoglobulin	0,2 g	0,7 g
Fette	3,7 g	4,5 g
Kohlenhydrate	4,8 g	7,0 g
Mineralien	0,7 g	0,2 g
Ascorbinsäure	ca. 0,002 g	ca. 0,005 g

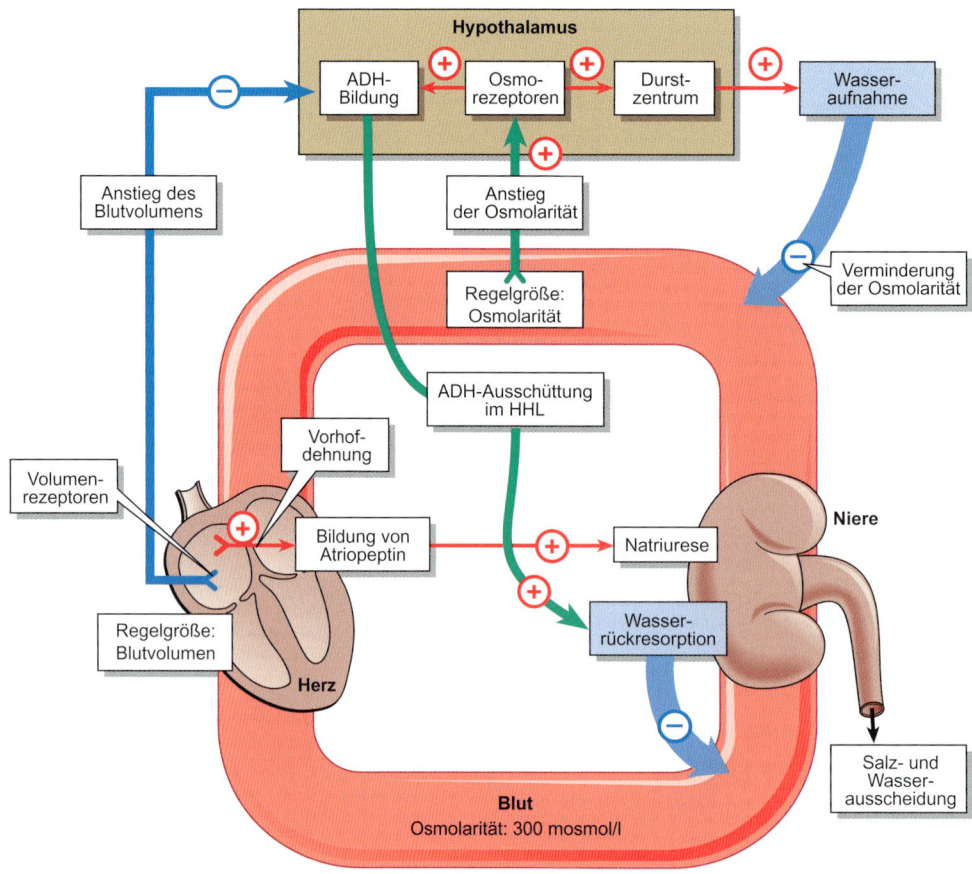

Abb. 6.8 ADH-Regelkreis und -Wirkungen. [10]

- Vasopressin bewirkt durch seine **Konstriktion der Gefäße** vor allem des Bauchraums und der Haut – unter gleichzeitiger Dilatation der Gefäße des Gehirns und Myokards (NO-vermittelt) – eine Zentralisation des Kreislaufs, also Umverteilung des Blutes aus der Peripherie zu den zentralen Organen Herz und Gehirn. Diese Wirkung tritt allerdings nur bei höheren Serumspiegeln auf, wie sie bei besonders ausgeprägter Hypovolämie bzw. im Schock zu verzeichnen sind.
- Die wesentliche Funktion des ADH unter normalen Bedingungen besteht in seiner Wirkung auf die Sammelrohre der Niere (> Abb. 6.8). Hier ist es das einzige Hormon, welches unabhängig von Na$^+$ ausschließlich das filtrierte Wasser rückresorbiert und dadurch über eine **Konzentrierung des ausgeschiedenen Urins** sowohl das extrazelluläre Volumen erhöht, als auch die Osmolarität des Plasmas senkt. Es erhöht mit der – von der Natriumkonzentration unabhängigen – Steigerung des intravasalen Volumens also den (systolischen) Blutdruck und arbeitet dabei mit dem Aldosteron der NNR zusammen, dessen volumenerhöhende Wirkung stets mit einer Natriumrückresorption verbunden ist. Wie wesentlich diese ADH-Funktion ist, erkennt man vor allem bei ADH-Mangelzuständen: Es können pro Tag mehr als 20 Liter Flüssigkeit über die Niere verloren gehen.

ADH gelangt nicht nur über die Hypothalamusneurone des HHL direkt ins Blut, sondern in geringeren Mengen auch in den Pfortaderkreislauf des Hypophysenstiels und damit zum HVL (s.a. > Abb. 6.3). Im HVL stimuliert es, entsprechend der CRH-Wirkung, die Sekretion von ACTH. Dies bedeutet, dass bei jeder ADH-Sekretion aus der Neurohypophyse in geringem Umfang auch die NNR stimuliert wird, mit nachfolgendem Anstieg des Cortisol-Serumspiegels.

Regulation der Hormonsekretion

Hauptsächlich die folgenden zwei Faktoren stimulieren die Sekretion des ADH aus der Neurohypophyse:

- Zum einen ist dies das **Angiotensin II** im Zuge einer Aktivierung des RAAS. Gleichzeitig hemmt das sezernierte ADH wiederum die Bildung des Renins in den Arteriolen der Niere (negative Rückkopplung).
- Zum anderen wird ADH ausgeschüttet, wenn die **Osmolarität des Plasmas** steigt (z.B. durch einen vermehrten Natriumgehalt). In der Folge der ADH-Wirkung in der Niere wird die physiologische Osmolarität wiederhergestellt. Gemessen wird die Osmolarität vor allem im Hypothalamus (> Fach Urologie), sodass die hormonelle Beantwortung einer etwaigen Abweichung ohne Zeitverzögerung erfolgt.

Im Schlaf ist die ADH-Sekretion erhöht. Es werden demzufolge geringere Mengen eines konzentrierten Urins produziert. Alkohol hemmt die ADH-Sekretion aus der Neurohypophyse. Es kommt zur Diurese.

> **Zusammenfassung**
> In der Neurohypophyse werden zwei effektorische Peptidhormone gebildet.
>
> **Oxytocin**
> - stimuliert Uteruskontraktion und Wehenbildung, fördert die Milchejektion, ist bei beiden Geschlechtern wesentlich für die Partnerbindung
> - Bildung wird induziert u.a. durch das Saugen des Säuglings an der Brust
>
> **ADH = antidiuretisches Hormon = Vasopressin**
> - stimuliert die Rückresorption von Wasser in der Niere, führt bei hohen Hormonspiegeln zur Konstriktion der Gefäße (vor allem Bauchraum und Haut)
> - Bildung wird induziert durch Angiotensin II und steigende Osmolarität des Plasmas

Hypophysenmittellappen

Das einzige, hier gebildete Hormon ist das Melanotropin = MSH (melanozytenstimulierendes Hormon).

Melanotropin

Es regt während der Fetalzeit offensichtlich die **Bildung der Melanozyten** an und hat im späteren Leben keine wesentliche Bedeutung mehr. Seit wenigen Jahren weiß man allerdings, dass MSH auch eine Rolle bei der **Appetitregulation** spielt. Inzwischen ist ein hormonhaltiges Nasenspray im Versuch, das nach einer Reduktionsdiät helfen soll, das erreichte Gewicht konstant zu halten, also den sog. Jo-Jo-Effekt zu vermeiden.

Bei einer Unterfunktion der NNR wird MSH gemeinsam mit dem vermehrt gebildeten ACTH ins Blut sezerniert und verursacht dann ebenfalls zusammen mit diesem eine Stimulation der Melanozyten. Aus diesem Grund gehen Morbus Addison und adrenogenitales Syndrom mit einer verstärkten Pigmentation an Haut und Schleimhäuten einher.

6.1.3 Krankheitsbilder

Es sind hormonell inaktive Tumoren sowie Über- und Unterfunktionen der Hypophyse bekannt, wobei diese Funktionsstörungen mehrere oder nur eines der produzierten Hormone betreffen können. Die jeweils sichtbare Störung lässt sich aus der physiologischen Hormonwirkung ableiten. Das erste Symptom eines Hypophysentumors besteht manchmal in **Sehstörungen** (Hemianopsie), indem der Tumor das benachbarte Chiasma opticum (Sehnervenkreuzung) schädigt (> Fach Sinnesorgane, > Fach Neurologie).

Hypopituitarismus

Der Hypopituitarismus bezeichnet die **Unterfunktion der Adenohypophyse** (Hypophysenvorderlappeninsuffizienz). Die Ursache kann in der Hypophyse selbst, aber auch in der unzureichenden Produktion der Releasing-Hormone des Hypothalamus bestehen.

Isolierte Mangelzustände

Isolierte Mangelzustände betreffen überwiegend das STH. Sichtbare Auswirkungen hat der Mangel an STH nur im Kindesalter, wo ein sog. proportionierter Minderwuchs entsteht – im Gegensatz zur Hypothyreose, wo der Minderwuchs des Betroffenen dysproportioniert mit zu kurzen Extremitäten erscheint. Man kann heute bei rechtzeitiger Diagnosestellung diesen Kindern durch therapeutisch verabfolgtes STH zu einer normalen Größe verhelfen.

Insuffizienz des gesamten HVL

Krankheitsentstehung
Als Simmonds-Krankheit bezeichnet man die generelle Unterfunktion des HVL. Am häufigsten entsteht sie in der Form des sog. Sheehan-Syndroms bei Frauen direkt im Anschluss an die Geburt eines Kindes. Ursache ist ein starker Blutverlust unter der Geburt, von dem die vergrößerte Hypophyse (Mehrproduktion von Prolaktin!) offensichtlich besonders stark betroffen ist. Sie erleidet volumenmangelbedingt einen **ischämischen Infarkt**, von dem dann die gesamte Adenohypophyse in Mitleidenschaft gezogen wird.

Auch **Tumoren der Hypophyse** oder Metastasen anderweitiger Karzinome können durch ihr Wachstum mit Verdrängung des hormonproduzierenden Gewebes die Sekretion des HVL zum Versiegen bringen.

Symptome
Ein kompletter Ausfall des HVL führt bei den betroffenen Frauen zum
- Ausfall von LH/FSH: Es entstehen anovulatorische Zyklen oder eine Amenorrhö (vollständiges Fehlen der Regelblutung). Achsel- und Schamhaare fallen aus.
- Ausfall des TSH: Die massive Hypothyreose führt zur allgemeinen Verlangsamung und vollkommenen Interesselosigkeit. Die mentalen Leistungen sind eingeschränkt. Es bestehen Obstipation, Untertemperatur und Myxödeme.
- Ausfall des ACTH: Eine normale Cortisolproduktion ist nicht mehr möglich. Dadurch ist die Widerstandsfähigkeit

gegenüber Stress oder Infektionen vermindert. Eine Hypoglykämie ist möglich (Mangel an Cortisol und STH).
Der Ausfall des HVL ist in der Regel nicht direkt lebensgefährdend, doch sind auch komatöse Zustände möglich.

Hyperpituitarismus

Ursache einer Überfunktion des HVL ist in den meisten Fällen ein hormonproduzierendes Hypophysenadenom. Das Adenom entsteht in der Regel aus einer der fünf verschiedenen Zellgruppen des HVL, sodass zumeist auch nur ein Hormon von der Mehrproduktion betroffen ist. Meist handelt es sich um Adenome mit Produktion von Prolaktin, STH oder ACTH; Hypophysenadenome mit einer Produktion der übrigen Hormone sind ausgesprochen selten.

Akromegalie/Gigantismus

Eine **Mehrproduktion des STH** führt beim Auftreten in der Kindheit zum späteren **Gigantismus** (proportionierter Riesenwuchs) und beim Auftreten nach dem Epiphysenschluss zur **Akromegalie**. Bei der Akromegalie besteht eine umschriebene Vergrößerung der Akren – also der Hände und Füße aufgrund deren Weichteilverdickung. An Schädel und Gesicht kommt es zur allgemeinen Vergröberung vor allem von Nase, Unterkiefer, Jochbogen und Augenbrauenregion. Daneben sind Verdickungen und Hypertrophien an sämtlichen Weichteilen und Organen des Körpers möglich:
- Knorpelwucherungen führen zu Arthropathien und tiefer, kloßiger Stimme (Kehlkopfvergrößerung).
- Haut, Zunge, Lippen, Herz oder auch z. B. die Schilddrüse sind verdickt bzw. vergrößert; das gesamte endokrine System ist betroffen (teilweise Diabetes mellitus, Hypertrichose, evtl. Cushing-Syndrom).
- Teilweise kommt es zu Hypertonus, Kopf- und Gliederschmerzen, Karpaltunnelsyndrom, Hyperhidrosis und weiteren Veränderungen, die sich ätiologisch kaum einordnen lassen. Libido und Potenz sind vermindert.

Zusammenfassung
Akromegalie: Vergrößerung von Akren und zahlreichen weiteren Strukturen bei STH-Mehrproduktion
- **Ursachen:** Hypophysenadenom
- **Symptome:**
    - Vergrößerung von Händen, Füßen, Nase, Unterkiefer, Jochbogen; Makroglossie, Kehlkopfvergrößerung, Karpaltunnelsyndrom
    - Arthropathien
    - verschiedene weitere Symptome, z. B. arterielle Hypertonie

Prolaktin bildende Adenome

Prolaktinome stellen den größten Anteil der Hypophysenadenome. Auch Medikamente wie Haloperidol, Metoclopramid oder Reserpin induzieren eine Mehrproduktion von Prolaktin.

Die Adenome sind zumeist klein, sie können sich auch spontan zurückbilden. Bei stärkerem Wachstum verdrängen sie nicht nur das begleitende Hypophysengewebe, sondern auch den Knochen der Sella turcica. Diese Knochenarrosion ist im Röntgenbild zu erkennen. Die Adenome selbst erkennt man am ehesten im CT oder in der Magnetresonanztomographie.

Die Folgen der Hyperprolaktinämie sind eine **Unterfunktion der Gonaden** (Hypogonadismus, auch beim Mann) mit Zyklusstörungen oder Amenorrhö (mit Sterilität) bei der Frau sowie Infertilität beim Mann, sofern sehr hohe Serumspiegel entstehen. Beim Mann kann es auch zur **Gynäkomastie** (Vergrößerung der Brustdrüse) kommen. Bei zwei Drittel der betroffenen Frauen bildet sich eine **Galaktorrhö**, also eine irreguläre Milchsekretion der Brust außerhalb von Schwangerschaft und Stillzeit.

ACTH-produzierende Adenome

Sie sind nicht sehr häufig. Der entstehende **Morbus Cushing** wurde bereits besprochen (➤ 3.1.3). Der zirkadiane Rhythmus der Cortisolproduktion ist in diesen Fällen aufgehoben.

Diabetes insipidus

Mellitus heißt honigsüß, insipidus bedeutet schal bzw. fade, jedenfalls *nicht süß schmeckend.* Der Diabetes insipidus hat also im Gegensatz zum Diabetes mellitus (➤ 4.3.1) mit einer Erhöhung des Glukosespiegels nichts zu tun.

Krankheitsentstehung

Beim Diabetes insipidus produziert der Hypothalamus **zu wenig ADH.** In der Folge kommt es zur Mindersekretion aus der Neurohypophyse. Eine Ursache ist in den meisten Fällen nicht zu finden. Manchmal wird er durch Tumoren verursacht, die den Hypothalamus komprimieren und seine Funktion beeinträchtigen. Selten besteht auch eine periphere, renale Ursache des Diabetes insipidus, indem die ADH-Rezeptoren in der Niere gegenüber der Hormonwirkung unempfindlich geworden sind. Diese Form kann auch angeboren sein.

Symptome

ADH sorgt durch seine Funktion für ein ausreichendes Plasmavolumen mit normgerechter Osmolarität. Fällt es teilweise oder vollständig aus, resultiert ein **deutlich vergrößertes Harnvolumen** (bis zu > 20 l/Tag) bei enorm gesteigertem Durstgefühl. Der Urin kann nicht mehr konzentriert werden.

Die **Hypoosmolarität des Urins** kann zum **Nachweis** der Erkrankung benutzt werden.

Typisch für die betroffenen Patienten sind also, in massiver Ausprägung:
- Polyurie
- Polydipsie
- Nykturie

Therapie

Inzwischen kann man Vasopressin/ADH pharmazeutisch herstellen und das Oligopeptid darüber hinaus so abwandeln, dass einmal vor allem die Rezeptoren an der Niere und im anderen Fall mehr die Rezeptoren der Blutgefäße besetzt und stimuliert werden.

Es kann also sowohl beim Diabetes insipidus als auch beispielsweise zur therapeutischen Vasokonstriktion bei einer Blutung aus Ösophagusvarizen eingesetzt werden.

Zusammenfassung

Diabetes insipidus: „Durchfluss mit fadem Geschmack", ADH-Mangel
- **Ursachen:**
  - meist unklar
  - Tumoren mit Kompression des Hypothalamus
  - renale Ursache (unempfindliche ADH-Rezeptoren) – angeboren oder erworben
- **Symptome:**
  - Polyurie
  - Polydipsie
  - Nykturie
- **Diagnostik:**
  - Symptome
  - Hypoosmolarität des Urins
- **Therapie:**
  - Substitution des ADH

ADH-Überproduktion

Sehr selten kommt es zur Überproduktion von ADH, als paraneoplastisches Syndrom verursacht z. B. von den sog. kleinzelligen Bronchialkarzinomen. Die Mehrproduktion führt zur Hypoosmolarität bei abnorm konzentriertem Urin und entsprechend geringen Mengen.

6.2 Epiphyse

Die Epiphyse heißt auch Zirbeldrüse bzw. Pinealorgan (Corpus pineale) – Letzteres wegen ihrer Ähnlichkeit zu einem Pinienzapfen (= Zirbelkiefer). Die Hormondrüse Epiphyse darf nicht mit der Epiphyse der langen Röhrenknochen verwechselt werden; in beiden Fällen handelt es sich um etwas, das „obendrauf gewachsen ist" (epi = auf, obendrauf; phyein = wachsen) – entweder auf dem Knochen oder eben auf einer Gehirnstruktur.

6.2.1 Anatomie

Die Epiphyse sitzt als kleine Gewebeansammlung dorsal – in Richtung Kleinhirn – auf dem Thalamus, an der Hinterwand des 3. Ventrikels und oberhalb der Vierhügelplatte. Sie gehört damit zum Zwischenhirn. Ventral und unterhalb des Thalamus befindet sich der Hypothalamus, an dem die Hypophyse über den Hypophysenstiel aufgehängt ist (> Abb. 6.9).

Die Epiphyse ist ein $1,0 \times 0,5$ cm großes, gut 100 mg schweres Organ. Das **Parenchym** der Drüse (> Abb. 6.10a) besteht zu 90 % aus Epithelzellen, den sog. Pinealozyten, daneben aus Gliazellen, Nervenzellen und einzelnen sympathischen Nervenfaserendigungen. Die Pinealozyten sind zu Läppchen zusammengefasst. Sie besitzen lange Fortsätze, die an Blutgefäßen enden. Die Blutgefäße selbst besitzen keine Blut-Hirn-Schranke.

Auffallend sind, bei etwa 60 % aller Menschen, konzentrisch geschichtete **Kalkablagerungen** mit Durchmessern zwischen etwa 30 und 300 µm, die in das ganze Organ eingestreut sind. Sie stellen kein Altersphänomen dar, da man sie auch bei Kindern findet, doch nehmen sie mit dem Lebensalter an Zahl und Größe zu. Man bezeichnet die Einlagerungen als **Hirnsand** (> Abb. 6.10b). Der Umfang der Ablagerungen ist häufig so ausgeprägt, dass sie sich im Röntgenbild darstellen. Die Bedeutung dieses „Sandes" ist immer noch unklar.

6.2.2 Physiologie

Die Zirbeldrüse bildet aus der Aminosäure Tryptophan, über das Zwischenprodukt Serotonin, das Hormon **Melatonin.** Es

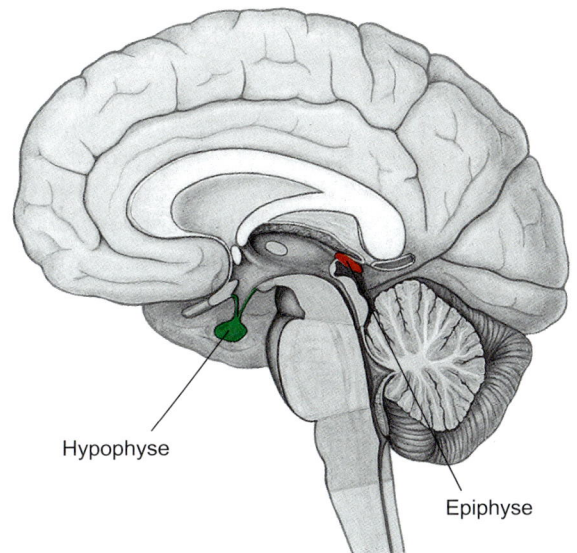

Abb. 6.9 Lage der Epi- und Hypophyse. [17]

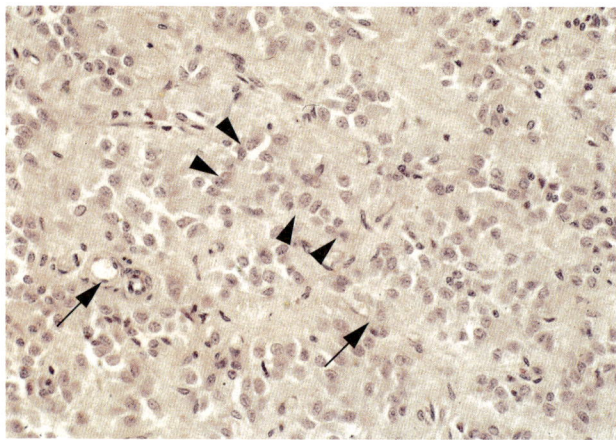 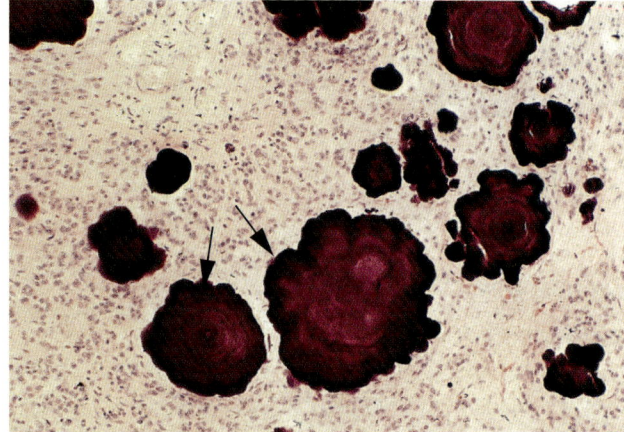

Abb. 6.10 Epiphyse. **a** Normale Region mit spezifischen Zellsträngen (Pfeilspitzen) und Blutgefäßen (Pfeil). **b** Region mit Konkrementen (Hirnsand). [20]

sollte nicht mit dem ähnlich klingenden Melanotropin (= MSH) der Hypophyse verwechselt werden. Melatonin ist ein entwicklungsgeschichtlich sehr altes Hormon, das nicht nur bei allen Tieren, sondern auch bei Pflanzen und einzelligen Algen vorkommt und für die zirkadiane Rhythmik, bezogen sowohl auf den Tag als auch auf die Jahreszeiten, zuständig ist.

Regulation der Hormonsekretion

Die Pinealozyten besitzen **Rezeptoren** für die Geschlechtshormone Östrogen, Progesteron und Testosteron. Daneben reagieren sie auf das **Licht der Umwelt** und auf den Sympathikus. Übertragen werden die Lichtreize über die Retina des Auges, unter Weiterleitung durch den Nucleus suprachiasmaticus. Diese Weiterleitung ist nicht an die Funktion der Augen gebunden, weil sie i.d.R. (nicht immer) auch bei erblindeten Augen stattfindet. Lichteinfall unterdrückt, in direkter Abhängigkeit von der Lichtintensität, die Melatoninproduktion. Während bei Tageslicht wenig Hormon gebildet wird (Serumspiegel ca. 10 pg/ml), wird die Produktion bereits bei Lampenlicht (300 Lux) angekurbelt, um in der Dunkelheit ein Maximum zu erreichen. Die höchsten Serumspiegel (ca. 100 pg/ml) werden etwa 5 Stunden nach Eintritt der Dunkelheit gemessen.

Körperlicher oder psychischer **Stress** erhöht die Melatoninsekretion auch unter Lichteinfall. Dies führt (s.u.) einerseits zur nachfolgenden Müdigkeit oder auch zur Unterdrückung der Gonadenfunktion in Zeiten der Überlastung, vermag aber andererseits die Suppression des Immunsystems durch die im Stress erhöhten Cortisolspiegel wenigstens teilweise auszugleichen.

Im Alter werden niedrigere Spiegel erreicht, wobei dies eine Folge und keine Ursache des Alterns ist.

HINWEIS DES AUTORS
Elektromagnetische Felder, wie sie z. B. bei der Benutzung von Handys entstehen, führen zu einer Hemmung der Melatoninsynthese. Schlafstörungen oder auch eine Schwächung des Immunsystems könnten hieraus abgeleitet werden. Auch eine Hemmung des Sympathikus, z. B. durch Betablocker, erniedrigt den Serumspiegel.

Hormonwirkungen

Melatonin **unterdrückt** die **Funktion der Gonaden.** Da seine Bildung und Sekretion durch Lichteinfall gebremst wird, werden die Funktion von Hoden und Ovar einschließlich deren Hormonproduktion desto mehr stimuliert, je länger und heller die Tage werden (Frühjahr, Sommer). In der Tierwelt steuert Melatonin dementsprechend die von der Jahreszeit abhängige Brunft. Schneidet man die Verbindung zwischen Auge und Zirbeldrüse durch oder hält Tiere in völliger Dunkelheit, wird Melatonin in großem Umfang sezerniert und die Achse Hypothalamus–Hypophyse unterdrückt. Die Produktion der Geschlechtshormone, und damit der Geschlechtstrieb, laufen auf Sparflamme.

PATHOLOGIE
Das Pinealom, ein seltenes, hormonproduzierendes Adenom der Epiphyse, unterdrückt die Gonadenfunktion. Dagegen leitet eine Zerstörung des Pinealorgans beim Kind die vorzeitige Pubertät ein.

Melatonin besitzt eine **schlafanstoßende Wirkung,** die auch therapeutisch genutzt werden kann. Müdigkeit entsteht physiologischerweise etwa 2 h nach Einbruch der Dunkelheit bzw. 2 h nach therapeutischer Gabe von Melatonin. Auch bei Verschiebungen des Tag-Nacht-Rhythmus (Jetlag – Reisen, Schichtarbeit) kann das Hormon zur Einregulierung dienen.

Makrophagen, T-Helferzellen (CD4$^+$-Zellen) und NK-Zellen besitzen Rezeptoren für Melatonin und werden dementsprechend durch das Hormon stimuliert. Dies ist evtl. der wichtigste Grund dafür, dass für ein gut funktionierendes **Immunsystem,** auch im Rahmen akuter Infekte, ein ausreichend langer nächtlicher Schlaf von so großer Bedeutung ist. Darüber hinaus gilt Melatonin auch als Radikalenfänger mit noch stärkerer Wirkung als Vitamin E oder Glutathion, doch reichen hierfür wahrscheinlich die physiologischen Serumspiegel nicht aus.

Es erscheint möglich, dass Melatonin für den gesamten Organismus einen **Übermittler der zirkadianen Rhythmik** darstellt, sodass die peripheren Organe ihren Tagesrhythmus zu synchronisieren vermögen.

EXKURS
Muttermilch
Vor allem in fernöstlichen Religionen bzw. Weltanschauungen besitzt die Zirbeldrüse eine Bedeutung, die weit über die medizinisch fassbare hinausgeht. Das Organ wird hier als das **dritte Auge** oder auch als empfangendes Organ des dritten Auges der Stirne angesehen – als Mittler zwischen dem materiellen Körper und dem Geist, als Sitz der Seele in ihrer Verbindung mit dem Körper.

Zusammenfassung

Melatonin
- Charakteristika:
  - Peptidhormon
  - wird von der Epiphyse gebildet
- wesentliche Wirkungen:
  - unterdrückt die Funktion der Gonaden
  - schlafanstoßende Wirkung
  - (nächtliche) Stimulierung des Immunsystems
  - übermittelt wahrscheinlich die zirkadiane Rhythmik

KAPITEL 7
Calciumstoffwechsel

7.1	Anatomie der beteiligten Organe	93
7.2	Physiologie	94
7.2.1	Calcium	94
7.2.2	Phosphat	95
7.2.3	Vitamin D (Cholecalciferol)	95
7.2.4	Parathormon (PTH, Parathyrin)	97
7.2.5	Calcitonin	97
7.3	Krankheitsbilder	98
7.3.1	Osteomalazie, Rachitis	98
7.3.2	Tetanie	99
7.3.3	Hyperparathyreoidismus	99
7.3.4	Hypoparathyreoidismus	100

Die Regulierung des Calciumspiegels im Serum, seine Aufnahme und Ausscheidung über Darm und Niere sowie Aufnahme und Abgabe aus dem bzw. an den Knochen wird durch drei verschiedene Hormone veranlasst (➤ Abb. 7.1). Es handelt sich um das

- Calcitonin der Schilddrüse
- Parathormon (PTH, Parathyrin) der Nebenschilddrüse
- D-Hormon (Calcitriol), das aus Vitamin D in Leber und Niere entsteht.

Parathormon und Calcitonin sind Peptidhormone, das D-Hormon leitet sich vom Cholesterin ab und gehört demzufolge zu den Steroidhormonen.

Gleichzeitig und parallel zum Calcium regulieren diese drei Hormone auch Phosphat und Magnesium.

7.1 Anatomie der beteiligten Organe

Schilddrüse

Die Anatomie der Schilddrüse wurde bereits besprochen (➤ 2.1). Calcitonin wird in den **parafollikulären C-Zellen** des Organs gebildet. Diese liegen zwischen den Follikeln im bindegewebigen Stroma der Drüse. Zu einem geringeren Anteil wird Calcitonin auch in anderen Organen wie z. B. Nebenschilddrüse, Thymus und Darm produziert, sodass es üblicherweise selbst nach Entfernung der Schilddrüse nicht zu Mangelzuständen kommt.

Nebenschilddrüse

Die Nebenschilddrüsen (Epithelkörperchen) als Produktionsstätten des Parathormons (PTH = Parathyrin) liegen in direktem Kontakt zur Schilddrüse an deren dorsalem Rand nahe beim Ösophagus (➤ Abb. 7.2). Zwei der vier Körperchen, die jeweils etwa 5 × 3 × 1 mm groß sind, liegen beidseits am dorsalen Unterrand der Schilddrüse, zwei befinden sich im Bereich des oberen Drittels. Ihre Gesamtmasse liegt bei 100 mg.

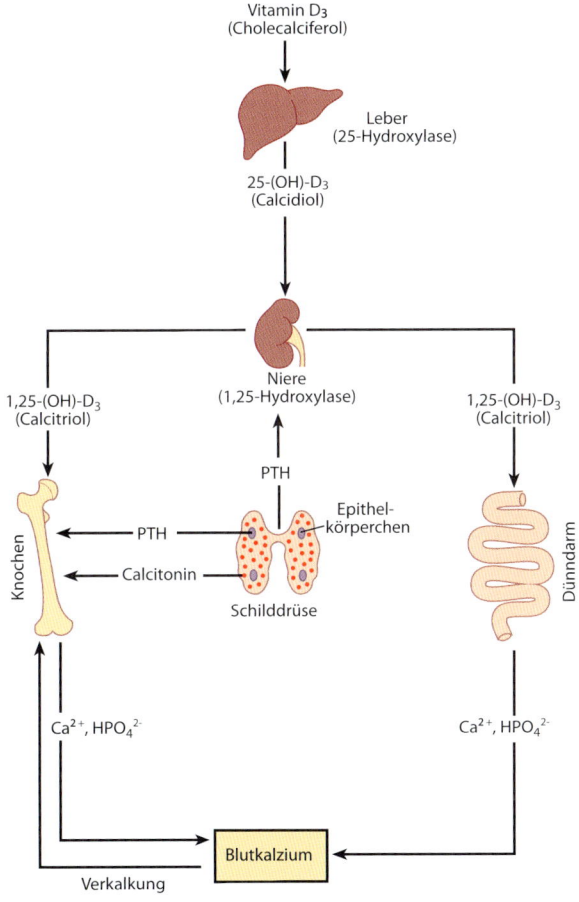

Abb. 7.1 Regulierung des Calciumspiegels. [20]

7 Calciumstoffwechsel

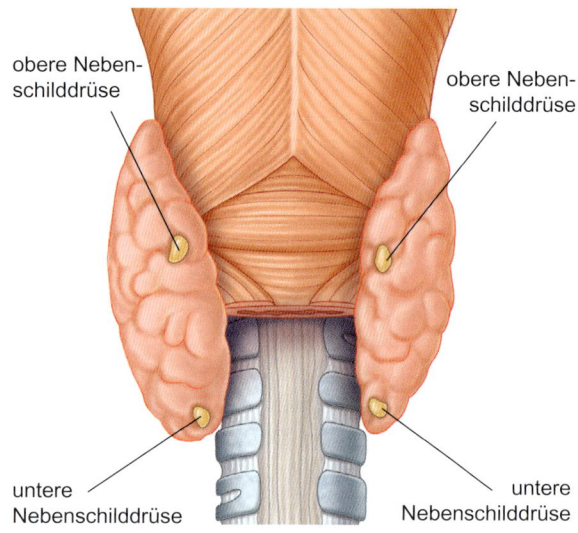

Abb. 7.2 Lage der Epithelkörperchen hinter der Schilddrüse. [7]

PTH wird von den **Epithelzellen der vier Drüsenkörperchen** gebildet. Die Blutversorgung erfolgt aus den Gefäßen der Schilddrüse. Das venöse Blut der Schilddrüse enthält also L-Thyroxin, Triiodthyronin, Calcitonin und Parathormon.

Haut

Die Haut mit ihren drei Schichten Epidermis (Oberhaut), Corium (Lederhaut) und Subkutis (Unterhaut = Fettgewebe) wird im ➤ Fach Dermatologie besprochen. Vitamin D (Cholecalciferol) wird in den **basalen Schichten der Epidermis** aus Cholesterin gebildet und ans Blut abgegeben, sobald dieselbe einer UV-Strahlung ausgesetzt wird.

7.2 Physiologie

7.2.1 Calcium

Der menschliche Körper enthält durchschnittlich rund 1,2 kg Calcium (Ca^{2+}). Etwa 98 % hiervon sind im Knochen in der Form des Calciumphosphats (Apatitkristalle) gebunden und geben ihm seine typische Festigkeit. Nur 2 % befinden sich in Blut und Interstitium sowie minimal auch in den Zellen – hier jedoch nahezu ausschließlich in den Schläuchen des endoplasmatischen Retikulums und den Mitochondrien, aber nur in Spuren im Zytosol.

Aufgaben

Calcium besitzt vielfältige Aufgaben im Organismus:
- In den Muskelzellen von Herz und Skelett ist es der wesentliche Faktor für die Kontraktion, ebenso in den glatten Muskelzellen der Blutgefäße und inneren Organe.
- Im hormonellen System ist es beteiligt an der Übertragung von Nachrichten (Second Messenger), in exokrinen Drüsen für deren Sekretabgabe in die Ausführungsgänge. Ein ähnlicher Mechanismus führt an den präsynaptischen Membranen der nervalen Axone zur Freisetzung von Neurotransmittern und damit zur Reizweiterleitung.
- Im Extrazellulärraum ist es unabdingbarer Faktor (Faktor IV) der Blutgerinnung.
- Schließlich ist es essentieller Bestandteil einzelner Proteine wie beispielsweise der Natriumkanäle der Zellmembranen.

Calcium im Serum

Calcitonin, PTH und D-Hormon halten nicht den riesigen Calciumvorrat im Knochen konstant, sondern ausschließlich den kleinen Serumanteil. Knochen, Niere und Darm werden lediglich dazu benutzt, Calcium ins Blut zu holen oder es daraus zu entfernen.

> **MERKE**
> Der Calcium-Serumspiegel liegt bei 2,3–2,5 mmol/l. Bei > 2,7 mmol/l spricht man von der Hyperkalzämie, bei < 2,0 mmol/l von der Hypokalzämie.

Knapp 50 % des Serumcalciums liegen beim physiologischen pH-Wert des Blutes (7,40) gebunden an die Proteine des Plasmas vor, gut 50 % in freier, ionaler Form als Ca^{2+}.

> **PATHOLOGIE**
> **Serumcalcium bei Änderungen des pH-Wertes**
>
> Änderungen des pH-Wertes (Alkalose, Azidose) verändern auch die Relation des freien zum gebundenen Anteil und damit gleichzeitig deren jeweilige Gesamtmenge: Die Proteine des Plasmas (vor allem Albumin) bzw. die Aminosäuren, aus denen sie bestehen, tragen zahlreiche negative Ladungen, an denen ca. 50 % der positiv geladenen Calciumionen reversibel gebunden sind. Nimmt die Anzahl dieser negativen Ladungen bei einer **Alkalose** zu, wird ein Teil der bis dahin freien Calciumionen nun ebenfalls gebunden, sodass sich die Relation zwischen gebundenem und freiem Anteil verschiebt und die Gesamtmenge des freien Anteils kleiner wird. Es resultiert eine **scheinbare Hypokalzämie**. Obwohl diese Hypokalzämie tatsächlich nur scheinbar ist, indem sich das Gesamtcalcium gar nicht verändert hat, entstehen hieraus pathologische Folgen (➤ 7.3.2), weil die Wirkungen des Calciums ausschließlich von seinem ungebundenen, ionalen Teil ausgehen.
> Bei einer **Azidose** der Extrazellulärflüssigkeit verringert sich durch die zusätzliche Zahl an Protonen (H^+) die Zahl an negativen Ladungen, die an den Proteinen für eine Bindung von Calciumionen zur Verfügung stehen. Dadurch wird ein Teil der bis dahin gebundenen Calciumionen zum freien Anteil verschoben, woraus eine **scheinbare Hyperkalzämie** entsteht. Dieser vorübergehende Überschuss an wirksamem Calcium hat im Gegensatz zum Mangel (Alkalose) allerdings keine pathologischen Folgen und braucht nicht weiter besprochen zu werden.

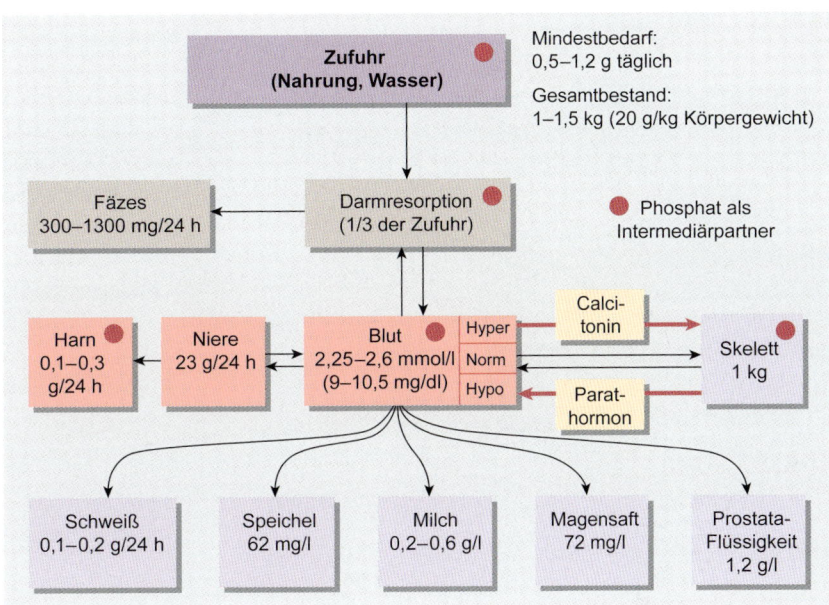

Abb. 7.3 Calciumverteilung und -stoffwechsel.

Calciumstoffwechsel

Im Gesamtblut befinden sich ungefähr 500 mg Calcium. Etwa dieselbe Menge wird täglich im proximalen Dünndarm aus der Nahrung resorbiert. Dies entspricht 25–50 % der zugeführten Menge – abhängig vom Spiegel des D-Hormons. Der Rest wird mit dem Stuhl ausgeschieden (> Abb. 7.3). Der **Tagesbedarf** an Calcium (= zugeführte Menge!) liegt bei 1.000 mg (Kinder und Erwachsene) und ist in Schwangerschaft, Stillzeit oder auch bei der Osteoporose auf 1.500 mg gesteigert. Ist der Calciumstoffwechsel ausgeglichen, scheidet die Niere das resorbierte Calcium vollständig wieder aus. Ungeachtet einer evtl. zu geringen Aufnahme von Calcium über die Nahrung gehen täglich ca. 200 mg über die Niere verloren – steigerbar durch Kaffee, Cola, Schwarztee, Kochsalz oder Alkohol. Die Folge ist ein kontinuierlicher Calciumverlust aus dem Knochen, weil der Serumspiegel konstant gehalten wird.

Cortisol behindert die Calciumresorption. Abends, bei niedrigen Cortisolspiegeln, wird also mehr Calcium (und Magnesium!) resorbiert, was man bei einer therapeutischen Substitution beachten sollte. Beachten sollte man auch, dass etliche **Nahrungsbestandteile** wie Phytin (unerhitztes Getreide), Oxalsäure (Rhabarber, Spinat, Rote Beete), Phosphat (Wurst, Fleisch, Fertiggerichte) oder Ionen wie beispielsweise Zink, Eisen und Kupfer bereits die Resorption aus dem Darm behindern.

Calciumreiche **Nahrungsmittel** sind im Wesentlichen nur Milch und Milchprodukte sowie Mineralwässer oder Leitungswasser aus calciumreichen Böden, in geringerem Umfang auch manche Gemüse (z. B. Broccoli). Die Resorption aus Milch und Milchprodukten ist trotz deren Phosphatanteil vollkommen ausreichend.

7.2.2 Phosphat

Der menschliche Organismus enthält durchschnittlich etwa 0,8–1,0 kg Phosphor, also kaum weniger als Calcium. Von dieser Menge befinden sich etwa 85 %, an Calcium gebunden, im Knochen, 14 % intrazellulär und nur knapp 1 % in Blut und Interstitium.

Wie beim Calcium führen selbst kleine Mengen, die akut aus dem Phosphatspeicher des Knochens abgegeben werden, durch dieses extreme Ungleichgewicht zu großen Verschiebungen in der Extrazellulärflüssigkeit, bevor sie von der Niere ausgeschieden werden.

Im Gegensatz zu Calcium und Magnesium erfolgt die Resorption von Phosphat aus dem Darm weitgehend vollständig, sodass es kaum jemals zu Mangelerscheinungen kommt.

7.2.3 Vitamin D (Cholecalciferol)

Vom Vitamin D zum D-Hormon

D-Vitamin (Cholecalciferol) entsteht aus dem 7-Dehydrocholesterin, indem es in der **Haut** aus Cholesterin unter Einwirkung von UV-Licht umgewandelt wird (> Abb. 7.4). Die benötigten Wellenlängen der Strahlung liegen bei 290–315 nm, also im Bereich des UV-B. Da Vitamin D demnach im Körper selbst entsteht, ist es genau genommen kein Vitamin, doch hat sich die historische Bezeichnung bis heute erhalten. Teilweise ist es aber auch in der **Nahrung** enthalten (vor allem in Fisch und Fischölen – geringe Mengen in angereicherter Milch, Eigelb, Fleisch und Avocado). Bei Menschen, die ganzjährig geschlossene Kleidung tragen, ist die Zufuhr über die Nahrung wichtig. Hier wird es tatsächlich wieder zum Vitamin. Der Ta-

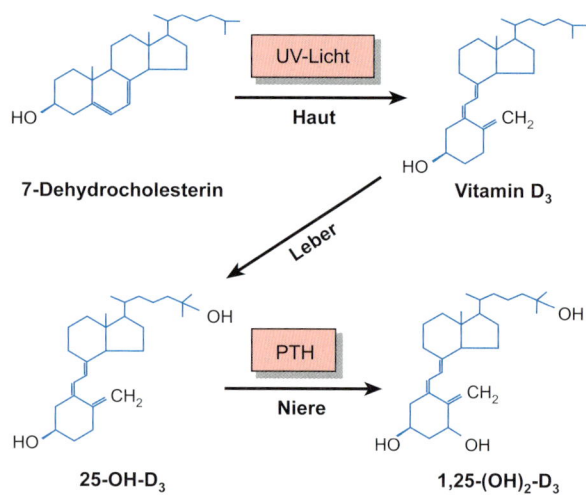

Abb. 7.4 Weg des Vitamin D zum D-Hormon. [18]

gesbedarf liegt dann bei 200–400 Einheiten, entsprechend 5–10 μg.

Das „Vitamin" wird nach seiner Bildung in der Haut oder Resorption aus dem Darm in der **Leber** mit einer weiteren OH-Gruppe versehen – es wird hydroxyliert, enthält demnach jetzt insgesamt zwei Hydroxylgruppen und heißt **Calcidiol** (➤ Abb. 7.4). In dieser Form wird es ins Plasma abgegeben, wo es eine Halbwertszeit von 3 Wochen besitzt. Calcidiol ist in physiologischen Mengen biologisch nicht aktiv (wohl aber in Mengen, die aus pharmakologisch verabreichten Vitamin-D-Extremdosen entstehen!) und demzufolge lediglich eine **Speicherform** für die nachfolgende Aktivierung zum D-Hormon.

In der Niere wird schließlich, in Abhängigkeit von den Erfordernissen des Organismus, also unabhängig von der vorhandenen Menge an Calcidiol, eine dritte OH-Gruppe angeknüpft. Das Molekül heißt damit **Calcitriol** und stellt nun erst das fertige und wirksame D-Hormon dar.

EXKURS
Sonneneinstrahlung und Vitamin-D-Bildung

Sporadische Sonnenbestrahlungen genügen vollauf zur Vitamin-D-Bildung: Eine einzige Ganzkörperbestrahlung bis zur leichten Hautrötung stellt mit der Bildung von etwa 10.000 Einheiten den Vitamin-D-Bedarf für einen Monat sicher. Für eine ausreichende Vitaminversorgung genügt allerdings bereits die regelmäßige Sonnenexposition von Gesicht, Händen und Unterarmen. Nur im Winterhalbjahr könnte es auch einmal zu leichten Mangelerscheinungen kommen, obwohl die Evolution diesbezüglich vorgesorgt hat: Das fettlösliche Vitamin D wird entsprechend seiner Bildung bzw. Zufuhr mit der Nahrung im Fettgewebe gespeichert, sodass ein weiteres Depot für sonnenarme Zeiten zur Verfügung steht. Die Anpassung an äußere Bedingungen erkennt man auch daran, dass die menschliche Hautfarbe desto heller und damit durchlässiger für UV-B wird, je weiter man nach Norden kommt. Die Inuit bilden wegen ihrer geschlossenen Kleidung und Hautfarbe kaum Vitamin D, führen aber von jeher reichliche Mengen mit der Nahrung zu.

Regulation der Hormonbildung

Faktoren, welche die D-Hormon-Bildung in der Niere stimulieren, sind ein erniedrigter Calcium-Serumspiegel sowie die Hormone PTH, Östradiol (und weitere Östrogene), Prolaktin und das Wachstumshormon Somatotropin (STH). Dies bedeutet, dass die Spiegel des D-Hormons genau dann erhöht werden, wenn besonders viel Calcium gebraucht wird: bei Calciummangel, in der Schwangerschaft und Stillzeit sowie in der Wachstumsphase.

MERKE
Stimuli der D-Hormon-Bildung
- Hypokalzämie
- Parathormon
- Östrogene
- Prolaktin
- Somatotropin

Hormonwirkungen

Wirkungen an Knochen, Darm und Niere

Calcitriol (D-Hormon) beeinflusst den Calcium- und Phosphatstoffwechsel an den Organen Knochen, Darm und Niere, wobei die jeweiligen Wirkungen an diesen Organen aus der physiologischen Aufgabe des Hormons abgeleitet werden können: D-Hormon kümmert sich um einen ausreichenden Calcium-Serumspiegel (s.a. ➤ Abb. 7.6).

- Am **Darm** stimuliert es die Resorption von Calcium und Phosphat.
- An der **Niere** erhöht es die Rate der Rückresorption von Calcium ins Blut, vermindert also dessen Ausscheidungsrate.
- Am **Knochen** wirkt es entsprechend dem Parathormon durch indirekte Stimulierung der Osteoklasten und erhöht dadurch (theoretisch) ebenfalls den Calcium-Serumspiegel.

Das Serum-Calcium wird also durch alle diese Mechanismen erhöht. Calcitriol hemmt die Bildung von PTH in der Nebenschilddrüse. Dadurch, dass es daneben sowohl den Calciumspiegel anhebt (Darm und Niere) als auch, hierdurch bedingt, die Calcitoninsekretion steigert, überwiegt schließlich am Knochen trotz der Osteoklastenstimulierung die aufbauende, also knochenmehrende Wirkung.

Weitere Wirkungen

Über den Calciumstoffwechsel hinaus hat das D-Hormon weitere Wirkungen. Es scheint ein ubiquitär wirkendes Hormon zu sein, denn zahlreiche Gewebe besitzen spezifische Rezeptoren. Es stimuliert das **Immunsystem** zur Synthese antibiotisch wirkender Substanzen. Vitamin D lockt Leukozyten chemotaktisch in die Haut, woraus sich z. B. die Wirkung von UV-A und UV-B bzw. entsprechender Salben bei der Psoriasis erklären ließe (➤ Fach Dermatologie). Möglicherweise ist diese Gesamtwirkung auf das Immunsystem auch einer der Gründe dafür, dass verschiedenste Infektionskrankheiten einschließlich grippaler Infekte bevorzugt im Winterhalbjahr entstehen, wenn die Vitamin-D-Serumspiegel niedriger sind.

Studien scheinen einen Schutz vor Brust-, Darm- und Prostatakrebs durch das Vitamin zu belegen. Angeblich wird der Blutdruck gesenkt und Erkrankungen wie Diabetes Typ 1, chronische Polyarthritis und Multiple Sklerose vorgebeugt.

Zusammenfassung

D-Hormon

- Charakteristika
  - Steroidhormon
  - wird aus dem Vitamin D der Haut in Leber und Niere gebildet
    - Aufnahme des Vitamin D = Cholecalciferol mit der Nahrung oder Entstehung in der Haut (bei UV-Licht-Einstrahlung)
    - Umwandlung in Calcidiol = 25-Hydroxy-Cholecalciferol in der Leber
    - Umwandlung in Calcitriol = 1,25-Dihydroxy-Cholecalciferol in der Niere
- wesentliche Wirkung:
  - gewährleistet einen ausreichenden Calcium- (und Phosphat-)Serumspiegel
  - Angriffspunkte: Darm, Niere, Knochen

7.2.4 Parathormon (PTH, Parathyrin)

Der adäquate Reiz für die Sekretion des PTH aus der Nebenschilddrüse ist ein erniedrigter Calcium-Serumspiegel. Es reagiert dabei nicht auf die Konzentration des Gesamtcalciums, sondern nur auf dessen freien, nicht an Plasmaeiweiße gebundenen Anteil (➤ Abb. 7.5). Abgebaut wird PTH in Leber und Niere. Die Halbwertszeit liegt lediglich bei 2–5 min, sodass Änderungen des Serumcalciums sehr fein einreguliert werden können. Andererseits dauert es aber doch mindestens 30 min, bis erniedrigte Calciumspiegel durch die Wirkung des PTH ausgeglichen sind.

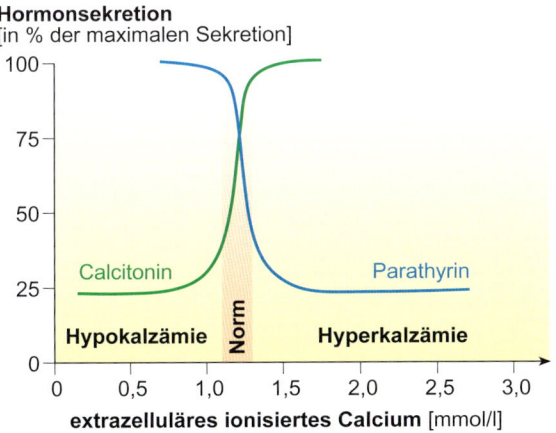

Abb. 7.5 Regulation des Calciumspiegels. [18]

Hormonwirkungen

Calcium

PTH erhöht wie Calcitriol den Calcium-Serumspiegel. Während Calcitriol dies über eine umfassende Wirkung an Knochen, Niere und Darm erreicht, wirkt PTH zum einen ebenfalls über eine **Calciumrückresorption** an der Niere, zum anderen aber vor allem am Knochen, indem es hier über eine **Stimulierung der Osteoklasten** die Calciumphosphatkristalle (Apatitkristalle) auflöst und Calcium und Phosphat ins Blut bringt. Über dieselben Mechanismen an Knochen und Niere steigt auch der Magnesium-Serumspiegel. Interessant ist, dass PTH die fertigen Osteoklasten gar nicht beeinflusst, sondern zum einen deren Bildung aus den Vorstufen ankurbelt, und zum anderen über eine Hemmung der Osteoblasten eine Verschiebung des Gleichgewichts zwischen Auf- und Abbau zugunsten des Abbaus bewirkt. Daneben veranlasst es die Osteoblasten zur Sekretion von Interleukinen wie beispielsweise IL-6, welche nun ihrerseits die Osteoklasten zur vermehrten Tätigkeit stimulieren.

PTH fördert außerdem die **Bildung des D-Hormons** in der Niere, also dessen Hydroxylierung zum Calcitriol, wodurch es seine eigene Wirkung an der Niere potenziert. Zusätzlich erfolgt über das vermehrt gebildete D-Hormon eine gesteigerte Calciumresorption aus dem Darm, an dem PTH selbst keine direkte Wirkung zeigt. Die beiden Hormone ergänzen sich.

Phosphat

Phosphat wird durch die PTH-Wirkung am Knochen mit dem Auflösen der Apatitkristalle verstärkt ins Blut ausgeschwemmt. Der Serumspiegel steigt hierdurch aber nicht, weil die Hormonwirkung an der Niere hinsichtlich Phosphat in einer vermehrten Ausscheidung besteht. Bei ständig erhöhten PTH-Serumspiegeln entwickelt sich sogar in der Regel durch diesen Effekt eine Hypophosphatämie, begünstigt durch die ebenfalls reaktiv erhöhten Calcitonin-Spiegel.

Zusammenfassung

Parathormon

- Charakteristika
  - kurze Halbwertszeit
  - Abbau in Leber und Niere
  - Gegenspieler des Calcitonins
- wesentliche Wirkung:
  - gewährleistet einen ausreichenden Calcium- (und Phosphat-)Serumspiegel
  - Angriffspunkte: Niere, Knochen, Aktivierung des D-Hormons

7.2.5 Calcitonin

Calcitonin (= Thyreocalcitonin) ist der Gegenspieler des PTH, was dessen Wirkung auf Knochen, Niere und Serum angeht.

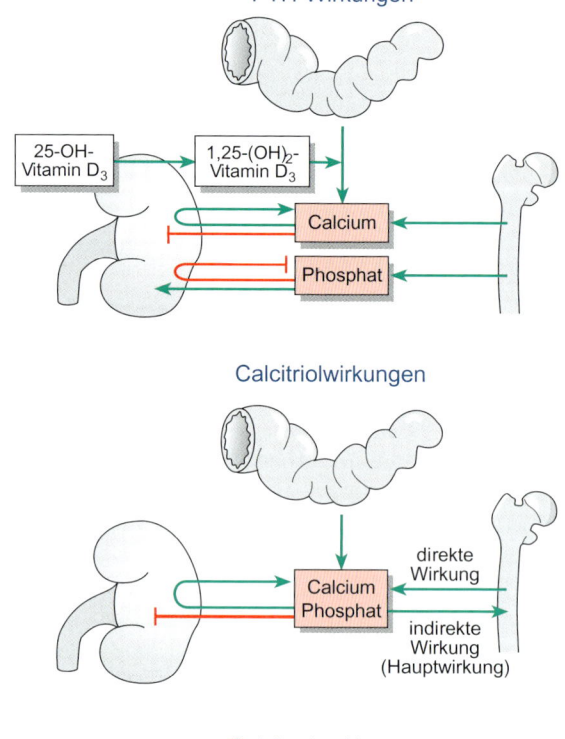

Calciumausscheidung. Auch Phosphat wird durch Calcitonin vermehrt ausgeschieden (> Abb. 7.6). Unter dem Strich senkt Calcitonin durch seine gleichgerichteten Wirkungen an Knochen und Niere sehr schnell und effektiv den Serum-Calciumspiegel.

PATHOLOGIE

Einer Osteomalazie („Knochenerweichung", > 7.3.1) und einer Osteoporose wirkt Calcitonin durch Hemmung der Osteoklasten entgegen. Diese beiden Erkrankungen werden auch vom D-Hormon positiv beeinflusst. Sobald dieses nämlich durch seine Wirkung an Darm und Niere vermehrt Calcium im Serum bereitgestellt hat, wird dasselbe durch die nun erhöhte Calcitoninsekretion in den Knochen eingelagert. Die eigentliche Wirkung des D-Hormons auf den Knochen wird durch die erhöhten Serumspiegel an Calcium und Calcitonin überspielt.

Zusammenfassung

Calcitonin

- Charakteristika
  - kurze Halbwertszeit
  - Gegenspieler des Parathormons
- wesentliche Wirkung:
  - senkt den Calcium- (und Phosphat-)Serumspiegel
  - Angriffspunkte: Niere, Knochen

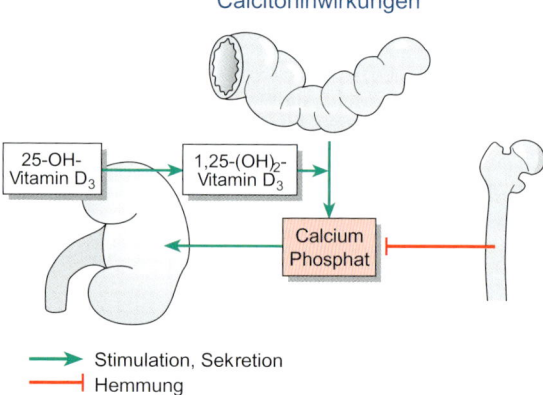

Abb. 7.6 Wirkungen von Parathormon (Parathyrin), D-Hormon (Calcitriol) und Calcitonin. [18]

Seine Sekretion erfolgt parallel zum Calcium-Serumspiegel. Eine Hyperkalzämie führt zur Sekretionssteigerung, ein Abfallen des Calciumspiegels zur verminderten Sekretion. Die Halbwertszeit liegt, dem PTH entsprechend, ebenfalls bei wenigen Minuten.

Hormonwirkungen

Calcitonin lagert Calcium vermehrt in den Knochen ein, indem es analog zur PTH-Wirkung die Osteoblasten nicht direkt, sondern über eine Hemmung der Osteoklasten stimuliert bzw. das Gleichgewicht des Knochenumsatzes zugunsten des **Knochenaufbaus** verschiebt. An der Niere stimuliert das Hormon die

7.3 Krankheitsbilder

7.3.1 Osteomalazie, Rachitis

Die Entkalkung des Knochens („Knochenerweichung") heißt beim Erwachsenen Osteomalazie und beim Kleinkind Rachitis. Ursache ist in beiden Fällen ein **Mangel an Vitamin D** und damit auch an Calcitriol, seiner wirksamen Form. Der Calcitriol-Mangel führt über eine unzureichende Resorption von Calcium aus der Nahrung zur **Hypokalzämie.** Diese wiederum bewirkt eine Dauerstimulation der Nebenschilddrüse. Das ständig **erhöhte Parathormon** führt schließlich zur Entkalkung des Knochens.

Diese Entkalkung hat trotz Stimulation der Osteoklasten nicht automatisch einen Abbau der Knochengrundsubstanz mit ihren kollagenen Fibrillen zur Folge, weil dies durch die üblichen körperlichen Aktivitäten und die Wirkung der Sexualhormone verhindert wird. Die Osteomalazie hat deshalb mit einer Osteoporose nichts zu tun: Bei der Osteomalazie ist der Knochen durch den Mangel an Apatitkristallen weicher als üblich, in seinen weiteren Anteilen jedoch vollkommen unverändert. Bei der Osteoporose kommt es dagegen zum Abbau der gesamten Knochenstruktur.

Osteomalazie, Rachitis und Osteoporose werden im > Fach Bewegungsapparat besprochen.

7.3.2 Tetanie

Krankheitsentstehung

Eine „echte" Hypokalzämie oder eine Verminderung des freien Calciumanteils im Blutplasma, z.B. bei einer Alkalose (> 7.2.1), führt zu einer Übererregbarkeit an Nerven und Muskeln. Calcium nimmt selbst am Aktionspotenzial von Nerven und Skelettmuskeln nicht teil. Am Herzen und vor allem an der glatten Muskulatur ist es dagegen maßgeblich beteiligt, doch würde man hier eher bei einer Hyperkalzämie verstärkte Kontraktionen erwarten. Es scheint, dass eine Verminderung der Anzahl an Calciumionen an erregbaren Membranen die Zellwand insgesamt, zumindest aber die Natriumkanäle sensibler und labiler macht, sodass Aktionspotenziale auch ohne adäquate Stimulation dieser Membranen „von selbst" ausgelöst werden können. Dieser Erklärungsversuch der zu beobachtenden Folgen ist allerdings bereits deshalb in Zweifel zu ziehen, weil Calcium als essentieller Bestandteil der Natriumkanäle deren Funktion erst ermöglicht, sodass bei einem Mangel eher eine unzureichende Öffnung und Durchlässigkeit für Natriumionen entstehen sollte.

Symptome

Das Ergebnis der Hypokalzämie (und Hypomagnesiämie) besteht in rezidivierenden Aktionspotenzialen am gesamten Nervensystem, an der glatten und quergestreiften Muskulatur sowie evtl. sogar am Herzen. Es kommt zu willentlich nicht beeinflussbaren Muskelzuckungen und Spasmen, tonischen Muskelkrämpfen, die an der Hand (und am Fuß) in der bekannten Pfötchenstellung münden (Karpopedalspasmen – von Carpus = Handwurzel und Pes = Fuß), zu Spasmen an Gallenblase oder Bronchien, zu Parästhesien und evtl. auch zur zerebralen Beteiligung bis hin zu epileptiformen Krämpfen. Als Frühsymptom werden Wadenkrämpfe beobachtet.

Therapie

Bei einer echten Hypokalzämie wird im Akutfall (langsam!) intravenös Calcium gegeben (bei digitalisierten Patienten kontraindiziert!). Bei einer respiratorischen Alkalose durch Hyperventilation als Ursache der Tetanie sollte dagegen kein Calcium gegeben werden. Hier besteht die Therapie aus dem Versuch, den Patienten zu beruhigen bzw., wenn dies misslingt, in der Rückatmung in einen Plastikbeutel (Aufhebung der Alkalose durch Wiederaufnahme des ausgeatmeten CO_2).

> **HINWEIS DES AUTORS**
> Ungleich wichtiger als die Hypokalzämie ist wohl die gleichsinnige, dem Calciumspiegel folgende **Absenkung des Magnesiumspiegels** mit der hieraus resultierenden Labilität der motorischen Endplatten sowie der zerebralen Synapsen (> 11.5). Diese Strukturen sind für ihre Funktion, vor allem für die Stabilität der präsynaptischen Vesikel, auf ausreichende Mengen an Magnesiumionen angewiesen

> und werden übererregbar, wenn die Spiegel abfallen. Gerade die möglichen Spasmen an der glatten Muskulatur von Bronchien und Gallenblase zeigen, dass die Destabilisierung der Natriumkanäle durch die Hypokalzämie nicht als wesentliche Ursache gelten kann, weil hier die schnellen Natriumkanäle nahezu vollständig fehlen!

7.3.3 Hyperparathyreoidismus

Eine Überfunktion der Epithelkörperchen kann primär oder sekundär entstehen.

Sekundärer Hyperparathyreoidismus

Der sekundäre Hyperparathyreoidismus entsteht z.B. bei einem Mangel an Vitamin D und führt dadurch früher oder später zu **Rachitis** (Säugling, Kleinkind) oder **Osteomalazie.** Eine Niereninsuffizienz verursacht über denselben Mechanismus erhöhte PTH-Spiegel: In diesen Fällen kann das Cholecalciferol in der Leber noch hydroxyliert werden. Die Bildung des Calcitriols in der funktionslosen Niere ist jedoch nicht mehr möglich, sodass wiederum über die eintretende Hypokalzämie ein Hyperparathyreoidismus, nun aber mit Hyperphosphatämie, entsteht. Diese sekundären Formen sind also durchaus physiologisch und sinnvoll. Sie führen über die auf Dauer stimulierte PTH-Sekretion zu einer Hyperplasie der Nebenschilddrüsen, die in Ultraschall, CT oder MRT nachgewiesen werden kann.

Primärer Hyperparathyreoidismus

Krankheitsentstehung

Die primäre Form wird in den meisten Fällen durch ein Adenom der Nebenschilddrüse verursacht, sehr selten einmal durch ein hormonproduzierendes Karzinom. Der Hyperkalzämie wird hierbei allerdings durch das reaktiv erhöhte Calcitonin entgegengewirkt, sodass die Calcium-Serumspiegel zwar erhöht sind, aber nicht vollständig entgleisen. Die Hyperkalzämie wird gewöhnlich von einer Hypophosphatämie begleitet.

Symptome

In der Folge der Hyperkalzämie mit Erhöhung des Calcitonin-Serumspiegels entstehen **Nierensteine** (Calciumphosphat), daneben auch Calciumsteine im Pankreas. Die **Pankreassteine** können eine Pankreatitis auslösen. Am Magen-Darm-Trakt führt die Hyperkalzämie (und Hypermagnesiämie!) zu **Ulzera** in Magen und Duodenum (calciumvermittelte Gastrinwirkung), Obstipation und Appetitlosigkeit (Magnesium). An Muskulatur und Nervensystem entstehen Adynamie (Magnesium) und depressive Verstimmungen, am Herzen eine **Tachykardie** (verstärkte Calcium-Leckströme am Sinusknoten), am Knochen die **Osteodystrophia fibrosa generalisata** (Recklinghausen-Krankheit) mit regellosem Knochenumbau, Zysten und Spontanfrakturen, an der Niere neben der Steinbildung eine Polyurie (osmotische Diurese durch die ausgeschiedenen Calcium- und Phosphationen).

Sehr häufig aber, bei mehr als 50 % der Patienten, verursachen Hyperkalzämien im Gegensatz zur Hypokalzämie lange Jahre **keine Symptome** und werden erst an ihren Folgen, z. B. Nierensteinen oder Pankreatitis, erkannt.

EXKURS

Der erhöhte PTH-Spiegel führt zur Hyperkalzämie, die ihrerseits erhöhte Calcitonin-Spiegel erzeugt. Dies bedeutet, dass beide Hormone am Knochen miteinander wetteifern, wobei einmal mehr die PTH-Wirkung, an anderen Lokalisationen mehr die Calcitonin-Wirkung zum Tragen kommt. Aus diesem Grund entstehen neben Bereichen mit vermehrtem Abbau bis hin zur Zystenbildung auch Knochenanteile mit Verdichtung, Fibrosierung und Knochenneubildung. Die Osteodystrophia fibrosa generalisata hat deswegen mit einer Osteoporose nicht das Geringste zu tun.

HINWEIS PRÜFUNG

Im Hinblick auf die Heilpraktikerprüfung sollte man sich trotzdem merken, dass der Hyperparathyreoidismus zur Osteoporose führen kann.

Hyperkalzämische Krise

Die sog. hyperkalzämische Krise entsteht bei weiterem Anstieg des Serumcalciums z. B. durch Flüssigkeitsmangel, wenn die Polyurie zu keiner angepassten Flüssigkeitszufuhr führt. Die zerebralen Folgen können dann ein Koma verursachen, die Nierenschädigung eine akute Niereninsuffizienz. Manchmal kommt es zum Herzstillstand, weil die in der Plateauphase verstärkt einströmenden Calciumionen nicht mehr vollständig hinausgepumpt werden können. Teilweise kommt es zur Schädigung der Mitochondrien, die das zusätzliche intrazelluläre Calcium speichern.

Zusammenfassung
Hyperparathyreoidismus: erhöhtes PTH mit der Folge einer Hyperkalzämie und Hypermagnesiämie
- **Ursache:**
  - primärer Hyperparathyreoidismus: Adenom der Nebenschilddrüse
  - sekundärer Hyperparathyreoidismus: Vitamin-D-Mangel, Niereninsuffizienz
- **Symptome:**
  - primärer Hyperparathyreoidismus:
    - Nierensteine, Pankreatitis
    - Tachykardie
    - Magenulzera, Obstipation
    - Morbus Recklinghausen des Knochens
  - sekundärer Hyperparathyreoidismus: Rachitis (Säugling, Kleinkind), Osteomalazie
- **Diagnostik:**
  - primärer Hyperparathyreoidismus: PTH erhöht, Calcium erhöht, apparativer Adenomnachweis
  - sekundärer Hyperparathyreoidismus: PTH erhöht, Calcium normal oder erniedrigt, Hyperplasie der Nebenschilddrüsen

7.3.4 Hypoparathyreoidismus

Krankheitsentstehung

Die häufigste Ursache eines erniedrigten PTH-Serumspiegels mit resultierender Hypokalzämie ist die versehentliche Teilentfernung der Nebenschilddrüsen oder ihre Durchblutungsminderung anlässlich einer Strumektomie (die Nebenschilddrüse wird aus den Gefäßen der Schilddrüse versorgt!). Die Funktion ist hierbei i. d. R. durch die Neubildung von Gefäßen nur vorübergehend gestört. Seltene Ursachen sind Entzündungen der Epithelkörperchen oder einwachsende Tumoren beispielsweise aus der Schilddrüse. Eine angeborene Aplasie der Nebenschilddrüse im Verein mit einer Thymusaplasie wird als DiGeorge-Syndrom bezeichnet.

Symptome

Das wesentliche Symptom des Hypoparathyreoidismus ist die oben besprochene Tetanie. Als Frühsymptom erscheinen Parästhesien an den Extremitäten oder im Gesicht.

Therapie

Therapeutisch wird mit Vitamin D oder Calcitriol (+ Calcium) substituiert.

Zusammenfassung
Hypoparathyreoidismus: niedriges PTH und in der Folge Hypokalzämie
- **Ursache:** meist Entfernung oder vorübergehende Ischämie der Nebenschilddrüsen bei Strumektomie
- **Symptome:** Tetanie, Parästhesien
- **Therapie:** Substitution mit D-Hormon und Calcium

KAPITEL 8

Fettstoffwechsel

8.1	Exogene Lipide	101		8.4.3	Phospholipide	110
8.1.1	Resorption der Nahrungsfette	101		8.4.4	Fettsäuren	110
8.1.2	Metabolisierung der Chylomikronen	102				
				8.5	Fettgewebe	111
8.2	Endogene Lipide	102				
8.2.1	Metabolisierung des VLDL	103		8.6	Hormone des Fettgewebes	113
8.2.2	HDL	104		8.6.1	Leptin	113
8.2.3	Diagnostik	105		8.6.2	Angiotensinogen	114
				8.6.3	Adiponektin	114
8.3	Hyperlipoproteinämien	106		8.6.4	Östrogene	115
8.3.1	Primäre Hyperlipoproteinämien	106		8.6.5	Entzündungsmediatoren	115
8.3.2	Sekundäre Hyperlipoproteinämien	109		8.6.6	Weitere Faktoren	115
8.4	Aufgaben der Fette	109		8.7	Ungesättigte Fettsäuren	115
8.4.1	Triglyceride	109				
8.4.2	Cholesterin	109		8.8	Gesunde Ernährung	119

Digestion und Absorption der Nahrungsfette aus dem Darmlumen nebst der essentiellen Rolle der Gallensäuren werden im ➤ Fach Verdauungssystem besprochen. Das wesentliche Thema dieses Abschnittes sind die Transportvorgänge mit der Nahrung zugeführter (= exogener) und im Stoffwechsel entstandener (= endogener) Fette zwischen den einzelnen Organen des Körpers sowie ihre Störungsmöglichkeiten.

8.1 Exogene Lipide

Die **Nahrungsfette** bestehen zu rund 90 % aus Triglyceriden (➤ Abb. 8.1) und nur zu 10 % aus Cholesterin und seinen Estern, aus Phospho- (➤ Abb. 8.2) und Sphingolipiden und fettlöslichen Vitaminen. Der Anteil der in der Nahrung enthaltenen Fette schwankt in einem sehr weiten Bereich (80–160 g/Tag). Das wesentliche Problem ihrer Verdauung und Resorption besteht in der weitgehend fehlenden Wasserlöslichkeit.

8.1.1 Resorption der Nahrungsfette

Die **Fettspaltung** beginnt im Magen. Hier liegen durch die emulgierende Wirkung von Corpus und Antrum kleine Fett-

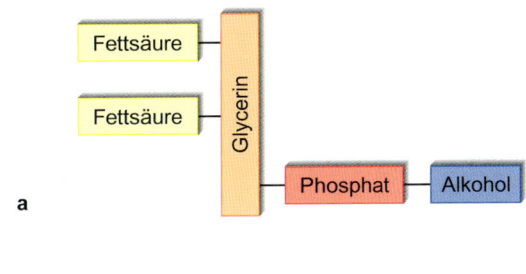

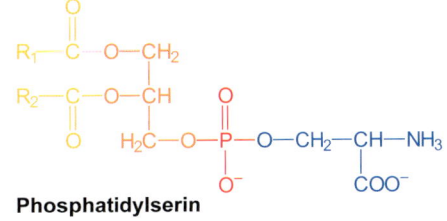

Abb. 8.1 Triglycerid (R_1–R_3 = Fettsäuren mit ca. 18 C-Atomen). [6]

Abb. 8.2 Phospholipide. **a** Prinzipieller Aufbau. **b** Phosphatidylserin. [6]

tröpfchen vor, die durch die verschluckte Lipase der Ebner-Zungengrunddrüsen in freie Fettsäuren und Glycerin zerlegt werden. Auch aus den Magendrüsen wird eine Lipase (Triacylglycerollipase) sezerniert. Die **wesentliche Fettverdauung** findet dann im oberen Dünndarm (Duodenum und Jejunum), bei vermehrtem Anfall auch noch im Ileum, durch verschiedene Lipasen des Pankreas statt. Die Gallensäuren halten dabei die einzelnen Fettmoleküle in mizellärer Lösung und erleichtern den Lipasen ihre spaltende Funktion.

Während die Fettspaltung in Glycerin, Monoglyceride, Cholesterol und freie Fettsäuren auch ohne Gallensäuren möglich ist, sind dieselben für die **Resorption in die Enterozyten** unerlässlich: Im ersten Schritt lagern sich die Mizellen den Dünndarmzotten an. Ihre nachfolgende Öffnung ermöglicht den enthaltenen Phospholipiden, Monoglyceriden, Fettsäuren, Vitaminen und Cholesterinen den direkten Kontakt zu den Saumzellen und die Aufnahme in deren Zellmembran („Fett löst sich in Fett"). **Carrier** sind im Gegensatz zur Resorption der Zucker und Aminosäuren **nicht erforderlich.** Die Gallensäuren verbleiben im Darmlumen und können mit weiteren Nahrungsfetten erneut Mizellen bilden bzw. im Ileum ihren enterohepatischen Kreislauf fortsetzen.

Die gespaltenen Fette werden in den Saumzellen wieder zu Triglyceriden, Phospholipiden und Cholesterinestern aufgebaut und anschließend an sog. **Apoproteine** angelagert. Es entstehen relativ große Aggregate (bis zu 1 μm und darüber hinaus = Bakteriengröße!), die sog. **Chylomikronen** („Chylus-Tröpfchen"), in denen ganz ähnlich wie in den Mizellen die Nahrungsfette innen eingeschlossen sind, während die Umhüllung aus Apoproteinen – entsprechend den Gallensäuren – einerseits mit einem nach innen gerichteten lipophilen Anteil die enthaltenen Fette bindet, und andererseits mit einem nach außen gerichteten hydrophilen Anteil die Lösung in der umgebenden, wässrigen Phase vermittelt.

Die Chylomikronen werden im nächsten Schritt an die **Lymphe** der Dünndarmzotten weitergegeben, von wo aus sie über den Truncus intestinalis und die Cisterna chyli schließlich in den Ductus thoracicus und über den linken Venenwinkel ins Blut gelangen.

> **MERKE**
> Die Gallensalze (im Darmlumen) werden von den Apoproteinen (in Lymphe und Blut) ersetzt; aus den Mizellen werden Chylomikronen.

Die Nahrungsfette werden zu einem Großteil an der Leber vorbeigeschleust. Nur die kurz- und mittelkettigen Fettsäuren der Nahrung, also Fettsäuren mit höchstens 12 C-Atomen anstatt der üblichen 16–18, werden nicht wieder zu Triglyceriden aufgebaut und in die Lymphe ausgeschieden, sondern von den Saumzellen direkt ins Blut der Pfortader abgegeben. Dieser Fettanteil der Nahrung gelangt also, gebunden an Albumin, direkt und ohne Umwege zur Leber, sodass auch im Blut der Pfortader gewisse Mengen an Fett enthalten sind.

8.1.2 Metabolisierung der Chylomikronen

Kapillarendothelien

Für die Chylomikronen, die im Anschluss an eine fetthaltige Nahrung über die Lymphe ins Blut gelangt sind, gibt es in den Kapillarendothelien des Fettgewebes und des Skelettmuskels spezifische Rezeptoren, an denen sie haften bleiben. Die **Lipoproteinlipase**, ein Enzym an der dem Blutstrom zugewandten Oberfläche dieser Endothelien, spaltet die in den Chylomikronen enthaltenen Triglyceride in freie Fettsäuren, Monoglyceride und Glycerin. Gleichzeitig werden die Apoproteine gegen Apoproteine des Serums ausgetauscht. Die **Fettsäuren** gelangen nach ihrer Abspaltung durch die Wand der Kapillaren hindurch und werden von den Geweben (Muskulatur bzw. Fettgewebe) aufgenommen (insulinstimuliert). Hier werden sie entweder wiederum zu Triglyceriden aufgebaut und in dieser Form gespeichert (Fettgewebe) oder durch oxidativen Abbau zu CO_2 und H_2O zur Energiegewinnung genutzt (Muskulatur). Daraus geht hervor, dass die Relation der Verteilung auf die beiden Gewebe vor allem abhängig ist von der körperlichen Aktivität in den Stunden nach der Nahrungsaufnahme („nach dem Essen sollst Du ruh'n oder 1.000 Schritte tun").

Leber

Die Chylomikronen verlieren durch den Einfluss der Lipoproteinlipase den größten Teil der enthaltenen Triglyceride (s.a. ➤ Abb. 8.5). Damit entstehen nun recht kleine Partikel, die sog. **Chylomikronen-Remnants** bzw. einfach **Remnants** (= Überreste). Sie enthalten neben den Apoproteinen im Wesentlichen nur noch **Cholesterin und seine Ester.** Die Remnants lösen sich von der Kapillarwand und werden zur Leber transportiert, wo sie über spezifische Rezeptoren in der Wand der Zellen gebunden und in die Leberzelle aufgenommen werden. In der Leberzelle werden sie gespalten und das Cholesterin freigesetzt. Aus einem Teil des Cholesterins werden in der Folge Gallensäuren gebildet, ein Teil wird in die Galleflüssigkeit ausgeschieden und ein weiterer Anteil wird an die Peripherie zu deren Versorgung abgegeben (s.u.).

> **MERKE**
> Im Ergebnis wurden die Nahrungsfette über die Chylomikronen ins Blut transportiert. Die Triglyceride gelangten in Fettgewebe und Muskulatur, das Cholesterin zur Leber.

8.2 Endogene Lipide

Die Triglyceridsynthese in der Leber steigt u.a. an, wenn die Nahrung einen **Überschuss an Kohlenhydraten** enthält. Die Leber baut also überschüssige Glukose in Fettsäuren um, bindet dieselben an Glycerin und gibt zuletzt die entstandenen Triglyceride an das Blut ab. In Lösung gebracht werden diese

Fette durch Apoproteine, die zuvor von der Leber synthetisiert wurden. Im Ergebnis entstehen **Lipoproteine sehr geringer Dichte** = VLDL („very low density lipoproteins").

> **EXKURS**
>
> **Lipoproteine: fetthaltige Konglomerate in wässriger Lösung**
>
> Fett muss zum Transport in einer wässrigen Lösung grundsätzlich an Moleküle gebunden werden, welche in der Art der Mizellen des Darms oder der Chylomikronen der Lymphe (oder der Seife zur Körperreinigung) die gegenseitige Löslichkeit dieser Gegensätze vermitteln (> Fach Chemie/Biochemie). Diese Aufgabe übernehmen die **Apoproteine**.
> Fett ist grundsätzlich leichter als Wasser; Fetttropfen sammeln sich in einer wässrigen Flüssigkeit an deren Oberfläche. „Leichter" bedeutet gleichzeitig auch „weniger dicht gepackt", also „weniger dicht": Die in der Leber entstehenden **Lipoproteine sehr geringer Dichte** enthalten nur geringe Mengen (schweres) Protein und große Mengen (leichtes) Fett. Unter dem Begriff der Lipoproteine darf man sich keine chemisch zu Riesenmolekülen aufgebauten Verknüpfungen aus Proteinen und Lipiden vorstellen. Vielmehr handelt es sich dabei um lockere Konglomerate in der Art der Mizellen oder Chylomikronen: Im Zentrum der Partikel liegen zahllose einzelne Fettmoleküle (Triglyceride, Cholesterinester) beieinander und bilden gewissermaßen ein Öltröpfchen, während die Umhüllung aus locker angelagerten Phospholipiden und Apoproteinen die Lösung der Gesamtstruktur in der wässrigen Phase des Blutes vermittelt (> Abb. 8.3).
> Der Begriff **Lipoprotein** bezeichnet also die Gesamtstruktur aus Abertausenden einzelner Moleküle, die sich durch Hinzutreten oder Herauslösen einzelner Lipide oder auch umgebender Apoproteine jederzeit verändern lässt – so, wie man aus einem Korb mit Obst jederzeit einen Apfel herausnehmen oder Trauben hinzufügen kann.

Die **VLDL-Partikel** sind sehr groß, nur wenig kleiner als Chylomikronen, und enthalten zu annähernd 60 % Triglyceride, 20 % Phospholipide und zu etwa 20 % Cholesterinester sowie freies Cholesterin. Die Leber benutzt diese Partikel also auch dazu, um überschüssiges oder neu synthetisiertes Cholesterin zu den peripheren Geweben zu transportieren – bzw. um dieselben ganz gezielt damit zu versorgen (> 8.2.1).

8.2.1 Metabolisierung des VLDL

Wie die Chylomikronen werden auch die VLDL-Partikel in den Kapillaren vor allem des Fettgewebes gebunden und hier von derselben **Lipoproteinlipase** gespalten. Die entstehenden Fettsäuren werden vom Fettgewebe aufgenommen und zur Synthese von Triglyceriden benutzt.

IDL

Übrig bleiben Partikel, die nun relativ zur ursprünglichen Zusammensetzung mehr Eiweiß und weniger Fett enthalten. Sie sind relativ schwerer geworden. Benannt werden sie als **Lipoproteine mittlerer Dichte** = IDL („intermediate density lipoproteins"). Im nächsten Schritt wird das in den IDL-Partikeln noch vorhandene Triglycerid durch eine in der Leber gebildete und ans Serum abgegebene Lipase abgebaut und die Apoproteine bis auf einen definierten Anteil (Apoprotein B-100) entfernt. Die freigesetzten Fettsäuren werden in der Bindung an Albumin zu den Geweben transportiert, wo sie alternativ zur Serumglukose verbrannt werden.

LDL

Es entstehen nun wiederum kleiner und relativ schwerer gewordene Partikel, die neben dem Proteinanteil fast nur noch Cholesterinester und Phospholipide enthalten. Sie ändern dementsprechend ein weiteres Mal ihren Namen und heißen jetzt **Lipoproteine geringer Dichte** = LDL (low density lipoproteins).

In den **LDL-Partikeln** befinden sich etwa 75–80 % des gesamten Serumcholesterins! Der im Labor gemessene Cholesterin-Serumspiegel wird also überwiegend durch LDL bestimmt. Der Rest verteilt sich auf VLDL, IDL, HDL (> 8.2.2) und die Chylomikronen (postprandial).

Nahezu alle Zellen des Organismus besitzen **Rezeptoren** zur Anlagerung und Aufnahme des LDL und seiner Cholesterine (und Phospholipide). Hierin besteht auch die eigentliche Aufgabe dieser Partikel: Sie dienen der Versorgung der peripheren Gewebe mit Cholesterin und Phospholipiden. Cholesterin ist wesentlicher Bestandteil aller Zellmembranen und besitzt in zahlreichen Geweben zusätzliche Aufgaben. Beispielsweise entstehen hieraus die Sexualhormone, die Hormone der NNR sowie das D-Hormon. Phospholipide (vor allem Lezithin) bilden u.a. den überwiegenden Anteil aller Zellmembranen (> Abb. 8.4).

Etwa 70–80 % des gebildeten LDL werden durch Resorption in periphere Gewebe aus dem Serum entfernt. Ein bedeutender

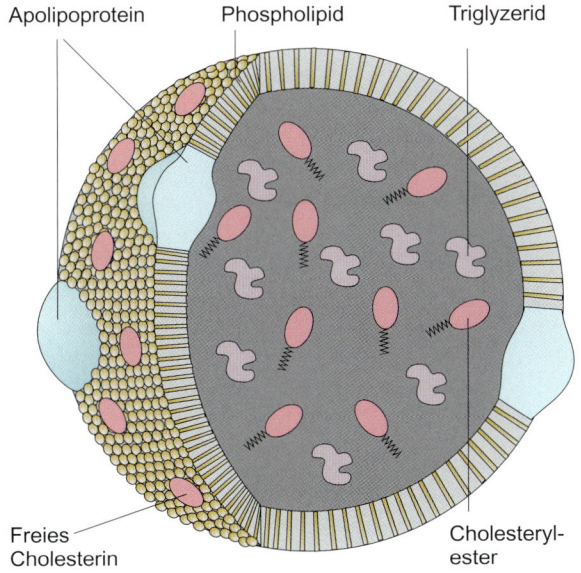

Abb. 8.3 Lipoprotein (VLDL). [19]

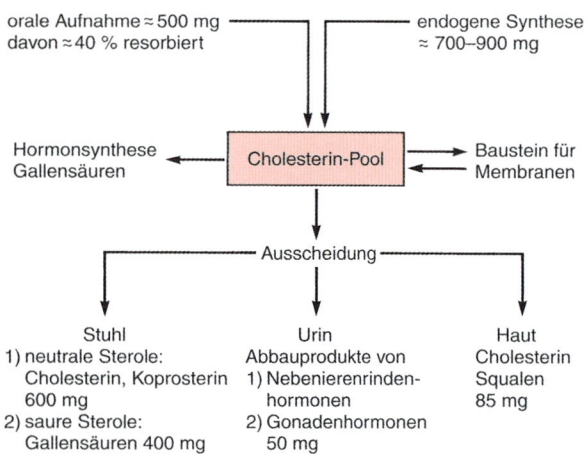

Abb. 8.4 Cholesterinstoffwechsel [1]

Anteil des verbleibenden Restes wird durch das RES phagozytiert. Dieses System hat also eine Klärfunktion, um überschüssige Fette vorübergehend aufzunehmen.

Zusammenfassung

VLDL

- Lipoprotein sehr geringer Dichte
- Synthese in der Leber
- Funktion: Versorgung der Fettgewebe mit Triglyceriden und des gesamten Organismus mit Cholesterin und Phospholipiden
- schrittweiser Ab- und Umbau zu IDL und LDL

LDL

- Lipoprotein geringer Dichte
- entsteht über die IDL aus den VLDL
- enthält 70–80 % des Serumcholesterins
- wird in peripheren Geweben in Abhängigkeit von deren individuell unterschiedlichem Bedarf resorbiert

8.2.2 HDL

Noch ein weiteres Lipoprotein besitzt eine eminente Bedeutung für den Fettstoffwechsel. Es enthält einen besonders großen Anteil an Apoproteinen (ca. 50 %) und Phospholipiden (rund 30 %) und nur wenige Prozent an Cholesterin, Cholesterinestern und Triglyceriden. Folgerichtig benennt man es als **Lipoprotein hoher Dichte** = HDL („high density lipoproteins").

Gebildet wird HDL in Leber und Darmmukosa. Seine wesentliche Aufgabe besteht aus einem **Transport des Cholesterins „in umgekehrter Richtung"** aus der Peripherie zur Leber (> Abb. 8.5): Es sammelt überschüssiges Cholesterin ein, das z. B. aus zerfallenden Zellen frei wird. HDL vermag sogar das Cholesterin aus den Schaumzellen (= fettspeichernde Makrophagen) der Gefäßwände und weiteren Anteilen des RES zu übernehmen. Oxidiertes, in die Gefäßwände eingelagertes Cholesterin stellt den wichtigsten Faktor in der Arteriosklerose-Entstehung dar.

Eine weitere wesentliche Funktion wurde erst 2004 entdeckt: HDL lagert sich zusätzlich an Rezeptoren der Gefäßendothelien und stimuliert hier die **Bildung des Stickstoffmonoxids** (NO). NO erweitert die Blutgefäße und hemmt die Throm-

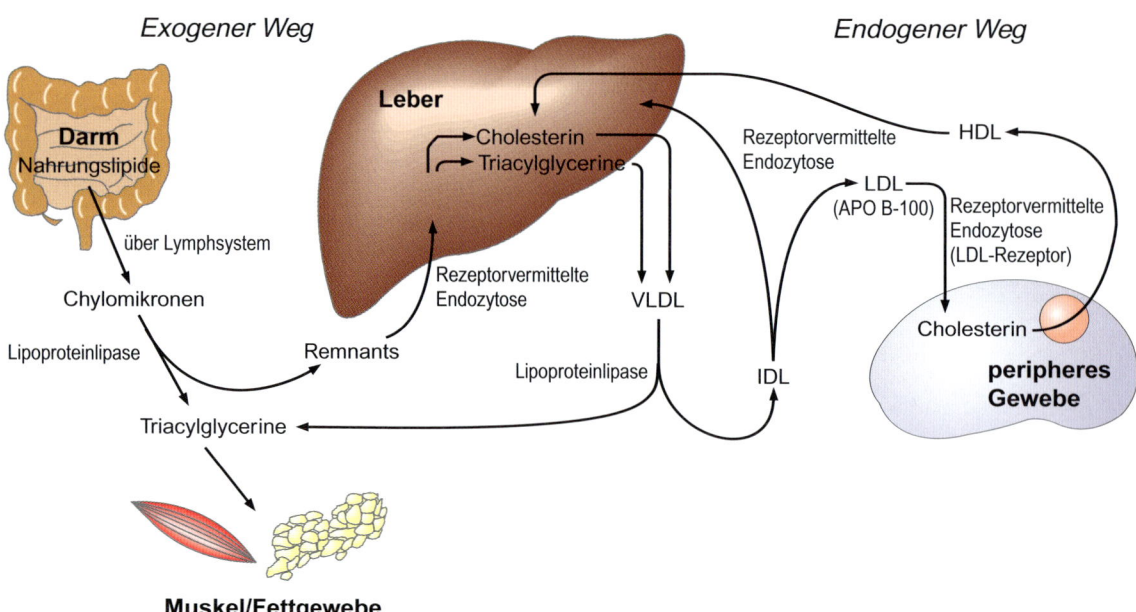

Abb. 8.5 Exogener und endogener Weg des Fettstoffwechsels. [6]

bozytenaggregation. Beide Mechanismen wirken ebenfalls der Arteriosklerose-Entstehung entgegen.

Das eingesammelte Cholesterin wird in der Bindung an HDL durch ein Enzym des Serums (**Lezithin-Cholesterin-Acyltransferase = LCAT**) mit einer Fettsäure zum Cholesterinester verestert. Die Ester können dann von HDL an VLDL weitergereicht werden, sodass ein **Kreislauf des Cholesterins** entsteht, in welchem es aus LDL an periphere Gewebe abgegeben und aus diesen, bei mangelhafter Verwertung, wiederum von HDL aufgenommen und über VLDL und IDL an LDL weitergereicht wird. Der überschüssige Teil des HDL-Cholesterins landet schließlich in der Leber und wird in die Galle (als Cholesterin oder als Gallensäure) ausgeschieden.

PATHOLOGIE
Lipoproteine und Atherosklerose

Wenn der Spiegel des HDL vermindert ist, verbleibt mehr Cholesterin in den Geweben und Endothelien und begünstigt hier die Entstehung der Arteriosklerose (= Atherosklerose) mit ihren Folgekrankheiten wie koronarer Herzkrankheit und Herzinfarkt. Der Serumspiegel des HDL sollte also möglichst hoch liegen, vor allem auch in Relation zu LDL und VLDL.
Zur Bestimmung des Arteriosklerose-Risikos hat man den sog. **LDL/HDL-Quotienten** eingeführt. Dieser sollte möglichst weniger als 3,5 betragen. Liegt z. B. das LDL-Cholesterin bei 140 mg/dl, muss das HDL-Cholesterin 40 mg/dl oder mehr betragen. Man kann hieraus ableiten, dass ein sehr hohes Serum-HDL auch dann noch vor der Arteriosklerose schützt, wenn die Gesamtspiegel des Cholesterins erhöht sind (➤ Abb. 8.6).
Neuerdings hat man allerdings die Betonung dieses Quotienten wieder aufgegeben und strebt ganz unabhängig von der Höhe des HDL ein **LDL von < 130 mg/dl**, bei Risikopatienten sogar < 100 mg/dl an, um hinsichtlich der Arteriosklerose auf der sicheren Seite zu sein.

EXKURS
Fettverbrennung beim Sport

Sportmediziner empfehlen im Hinblick auf eine effektive Abnahme von Fettdepots körperliche Belastung, die nicht an die jeweilige Belastungsgrenze, sondern lediglich bis zu rund **zwei Drittel der individuell erreichbaren Grenze** gehen sollte, erkennbar an der jeweiligen Pulsfrequenz. Es soll also eine Sportart, die mit lediglich 66 % Leistungseinsatz betrieben wird, zur besseren und effektiveren Gewichtsabnahme und Fettverbrennung führen.
Der Hintergrund dieser Empfehlung ist die Tatsache, dass der Muskel sowohl Glukose als auch Fett in Form von Fettsäuren verbrennt, sofern er hierfür ausreichende Mengen an Sauerstoff zur Verfügung hat. Übersteigt dagegen die muskuläre Beanspruchung die erreichbare muskuläre Durchblutung und damit Sauerstoffversorgung, wird anstelle des Fettes nur noch Glukose unvollständig und ohne Sauerstoff zu Milchsäure abgebaut **(anaerobe Glykolyse),** woraus nicht nur die nun mögliche Laktatazidose verständlich wird, sondern angeblich auch die Unmöglichkeit einer weiteren Fettverbrennung und somit Reduktion der Fettdepots.
Aus Sicht des Autors wird hierbei übersehen, dass die unzureichende Energiegewinnung auf dem Weg zur Milchsäure, erkennbar an der sog. Sauerstoffschuld des Muskels, anschließend ausgeglichen werden muss. Der Muskel wird seine Verluste an ATP, Kreatinphosphat und Glykogen in größerem Umfang ersetzen müssen, als dies bei ei-

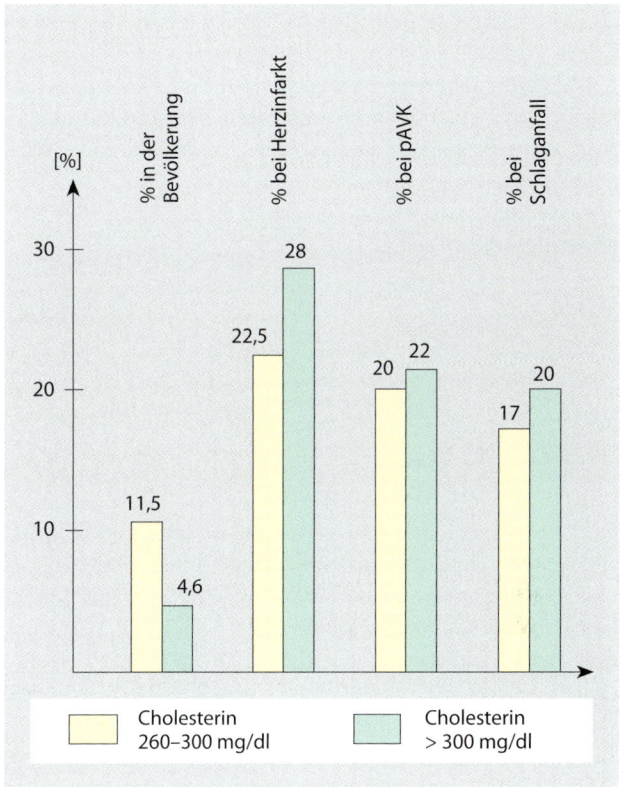

Abb. 8.6 Risikofaktor Hypercholesterinämie. [19]

ner Zwei-Drittel-Belastung notwendig geworden wäre, sodass die Gesamtenergiebilanz keinesfalls ungünstiger wird. Die nachfolgende Nahrungsaufnahme wird nun neben der Leber-Glukoneogenese dazu benutzt, die Speicher wieder aufzufüllen, während andernfalls eine Einlagerung ins Fettgewebe stattgefunden hätte.

Zusammenfassung

HDL
- Synthese in Leber und Darmmukosa
- transportiert Cholesterin aus der Peripherie zurück zur Leber
- stimuliert die Bildung des Stickstoffmonoxids
- wirkt in der Summe seiner Effekte der Arteriosklerose-Entstehung entgegen

8.2.3 Diagnostik

Diagnostiziert werden Hyperlipoproteinämien durch Bestimmung von **Cholesterin und Triglyceriden** im Serum. Die Blutentnahme sollte nach mindestens 12-stündigem Fasten erfolgen, um den Einfluss von Nahrungsfetten auszuschließen. Bestimmt werden jeweils die Gesamtmengen der Serumfette; es wird also zunächst nicht in Fette unterschieden, die an VLDL oder IDL oder die weiteren Lipoproteine gebunden sind. Auch eine Unterscheidung zwischen freiem Cholesterin und seinen Estern wird auf diese Weise nicht getroffen.

Die **Referenzbereiche** wurden in den zurückliegenden Jahren immer wieder verändert und neuen Erkenntnissen angepasst. Man richtet sich darüber hinaus auch nicht mehr nach den Werten gesunder Bevölkerungsgruppen, sondern definiert die anzustrebenden Werte (Zielwerte), die das Arterioskleroserisiko minimieren sollen.

> **MERKE**
> **Referenzbereiche (Zielwerte)**
> - Gesamtcholesterin < 200 mg/dl
> - LDL-Cholesterin < 130 mg/dl
> - HDL-Cholesterin > 35 mg/dl
> - Triglyceride < 150 mg/dl

Die Cholesterin-Referenzwerte müssen darüber hinaus in Bezug zu weiteren Risikofaktoren wie Hypertonie, Nikotinabusus oder Diabetes mellitus bzw. bereits aufgetretenen Folgekrankheiten der Arteriosklerose gesetzt werden. Liegt z. B. eine koronare Herzkrankheit vor, versucht man beim Gesamtcholesterin eine Obergrenze von 180 mg/dl und beim **LDL** eine von **100 mg/dl** zu unterschreiten!

Ist der Serumspiegel erhöht, kann durch gezielte Bestimmung der einzelnen Lipoprotein-Fraktionen eine Zuordnung zur vorliegenden Grunderkrankung versucht werden.

Der eigentliche **Nachweis einer familiären Hypercholesterinämie** kann nur in Spezhiallaboratorien erbracht werden, wo man an Fibroblasten oder Lymphozyten des Patienten die verminderte Zahl der LDL-Rezeptoren bzw. deren Wirkungsinsuffizienz nachweist.

8.3 Hyperlipoproteinämien

Zahlreiche Krankheiten verursachen erhöhte Serumspiegel einer oder mehrerer Lipoprotein-Fraktionen. Grundsätzlich kann man derartige Erhöhungen nach ihren Ursachen in primäre und sekundäre Formen unterscheiden:
- **Primäre Formen** entstehen durch chromosomale Mutationen, von denen z. B. bestimmte Apoproteine betroffen sein können.
- **Sekundäre Formen** entstehen bevorzugt im Rahmen eines Diabetes mellitus, einer Alkoholkrankheit, Hypothyreose, Adipositas oder unter Einnahme der „Pille".

Erhöhte Spiegel an Lipoproteinen bedingen erhöhte Serumspiegel an Cholesterin und/oder Triglyceriden, weil diese Fette ja als Bestandteil der Lipoproteine in adäquaten Mengen vorhanden sein müssen. Die größte **Bedeutung** einer Erhöhung von Lipoproteinen besteht, sofern nicht das HDL betroffen ist, in der begünstigten und stark beschleunigten Ausbildung einer Arteriosklerose mit deren Folgekrankheiten.

Die **primären Hyperlipoproteinämien** werden nach **Fredrickson** in die Typen I bis V eingeteilt, denen jeweils unterschiedliche Chromosomendefekte zugrunde liegen. Die Typen I, III und V sind sehr selten, weshalb sie nicht besprochen werden. Häufig sind der Typ II und der Typ IV.

8.3.1 Primäre Hyperlipoproteinämien

Familiäre Hypercholesterinämie

Diese Erkrankung entspricht dem **Typ II nach Fredrickson.** Sie ist mit einem Vorkommen von 1/500 Personen häufig.

Krankheitsentstehung

Ursache ist ein Defekt des Gens, welches die **LDL-Rezeptoren** codiert. Die Rezeptoren der Zellmembranen sind damit so verändert, dass LDL entweder überhaupt nicht mehr bindet (bei Homozygoten) oder zwar noch bindet, aber nicht mehr ausreichend in die Zelle eingeschleust wird (bei Heterozygoten). Folge des Defekts ist ein **Ansteigen des Serum-LDL** und damit auch des Gesamtcholesterins auf das 2–3-Fache bei Heterozygoten bzw. auf das 6–8-Fache, wenn beide Chromosomen defekt sind. Die homozygote Form ist allerdings selten. In der Regel weisen die Patienten Cholesterin-Serumspiegel etwa **zwischen 300 und 600 mg/dl** auf. Jeder 2. Angehörige zeigt eine entsprechende Erhöhung. Die Triglyceridspiegel sind mehrheitlich (= Typ IIa) nicht betroffen.

Folgekrankheiten

Die erhöhten LDL-Serumspiegel führen zwischen dem 30. und 40. Lebensjahr zu ersten Symptomen, häufig bereits in Gestalt eines **Herzinfarkts.** Im Alter von 60 haben von den Überlebenden über 80 % einen Herzinfarkt hinter sich gebracht. Bei Frauen kommt es etwa 10 Jahre später zum ersten Infarkt. Man geht davon aus, dass 5 % aller Herzinfarkte (bei rund 300.000 Herzinfarkten pro Jahr in Deutschland) durch diesen Chromosomendefekt verursacht werden. Je nach Höhe des Serumspiegels kann in extremen Fällen auch einmal bei einem 20-Jährigen ein Herzinfarkt entstehen.

Eine weitere Hauptmanifestation der Erkrankung besteht in **Xanthomen,** bevorzugt im Bereich von Sehnen und Gelenken (> Abb. 8.7). Auch **Xanthelasmen** der Augenlider sind häufige Erscheinungen (> Abb. 8.8). Die Krankheitsbilder werden im > Fach Dermatologie besprochen. Fettablagerungen in der Kornea des Auges führen zum sog. **Arcus lipoides corneae** (> Abb. 8.9).

> **MERKE**
> Xanthome, vor allem im Sehnenbereich, sind wichtige Hinweise auf die Erkrankung. Dagegen findet man Xanthelasmen und den Arcus corneae auch bei Menschen ohne Hyperlipidämie.

Die Folgen der Hypercholesterinämie haben ihre Ursache im Mechanismus der **Arterioskleroseentstehung.** Blutfette, vor allem Cholesterin, werden abhängig vom systemischen Blut-

8.3 Hyperlipoproteinämien

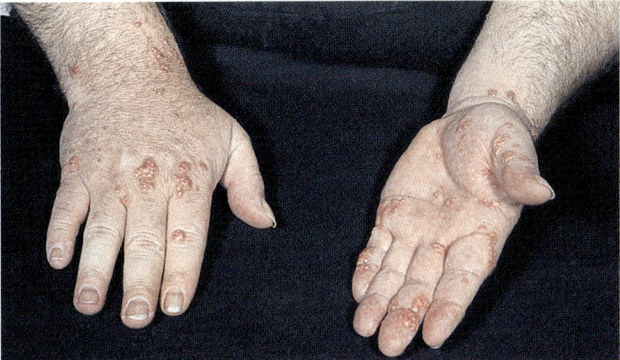

Abb. 8.7 Xanthome [19]

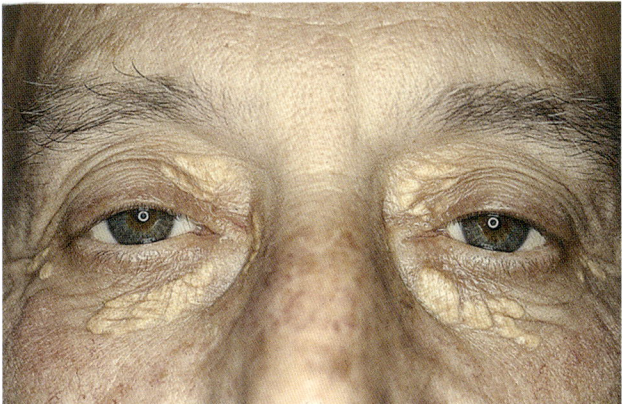

Abb. 8.8 Xanthelasmen [11]

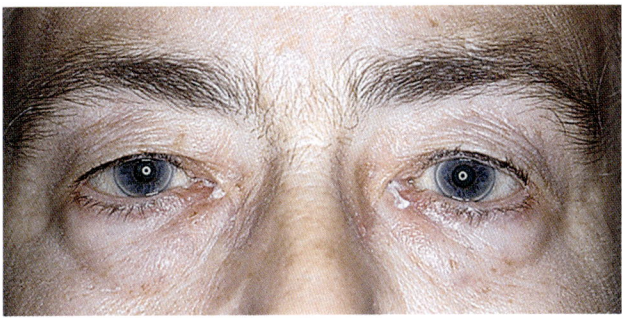

Abb. 8.9 Arcus lipoides corneae. [19]

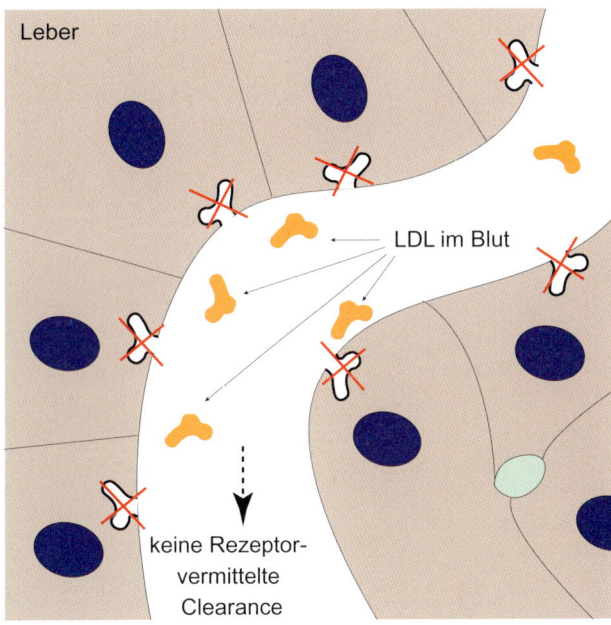

Abb. 8.10 Arterioskleroseentstehung bei familiärer Hypercholesterinämie. LDL kann durch den Rezeptordefekt nicht mehr in die Zellen aufgenommen werden. [3]

druck und abhängig von der Höhe der Cholesterinspiegel in Arterienwände eingeschwemmt. Hier werden sie, soweit möglich, von Makrophagen phagozytiert und abgebaut oder an HDL weitergereicht. Erhöhte LDL-Mengen überfordern das System. Entzündliche Reaktionen führen zu umschriebenen Läsionen mit den Folgen der Thrombozytenanlagerung und fortschreitenden Schädigung der Arterienwand (> Abb. 8.10).

Dieselbe Einschwemmung von Cholesterin mit nachfolgender Phagozytose durch Makrophagen (= Schaumzellen) und Reaktionen des Gewebes findet auch in mechanisch beanspruchten Geweben wie Sehnen und Gelenkbereichen (vor allem an Knie oder Ellenbogen) statt, wodurch plane oder tuberöse **Xanthome** entstehen. Xanthome findet man kaum jemals bei der Hypertriglyzeridämie oder bei Menschen ohne Fettstoffwechselstörung. Sie bilden, wie oben erwähnt, einen wichtigen Hinweis auf eine familiäre Hypercholesterinämie.

Bei etwa 10 % der Patienten mit familiärer Hypercholesterinämie besteht zusätzlich eine **Erhöhung der Triglyceride** bis etwa 500 mg/dl. Diese Erkrankung wird als Typ IIb bezeichnet und ist nur schwer von anderweitig verursachten Hyperlipidämien zu unterscheiden. Einen gewichtigen Beitrag zur Diagnose liefert dann das Vorhandensein von Sehnen-Xanthomen oder ein Kind dieser Familie mit Hypercholesterinämie.

Therapie

Die Therapie besteht in einer **strengen Diät,** die arm an Cholesterin und gesättigten Triglyceriden und reich an ungesättigten Fettsäuren ist. Bei Heterozygoten kann man hiermit den Cholesterinspiegel aber lediglich um maximal 10–15 % senken. Man muss sich darüber im Klaren sein, dass eine Senkung des Cholesterins von beispielsweise 500 mg/dl auf bestenfalls 430 mg/dl im Hinblick auf die drohende Arteriosklerose und ihre Folgen nur den berühmten „Tropfen auf den heißen Stein" darstellen kann, der den Herzinfarkt vielleicht um 4 oder 5 Jahre hinausschiebt.

Der wesentliche Anteil des im Körper befindlichen Cholesterins entstammt nicht der Nahrung, sondern der körpereigenen Synthese. Für diese Synthese aus Acetyl-CoA, die über zahlreiche Zwischenschritte verläuft, benötigt die Leberzelle u.a. das Enzym HMG-CoA-Reduktase. Seit einigen Jahren existiert nun die pharmazeutische Stoffklasse der **Reduktasehemmer,** die gezielt und sehr effektiv den Cholesterinspiegel senken, im Mittel um 30–50 %. Die Wirkung resultiert nicht allein aus der Hemmung der Lebersynthese (> Abb. 8.11), sondern auch aus der reaktiv vermehrten Bildung und Bereitstellung der pe-

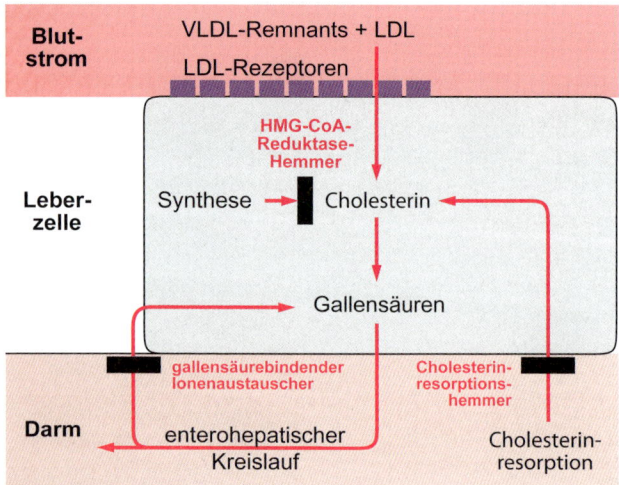

Abb. 8.11 Unterschiedliche Therapieansätze. [4]

ripheren LDL-Rezeptoren. Entsprechende Substanzen bezeichnet man als **Statine** (Lovastatin, Pravastatin, Simvastatin u.a.).

Die übliche Therapie besteht also aus einer strengen Diät, einem der Reduktasehemmer sowie, je nach Bedarf, **weiteren Medikamenten,** die z. B. Gallensäuren im Darm binden und so dem enterohepatischen Kreislauf entziehen. Wichtig ist auch Nikotinabstinenz, indem dadurch nicht nur der direkte Effekt auf die Gefäßwände entfällt, sondern auch eine Zunahme des HDL-Spiegels zu verzeichnen ist. Auf diese Weise ist es möglich geworden, den Betroffenen das Erreichen eines einigermaßen normalen Lebensalters zu ermöglichen.

HINWEIS DES AUTORS

An den schützenden Effekt von **Magnesium** sowie **hohen Dosen Vitamin C und E** sollte man (nach der Heilpraktikerprüfung) denken! Knoblauch ist für sich alleine wenig wirksam, kann aber die Wirkung von gleichzeitig substituiertem Vitamin E verstärken. Gleiches gilt für Lezithin. Inzwischen wurde nachgewiesen, dass man mit **Zimt** sowohl erhöhte Zuckerspiegel als auch das Cholesterin senken kann (➤ 4.3.1). **Omega-3-Fettsäuren** (➤ 8.7) senken neben den Triglyceriden auch das LDL-Cholesterin.
Es existiert eine ganze Reihe von Studien, die belegen, dass die kombinierte und hochdosierte Substitution der Vitamine C (mind. 1.000 mg/Tag) und E (400 I.E./Tag), durch Knoblauch und Lezithin nochmals gering steigerbar, den LDL-Spiegel um bis zu 20 % senken kann, ohne den HDL-Spiegel zu verändern. Noch ausgeprägter ist die Wirkung auf die Gefäßwände, wo das Fortschreiten einer Arteriosklerose um 50 % vermindert wird.
Man geht heute davon aus, dass die Arteriosklerose besonders von **oxidiertem LDL** unter Bildung von wachsartigen Substanzen (Ceroid) gefördert wird, besonders aus gebildeten Radikalen. Erst hierdurch scheint es zu einer nennenswerten Zahl an Zellnekrosen mit begleitender Entzündung der Gefäßintima zu kommen. Radikale entstehen in besonders großem Umfang bei Rauchern, sodass die Vitaminsubstitution gerade bei Rauchern besonders wesentlich erscheint. Die antioxidativen Vitamine C und E (E in Bindung an die Lipoproteine bzw. Einbau in Zellwände; C als Antioxidans im wässrigen Milieu sowie zur Regeneration des Vitamin E) besitzen die im Zusammenhang wesentliche Eigenschaft, die Oxidation der Serumlipoproteine zu unterbinden. Selen und Carotinoide oder auch Inhaltsstoffe von (Rot-)Wein (Bioflavonoide) vermögen den protektiven Effekt noch weiter zu verstärken. Bioflavonoide sind auch u.a. in Zwiebeln, Äpfeln und Zitronen enthalten. Sie sind imstande, Vitamin C zu regenerieren, sodass dessen Bedarf verringert wird.

Zusammenfassung

Familiäre Hypercholesterinämie: häufige primäre Hyperlipoproteinämie, Typ II nach Fredrickson, mit Anstieg des LDL und Gesamtcholesterins (in 10 % auch Erhöhung der Triglyceride)
- **Ursachen:** Gendefekt mit resultierender Insuffizienz der peripheren LDL-Rezeptoren
- **Folgekrankheiten:**
    - frühzeitige Arteriosklerose:
    - Herzinfarkt, Schlaganfall, periphere Verschlusskrankheit
    - Xanthome und Xanthelasmen, Arcus lipoides corneae
- **Therapie:**
    - strenge Diät
    - HMG-CoA-Reduktase-Hemmer (Statine)
    - begleitend „Radikalenfänger"

Familiäre Hypertriglyzeridämie

Krankheitsentstehung

Bei diesem Typ IV nach Fredrickson besteht ein autosomal dominant vererbter Defekt, der überwiegend den Abbau des VLDL betrifft. Die Triglyceride des Serums sind dadurch mäßig erhöht auf Werte bis 500 mg/dl. Das betroffene Gen und die genaueren Umstände des Krankheitsbildes sind noch nicht bekannt. Der Typ IV der Hyperlipoproteinämien kann deshalb nur aus der typischen Konstellation vermutet, aber nicht wirklich nachgewiesen werden.

Die Patienten sind zumeist adipös, ernähren sich entsprechend und weisen häufig weitere Erkrankungen wie z. B. einen Diabetes mellitus auf, die einen zusätzlichen Anstieg der Serum-Triglyceride bedingen, teilweise auf 1.000 mg/dl oder mehr. Auch die „Pille" verursacht bei den betroffenen Patientinnen eine Erhöhung der Triglyceride. Das Serum ist durch die VLDL-Erhöhung trübe. Typisch für die familiäre Hypertriglyzeridämie ist, dass die Serumspiegel während der Kindheit normale Werte aufweisen und erst ab der Pubertät ansteigen.

Folgekrankheiten

Die erhöhten VLDL-Spiegel stellen für sich genommen noch kein erhöhtes Arteriosklerose-Risiko dar. Im Verein mit der häufigen Adipositas und/oder einem Diabetes mellitus und/oder einem Alkoholabusus kommt es aber doch zur vorzeitigen **Arteriosklerose** mit ihren Folgen wie u.a. **Herzinfarkt** und **Schlaganfall** – ganz offensichtlich vor allem deswegen, weil erhöhte Triglycerid-Serumspiegel auffallend häufig mit einer **Verminderung des HDL** einhergehen.

Entsprechend der familiären Hypercholesterinämie schätzt man auch beim Typ IV einen Anteil von etwa 5 % an allen **Herzinfarkten.** Xanthome sind bei der Erkrankung eher selten.

Therapie

Die Therapie beinhaltet eine **strenge Diät,** die arm an gesättigten Fettsäuren sein sollte. Besondere Bedeutung besitzen eine **Gewichtsreduktion** und die Behandlung der Begleiterkrankungen, also z. B. die penible Einstellung eines Diabetes mellitus. Von einer Einnahme oraler Kontrazeptiva ist abzuraten. **Sportliche Betätigung** erhöht den HDL-Spiegel.

Fischöle (s. u.) vermögen die Triglyceridspiegel wahrscheinlich über eine verminderte VLDL-Synthese zu senken und werden auch schulmedizinisch eingesetzt.

Wesentlich effektiver sind die sog. **Fibrate** (Fenofibrat, Gemfibrozil, Bezafibrat, Clofibrat), die über Aktivierungen der Lipoproteinlipase und weitere Mechanismen den Triglyceridspiegel um rund ein Drittel senken. Daneben besitzen sie positive Effekte auch auf den Cholesterinspiegel bzw. dessen Auswirkungen, indem sie neben einer mäßigen Senkung des LDL den HDL-Serumspiegel erhöhen.

Zusammenfassung
Familiäre Hypertriglyzeridämie: primäre Hyperlipoproteinämie, Typ IV nach Fredrickson mit Anstieg der Triglyceride
- **Ursachen:** Gendefekt mit Auswirkungen auf den VLDL-Serumspiegel
- **Symptome:**
  - Adipositas
  - begleitend evtl. Diabetes mellitus Typ 2
- **Folgekrankheiten:** frühzeitige Arteriosklerose mit u.a. Herzinfarkt und Schlaganfall
- **Therapie:**
  - strenge Diät, Gewichtsreduktion
  - Fischöle, Fibrate

8.3.2 Sekundäre Hyperlipoproteinämien

Die sekundären Formen findet man am häufigsten bei Diabetes mellitus oder Erkrankungen, die mit einer peripheren Insulinresistenz einhergehen, bei Hypothyreose, vermehrtem Alkoholkonsum oder unter Einnahme oraler Kontrazeptiva.
- Beim **Diabetiker** besteht vor allem ein massiver Anstieg des VLDL und damit der Triglyceride. Auch das LDL ist infolge seiner Glykierung mit verminderter Bindungsfähigkeit an seine Rezeptoren erhöht, während die verstärkte Glykierung des HDL zu dessen verkürzter Halbwertszeit und damit Verweildauer im Serum führt. Der Diabetes mellitus verursacht also einen **ungünstigen LDL/HDL-Quotienten** und beschleunigt hierdurch erheblich die Ausbildung einer Arteriosklerose (= diabetische Makroangiopathie).
- Bei der **Hypothyreose** ist vor allem das Cholesterin betroffen, wobei hier keine Arteriosklerose entsteht, weil der niedrige systolische Blutdruck keine Gefäßwand zu schädigen vermag.
- **Alkohol** hemmt in der Leber den Abbau der Fettsäuren und regt gleichzeitig deren Neusynthese an. Erhöht sind vor allem die Triglyceride des Serums, aber auch diejenigen der Leber, woraus die Fettleber des alkoholkranken Patienten entstehen kann. Gleichzeitig erhöht Alkohol aber den HDL-Serumspiegel, sodass unter dem Strich eher ein Gefäßschutz resultiert, solange die Dosis im Rahmen bleibt. Dies ist der Hauptgrund, warum man nach Studienergebnissen geringen Mengen Alkohol sogar eine gefäßprotektive Wirkung zuschreibt. Zusätzlich erweitert Alkohol die Gefäße und besitzt auch wegen seiner diuretischen Wirkung (Hemmung der ADH-Sekretion) einen blutdrucksenkenden Effekt. Begleitstoffe alkoholischer Getränke (z. B. Bioflavonoide im Rotwein) verstärken den Gefäßschutz mäßigen Alkoholkonsums.
- **Orale Kontrazeptiva** verursachen üblicherweise nur eine leichte Zunahme der Serum-Fette, führen aber bei angeborenen Störungen im Fettstoffwechsel zu überproportionalen Steigerungen. Die „Pille" ist also in derartigen Fällen kontraindiziert.

8.4 Aufgaben der Fette

Die Fette der Nahrung wie auch des menschlichen (tierischen) Organismus bestehen im Wesentlichen aus Triglyceriden (Anteil ca. 90 %), Cholesterinestern (ca. 10 %) und Phospholipiden (ca. 1 %). Dabei werden entweder Glycerin oder Cholesterin mit Fettsäuren verknüpft (verestert). Am Glycerin eines Phospholipids hängt zusätzlich ein Phosphat.

8.4.1 Triglyceride

Die Aufgabe der Triglyceride ist schnell beschrieben: Sie dienen im tierischen Organismus als täglicher **Energielieferant** neben Glukose sowie darüber hinaus als **Reserveenergie,** die ein Überleben über Wochen und Monate ohne Nahrungsaufnahme ermöglicht. Sie entstammen der Nahrung sowie der Neusynthese in der Leber und werden im Fettgewebe gespeichert.

8.4.2 Cholesterin

Cholesterin dient nicht der Energiegewinnung, wird also auch nicht im Fettgewebe gespeichert. Es wird vielmehr zusätzlich zu den Phospholipiden in menschliche **Zellmembranen** eingebaut und macht diese hauchdünnen, öligen Membranen damit mechanisch stabiler. Sein Anteil schwankt in den Membranen verschiedener Gewebe etwa zwischen 10 und 50 %.

Die Leber benutzt Cholesterin zur **Synthese der Gallensäuren** (Gallensalze). In den endokrinen Drüsen NNR sowie Hoden bzw. Ovar werden aus Cholesterin die **Steroidhormone** hergestellt. In der Epidermis der Haut entsteht aus Cholesterin unter Sonneneinstrahlung **Vitamin D,** das Ausgangsprodukt des Steroidhormons D-Hormon.

8.4.3 Phospholipide

Phospholipide (vor allem Lezithin) bilden den Hauptbestandteil aller menschlichen **Zellmembranen.** Zellmembranen erhalten durch ihren Aufbau aus der Doppelpalisadenschicht der Phospholipide mit eingelagertem Cholesterin eine wasserundurchlässige, nachgiebig-ölige Struktur, die aber durch das umgebende Wasser in Zytosol und Interstitium, mit dem sich das Fett nicht vermischen kann, trotzdem in sich stabil ist. Dieses Prinzip entstand bereits vor 3½ Milliarden Jahren, als mit den ersten einzelligen Lebensformen das Leben als solches entstand. An diesem Grundprinzip hat sich niemals wieder irgendetwas verändert.

Aus den Fettsäuren der Phospholipide ihrer Zellmembran bedient sich die jeweilige Zelle, wenn sie Substanzen wie **Prostaglandine** oder **Leukotriene** herstellen will. In der Lunge kleiden Phospholipide (Lezithin) als sog. **Surfactant** die Alveolen aus.

8.4.4 Fettsäuren

Die Fettsäuren der Triglyceride, Phospholipide und Cholesterinester besitzen üblicherweise eine Kettenlänge aus 16 oder 18, manchmal auch aus 20 C-Atomen. Die Ketten können gesättigt oder ungesättigt sein (➤ Abb. 8.12):
- **Gesättigte Fettsäuren** tragen lauter Einfachbindungen. Solche Fette sind von fester Konsistenz, besitzen also einen Schmelzpunkt oberhalb der Raum- oder auch Körpertemperatur und stammen i.d.R. vom (Land-)Tier.
- **Ungesättigte Fettsäuren** enthalten eine oder mehrere Doppelbindungen. Ihre Konsistenz wird dadurch flüssig – es entstehen die Öle. Öle entstammen mehrheitlich pflanzlichen Quellen oder Meerestieren, vor allem Fischen und Walen.

Wenn also die Empfehlung der Deutschen Gesellschaft für Ernährung (DGE) dahin geht, dass von den 25 bis maximal 30 % Anteil Fett an der täglichen Kalorienaufnahme nur ein Drittel auf gesättigte, zwei Drittel aber auf ungesättigte Fette entfallen sollten, bedeutet dies, dass der Speiseplan reichlich Meeresfrüchte und pflanzliche Kost enthalten muss.

Auf den **Nährwert** bezogen hat die Unterscheidung in gesättigte und ungesättigte Fettsäuren keine Bedeutung. Wenn feste Fette oder flüssige Öle im Körper zur Energiegewinnung verbrannt werden, entspricht ihr physiologischer Brennwert (Energiegewinn im Organismus) dem physikalischen Energiegewinn (Heizwert bei der Verbrennung im Ofen), und der ist mit 9,2 kcal/g mehr als doppelt so hoch wie derjenige aus Zuckern oder Eiweiß.

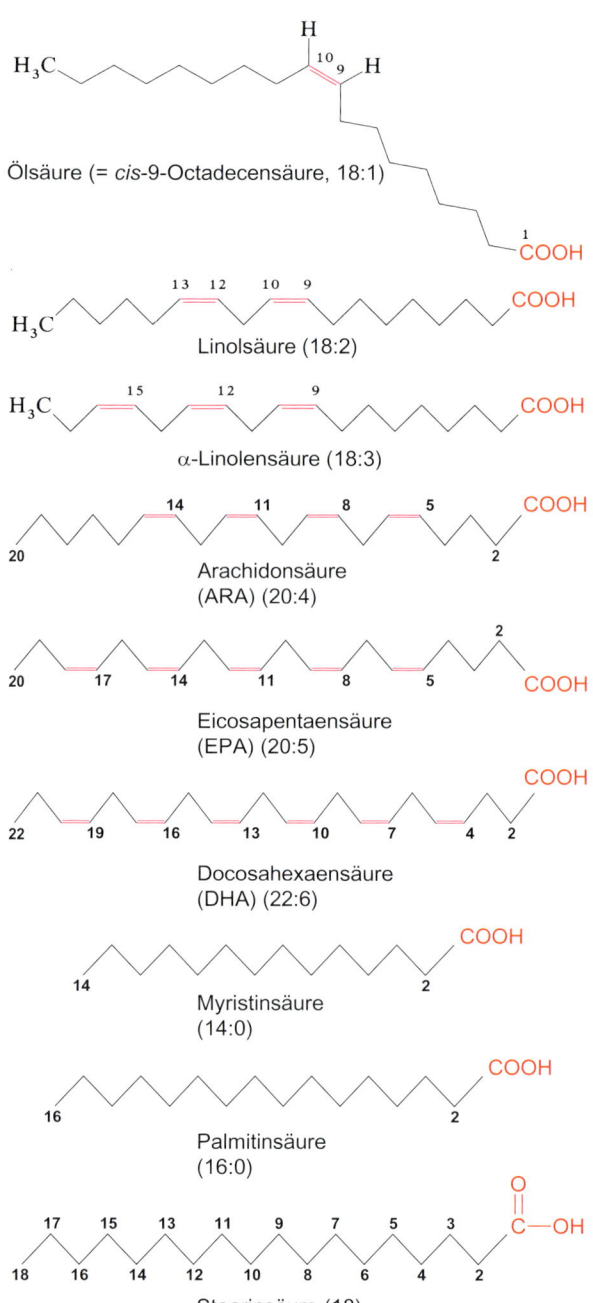

Abb. 8.12 Wesentliche gesättigte und ungesättigte Fettsäuren der Nahrung bzw. des Organismus. Als essentiell gelten Linolsäure und α-Linolensäure.

EXKURS

cis- und trans-Fettsäuren

Bei den ungesättigten Fettsäuren ist es durchaus von Bedeutung, ob diese Fette in ihrer naturbelassenen Form, also als cis-Fettsäuren, oder nach industrieller Veränderung wie z. B. im Zuge der Fetthärtung, bei der sog. trans-Fettsäuren entstehen, in den Körper gelangen.

Solche **Transfette** sind besonders in Pommes frites, Kartoffelchips, Crackern oder billigen Margarinen enthalten. In Tierstudien führen sie zu

Adipositas und Diabetes, auch wenn die Gesamtkalorienzahl gegenüber Vergleichsgruppen identisch gewählt wurde. Zusätzlich erhöhen sie den LDL-Cholesterinspiegel, senken das HDL, begünstigen damit das Entstehen der Arteriosklerose und wirken darüber hinaus möglicherweise sogar krebserregend.

Die Begriffe cis und trans beziehen sich auf Doppelbindungen. Physiologisch und in der Natur vorhanden ist allein die **cis-Stellung** (➤ Abb. 8.13), wo die sich an den beiden Seiten der Doppelbindung jeweils anschließenden C-Atome zur selben Seite ausgerichtet sind. Die Kette der entsprechenden Fettsäure bekommt dadurch einen Knick und beansprucht im Verbund mit weiteren Fetten, z. B. in der Zellmembran, mehr Raum, wodurch das Gesamtfett desto weniger dicht ist, je mehr Doppelbindungen die zugehörigen Fettsäuren tragen. Phospholipide besitzen üblicherweise überwiegend ungesättigte Fettsäuren. Weniger dicht gepackt bedeutet weniger fest. Dies ist der Hauptgrund dafür, dass biologische Membranen genauso wie die entsprechenden Fette der Nahrung eine flüssige = ölige Konsistenz erhalten, was u. a. in Bezug auf die Verformbarkeit menschlicher Zellen große Bedeutung hat.

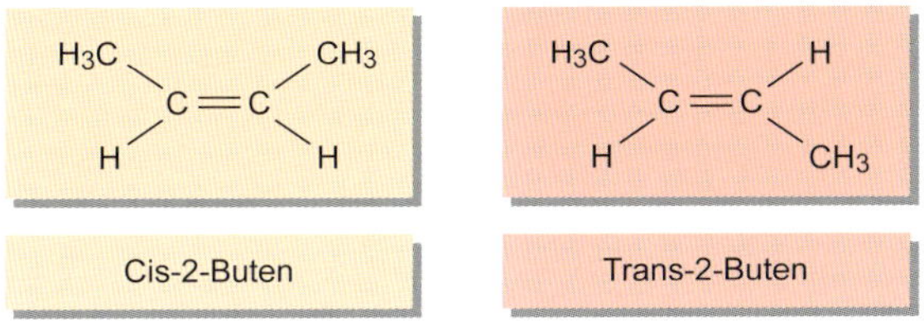

Abb. 8.13 Physiologische cis-Stellung.

8.5 Fettgewebe

Im Unterschied zu einzelnen oder kleinen Gruppen von Fettzellen im Bindegewebe ist das eigentliche **Fettgewebe** eine Ansammlung zahlreicher Fettzellen, das durch Bindegewebe in Läppchen untergliedert ist. Man unterscheidet braunes und weißes Fettgewebe.

Der **Body-Mass-Index** ist eine Maßzahl, mit der sich das Körpergewicht in Relation zur Körpergröße setzen lässt. Er wird berechnet aus dem Körpergewicht (in kg) geteilt durch die Größe (in Metern) im Quadrat. Beispiel: 75 kg : 1,80 m² = 75 : 3,24 = BMI 23,15 (➤ Abb. 8.14). Abgesehen von der Einteilung in Normalgewicht, Übergewicht und Adipositas (in drei Graden) erlaubt der Body-Mass-Index auch eine Aussage zur Mortalitätsrate (➤ Abb. 8.15).

EXKURS
Übergewicht und Adipositas
Etwa 60 % der erwachsenen Deutschen gelten als übergewichtig (BMI > 25) oder (ca. 20 %) sogar als krankhaft übergewichtig = adipös (BMI > 30). Dies gilt auch für immerhin 15 % der 3- bis 17-Jährigen, also rund 2 Millionen Kinder und Jugendliche. Deutschland ist mit diesen prozentualen Zahlen trauriger Spitzenreiter in Europa. Als wesentliche Ursachen werden das unkontrollierte Außer-Haus-Essen in Schnellrestaurants mit zu fettem Essen, zu viele Süßigkeiten sowie der Ersatz körperlicher Bewegung durch reichliche „Betätigung" vor irgendwelchen Bildschirmen angesehen.

Dazu kommt, dass man von fetthaltiger Nahrung größere Portionen bis zum Sättigungsgefühl zu sich nehmen kann, weil Fett eine höhere Energiedichte besitzt und im Magen-Darm-Trakt kein Wasser bindet, sodass feste Nahrung entsprechend weniger aufquillt, also weniger Füllung und damit Sättigungsgefühl hervorruft. Andererseits bleibt fetthaltige Nahrung länger im Magen (Sekretin-Wirkung), sodass sich Ernährungswissenschaftler tatsächlich noch uneins darüber sind, ob fettes Essen für sich alleine betrachtet zur Adipositas führt oder eben nicht.

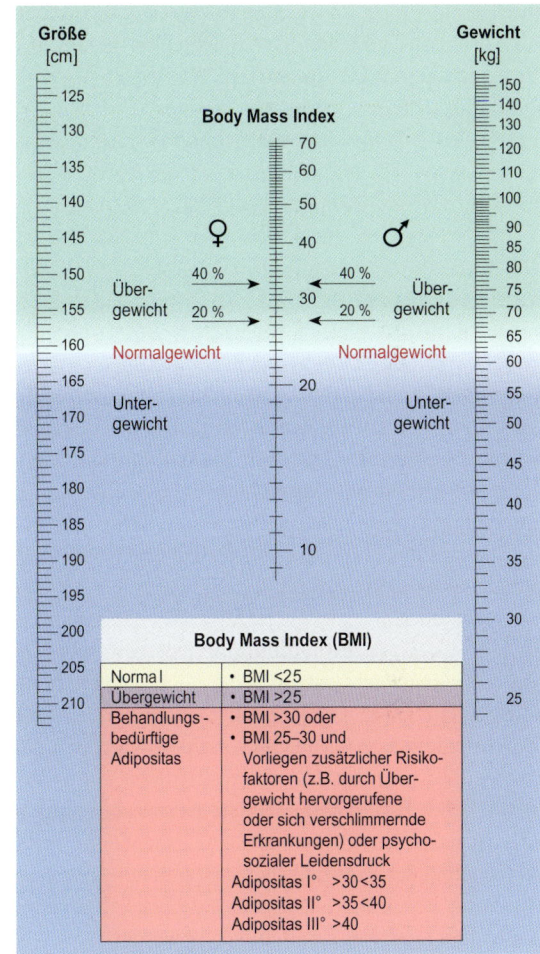

Abb. 8.14 Body-Mass-Index. [19]

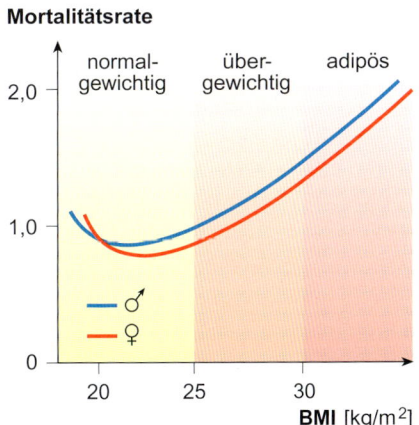

Abb. 8.15 Abhängigkeit der Sterblichkeit vom Body-Mass-Index. [18]

Braunes Fettgewebe

Nur beim Säugling (im Tierreich bei Winterschläfern) gibt es sog. braunes Fettgewebe an Hals, Thorax und im Retroperitoneum, das aus vergleichsweise kleinen Zellen mit mehreren Fettvakuolen und eingelagerten Farbstoffen (Lipochromen) besteht und primär der **zitterfreien Wärmeerzeugung** dient. Die hierfür benötigten Botenstoffe sind auch beim Säugling Schilddrüsenhormone und der Sympathikus. Die Atmungskette der braunen Fettzellen wird hierbei hochgefahren, produziert jedoch kein ATP, sondern im Wesentlichen nur Wärme, die dann auf den Organismus verteilt wird. Dieses Fett geht bereits im 1. Lebensjahr weitgehend verloren, sodass ab diesem Zeitraum fast nur noch sog. weißes Fettgewebe vorhanden ist.

Weißes Fettgewebe

Das weiße Fettgewebe besteht aus Ansammlungen von bis zu 150 µm großen Zellen (Adipozyten), makroskopisch zu Läppchen zusammengefasst. Das Fett ist intrazellulär in einer einzigen Vakuole gespeichert und füllt bis zu 95 % des Zellvolumens. Fettgewebe ist gut durchblutet, besitzt aber nur einen sehr **geringen Grundumsatz** seiner wasserarmen Zellen, sodass der Energiebedarf adipöser Menschen gegenüber Normalgewichtigen kaum gesteigert ist!

Fettgewebe enthält einzelne Stammzellen (Präadipozyten), von denen aus eine **Zellneubildung** jederzeit möglich ist. Grundsätzlich kann sich also das Fettdepot des Organismus bei einem Überangebot an Glukose oder Fetten in der Nahrung vermehren, indem sich vorhandene Adipozyten durch zusätzliche Fetteinlagerung vergrößern (Hypertrophie) und/oder indem zusätzliches Fett in neu gebildete Adipozyten eingelagert wird (Hyperplasie des Fettgewebes). Die **wesentliche Zellanlage** geht jedoch in der **Kindheit** (besonders in den ersten beiden Lebensjahren) vonstatten, sodass sich adipöse Kinder im Erwachsenenalter schwerer tun, schlank zu werden bzw. schlank zu bleiben: Zusätzlich angelegte Fettzellen bleiben ein Leben lang erhalten und warten nur darauf, gefüllt zu werden! Nach neueren Untersuchungen wird allerdings auch das **Essverhalten** bereits in der frühen Kindheit geprägt und für das restliche Leben festgelegt. Es gibt also durchaus „gute und schlechte Futterverwerter", also Menschen mit niedrigerem oder höherem Grundumsatz, doch gilt immer noch, dass kein Adipöser adipös ist, weil er zu wenig gegessen hat.

Während stark hypertrophierte Riesenadipozyten resistent gegenüber Insulin sind (Down-Regulation), sind neu gebildete, noch nicht zu sehr gefüllte Adipozyten besonders sensibel gegenüber der **Insulinwirkung.** Daraus kann man ableiten, dass Menschen je nach ihrem Adipositasgrad sehr unterschiedlich auf Insulin reagieren können: Insulin fördert als anaboles Hormon nicht nur den Aufbau von Muskulatur, Knochen und Haut, sondern auch denjenigen des Fettgewebes. Neben der Aufnahme von Glukose ermöglicht es hier auch diejenige der Fettsäuren. Zusätzlich wird die Produktion der Lipoproteinlipase in den Endothelien der Blutgefäße des Fettgewebes stimuliert. Ein weiterer Faktor der Lipogenese (Fettneubildung) ist neben Insulin auch Prostaglandin E1. Demgegenüber stehen mehrere Hormone und Faktoren, die am Fettgewebe eine Lipolyse bewirken. Neben dem Sympathikus (einschließlich der Hormone des NNM) sind dies vor allem Cortisol, Glukagon und STH, weniger deutlich auch die Schilddrüsenhormone.

Fettverteilung

Während beim Kind die Fettvorräte noch recht gleichmäßig auf das gesamte Subkutangewebe verteilt sind – in geringerem Umfang auch auf Organkapseln, eingebettet zwischen Organe und Muskeln, oder als Schutzpolster an den Fußsohlen – gibt es beim Erwachsenen eine geschlechterspezifische Verteilung: Bei der Frau sind dies Mammae, Oberschenkel und Gesäß, beim Mann bevorzugt Bauch, Lende und Nacken.

Bei der Fettverteilung des Erwachsenen ist zu beachten, dass **Fett im Subkutangewebe** von **Hüften, Gesäß, Mammae** usw. nicht dieselbe krank machende Potenz besitzt wie das, was sich stattdessen oder zusätzlich im Raum des Abdomens ansammelt und hier rund um die Organe oder im Meso des Bauchfells einschließlich des großen Netzes abgelagert wird (sog. Bauchfett). Besonders für dieses **Bauchfett** gilt, dass es sich nicht einfach nur um reines Speicherfett handelt, das bei Bedarf wieder mobilisiert wird, sondern vielmehr um ein relativ aktives Gewebe, in dem z. B. auch reichlich Hormone und entzündungsaktive Substanzen produziert werden. Auch adipöse Frauen – ganz besonders, wenn sie am metabolischen Syndrom mit androgyner (männlicher) Fettverteilung leiden – sind hiervon betroffen (➤ Abb. 8.16).

Gerade das Bauchfett gilt als **Motor des metabolischen Syndroms** (➤ Abb. 8.17). Die Anlage zu dieser stammbetonten bzw. abdominellen Fettleibigkeit wird zwar vererbt, doch macht die Anlage alleine noch keine Adipositas. Entscheidend sind ganz unverändert die Kalorienaufnahme und die körperliche Aktivität der Betroffenen. Diesen Zusammenhang erkennt man auch an der starken Zunahme des metabolischen Syndroms seit den Jahren der Nachkriegszeit.

Zur **Einschätzung des abdominalen Fettdepots** misst man am locker stehenden Patienten den Taillenumfang zwischen Rippenbogen und Beckenkamm. Die Werte, die ein metabolisches Syndrom charakterisieren, wurden in den letzten Jahren immer wieder nach unten korrigiert, schwanken aber auch zwischen verschiedenen Fachgesellschaften. Laut International Diabetes Federation beträgt die Grenze beim Mann 94 cm und bei der Frau 80 cm, sofern als weitere Risikofaktoren eine Hypertriglyzeridämie, ein (grenzwertig) erhöhter Blutdruck sowie ein Nüchternblutzucker > 100 mg/dl hinzukommen (➤ 4.3.1). Als weiterer Risikofaktor gilt ein HDL < 40 mg/dl beim Mann bzw. < 50 mg/dl bei der Frau.

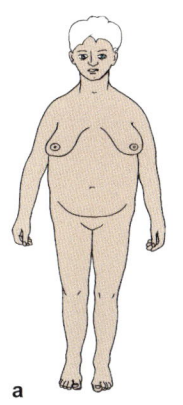
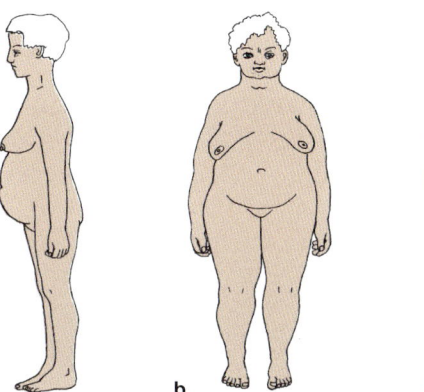

Abb. 8.16 Formen der Adipositas. **a** Männliche (androide) Adipositas. **b** Weibliche (gynäkoide) Adipositas. [19]

8.6 Hormone des Fettgewebes

Das wesentliche Hormon des Fettgewebes ist das 1994 zunächst bei Mäusen entdeckte Leptin. Etwa 100 weitere Hormone und aktive Faktoren sind inzwischen bekannt, doch sind ihre Wirkungen und gegenseitigen Abhängigkeiten zum größten Teil noch recht hypothetisch bzw. bruchstückhaft geklärt. Ungeachtet dessen gilt das Fettgewebe inzwischen, etwas überspitzt ausgedrückt, als größtes endokrines Organ des menschlichen Körpers.

8.6.1 Leptin

Leptin ist ein Peptidhormon. Es wird ausschließlich im Fettgewebe gebildet. Aus der Höhe seines Serumspiegels kann man auf die Gesamtmasse des Körperfettes rückschließen.

Hormonwirkungen

Seine wesentliche Wirkung besteht in einer **Dämpfung des Hungergefühls** im Hypothalamus (> Abb. 8.18). Je größer die Fettmasse, desto höher klettert der Leptin-Serumspiegel und dämpft das Hungergefühl. Die meisten Adipösen scheinen allerdings teilweise resistent geworden zu sein – analog zur Down-Regulation des Fettgewebes gegenüber Insulin. Das Sättigungsgefühl ist gemindert, jedoch nicht aufgehoben, denn bei den (extrem seltenen) angeborenen Störungen, bei denen das Leptin fehlerhaft gebildet wird oder die Leptinrezeptoren im Hypothalamus nicht funktionieren, entsteht eine extreme Adipositas bei unstillbarem Hungergefühl.

Rückkopplungen

Leptin ist mit zahlreichen weiteren Hormonen rückgekoppelt (> Abb. 8.19). Beispielsweise hemmt es die Insulin- und Cortisolsekretion und erhöht über die Stimulierung der Gonadotropine die Fruchtbarkeit. Umgekehrt führen erniedrigte Leptinspiegel bei mageren Menschen zur Abnahme von Gonadotropinen und Schilddrüsenhormonen, woraus nicht nur eine Abnahme der Fertilität, sondern auch ein der Situation angepasster, erniedrigter Grundumsatz sowie eine erhöhte Infektanfälligkeit resultieren.

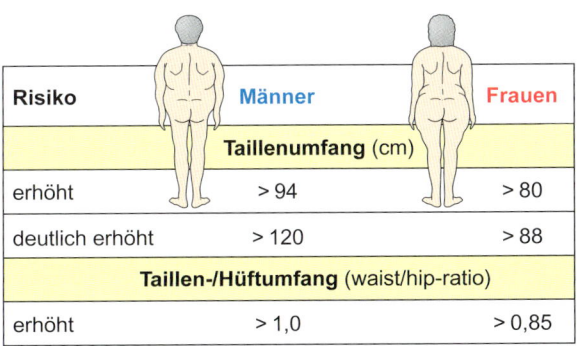

Abb. 8.17 Erhöhung des gesundheitlichen Risikos bei abdominalem Fett. Der erhöhte Taillenumfang spielt bei der Definition des metabolischen Syndroms eine Rolle (s. Text). [18]

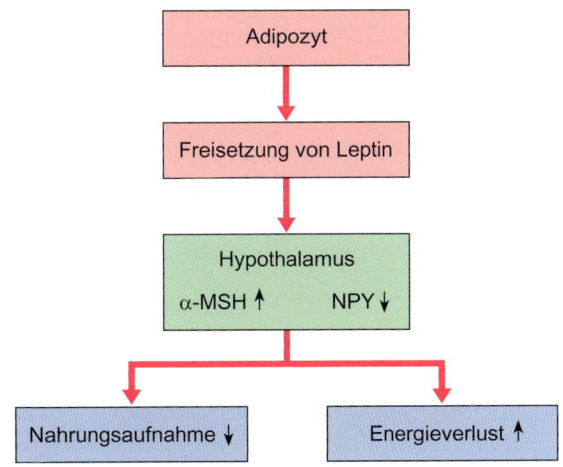

Abb. 8.18 Leptinwirkung. [4]

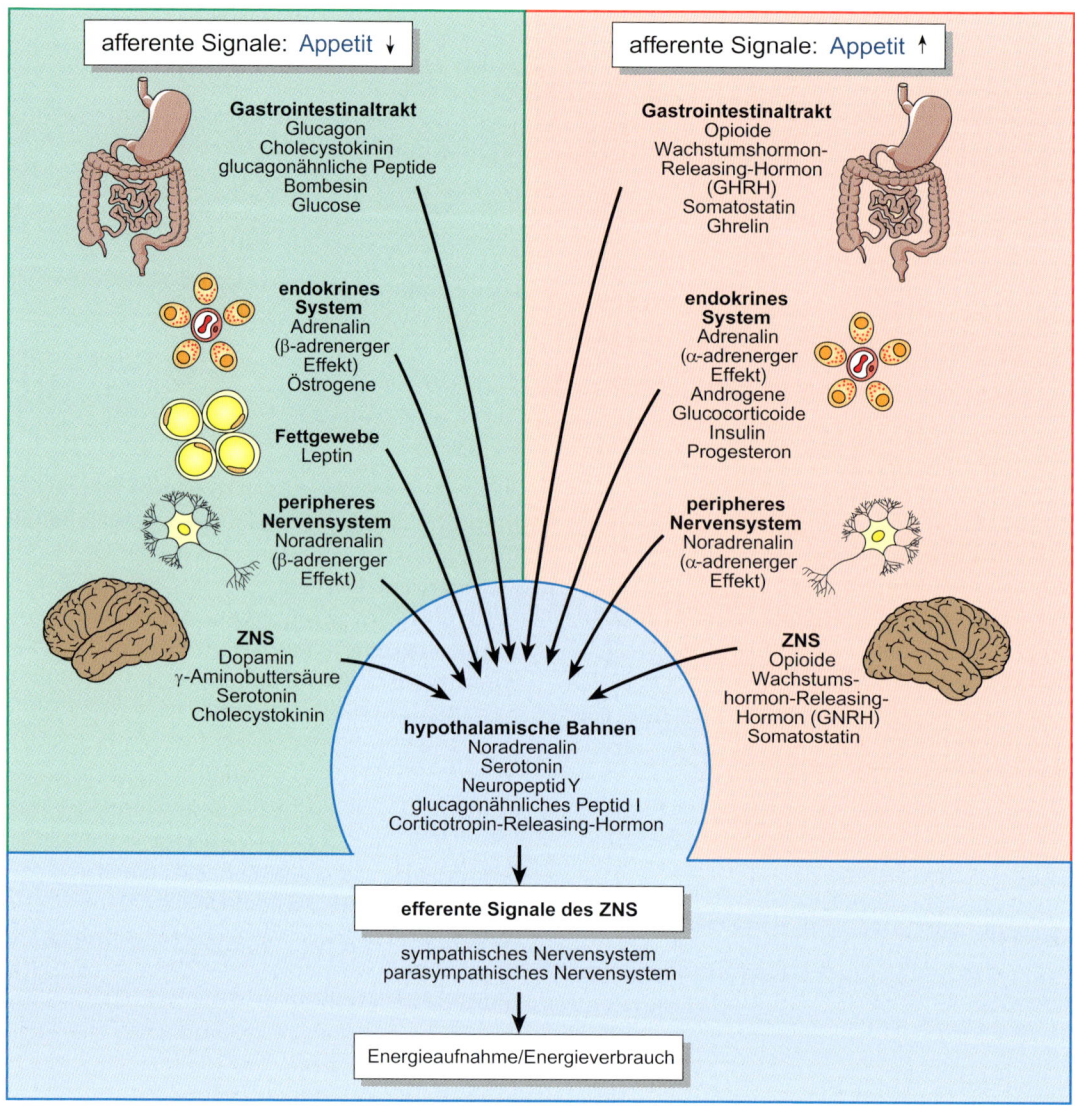

Abb. 8.19 Appetitbeeinflussende Faktoren. [18]

Zusammenfassung

Leptin
- Charakteristika
  - Peptidhormon
  - wird ausschließlich im Fettgewebe gebildet
- wesentliche Wirkung:
  - dämpft im Hypothalamus das Hungergefühl

8.6.2 Angiotensinogen

Angiotensinogen als Vorstufe des Angiotensins wird nicht nur in der Leber, sondern auch im Fettgewebe gebildet – analog zu seiner Gesamtmasse. Dies erscheint logisch, weil ja bei einer Gewichtszunahme pro 12 kg auch ein zusätzlicher Liter Blut gebildet werden muss, was durch die Hormone des RAAS (ADH und Aldosteron) erst möglich wird.

8.6.3 Adiponektin

Adiponektin wird ausschließlich von Fettzellen gebildet. Das Hormon **verbessert die Insulinwirkung** und **erhöht das HDL-Cholesterin,** beugt damit Diabetes und Arteriosklerose vor und **stimuliert darüber hinaus das Immunsystem.** Im Gegensatz zu Leptin wird es gerade umgekehrt proportional zur Gesamtmenge an Körperfett hergestellt. Bei Übergewicht ist sein Serumspiegel demnach vermindert, woraus die begünstigte Entstehung der Arteriosklerose und des Diabetes mellitus abgeleitet werden kann. Diese Verminderung tritt bei Gewichtszunahme nicht immer in demselben Umfang auf: Adiponektin scheint der ausschlaggebende Faktor dafür zu sein, ob bei einem Adipösen ein Diabetes entsteht oder eben nicht – vielleicht weil es die Insulinrezeptoren sensibilisiert oder ihren Membraneinbau stimuliert.

8.6.4 Östrogene

Östrogene (vor allem Östron) werden ebenfalls analog zur Fettmasse gebildet – über die Menge hinaus, die ohnehin in Ovarien und (in geringem Umfang) Nebenniere sowie Hoden entstehen. Dies hat mehrere Konsequenzen:
- **Adipöse Mädchen** kommen früher in die Pubertät. Entscheidend scheint ein Körpergewicht von etwa 48 kg zu sein. Entsprechend dauert es bei schlanken oder gar anorektischen Mädchen länger oder es entstehen sogar grundsätzliche Probleme mit Menses und Entwicklung.
- **Adipöse Frauen** jenseits der Menopause leiden oft weniger an Wechseljahresbeschwerden.
- **Adipöse Männer** neigen zur Feminisierung – mit Bauchglatze und Gynäkomastie.

8.6.5 Entzündungsmediatoren

Entzündungsmediatoren wie IL-6 oder TNF-α werden von den Leukozyten des Fettgewebes, anscheinend aber auch direkt von Adipozyten gebildet. Der TNF-α-Serumspiegel steigt analog zur Körperfettmasse. Dabei ist TNF-α nicht nur ein Entzündungsmediator u.a. an den Gefäßwänden; es antagonisiert zusätzlich auch die Insulinwirkung.

8.6.6 Weitere Faktoren

Verschiedene Faktoren des Fettgewebes nehmen Einfluss auf die **Blutgerinnung** und hemmen die Fibrinolyse. Das Thromboserisiko ist dadurch bei Adipositas gesteigert.

> **EXKURS**
> **Kalorien für schlechte Zeiten**
> Als weiterer Aspekt im Zusammenhang mit der Besprechung des Fettstoffwechsels stellt sich die Frage, ob der menschliche Organismus aus den aufgenommenen Fetten essentielle Strukturen herstellen kann, oder ob lediglich „leere" Kalorien enthalten sind, die im schlimmsten Fall ihren Beitrag zu Adipositas, Diabetes mellitus oder Arteriosklerose leisten:
> Gesättigte Fettsäuren und Glycerin vermag die Leber in beliebiger Menge zu produzieren und zu Triglyceriden zusammenzubinden (zu verestern), um damit dann in der Form des VLDL das Fettgewebe zu versorgen. Überschüssige Kalorien in Form von Kohlenhydraten landen also als Triglycerid mit gesättigten Fettsäuren genauso im Fettgewebe wie zu viel aufgenommenes tierisches Fett der Nahrung in Gestalt der Chylomikronen. Damit werden also lediglich die in der Evolution so wichtigen Reservekalorien für „schlechte Zeiten", in denen das Jagdglück ausblieb und die Vorräte aufgebraucht waren, beiseite gelegt. Ein normalgewichtiger Erwachsener kann dadurch 1–2 Monate ohne Nahrungsaufnahme überleben, während der Glykogenvorrat der Leber bereits nach 1–2 Tagen aufgebraucht ist. Die „schlechten Zeiten" früherer Jahrtausende gibt es allerdings in den westlichen Überflussgesellschaften schon lange nicht mehr. Was heute „zur Seite gelegt" wird, dient lediglich noch als Risikofaktor für Hypertonus, Diabetes und weitere Krankheiten oder muss mühsam wieder weggehungert werden. Dazu kommt, dass gesättigte Fettsäuren – enthalten vor allem in sog. rotem Fleisch (Rind, Kalb, Schwein, Schaf), Milch und Milchprodukten – das LDL des Serums erhöhen und damit zusätzlich die Entstehung der Arteriosklerose mit ihren Folgekrankheiten fördern. Tatsächlich besitzen also in der heutigen Zeit die gesättigten Fette der Nahrung oder ein Überschuss an Kohlenhydraten für den Organismus keinerlei positive Effekte.

8.7 Ungesättigte Fettsäuren

Funktionen

Ungesättigte Fettsäuren erfüllen neben der Bereitstellung von Reserveenergie weitere Funktionen. Sie werden als Bestandteile der **Phospholipide** in die Zellmembranen sämtlicher Zellen eingebaut und halten dieselben hierdurch in einem „flüssigen", öligen Zustand. Dies ist u.a. wichtig für die eingelagerten Proteine mit vielfältigsten Funktionen (Carrier, Pumpen, Kanäle, Rezeptormoleküle usw.), die sich in diesem Öl beliebig seitwärts bewegen können. Auch die hierdurch gegebene **Verformbarkeit** der Zellen ist von Bedeutung, indem sich beispielsweise Erythrozyten nur auf diese Weise durch die engen Kapillaren quetschen können. Darüber hinaus entstehen aus diesen Fettsäuren, speziell aus den Omega-3-Fettsäuren und Omega-6-Fettsäuren, im Bereich der Zellmembranen durch enzymatische Prozesse der jeweiligen Zelle **Botenstoffe** bzw. „Gewebehormone" bzw. Entzündungsmediatoren – vor allem **Prostaglandine** und **Leukotriene.**

Ungesättigte Fettsäuren sind für den Organismus also von größter Bedeutung, können jedoch nicht aus gesättigten Fettsäuren hergestellt werden. Werden aber einzelne ungesättigte Fettsäuren mit der Nahrung zugeführt, können aus ihnen durch Kettenverlängerung und Einfügung von zusätzlichen Doppelbindungen alle weiteren, vom Organismus benötigten Stoffe synthetisiert werden.

Omega-Fettsäuren

Die beiden für den menschlichen Körper wesentlichen ungesättigten essentiellen Fettsäuren sind Linolsäure (LA) und α-Linolensäure (ALA). α-Linolensäure gehört zu den sog. Omega-3-Fettsäuren, Linolsäure zu den Omega-6-Fettsäuren. Omega ist der letzte Buchstabe des griechischen Alphabets. Auf die Ketten der Fettsäuren übertragen meint man damit deren Kettenende, während die Säuregruppe COOH den Kettenanfang beschreibt. Man bezeichnet also eine ungesättigte Fettsäure, deren (erste) Doppelbindung vom Kettenende aus gesehen

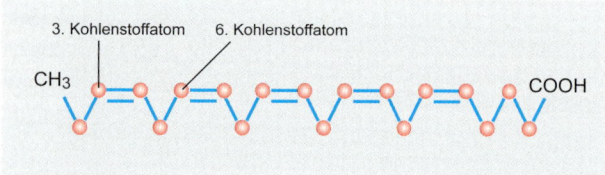

Abb. 8.20 Omega-Fettsäuren.

am 3. C-Atom beginnt, als Omega-3-Fettsäure, während entsprechend Omega-6-Fettsäuren ihre (erste) Doppelbindung vom 6. C-Atom ausgehend besitzen (➤ Abb. 8.20).

Folgeprodukte im Stoffwechsel

Linolsäure gehört zu den Omega-6-Fettsäuren und ist die Ausgangsbasis für die Produktion der Arachidonsäure und damit auch von Prostaglandinen und Leukotrienen, während aus der Omega-3-Fettsäure α-**Linolensäure** (ALA) Produkte wie die Eicosapentaensäure (EPS bzw. EPA) oder Docosahexaensäure (DHS bzw. DHA) entstehen, die teilweise die Wirkung der Prostaglandine und Leukotriene antagonisieren. Von Bedeutung ist, dass ALA offensichtlich keine eigenen Wirkungen besitzt, sondern im Wesentlichen als Ausgangsstoff für zunächst EPA und schließlich DHA fungiert. Die Umwandlungsrate liegt dabei lediglich bei durchschnittlich 10 %.

Vorkommen

α-Linolensäure

Die (essentielle) Omega-3-Fettsäure α-Linolensäure ist in einigen pflanzlichen Ölen enthalten – besonders reichlich in Leinöl (> 50 %), in durchaus beachtlicher Menge aber auch in Raps-, Sesam- und Walnussöl (➤ Abb. 8.21). Dabei muss jedoch berücksichtigt werden, dass diese Öle nicht zu sehr erhitzt werden dürfen, weil ein Teil der Doppelbindungen dabei verloren geht. Lediglich Rapsöl kann auch zum Kochen und Braten verwendet werden. Indem gerade im **Walnussöl** unter den zusätzlich vorhandenen Omega-6-Fettsäuren besonders viel γ-**Linolensäure** vorkommt (6 % Gesamtanteil), eignet es sich auf besondere Weise für **atopische Patienten** (➤ Fach Immunologie).

α-Linolensäure ist vor allem in den o.g. pflanzlichen Ölen enthalten. Die aus ihr im Organismus entstehenden Folgeprodukte EPA und DHA sind wiederum besonders reichlich in Fischölen enthalten. Als geeignetste Quellen sind Thunfisch, Hering, Makrele, Lachs, Katzenhai und Sardine anzusehen, die durchaus auch aus der Dose auf den Tisch gelangen dürfen. Man sollte also in seinen Speiseplan entweder die pflanzlichen Öle oder die aufgelisteten Fische aufnehmen – am besten natürlich beide Quellen. Als Mindestmenge gilt laut DGE 1 Gramm Omega-3-Fettsäuren pro Tag, enthalten beispielsweise in zwei 100-Gramm-Portionen fettreichem Seefisch pro Woche. Nach den Empfehlungen anderer Gesellschaften liegt der Tagesbedarf eher bei etwa 1,5 g. Allerdings beträgt die tatsächliche Aufnahme an Omega-3-Fettsäuren in Deutschland im Durchschnitt lediglich knapp 20 % der empfohlenen Menge!

> **HINWEIS DES AUTORS**
> Was bei den Empfehlungen zur α-Linolensäure zumeist übersehen wird, ist die Tatsache, dass sich der empfohlene Bedarf von 1,0 (besser 1,5) Gramm/Tag nicht auf die α-Linolensäure, sondern auf deren Folgeprodukte EPS und DHS bezieht, die jedoch nur zu etwa 10 % aus ALA hergestellt werden. Um also die empfehlenswerten **1,25 g**

Fettsäurenzusammensetzung von Nahrungsfetten [%]			
Milchfett	72	25	3
Schweineschmalz	43	47	10
Kokosfett	90	7	3
Erdnussöl	20	57	22	1
Diätmargarine	20	25	55	
Olivenöl	14	76	10	
Sojaöl	14	22	56	8
Maiskeimöl	13	34	52	1
Sonnenblumenöl	12	25	63	
Walnussöl	9	16	61	14
Safloröl (Färberdistelöl)	9	13	78	
Rapsöl	6	63	10	21

- gesättigte Fettsäuren
- einfach ungesättigte Fettsäuren
- mehrfach ungesättigte, essenzielle Fettsäuren (Linolsäure - Omega-6-Fettsäure)
- andere mehrfach ungesättigte Fettsäuren (α-Linolensäure - Omega-3-Fettsäure)

Abb. 8.21 Fettsäurenzusammensetzung von Nahrungsfetten.

> EPS und DHS zur Verfügung zu haben, müssen rund **12,5 g** α-**Linolensäure** zugeführt werden – bevorzugt aus den o.g. pflanzlichen Ölen. Diese Vorgabe entfällt bei ausreichendem Fischverzehr, weil hier bereits EPA und DHA enthalten sind und nicht erst im Organismus mit schlechter Ausbeute synthetisiert werden müssen.

Linolsäure

Während man für die notwendige Ration α-Linolensäure seine Nahrung sehr gezielt aussuchen muss, ist dies für die Omega-6-Fettsäuren nicht erforderlich. Zum einen ist die essentielle **Linolsäure** in praktisch allen pflanzlichen Ölen enthalten (besonders reichlich in Distel-, Sonnenblumen-, Walnuss-, Sesam-, Soja- und Maiskeimöl, ▶ Abb. 8.21), und zum anderen wird deren wichtigstes Folgeprodukt, die Arachidonsäure, zusätzlich auch mit tierischer Nahrung (Fleisch, Wurst, Eigelb usw.) reichlich zugeführt, sodass kaum jemals ein Mangel entsteht.

Gerade deswegen aber wird die **Relation** zwischen diesen Omega-Fettsäuren mit ihren antagonistischen Wirkungen besonders wichtig. Man geht heute davon aus, dass sich das Verhältnis von **Omega-6** zu **Omega-3** idealerweise bei etwa **5 : 1** einpendeln sollte. Eher üblich im Alltag sind Relationen von 10 : 1 oder noch ungünstiger.

Wirkungen

Zahlreiche Wirkungen der Omega-Fettsäuren sind bisher noch recht hypothetisch, in jedem Fall unvollständig und ursächlich kaum geklärt, weil die Forschung erst seit wenigen Jahren wirkliches Interesse an diesen Nahrungsfaktoren entwickelt. Manche vermuteten Wirkungen wurden allerdings inzwischen durch biochemische Analysen sowie durch Studien erhärtet.

Entzündungen

Ganz pauschal sollen Omega-6-Fettsäuren, aus denen ein Teil der Prostaglandine und Leukotriene entsteht, Entzündungen fördern, während Omega-3-Fettsäuren dieselben hemmen und deswegen auch bei entzündlichen Erkrankungen bis hin zur chronischen Polyarthritis eingesetzt werden können. Die wesentlichen Faktoren, die zur Gelenkentzündung u.a. bei Patienten mit chronischer Polyarthritis führen, sind neben Interleukinen wie IL-1 und TNF-α Prostaglandine vom Typ 2 und Leukotriene vom Typ 4. Dieselben entstehen aus Arachidonsäure und damit aus Omega-6-Fettsäuren. Sie werden in ihren Wirkungen von den Folgeprodukten der ALA antagonisiert. Auch die Umwandlung der Arachidonsäure in ihre Folgeprodukte wird von EPA kompetitiv gehemmt. Entsprechend fand man in Studien mit Rheumapatienten unter Gabe von Omega-3-Fettsäuren eine Besserung der Morgensteifigkeit der Finger sowie einen mäßigen Rückgang der entzündlichen Gelenkschwellungen.

Fettgewebe

Omega-6-Fettsäuren begünstigen die Entwicklung des Fettgewebes beim Kind sowie evtl. sogar schon beim Ungeborenen, während Omega-3-Fettsäuren dieselbe hemmen, sodass es sinnvoll erscheint, wenn bereits in der Schwangerschaft besonderer Wert auf Hering, Makrele, Lachs und Walnüsse gelegt wird.

Gehirn

Kinder von Müttern, die in der Schwangerschaft besonders viel Fisch gegessen hatten (> 340 g pro Woche), waren intelligenter und kommunikativer. Als Ursache wird angenommen, dass Omega-3-Fettsäuren, besonders DHA, für die Entwicklung und Reifung des fetalen Gehirns bis hin zur ungestörten Entwicklung des Sehvermögens unentbehrlich sind. Entsprechend entwickelt DHA besonders zwischen der 26. und 40. SSW eine auffallende Affinität zu den zerebralen Strukturen des Feten. Dieser Einfluss auf das Zerebrum bleibt nach der Geburt erhalten. Hierzu passt, dass die Evolution an eine gezielte Anreicherung der Muttermilch mit EPA und DHA gedacht hat: Omega-3-Fettsäuren sind an Synthese und Freisetzung von Neurotransmittern beteiligt. Niedrige Konzentrationen gehen u.a. mit einem Mangel an Dopamin einher. Ausreichende Spiegel stabilisieren Nervenzellen, vermehren das Wachstum ihrer Dendriten und die Zahl an Synapsen. Dementsprechend fand man in aktuellen Studien eine deutliche Besserung depressiver Erkrankungen unter Gabe von EPA und DHA.

Gefäße

Omega-3-Fettsäuren hemmen die Blutgerinnung und senken den VLDL-Serumspiegel (und damit auch die Triglyceride), während HDL erhöht wird. Daneben senken sie durch direkte Gefäßwirkung den Blutdruck. Wenn man die entzündungshemmende Wirkung dazu addiert, wirken sie damit gleich auf vierfache Weise der Arteriosklerose mit ihren Folgekrankheiten entgegen. Dies ist möglicherweise der Hauptgrund dafür, dass die Inuit wesentlich seltener an Folgekrankheiten der Arteriosklerose wie Herzinfarkt und Schlaganfall leiden als andere Völker. Immerhin besitzen diesbezüglich auch Omega-6-Fettsäuren teilweise günstige Wirkungen, indem sie den LDL-Serumspiegel senken.

Erhöhter Fischkonsum besitzt über die Aufnahme von Omega-3-Fettsäuren hinaus eine weitere wichtige Schutzfunktion: Aus der reichlich enthaltenen Aminosäure Arginin entstehen in den Endothelien der Blutgefäße entsprechende Mengen an Stickstoffmonoxid NO, das seinerseits durch Gefäßerweiterung den Blutdruck senkt sowie der Thrombozytenaggregation entgegenwirkt.

Zu beachten ist, dass auch die einfach ungesättigte, nicht essentielle **Ölsäure** positive Wirkungen aufweist, indem sie z. B. das LDL-Cholesterin senkt. Ölsäure ist in zahlreichen pflanzlichen Ölen – besonders reichlich in Olivenöl – enthalten.

Herz

Die Omega-3-Fettsäuren der Herzmuskelzellen schützen das Herz möglicherweise vor Rhythmusstörungen. In einer großen Studie von 1999 an mehr als 11.000 Herzinfarktpatienten konnte gezeigt werden, dass ein Gramm Fischöl pro Tag das

Sterberisiko um 20% reduziert. Diese positiven Wirkungen zeigen sich auch in Bezug auf die Arteriosklerose-Entstehung, die unter der Substitution mit Omega-3-Fettsäuren verzögert abläuft – bis hin zu Studien an Bypass-Patienten, deren venöse Bypässe in größerem Umfang offen blieben.

Antagonisierung

Omega-3- und Omega-6-Fettsäuren besitzen mit ihren jeweiligen Folgeprodukten nicht nur antagonistische Wirkungen, sie verdrängen sich auch entsprechend ihrer aufgenommenen Menge gegenseitig aus den Zellmembranen, sodass von vornherein nur der anteiligen Menge entsprechende Folgeprodukte entstehen können. Dabei sollte bei aller Euphorie über die große Anzahl positiver Effekte der Omega-3-Fettsäuren nicht übersehen werden, dass auch die Omega-6-Fettsäuren lebensnotwendig sind. Noch wichtiger als die absoluten, mit der Nahrung aufgenommenen Mengen ist deshalb ein ausgewogenes Verhältnis (etwa 5 : 1) zwischen ihnen.

Omega-3-Fettsäuren antagonisieren in einem beträchtlichen Umfang die Wirkungen von Folgeprodukten der Omega-6-Fettsäuren, doch kommt es teilweise sogar zu einer Antagonisierung innerhalb ein und derselben Fettsäurenklasse. Beispielhaft seien einzelne Faktoren aus der Klasse der Omega-6-Fettsäuren einander gegenübergestellt:

- Prostaglandin E_2 (Pg-E_2) wirkt erschlaffend auf die glatte Muskulatur von Gefäßen und Bronchien, während Pg-F eine Verengung bewirkt, ganz allgemein kontrahierend auf glatte Muskulatur wirkt. PG-E_2 verbessert dementsprechend die Atmung und wirkt blutdrucksenkend, während Pg-F die Bronchialwände zur Konstriktion bringt und den diastolischen Blutdruck erhöht.
- Das Thromboxan der Thrombozyten ist der wesentliche Faktor im Rahmen der Thrombozytenaggregation, während das Prostazyklin der Gefäßendothelien als Antagonist die Endothelien vor der Bildung und Anlagerung von Thromben schützt. Beide Substanzen werden historisch bedingt mit Eigennamen belegt, gehören jedoch zu den Prostaglandinen.

Wichtig ist, dass es hinsichtlich der Menge an gebildeten Mediatoren zumindest in Teilen **keine Feinabstimmung** mit entsprechenden Rückkopplungen zu geben scheint: Die antagonisierenden Gruppen der Prostaglandine und Leukotriene werden vielmehr offensichtlich analog zur Menge an Ausgangssubstanzen in den Zellmembranen synthetisiert, sodass je nach Grunderkrankung (z. B. cP) und Nahrungsangebot einmal mehr die entzündungsfördernde und alternativ eben die entzündungshemmende Komponente überwiegt.

Biosynthese

Omega-6-Fettsäuren

Ein Teil der Prostaglandine und Leukotriene wird aus der Arachidonsäure synthetisiert, soweit sie Bestandteil der Phospholipide der Zellmembran ist. Ist sie jedoch unzureichend vorhanden, beginnt die Synthese mit der Bildung von γ-Linolensäure aus Linolsäure (Linolsäure gilt genau aus die-

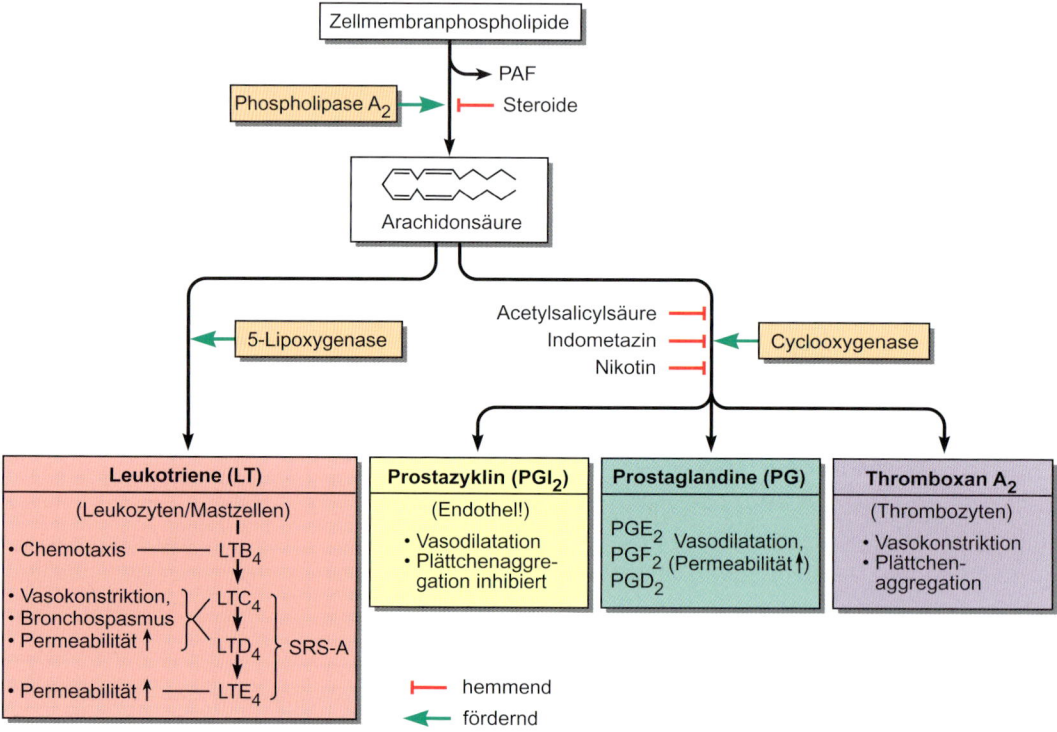

Abb. 8.22 Synthese von plättchenaktivierendem Faktor (PAF), Prostaglandinen, Thromboxan A_2 und Leukotrienen aus den Phospholipiden der Zellmembran. [3]

sem Grunde als essentiell): In die Linolsäure wird eine 3. Doppelbindung eingefügt (wozu das Enzym Desaturase erforderlich ist), dann wird die Kette zur Arachidonsäure verlängert. Aus der Arachidonsäure entstehen schließlich die sog. Prostaglandine der Serie 2 sowie Leukotriene der Serie 4 (> Abb. 8.22). Diese Substanzen wirken überwiegend entzündungsfördernd, auch wenn einzelne Prostaglandine wie Prostazyklin schützende Wirkungen auf Gefäßendothelien besitzen.

EXKURS
Prostaglandine und Leukotriene sind wichtige Faktoren des Immunsystems und dienen dem Organismus als sog. Gewebehormone – also als Substanzen mit hormonartiger Wirkung, die im Wesentlichen aber nicht auf dem Blutweg verteilt werden, sondern an Ort und Stelle, im Gewebebereich der Produktion ihre Wirkung entfalten.

Omega-3-Fettsäuren
Demgegenüber entstehen aus den Omega-3-Fettsäuren der Phospholipide neben DHA die sog. Prostaglandine der Serie 3 sowie Leukotriene der Serie 5, deren Wirkungen dem entsprechen, was oben über die Omega-3-Fettsäuren zusammengetragen wurde. Sie dienen also neben ihren sonstigen Wirkungen auch als Gegenspieler der Entzündungsmediatoren.

8.8 Gesunde Ernährung

Energiebedarf und -gewinnung

Bei leichter körperlicher Tätigkeit liegt der durchschnittliche **Energiebedarf** der **Frau** bei etwa 1.500–2.000 kcal/Tag und der des **Mannes** bei rund 2.000–2.500 kcal. Bei schwerer körperlicher Arbeit kann der Tagesbedarf bis auf > 4.000 kcal steigen. 99 % der täglichen Nahrungszufuhr bestehen aus Kohlenhydraten, Fetten und Eiweiß und sind im Wesentlichen nur dazu da, diesen Energiebedarf zu decken. Dabei liefert Fett mit rund 9,2 kcal pro Gramm gut doppelt so viel Energie wie Kohlenhydrate und Proteine mit etwa 4,2 kcal pro Gramm. Teile der Proteine können im Organismus nicht verbrannt werden und müssen sogar unter Zufuhr von Energie als Harnstoff wieder entsorgt werden, sodass Eiweiß tatsächlich nochmals deutlich weniger Energie für den Organismus bereitstellt als Zuckerstrukturen. Bei Zuckern und Fetten gibt es neben den Endprodukten des Stoffwechsels H_2O und CO_2 keinerlei Reste. Weil im Organismus alle Strukturen ständig neu ab- und wieder aufgebaut werden, wird ein Teil der drei Grundnahrungsmittel auch für diesen Zweck verwendet. Trotzdem gilt im Organismus des Erwachsenen, dass die drei Grundnahrungsmittel vollständig der Energiegewinnung dienen, denn ob sie direkt verbrannt werden oder Strukturen ersetzen, die ihrerseits abgebaut und verbrannt werden, kommt letztendlich auf dasselbe heraus.

Empfehlungen der DGE

Die DGE hat Empfehlungen für die anteilmäßige Zufuhr der drei **Grundnahrungsmittel** herausgegeben (> Tab. 8.1). Danach stellen die Kohlenhydrate mit 55–60 % den Löwenanteil, ergänzt durch die Fette (25–30 %) und Eiweiße (10–15 %). Zusätzlich wird die Aufnahme von mindestens 30 g Ballaststoffen empfohlen. Hinsichtlich der Fette wird betont, dass zwei Drittel hiervon ungesättigt sein sollten, und hinsichtlich der Eiweiße wird versucht, die empfohlene Menge für den Alltag berechenbarer zu machen, indem ein idealer Wert von 0,8–1,0 g pro kg KG und Tag angegeben wird.

Die DGE hat auch hinsichtlich der täglichen Zufuhr von **Vitaminen**, **Spurenelementen** und weiteren essentiellen Nahrungsbestandteilen Vorgaben für eine möglichst gesunde Ernährung aufgestellt, die sporadisch an neue Erkenntnisse angepasst werden (> Tab. 8.1).

Tab. 8.1 Empfohlene Nährstoffzufuhr (Referenzwerte) laut Deutsche Gesellschaft für Ernährung (Pschyrembel 2007).

Nährstoff	Männer	Frauen	Bemerkung
Grundnahrungsmittel			
Protein	0,8 g/kg KG (genauer: 0,8–1,0 g/kg)		
Fett	30 % der Energie (genauer: 25–30 %)		
• Omega-6-Fettsäuren	2,5 % der Energie		
• Omega-3-Fettsäuren	0,5 % der Energie		
Fettlösliche Vitamine			
Vitamin A	1 mg	0,8 mg	(1 mg Vitamin A = 6 mg β-Carotin)
Vitamin D	5 µg (= 200 IE)		
Vitamin E	14 mg	12 mg	(1 mg = 1,5 IE)
Vitamin K	70 µg	60 µg	

Tab. 8.1 Empfohlene Nährstoffzufuhr (Referenzwerte) laut Deutsche Gesellschaft für Ernährung (Pschyrembel 2007). (Forts.)

Nährstoff	Männer	Frauen	Bemerkung
Wasserlösliche Vitamine			
Vitamin B_1 (Thiamin)	1,2 mg	1,0 mg	
Vitamin B_2 (Riboflavin)	1,4 mg	1,2 mg	
Vitamin B_6 (Pyridoxin)	1,5 mg	1,2 mg	
Vitamin B_{12} (Cobalamin)	3 µg		
Niacin	16 mg	13 mg	(1 mg Niacin = 60 mg Tryptophan)
Pantothensäure	6 mg		
Folsäure	400 µg		(Schwangerschaft: 600 µg)
Vitamin C	100 mg		
Biotin	30–60 µg		
Mineralstoffe und Spurenelemente			
Natrium	550 mg		
Kalium	2.000 mg		
Calcium	1.000 mg		(Schwangerschaft, Stillzeit, Osteoporose: 1.500 mg)
Magnesium	350 mg	300 mg	(Schwangerschaft: 450 mg)
Phosphat	700 mg		
Chlorid	830 mg		
Eisen	10 mg	15 mg	
Zink	10 mg	7 mg	
Kupfer	1,0–1,5 mg		
Mangan	2,0–5,0 mg		
Chrom	30–100 µg		
Molybdän	50–100 µg		
Iod	200 µg		(Schwangerschaft: 300 µg)
Selen	30–70 µg (genauer: 1 µg/kg KG)		

HINWEIS DES AUTORS

Die Erkenntnisse der DGE entstammen ausschließlich der vorherrschenden Medizin, die – etwas überspitzt formuliert – alles für ausreichend hält, was noch keine erkennbaren Krankheiten oder Störungen entstehen lässt.

HINWEIS DES AUTORS

Weder Vitamine und Mineralien noch Zucker- oder Eiweiß- oder Fettstrukturen enthalten irgendeine Art von Information über ihre **Herkunft.** Für die Enzyme und Hormone des Organismus ist dies auch nicht relevant. Ihre Wirkungsweise ist chemisch: Was in ihre Rinnen oder sonstigen Bindungsstellen passt, wird verarbeitet, unabhängig davon, ob es einer natürlichen Quelle entstammt oder künstlich hergestellt wurde. Dies bedeutet nicht, dass naturbelassene Nahrung nicht ungleich wertvoller wäre. Nur im Hinblick auf das deklarierte Vitamin oder den enthaltenen Zucker ergeben sich tatsächlich keinerlei Unterschiede.

Einzelne Therapeuten sind z. B. der Ansicht, dass der Wirkungsgrad von natürlichem Vitamin C aus der Acerola-Kirsche höher sei als der von künstlich synthetisiertem Vitamin C. Solche Therapeuten geben „natürliches" Vitamin C auch gerne intravenös, wovon allerdings 95 % des verabfolgten Vitamins innerhalb kürzester Zeit wieder über die Nieren ausgeschieden werden, also wirkungslos bleiben, während oral verabfolgte, retardierte und chemisch hergestellte Präparate das Vitamin tatsächlich im Körper des Patienten anreichern würden.

Derselbe mystische Glaube liegt auf Zuckerstrukturen, basierend u.a. auf der mehr als 100 Jahre alten Theorie von Howard Hay: Da soll **Glukose,** die aus Vollkornprodukten stammt, im Körper etwas anderes tun als Glukose, die aus Auszugsmehlen gewonnen wird. Glukose aus braunem (ungereinigtem) Rohzucker ist danach „gesünder" als diejenige aus weißem, aus Rohrzucker „wertvoller" denn aus Rübenzucker. Glukose ist aber immer Glukose. Die „ungesunde" Glukose wird ebenso aus dem Darmlumen resorbiert wie jede Glukose – nämlich vollständig. Sie ist auch nicht in der Lage, mehr B-Vitamine zu verbrauchen als „gesunde" Glukose. Das Märchen vom **„Vitamin-B-Räuber"** in Bezug auf Auszugsmehle bzw. raffinierte Zucker ist wirklich nur ein Märchen. Glukose ist seit 3½ Milliarden Jahren der Hauptbrennstoff der Evolution – vom Einzeller bis zum Menschen – und man kann kaum von der Energiequelle schlechthin, die rund 50 % der aufgenommenen Gesamtenergie ausmacht (die Kohlenhydrate naturbelassener Nahrung bestehen weit überwiegend aus Glukose!), als einem „Räuber" sprechen. Schließlich findet sich Vitamin B_1 in reichlichen Mengen in den natürlichen Nahrungsquellen. Dabei ist die Frage der Herkunft ohne Bedeutung: Es wird einfach für eine definierte Menge des einen (Glukose) eine definierte Menge des anderen (Vitamin B_1) benötigt.

Ausschließlich von Bedeutung für den Stoffwechsel ist demnach die Frage, in welchen Mengen ein Zucker wie Glukose in der jeweiligen Nahrung enthalten ist, ob also die Leber bei einem Überangebot daraus Fette herstellen muss. Oder die Frage, ob die Spaltung im Darmlumen mehr oder weniger Zeit beansprucht, ob also der Glyx günstig oder ungünstig ist, weil sich hieraus der akute Serumspiegel des Insulins ergibt (➤ 4.3.1). Diesbezüglich hat allerdings sogar der weiße Haushaltszucker einen günstigeren Glyx als Kartoffeln! Sobald aber nun die Glukose mithilfe des Insulins auf den Organismus verteilt ist, passiert mit ihr das immer Gleiche und noch nicht einmal der Glyx behält irgendeine Bedeutung.

Es steht außer Frage, dass der Wert naturbelassener, evtl. sogar biologisch und chemiefrei erzeugter Nahrung ungleich höher einzuschätzen ist als derjenige verbreiteter industrieller Fertigprodukte. Dies gilt z. B. für ihre bioenergetische Strahlung (Stichwort: Popp'sche Biophotonen). Erst recht gilt dies für die darin enthaltenen Ballaststoffe, Mineralien und Begleitstoffe wie u.a. Bioflavonoide, Phenole, Carotinoide oder Vitamine. Man darf eben nur nicht dem Irrtum verfallen, dass ein definiertes Molekül wie Glukose aus Vollkorngetreide oder Vitamin C aus Sanddorn oder der Acerola-Kirsche bzw. Kochsalz aus dem Himalaja sich auf irgendeine Weise von dem unterscheidet, was in raffiniertem Zucker, im Vitamin-C-Pulver oder in Salz aus dem Meer oder Salzstock enthalten ist. Dasselbe gilt für denjenigen, der sich noch nicht mit dem Wesen der Homöopathie vertraut gemacht hat:

Materie lässt sich nicht durch eine Schwingung ersetzen. Vitamine und Ionen werden materiell benötigt. Weil sie abgebaut (Vitamine) bzw. ausgeschieden werden (Ionen), gibt es einen definierten Tagesbedarf. Die durchschnittlich 1,2 kg an Calcium, die weit überwiegend im Knochen gebunden sind, lassen sich nicht durch „1,2 kg Schwingung" ersetzen. Materiell verlorene Anteile (Niere, Schweiß) müssen durch materielle Nahrungszufuhr ersetzt werden. Die homöopathische Schwingung eines Apfels macht niemanden satt, der Apfel schon. Dagegen ist richtig verstandene Homöopathie in der Lage, Heilungen zu bewirken, wie sie auf andere Weise nicht erreichbar wären.

Ernährungspyramide

In den USA hat ein Umdenken hinsichtlich einer optimalen Nährstoffzufuhr eingesetzt. Einige Wissenschaftler haben die bis dahin gültige Ernährungspyramide des amerikanischen Landwirtschaftsministeriums infrage gestellt und neu aufgebaut. Die hiernach geltenden Empfehlungen können mit leichten Abwandlungen auch für Europa übernommen werden.

An der Basis der Pyramide stehen Lebensmittel, die als uneingeschränkt gesund eingestuft werden. Sie sollten den Hauptanteil des Speisezettels bilden. Zur Spitze hin folgen zunehmend problematische Lebensmittel, deren Anteil an der Nahrungsmenge deswegen auch zunehmend niedriger angesetzt wird (➤ Abb. 8.23). Übereinstimmend geht aus den Nahrungspyramiden, die für die USA oder für Deutschland gelten, hervor, dass nichts gesünder sein kann als Vollkornprodukte und regelmäßige körperliche Bewegung, während das rote Fleisch (Kalb, Rind, Schwein, Schaf) die Spitze der Pyramiden und damit auch die „Spitze des Ungesunden" markiert.

Nahrungsfette

Bei der Beurteilung eines sinnvollen prozentualen Anteils der Nahrungsfette gibt es abweichende Meinungen. Allgemein anerkannt ist zunächst, dass gerade das sog. **rote Fleisch** mitsamt den entsprechenden Wurstsorten vor allem auch deswegen nur in geringen Mengen zugeführt werden sollte, weil die reichlich enthaltenen Fette in Form von Cholesterin sowie gesättigten Fettsäuren sich ungünstig auf den LDL-Serumspiegel auswirken. Diese Empfehlung ist nachvollziehbar; man könnte

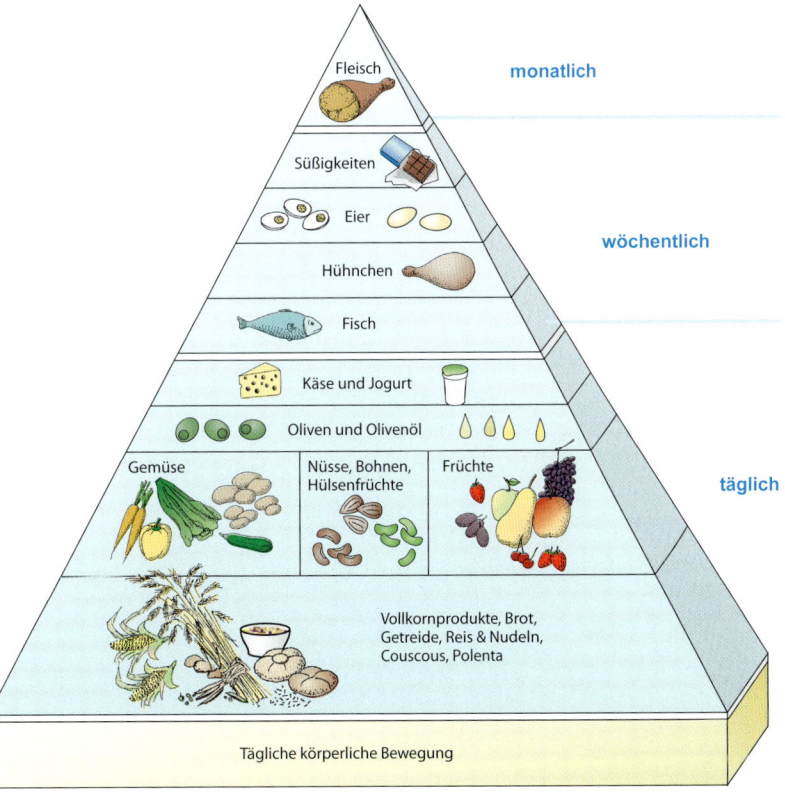

Abb. 8.23 Für Deutschland empfohlene Nahrungspyramide. [19]

sich höchstens überlegen, ob es sinnvoll sein kann, mäßige Mengen an Butter durch industriell hergestellte Margarine (evtl. sogar mit Transfetten) zu ersetzen. Immerhin sind ja auch Eier in geringen Mengen erlaubt.

Kontrovers diskutiert wird andererseits der sinnvolle Anteil an **ungesättigten Nahrungsfetten,** wie sie in pflanzlichen Ölen und Fisch enthalten sind. Einzelnen Studien zufolge tragen sie zur Adipositas bei, „Gegenstudien" zufolge haben sie diverse Schutzwirkungen (s.o.).

Im internationalen Vergleich (> Abb. 8.24) erkennt man, dass Japaner, die traditionell wenig Fett verzehren (nur 10 % Anteil an der Nahrung!), auch deutlich weniger an **Herz-Kreislauf-Erkrankungen** leiden als beispielsweise Finnen, von denen reichlich gesättigte Fette verzehrt werden. Den weltweit geringsten Anteil an solchen Erkrankungen sieht man aber andererseits bei den Bewohnern Kretas oder den Inuit, wo der Fettanteil stolze 40 % beträgt – allerdings eben hauptsächlich in der Form von Oliven- und weiteren pflanzlichen Ölen (Kreta) sowie Fisch. Insofern scheint die derzeit gültige Empfehlung der DGE wohlfundiert zu sein und beiden Lagern gerecht zu werden. Einzig die empfohlene Aufnahme von gerade mal 3 % Omega-Fettsäuren als Anteil an der aufgenommen Gesamtenergiemenge ist sicherlich zu niedrig angesetzt. Immerhin entspricht wenigstens die Relation von 5 : 1 den neuesten Erkenntnissen.

Nüsse und Hülsenfrüchte

Positiv an der Nahrungspyramide kann auch – neben der Bevorzugung von Obst, Gemüse und Salat – die reichlich empfohlene Zufuhr von Nüssen und Hülsenfrüchten bewertet werden. Nüsse enthalten neben wertvollen ungesättigten Fettsäuren auch reichliche Mengen an essentiellen Spurenelementen wie Zink oder Kupfer. Hülsenfrüchte sind hinsichtlich ihres Gehalts an Eiweiß und Ballaststoffen kaum zu übertreffen, auch wenn aus ihren Ballaststoffen im Dickdarm besonders viele Gase gebildet werden. Dies liegt u.a. daran, dass diese Ballaststoffe nicht nur wie üblich aus Zuckerstrukturen wie Cellulose bestehen, sondern in großem Umfang aus Proteinen.

Kartoffeln und Milchprodukte

Uneins sind sich bei der aktualisierten Ernährungspyramide amerikanische Wissenschaftler und die DGE hauptsächlich in ihrer Bewertung von Milchprodukten und komplexen Kohlenhydraten wie Kartoffeln:

Kartoffeln besitzen einen ungünstigen glykämischen Index (Glyx, s.a. Therapie des Diabetes mellitus, > 4.3.1). Die reichlich enthaltene pflanzliche Stärke wird von der Pankreasamylase zügig gespalten, die freiwerdende Glukose in einem Zug resorbiert. Im Gegenzug schüttet die Bauchspeicheldrüse relativ viel Insulin aus, und der Serumspiegel der Glukose sinkt so schnell ab wie er angestiegen ist. Kurze Zeit nach Nahrungsaufnahme entsteht somit ein erneutes Hungergefühl, wodurch zusätzliche Nahrungsaufnahme und Adipositas begünstigt werden. Entsprechendes gilt für weitere **ballaststoffarme Kohlenhydratlieferanten** wie ungeschälten Reis, Nudeln und Weißbrot.

Im Gegensatz hierzu werden **ballaststoffreiche komplexe Kohlenhydrate** wie Vollkornnudeln und -brot oder ungeschälter Reis im Dünndarm wesentlich langsamer gespalten. Die aus der Stärke entstehende Glukose flutet langsamer an, sodass Serumspitzen hinsichtlich Glukose und Insulin vermieden werden. Zusätzlich bewirken die enthaltenen Ballaststoffe eine Senkung des LDL-Serumspiegels – evtl. durch Bindung des Nahrungscholesterins im Darmlumen.

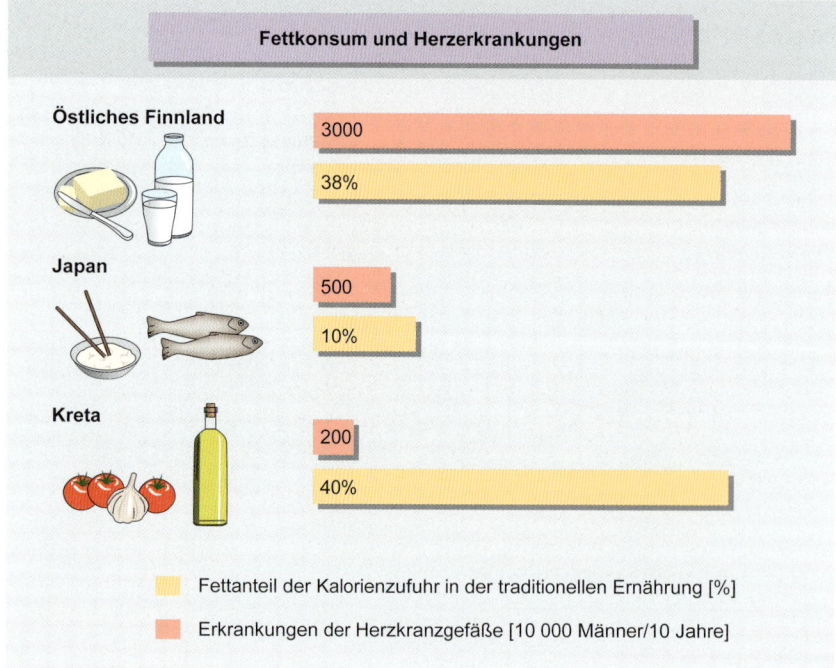

Abb. 8.24 Fettkonsum und Herzerkrankungen.

Kartoffeln besitzen tatsächlich einen ungünstigen Glyx. Andererseits enthalten sie beachtliche Mengen an Kalium und Magnesium und sind neben Vollkornprodukten durchaus als sinnvoller Bestandteil der täglichen prozentualen Kohlenhydrataufnahme von gut 50 % anzusehen. Dem glykämischen Index scheint nämlich bei **normalgewichtigen** Menschen **keinerlei Bedeutung zuzukommen!** Lediglich bei adipösen Menschen mit latentem und erst recht manifestem Diabetes mellitus lassen sich ungünstige Effekte nachweisen, sodass hier der Verzehr von Kartoffeln eingeschränkt werden sollte.

Die Beschränkung der Zufuhr von **Milch** und **Milchprodukten** ist von der DGE ebenfalls nicht akzeptiert. Die notwendige Aufnahme von 1.000 mg Calcium pro Tag, u.a. zur Osteoporoseprophylaxe, lässt sich anders kaum erreichen. Höchstens mit calciumreichen Mineralwässern oder medikamentöser Substitution könnte ein Ausgleich erzielt werden. Auch die breite Palette von Vitaminen und Spurenelementen, die zusätzlich in der Milch enthalten sind, spricht gegen einen Verzicht, soweit keine Laktoseintoleranz besteht. Allerdings sollten fettarme Sorten bevorzugt werden, weil es sich beim Milchfett eben überwiegend um gesättigtes Fett handelt und weil 1 Liter Vollmilch mehr als 600 kcal an Energie liefert.

Überarbeitete Ernährungspyramide

Die überarbeitete Ernährungspyramide ist also in weiten Anteilen sinnvoll und muss im Wesentlichen nur hinsichtlich **Kartoffeln und Milch** den deutschen Empfehlungen angepasst werden. Dies gilt eingeschränkt auch für die Zufuhr von **ungesättigten Fetten,** die nicht in beliebigen Mengen verzehrt werden sollten, weil sie eine Gewichtszunahme begünstigen – wenn auch nicht im selben Umfang wie gesättigte Fette oder gar Transfette. Die für Deutschland empfohlenen 25–30 % Anteil an der aufgenommenen Energiemenge stellen demnach unverändert eine sinnvolle Empfehlung dar – erst recht im Hinblick darauf, dass ja zwei Drittel hiervon ungesättigt sein sollten.

Man könnte höchstens bezüglich der **Proteine** aus Getreideprodukten, Hülsenfrüchten oder weißem Fleisch (Geflügel, Fisch) den empfohlenen Anteil von 10–15 % in Zweifel ziehen. Es spricht genau genommen gar nichts dagegen, diesen Anteil auf Kosten der Kohlenhydrate zu erhöhen, solange die Leber in der Lage ist, ihren Harnstoffzyklus ordnungsgemäß durchzuführen. Immerhin besitzen ja Proteine den **geringsten Energiegehalt** unter den Nahrungsmitteln.

Der Adipöse, der nach Gewichtsreduktion trachtet, sollte zusätzlich auf Folgendes achten: **Jede Magenfüllung** trägt zum **Sättigungsgefühl** bei. Wer also vor der eigentlichen Mahlzeit Mineralwasser, kalorienarme Suppe oder Salat zu sich nimmt, wird vom Hauptgericht weniger essen. Wer dann auch noch langsamer isst, indem er gründlich kaut anstatt alles hastig hinunterzuschlingen, gaukelt dem Hypothalamus eine umfangreichere Mahlzeit vor und ist bereits nach kleineren Portionen satt.

Den Empfehlungen der DGE hinsichtlich der Zufuhr von **Selen** und manchen **Vitaminen** (vor allem C, E und den Carotinoiden) mag man vertrauen – zumindest bis zur Heilpraktikerprüfung.

HINWEIS DES AUTORS
Vitamine und Spurenelemente

Es gibt zahlreiche und gut abgesicherte Studien zum Zusatznutzen höherer Dosen an Spurenelementen und Vitaminen, auch und gerade hinsichtlich der Prophylaxe der Arteriosklerose und mancher malignen Erkrankungen sowie der positiven Wirkungen auf das Immunsystem, weshalb Zweifel an den Empfehlungen angebracht sind (➤ 11, 12).

Merkwürdig erscheint vor diesem Hintergrund die Diskrepanz, wonach einerseits gebetsmühlenartig wiederholt wird, dass man mit einer ausgewogenen Ernährung sämtliche essentiellen Nahrungsbestandteile in vollkommen ausreichender Menge zuführe, eine Substitution also völlig überflüssig sei, während in den Reihen derselben Wissenschaftler Statistiken erarbeitet werden, nach denen vom Durchschnitt der Bevölkerung u.a. viel zu wenig Iod, Selen, Folsäure, Omega-3-Fettsäuren und weitere Stoffe aufgenommen werden. Zur Begründung wird nicht etwa ein „falsches Essverhalten" angeführt, sondern vom Großteil dieser Bevölkerung nicht beeinflussbare Tatsachen wie die Verarmung der Böden an Iod und Selen, die unzureichende Iodierung des Speisesalzes, die Licht- und Hitzeempfindlichkeit der Folsäure oder die Monokulturen und Überdüngung in der Landwirtschaft.

Große Studien wie die 2001 europaweit an 20.000 Erwachsenen in der 2. Lebenshälfte durchgeführte, nach der das Risiko für Herz-Kreislauf-Erkrankungen kontinuierlich und sehr ausgeprägt mit zunehmender Vitamin-C-Versorgung sank, werden zwar unter wissenschaftlich anerkannten Bedingungen erarbeitet, anschließend aber einfach wieder aus der Erinnerung verdrängt – vielleicht weil die Ergebnisse einfach nicht zu dem passen, was man bis dato verkündet hat.

In Abhängigkeit von abweichenden Ernährungsgewohnheiten einzelner Bevölkerungsgruppen muss auch bedacht werden, dass hierbei sehr schnell Vorteile in der Aufnahme essentieller Nahrungsfaktoren mit einem Mangel an weiteren Faktoren erkauft werden. So sind Vegetarier überwiegend gut mit Folsäure oder Vitamin K, eventuell sogar ausreichend mit Selen versorgt und leiden andererseits fast regelhaft an einem Mangel hinsichtlich Eisen, Calcium, Vitamin B_{12} oder Iod, sofern sie auch auf Meeresfrüchte verzichten.

Auf dieser Basis kann die in der Ernährungspyramide von den US-Wissenschaftlern empfohlene und von deutschen Ernährungswissenschaftlern mehrheitlich abgelehnte Supplementierung mit Vitamin- und Spurenelementpräparaten durchaus akzeptiert und an eigene Bedürfnisse angepasst werden. Dies gilt auch für mäßigen Alkoholkonsum, denn Alkohol senkt den Blutdruck und erhöht das HDL.

KAPITEL 9

Gicht

Die Gicht ist eine Stoffwechselerkrankung, bei der in die Gelenke eingelagerte Harnsäurekristalle (als ca. 10 μm lange Urat-Nadeln) Entzündungen verursachen und den Gelenkknorpel bei wiederholten Rezidiven zerstören können. Der Zerstörung des Knorpels folgt die Zerstörung des Gelenks. Ursache der Ablagerung ist die Hyperurikämie, also die Erhöhung des Harnsäurespiegels im Serum.

Harnsäurestoffwechsel

Jede Zelle der Nahrung enthält **Purine** (> Abb. 9.1), aus deren Abbau Harn*säure* entsteht (nicht Harn*stoff*; Harnstoff entsteht aus dem Abbau der Aminosäuren/Proteine). Purine sind in der Form des Adenins und Guanins (> Abb. 9.1) Hauptbestandteil der Chromosomen des Zellkerns, sind aber u.a. auch im ATP (Adenosintriphosphat), dem Energieträger der Zellen, enthalten.

Je **zellreicher** die **Nahrung** (Fleisch – vor allem Innereien, aber auch Fisch, Hülsenfrüchte, Pilze usw.), desto mehr Harnsäure wird gebildet. Auch das Koffein (> Abb. 9.1) des Kaffees oder Schwarztees ist ein Purin, doch spielt dies im Allgemeinen wegen der geringen Konzentration keine allzu große Rolle (50 mg Koffein/Tasse Kaffee).

Alkohol ist zellfrei und enthält, abgesehen von Bier, keine Purine. Es entsteht also auch keine Harnsäure. Alkohol kann allerdings durch direkte Einwirkung auf die Gelenke des harnsäurebelasteten Patienten einen akuten Gichtanfall auslösen sowie durch weitere Mechanismen (s.u.) den Harnsäurespiegel des Blutes erhöhen (> Abb. 9.2).

> **MERKE**
> **Purinreiche Nahrungsmittel**
> - Fleisch (Innereien > Muskelfleisch)
> - Fisch
> - zellreiche Gemüse bzw. Hülsenfrüchte (z. B. Spinat, Erbsen, Linsen)
> - Pilze
> - Koffein (Kaffee, Schwarztee, grüner Tee, Mate)

Der größere Teil des Harnsäurespiegels rekrutiert sich nicht aus den mit der Nahrung aufgenommenen Purinen, sondern entstammt der **körpereigenen Purinsynthese** bzw. dessen Abbau: Aus jedem Molekül Adenin und Guanin entsteht, soweit sie nicht erneut zum Aufbau von Kernsubstanz oder ATP (+ cAMP) bzw. GTP verwendet werden, ein Molekül Harnsäure. Weil die Menge an ATP, die täglich umgesetzt wird, in etwa dem Körpergewicht des betreffenden Menschen entspricht, kann man den Harnsäurespiegel lediglich in den Normbereich unter 7 mg/dl, aber nicht auf Null senken, wenn man auf zugeführte Purine verzichtet.

Ausgeschieden wird die Harnsäure überwiegend über die Niere (75 %) und nur zu einem geringen Anteil über Galle und Schweiß. In der Niere wird sie abwechselnd sezerniert und wieder reabsorbiert: Einer vollständigen Filtration im Glomerulus (> Fach Urologie) folgt die Reabsorption und, noch im proximalen Tubulus, die erneute, diesmal aktive Sekretion. Ein geringer Anteil des Moleküls wird abschließend erneut aus dem Tubulussystem ins Serum reabsorbiert, sodass im ausgeschiedenen Harn lediglich etwa 70 % der anfangs in den Primärharn filtrierten Menge erscheinen.

Krankheitsentstehung

Ursachen der Hyperurikämie

Bei der Gicht handelt es sich um eine typische Wohlstandskrankheit, die in Notzeiten, ähnlich wie der Diabetes mellitus, selten ist. Trotzdem ist die **Ernährung** in den allermeisten Fällen nicht die eigentliche Ursache der zugrunde liegenden Hyperurikämie, sondern lediglich das verstärkende Element, welches „das Fass zum Überlaufen bringt".

Die wesentlichen Ursachen der Hyperurikämie sind **familiäre Formen** durch angeborene Enzymdefekte, bei denen entweder zu viel Harnsäure entsteht oder durch die Niere zu wenig ausgeschieden wird.

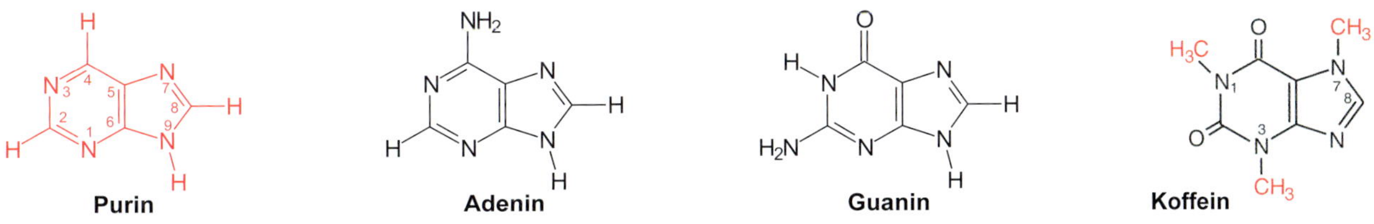

Abb. 9.1 Strukturformel von Purin, Adenin und Guanin und Koffein. [6]

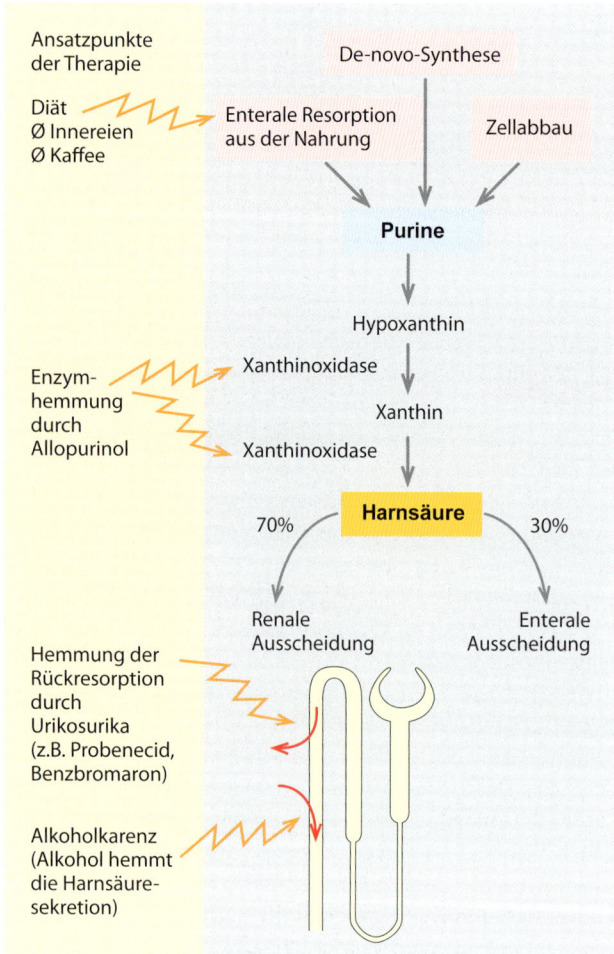

Abb. 9.2 Harnsäurestoffwechsel und die Möglichkeiten seiner Beeinflussung. [19]

MERKE
Nahezu bei jedem Gicht-Patienten besteht zusätzlich oder ausschließlich eine ungenügende Ausscheidungsrate der Harnsäure durch die Niere.

Einige Formen dieser Enzymdefekte werden X-chromosomal rezessiv vererbt, was eine der Ursachen dafür sein mag, dass bevorzugt Männer von der Gicht betroffen sind. Zusätzlich erhalten Frauen durch Blutverluste wie durch geringeren Fleischverzehr einen gewissen Schutz, sodass sie erst nach der Menopause ebenfalls in geringem Umfang von der Gicht betroffen sind.

Neben familiären Formen und Ernährungsfehlern gibt es weitere Faktoren, die zur Hyperurikämie beitragen können:
- **Metabolische Azidose:** Harnsäure ist eine schwache Säure und konkurriert in der Niere, vor allem bei der erneuten tubulären Sekretion, mit anderen Säuren um ihre Ausscheidung. Aus einem azidotischen Serum wird sie also wesentlich schlechter eliminiert, sodass der Serumspiegel ansteigt. Besonders hart ist die „Konkurrenz für die Harnsäure" bei der Ketoazidose des Diabetikers oder des hungernden Menschen, bei der Laktatazidose (z. B. aus dem Muskel), unter Einnahme mancher Diuretika oder bei Anwesenheit von Salizylsäure (aus ASS). Auch die übermäßige Zufuhr von Fett (= Fett*säuren*) oder Gemüse wie Rhabarber oder Spargel (Oxalsäure, Asparaginsäure) vermag über die Ansäuerung des Serums die Harnsäureausscheidung zu behindern, wodurch der Serumspiegel ansteigt.
- **Alkoholkonsum:** Alkohol wird von der Leber zu Ketosäuren (Ketonkörpern), teilweise auch unter ATP-Verbrauch zu Milchsäure und zu Fettsäuren aufgebaut, sodass zum einen der ATP-Umsatz erhöht ist, woraus wiederum Harnsäure entsteht, und zum anderen eine gewisse Menge an Säuren gebildet werden, die in der Niere wiederum in Konkurrenz zur Harnsäure treten, soweit sie nicht durch Herz oder Leber eliminiert werden. Darüber hinaus scheint Alkohol auch in den Gelenken einen Gichtanfall auslösen zu können, sofern die Voraussetzungen (s.u.) hierfür vorhanden sind.
- Da die im Stoffwechsel entstehende Harnsäure harnpflichtig ist, also über eine funktionierende Niere ausgeschieden werden muss, wird eine Hyperurikämie auch bei niereninsuffizienten Patienten entstehen! Da **Niereninsuffizienzen** aber kaum 20 oder mehr Jahre überlebt werden, wird sich hieraus kaum jemals eine Gicht entwickeln.
- Es kann auch einmal eine rezidivierende hämolytische Anämie, ein maligner Tumor oder eine Leukose durch einen umfangreichen **Zellzerfall** mit entsprechend anfallenden Mengen an Purinen und damit Harnsäure eine Hyperurikämie verursachen. Man sollte also bei Patienten mit geringem Fleischverzehr und gleichzeitiger Hyperurikämie vorsichtshalber „auf die Suche gehen".

MERKE
Faktoren, die den Harnsäurespiegel erhöhen
- angeborene Enzymdefekte
- purinreiche Ernährung
- fettreiche Ernährung
- Alkohol
- jede Azidose des Serums:
  – Laktatazidose
  – Ketoazidose (Diabetes, Fasten, Alkohol)
- Medikamente (ASS), hohe Dosen von Ascorbinsäure (Vitamin C)
- erhöhter Fettsäurespiegel (Nahrung, Lipolyse), Oxalsäure (Rhabarber)
- Niereninsuffizienz
- vermehrter Zellzerfall:
  – maligne Erkrankungen (z. B. Leukämien)
  – zytostatische Therapie

Folgen der Hyperurikämie

Harnsäure ist nicht besonders gut wasserlöslich. In der im Körper vorherrschenden Form des Natrium-Urats (Natriumsalz der Harnsäure) **kristallisiert** sie ab einer Konzentration von ca. 7 mg/dl zu feinen Nadeln. Dies ist das sog. Löslichkeitsprodukt der Harnsäure bzw. ihrer Urate. Ausgefällt wird sie besonders in Flüssigkeiten, die sich sehr langsam bewegen oder stillstehen – bezogen auf den Körper also in den sog. **bradytrophen Geweben** wie z. B. der Synovialflüssigkeit der Gelenke, in Sehnenscheiden und Bursen, in den Knorpeln des Körpers sowie in der Niere. Im Serum bleibt sie, wohl wegen der Serumproteine, auch in höheren Konzentrationen löslich, sodass hier grundsätzlich keine Ausfällungen entstehen.

Ist der Serumgehalt der Harnsäure über Jahre und Jahrzehnte höher als 7 mg/dl (= medizinische Norm-Obergrenze), kristallisiert sie in Gelenken und anderen bradytrophen Geweben zu feinen **Nadeln,** die zunächst allerdings noch keine Symptome verursachen. Erst bei weiterer Zunahme oder bei der zusätzlichen Überlastung eines Gelenks, bei lokaler Unterkühlung oder nach einem Alkoholexzess kommt es in einem oder – sehr selten – auch mehreren Gelenken zum akuten **Gichtanfall** als erstem Hinweis auf die sich entwickelnde Gicht. Mit ausgelöst wird ein solcher Anfall durch Granulozyten, welche die Kristalle phagozytieren und dabei, bzw. auch nach dem darauf folgenden eigenen Zerfall, Substanzen freisetzen, welche die akute Entzündung und Knorpelschädigung hervorrufen.

Symptome

Bis aus einer Hyperurikämie die ersten Gichtanfälle entstehen, vergehen im Mittel 20–40 Jahre. Da sich im Wachstumsalter noch keine wesentliche Hyperurikämie entwickelt, liegt das bevorzugte Alter des ersten Gichtanfalls bei etwa 40–60 Jahren. Eher selten kann auch einmal bei einem 30-Jährigen ein Gichtanfall beobachtet werden. Dabei ist die Entstehung von Symptomen nicht nur von der Zeitdauer der Hyperurikämie, sondern auch von deren Höhe abhängig, und es bekommt auch längst nicht jeder Patient mit einer Hyperurikämie jemals Symptome. Die Wahrscheinlichkeit liegt sogar lediglich bei maximal 1 %, sofern der Serumspiegel der Harnsäure weniger als 9 mg/dl beträgt.

Gichtanfall

Besonders häufig entwickelt sich der erste Gichtanfall mit starker Rötung, Schwellung (➤ Abb. 9.3) und **heftigsten Schmerzen** im **Großzehengrundgelenk (Podagra),** seltener auch in Knie oder anderen Gelenken, in Schleimbeuteln (Bursitis) oder Sehnenscheiden (Tendovaginitis). Die Arthritis erreicht nach 1–2 Tagen ihr Maximum und klingt unbehandelt nach etwa 1 Woche wieder ab. Leichtes Fieber, eine Leukozytose und BSG-Beschleunigung sind möglich.

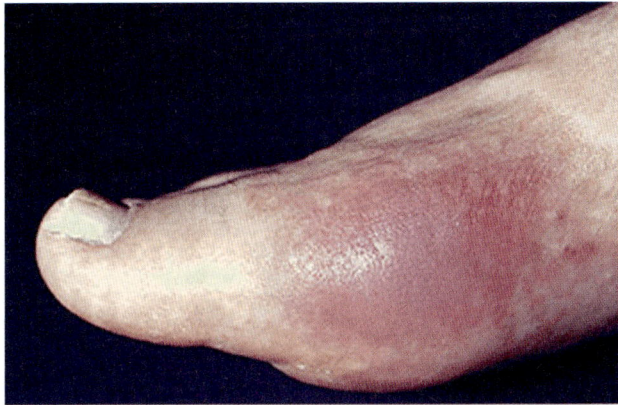
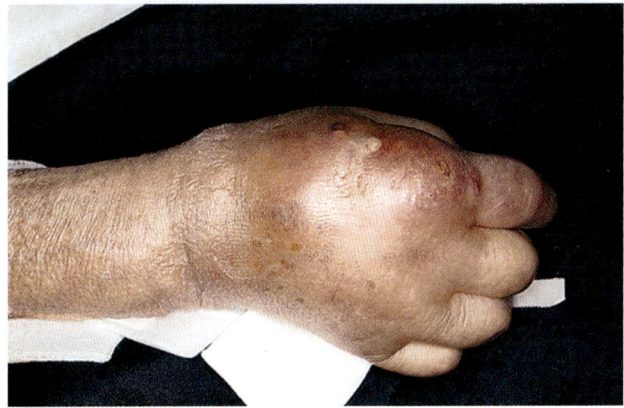

Abb. 9.3 Podagra und Gichtanfall der Hand. [11]

Zu diesem Zeitpunkt gibt es kaum noch ein Gelenk ohne reichlich enthaltene Harnsäurekristalle, sodass lokale Unterkühlung, Überlastungen oder ein Alkoholexzess an unterschiedlichsten Gelenken einen Gichtanfall auslösen können. Die Bevorzugung des Großzehengrundgelenks kann damit erklärt werden, dass es besonderen Belastungen ausgesetzt und auch etwas kühler ist als proximalere Gelenke. Häufig beginnt ein Gichtanfall nachts oder in den frühen Morgenstunden, bevorzugt im Anschluss an ein reichliches Abendessen mit begleitendem Alkoholgenuss.

Bei Gichtanfällen, die nicht im Großzehengrundgelenk, eventuell sogar als Bursitis oder Tendovaginitis auftreten, führt vor allem der akut einsetzende **heftige Schmerz** zu einer ersten Verdachtsdiagnose.

Nierenschädigung

Bei der chronischen, unbehandelten Hyperurikämie lagern sich die Harnsäurenadeln zum Teil auch in das Nierengewebe ein oder sie bilden dort regelrechte Nierensteine. Diese Steine können dem ersten Gichtanfall vorausgehen oder ihm nachfolgen. Mögliche Spätfolge ist eine Niereninsuffizienz (Minderung oder Aufhebung der Nierenfunktion).

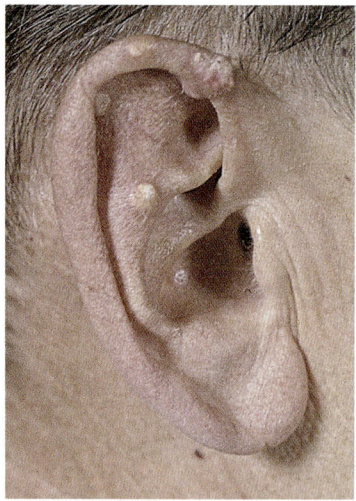

Abb. 9.4 Gichttophi [11]

Gichttophi

In knorpeligen Geweben wie den Ohrmuscheln findet man bei der chronischen Gicht kleine Knötchen aus Harnsäurekristallen, die sog. Gichttophi (➤ Abb. 9.4). Sie entstehen im Allgemeinen frühestens nach dem Auftreten des ersten Gichtanfalls.

Vollbild der Gicht

Eine unbehandelte Hyperurikämie über Jahrzehnte führt eventuell irgendwann zu Gichtanfällen in immer kürzeren Abständen und schließlich zum Vollbild der Gicht mit Destruktionen und Ankylosen der unterschiedlichsten Gelenke einschließlich der Finger (➤ Abb. 9.5, ➤ Abb. 9.6). Man spricht also dann von der Gicht, wenn wiederholte Gichtanfälle in unterschiedlichsten **Gelenken zu deren Zerstörung** geführt haben. Während Gichtanfälle im medizinischen Alltag unverändert häufig sind, wird das Bild der eigentlichen Gicht aufgrund der durchgeführten Therapien nicht mehr gesehen.

Diagnostik

Die Diagnose wird gestellt aus der typischen Lokalisation des ersten Gichtanfalls, sofern es sich hierbei um das Großzehengrundgelenk handelt, und der Hyperurikämie des Blutes. Aus Gelenkpunktaten kann man die Harnsäurekristalle isolieren.

> **ACHTUNG**
> Manche Patienten weisen zum Zeitpunkt ihres Gichtanfalls keine Hyperurikämie auf. Es kann mehrerer Blutentnahmen bedürfen, bis die Ursache einer akuten Arthritis nachgewiesen ist.

Sicherster Hinweis ist bis dahin neben der typischen Lokalisation der besonders heftige Schmerz im betroffenen Gelenk und der typische frühmorgendliche, hochakute Beginn – häufig im Anschluss an eine besonders reichliche Mahlzeit oder einen Al-

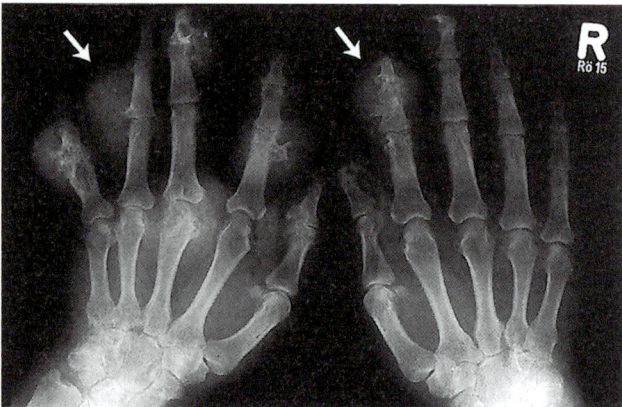

Abb. 9.5 Usuren, Gelenkdestruktionen und Weichteilschwellungen im Röntgenbild. [4]

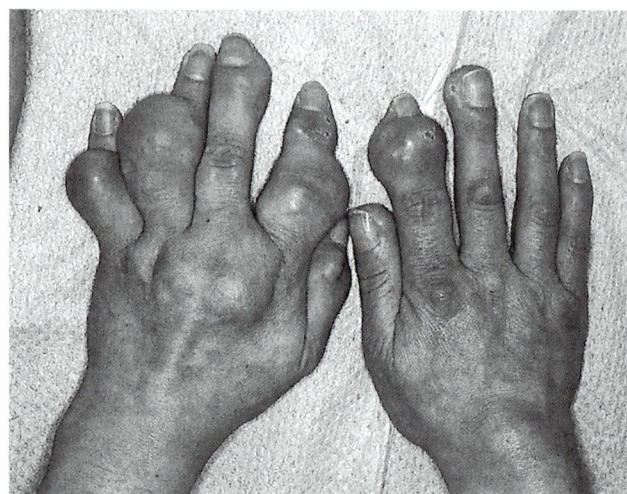

Abb. 9.6 Vollbild der Gicht. [4]

koholexzess. Auch das schnelle Ansprechen auf Colchicin (s.u.) trägt zur Diagnosefindung bei.

Therapie

Gichtanfall

Die Therapie des Gichtanfalls besteht aus **Antiphlogistika** wie ASS, Ibuprofen oder Diclofenac, die in begrenzter Dosierung auch dem Heilpraktiker zur Verfügung stehen. Das Gelenk sollte **ruhiggestellt** und **gekühlt** werden.

Colchicin behindert die Phagozytose der Neutrophilen. Da die eigentliche Entzündung überwiegend von den lysosomalen Enzymen der Neutrophilen verursacht wird, die vor allem bei deren Zerfall frei werden, hilft Colchicin beim akuten Gichtanfall. Es dient damit gleichzeitig auch der Differenzialdiagnose, weil eine Arthritis anderer Ursache sich hierunter nicht bessert. Colchicin ist allerdings mit möglichen Nebenwirkungen behaftet und verschreibungspflichtig.

Hyperurikämie

Die Therapie der Hyperurikämie besteht primär in einer **purinarmen Diät.** Die Patienten sollten sich vor allem in Bezug auf Fleisch, Fisch, zellreiche Gemüse, Alkohol und größere Mengen Kaffee einschränken. Bei nur mäßig erhöhten Serumwerten (bis 9 mg/dl) entwickeln noch nicht einmal 1 % der Betroffenen eine manifeste Gicht. Eine weitere Therapie ist daher nicht unbedingt erforderlich, und man könnte sich durchaus mit der Empfehlung einer purinarmen Diät begnügen und von Zeit zu Zeit die Serumwerte kontrollieren.

Falls die Diät alleine nicht ausreicht oder nicht möglich ist, gibt man Medikamente **(Allopurinol),** welche die Harnsäure des Serums auf Werte unter 7 mg/dl vermindern. Dadurch kann in einem allmählichen Prozess über Jahre die bereits abgelagerte Harnsäure wieder in Lösung gehen, sodass die Gelenke schließlich frei davon werden und die Gefahr einer Gichtentstehung nicht mehr gegeben ist. Allopurinol hemmt das Enzym, welches die Produktion der Harnsäure katalysiert (> Abb. 9.2), wodurch der Serumspiegel dosisabhängig sinkt. Daneben gibt es weitere Medikamente **(Urikosurika** wie Benzbromaron), die in der Niere die Reabsorption der Harnsäure im proximalen Tubulus verhindern und dadurch die Ausscheidungsrate erhöhen (> Abb. 9.7). Beide Medikamentenklassen sind verschreibungspflichtig und bleiben deswegen dem Arzt vorbehalten.

Rezidive unter Therapie

Ein Patient, der erstmals seit Wochen oder wenigen Monaten Allopurinol einnimmt und dadurch seine Serumharnsäure zuverlässig auf Werte unter 7 mg/dl gesenkt hat, kann trotzdem (weitere) Gichtanfälle erleiden, weil seine Gelenke immer noch reichlich **Harnsäurekristalle** enthalten und sich dadurch jederzeit wieder entzünden können. Ein solcher Gichtanfall nach kurzer Therapiedauer spricht also nicht gegen diese Therapie.

Zusammenfassung

Gicht: Stoffwechselerkrankung mit Einlagerung von Harnsäurekristallen in Gelenke und weitere bradytrophe Gewebe, unter nachfolgender Zerstörung der Gelenke

- **Ursachen der Hyperurikämie**
  - angeborene Enzymdefekte (Hauptursache)
  - purinreiche Nahrungsmittel
  - Zellzerfall, z. B. bei malignen Erkrankungen
  - rezidivierende metabolische Azidosen durch fett- und säurereiche Ernährung (z. B. Oxalsäure aus Gemüse) oder Alkoholexzesse, Diabetes mellitus Typ 1, übermäßige Zufuhr von Medikamenten wie ASS oder Ascorbinsäure, rezidivierende Fastenkuren
- **Symptome:**
  - Gichtanfall im Großzehengrundgelenk (Podagra) oder anderen Gelenken
  - seltener auch als Bursitis oder Tendovaginitis möglich
  - abhängig vom Umfang der Entzündung eventuell allgemeine Entzündungszeichen (z. B. Fieber)
  - Gichttophi in Knorpeln und Niere
  - langfristig Vollbild der Gicht:
    - Gelenkzerstörung
    - Nierensteine, Niereninsuffizienz
- **Diagnostik:**
  - typischer Gichtanfall
  - Hyperurikämie
  - Harnsäurekristalle in Gelenkpunktaten
- **Therapie:**
  - Gichtanfall
    - Antiphlogistika
    - Ruhigstellung, Kühlung
    - Colchicin (durch den Arzt)
  - Hyperurikämie
    - purinarme Diät
    - evtl. Allopurinol
    - evtl. Urikosurika

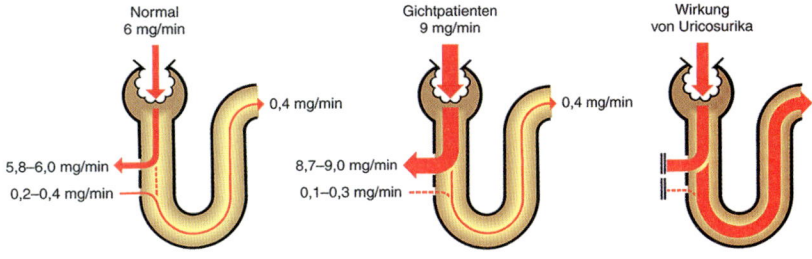

Abb. 9.7 Wirkung von Urikosurika. [1]

KAPITEL 10
Zystische Fibrose

Die zystische Fibrose (= Mukoviszidose) ist eine kongenitale Erkrankung mit autosomal-rezessiver Vererbung. Bei einem Vorkommen von 1/2.000 Einwohner gilt sie als häufigste angeborene Stoffwechselerkrankung der weißen Rasse. 4 % der Europäer tragen den Chromosomendefekt heterozygot, also auf einem Chromosom, ohne zu erkranken (rezessiver Erbgang).

Krankheitsentstehung

Die **Mutation,** die dem Defekt zugrunde liegt, befindet sich auf einem Gen des Chromosoms 7 und betrifft ein kettenförmig aufgebautes Protein aus nahezu 1.500 Aminosäuren (AS), das normalerweise in die Zellmembran von Drüsenepithelien eingebaut wird und hier als aktiver Chloridkanal fungiert, daneben aber auch an der Regulation der Natriumkanäle beteiligt ist.

Es wurden inzwischen mehr als 1.000 verschiedene Mutationen auf dem Chromosom 7 gefunden, wobei allerdings mit einem Anteil von 70 % der Fall dominiert, bei dem eine einzelne AS (**Phenylalanin**) nicht in die Position 508 eingefügt wird. In der Folge wird das entstandene Protein von der Zelle selbst als fehlerhaft erkannt und zerstört, sodass die Chloridkanäle vollständig fehlen. In selteneren Fällen werden zwar Kanäle minderer Funktion produziert, aber wenigstens eingebaut, sodass die Krankheit dann weniger ausgeprägt verläuft.

Vom Ausfall bzw. der Minderfunktion besonders betroffen sind sämtliche **exokrinen Drüsen** – u.a. also auch Pankreas, Leber (Gallenproduktion), Schweißdrüsen sowie die epithelialen Drüsenzellen (Becherzellen) von Bronchien und Darmwand. Hierdurch entsteht ein eingedicktes (muköses) Sekret, das in den **Bronchien** einen zähen, wenig mobilisierbaren Schleim entstehen lässt und im **Pankreas** die Ausführungsgänge verstopft. Die Zahl der Schleim produzierenden **Becherzellen** von Dünn- und Dickdarm ist reaktiv vermehrt, ihr Sekret eingedickt. Die Gallenflüssigkeit ist gleichsinnig verändert. Auch die **Speicheldrüsen** sind betroffen. Der **Elektrolytgehalt** im Schweiß ist, vor allem im Hinblick auf Na^+ und Cl^-, **erhöht,** was zum Nachweis der Erkrankung benutzt wird, weil die Chromosomenanalyse wegen der Vielzahl unterschiedlicher Mutationen zwar möglich ist, aber viel zu aufwendig wäre.

Schweiß ist üblicherweise gegenüber dem Serum hypoosmolar, enthält also mit jeweils etwa 50 mmol/l deutlich weniger Na^+ und Cl^-. Die Chloridkanäle werden bei der Schweißbildung nicht für die Sekretion der Elektrolyte, sondern für deren Reabsorption aus dem Gangsystem benötigt. Sind die Kanäle defekt, ist diese Reabsorption behindert, sodass es zur Elektrolytanreicherung kommt.

Symptome

In den **Bronchien** führt der zähe Schleim zu einer Lichtungsverlegung: Bronchiektasen, rezidivierende Infektionen vor allem durch Staphylococcus aureus und Pseudomonas, Reizhusten und schließlich eine obstruktive Lungenerkrankung mit Emphysem, Cor pulmonale und Dyspnoe bis hin zur Zyanose sind die Folge.

Die Verlegung der Lichtung in den Ausführungsgängen der **Bauchspeicheldrüse** führt zu einem Rückstau bis in die Azini. Es entstehen zystische Erweiterungen der Gänge und schließlich eine Atrophie der Azinuszellen mit fibrotischer Umwandlung („zystische Pankreasfibrose"). Das zunehmende Versiegen des Pankreassekrets bedingt Maldigestion, Malabsorption und Steatorrhö mit voluminösen, übel riechenden Stühlen.

Die eingedickte **Galle** führt zu gehäuften Steinbildungen und durch den Rückstau schließlich zur biliären Leberzirrhose mit Stau in die Pfortader (portale Hypertension) – falls die Kinder dies noch erleben und nicht bereits an den Lungenkomplikationen verstorben sind.

Die mangelhafte Sekretion von Cl^- und Wasser ins **Darmlumen** bedingt eine Eintrocknung des Chymus. 15 % der Kinder erleiden bereits am ersten Lebenstag einen Ileus (Mekoniumileus); auch in den Folgejahren kann es zur ausgeprägten Obstipation bis hin zum Ileus kommen (sog. Mekoniumileus-Äquivalente).

Therapie und Prognose

Therapie

Die Therapie der zystischen Fibrose beschränkt sich im Wesentlichen auf physikalische Maßnahmen (Atemgymnastik, Klopfmassage, Lagerungsdrainage) und die Verflüssigung der Sekrete, z. B. mittels Acetylcystein oder Ambroxol, soweit dies eben möglich ist.

Wichtig ist eine adäquate antibiotische Behandlung der rezidivierenden Atemwegsinfekte, die mit weitem Abstand die häufigste Todesursache (95 %) darstellen. Oral verabreichte Pankreasenzyme wirken der Maldigestion entgegen.

In Tierversuchen wurden Adenoviren, in die unversehrtes Chromosom-7-Genmaterial eingeschleust worden war, für eine gezielte Infektion der Atemwege benutzt. Die Viren übertrugen die Gene in die Chromosomen des Wirtes, wodurch der Infizierte ein normales Drüsensekret zu produzieren vermochte. Wenn diese Therapie in einigen Jahren auch beim Menschen möglich werden sollte, wäre eine echte Heilung der Lunge möglich. Vorläufig ist eine „Heilung" in Bezug auf die Lungenfunktion nur durch eine Lungentransplantation zu erreichen. Wesentliche Komplikation ist dabei die Abstoßung des Organs innerhalb der ersten Jahre.

Prognose

Während die Betroffenen früher bereits im Kindesalter verstorben sind, erreichen inzwischen die meisten das Erwachsenenalter. Die mittlere Lebenserwartung beträgt heute > 30 Jahre – ermöglicht auch durch Lungentransplantationen.

Zusammenfassung

Zystische Fibrose: häufigste angeborene Stoffwechselerkrankung der weißen Rasse, rezessiver Erbgang

- **Ursachen:** Mutation auf Chromosom 7, im Ergebnis fehlende oder funktionell minderwertige Chloridkanäle in sämtlichen exokrinen Drüsen
- **Symptome:**
  - alle Symptome entstehen mechanisch als Folge der Eindickung der Drüsensekrete
  - Atemwege: Bronchiektasen, rezidivierende Infektionen, obstruktive Lungenerkrankung
  - Darm: Maldigestion, Malabsorption, Steatorrhö, Obstipation, Mekoniumileus beim Neugeborenen
  - Gallenwege: Gallensteine, biliäre Leberzirrhose
- **Diagnostik:** Bestimmung der Elektrolytkonzentration im Schweiß
- **Therapie:**
  - physikalische Maßnahmen
  - medikamentöse Verflüssigung der Sekrete
  - Antibiotika bei Atemwegsinfektion oder prophylaktisch
  - Substitution von Pankreasenzymen
  - ggf. Lungentransplantation

KAPITEL 11 Spurenelemente

11.1 Einleitung 133
11.2 Eisen 134
11.3 Kupfer 142
11.4 Zink 144
11.5 Magnesium 145
11.6 Selen 148

11.1 Einleitung

Definition

Spurenelemente sind chemische Elemente, die **zwei Bedingungen** erfüllen müssen: Ihr Anteil an der Gesamtkörpermasse muss **weniger als 0,01 %** betragen und sie müssen **essentiell** sein, also unentbehrlich für den Stoffwechsel. Nach dieser Definition gehören die folgenden Elemente dazu:
- Chrom (Cr)
- Mangan (Mn)
- Eisen (Fe)
- Kobalt (Co)
- Kupfer (Cu)
- Zink (Zn)
- Selen (Se)
- Molybdän (Mo)
- Iod (I)

Es gibt weitere „Kandidaten" wie Silicium (Si) oder Lithium (Li), deren Bedeutung für den Stoffwechsel aber bisher noch nicht erwiesen ist. Fluor (F) wird manchmal ebenfalls zu den Spurenelementen gerechnet, was aber wohl eher einem Irrtum entspringt, weil es weder für die Zähne noch für weitere Strukturen essentiell ist.

Bedeutung

Spurenelemente beziehen ihre Bedeutung überwiegend daraus, dass sie, gebunden an Enzyme, deren katalytische Wirkung ermöglichen. Sie sind also **Kofaktoren dieser Enzyme** mit derselben Bedeutung wie zahlreiche Vitamine, welche als sog. Coenzyme ebenfalls unabdingbar für die jeweilige Enzymwirkung sind. Bedeutung als Kofaktor für Enzymwirkungen besitzt auch Magnesium, das lediglich aufgrund seiner im Organismus vorhandenen Menge von > 0,01 % nicht zu den Spurenelementen gerechnet wird. Einzelne Spurenelemente besitzen **weitere Wirkungen.** So ist Eisen als Kofaktor des Hämoglobins oder Myoglobins das Transportvehikel des Sauerstoffs. Iod ist nicht an Enzyme gebunden, sondern an das Hormon der Schilddrüse, wodurch die Hormonwirkung überhaupt erst zustande kommt.

Mangelzustände an Spurenelementen führen durch die verminderten Enzymwirkungen und weitere Mechanismen zu Erkrankungen. Ein **Überangebot** an Spurenelementen, das der Organismus nicht mehr auszuscheiden vermag, kann ebenfalls zu Erkrankungen führen, wobei hier die Ursache z. B. in einer Ablagerung dieser Stoffe in verschiedenen Organen besteht. Diese Ablagerungen führen in der Folge zu Störungen der betroffenen Organe. Ganz besonders gilt dieser Mechanismus für Eisen und Kupfer – betrifft allerdings ausschließlich Patienten mit angeborenen chromosomalen Defekten. Bei Menschen ohne kongenitale Störungen oder Einschränkung der Nierenfunktion sind pathologische Anreicherungen von Spurenelementen nicht vorstellbar, weil Aufnahme und/oder Ausscheidung der Ionen sehr fein einreguliert werden. Als wesentliche Ausnahme kann Selen gelten, das ab einer täglichen Zufuhr von mehr als 200–400 µg toxisch wirkt. Iod kann bei 10-facher Überdosierung im Einzelfall zu Störungen der Schilddrüsenfunktion führen.

Biochemische Zusammenhänge

Mineralien in wässriger Lösung

Mineralien wie Natrium, Kalium, Calcium, Magnesium, Chlorid oder die in geringeren Mengen im Körper befindlichen Spurenelemente liegen in wässriger Lösung in der Form von Ionen vor (Na^+, K^+, Ca^{2+}, Cl^- usw.). Dies gilt also für die Kompartimente des Körpers (Blut, Interstitium, Zytosol) ebenso wie für die Nahrung, sobald dieselbe mit Wasser in Berührung kommt. Beispielsweise zerfällt (dissoziiert) festes Kochsalz (NaCl) im Speichel der Mundhöhle, spätestens aber im Magensaft, in seine Ionen Na^+ und Cl^-, soweit es nicht ohnehin bereits als Bestandteil von Suppen, Soßen usw. in der Form von Ionen enthalten war.

11 Spurenelemente

HINWEIS DES AUTORS

Dabei besitzen weder Na^+ noch Cl^- irgendeine Art von Gedächtnis – sie wissen nicht, ob sie der Nordsee, dem Pazifik, einem Bergwerk oder dem Himalaja entstammen. Sie könnten auch ungeachtet irgendwelcher Abstammungen niemals etwas anderes sein als einfach nur Na^+ und Cl^-. Es gibt demnach kein wertvolleres Kochsalz. Es gibt einfach nur NaCl.

Unveränderbarkeit von Ionen

Mehrwertige Ionen wie Ca^{2+} und Mg^{2+} besitzen im Organismus eine gewisse Affinität zu negativ geladenen Molekülanteilen wie COO^- als Bestandteil von Proteinen. Selen bindet gerne an den negativ geladenen Schwefel der Aminosäuren Cystein oder Methionin. Dies gilt teilweise auch für Zink. Derartige Bindungen sind **reversibel.** Mehrwertige Ionen sind also mal gebunden und mal frei. Verändern können sie sich hierbei nicht – ebenso wenig wie einwertige Ionen, die stets ungebunden sind. Ionen sind unveränderbar. Sie brauchen im Dünndarm nicht auf ihre Resorption vorbereitet zu werden wie die drei Grundnahrungsmittel. Sie werden einfach so, wie sie sind, resorbiert – teilweise im Cotransport mit Glukose oder Aminosäuren (Na^+), teilweise hormonstimuliert über eigene Rezeptoren (Ca^{2+}, Mg^{2+}) oder rückgekoppelt mit dem aktuellen Vorrat des Organismus (Eisen). Und so, wie sie nach ihrer Verteilung im Organismus auch einmal zu Niere, Darmwand oder Schweißdrüsen gelangen, werden sie völlig unverändert wieder ausgeschieden, um irgendwann wiederum über das Wasser des Bodens, aus fließenden oder stehenden Gewässern von irgendeinem Lebewesen aufgenommen und für seine Lebensvorgänge genutzt zu werden.

HINWEIS DES AUTORS

Ionen sind kleine geladene Teilchen, die in dieser Form im Organismus benötigt werden. Sie lassen sich nicht durch eine homöopathische Schwingung ersetzen. Beispielsweise sorgen die Ionen der Intrazellulärflüssigkeit (K^+) für das notwendige Membranpotenzial, diejenigen des Serums (Na^+ und Cl^-) u.a. für die benötigte Osmolarität dieser Flüssigkeit. Membranpotenzial und Osmolarität lassen sich nicht durch destilliertes Wasser mit „eingeschwungenen Ionen" erzeugen. Es kann deshalb nicht sinnvoll sein, bei Mangelzuständen an Mineralien beispielsweise homöopathische **Schüßler-Salze** in der D6 oder sogar D12 zu substituieren in der Vorstellung, man könne mit der Gabe von 0,001 mg z.B. den Tagesbedarf an Calcium von 1.000 mg decken. Auf ein paar Nullen vor oder hinter dem Komma kommt es scheinbar nicht an – schließlich handelt es sich ja um Homöopathie. Ca^{2+} wirkt aber als Ion u.a. in direkter (materieller) Bindung an Phosphat (im Knochen) bzw. Aktin/Myosin (in der Muskelzelle). Auf eine Schwingung, die da verkündet, sie wäre gerne Calcium geworden, reagieren weder Knochen noch Muskel. Auch die Darmmukosa kann weder homöopathisches Calcium vervielfältigen noch seine Schwingungen in stoffliche Ionen verwandeln: Was nicht da ist, wird eben nicht resorbiert. Und was nicht resorbiert wurde, kann nicht wirken. Auch die häufig vertretene Ansicht, die homöopathische Schwingung eines Ions könnte die Darmwand dazu veranlassen, dieses Ion nun auch materiell besser aus der Nahrung zu resorbieren, führt in die Irre: Für eine ausreichende Resorption von Ca^{2+} oder Mg^{2+} aus einer Nahrung, die diese Ionen tatsächlich materiell enthält, benötigt man keine Schüßler-Schwingung, sondern D-Hormon! Man sollte also Schüßler-Salze als das begreifen, was sie sind – homöopathische Präparate, die wie ungezählte andere auch über ihre Schwingungen positive Wirkungen entfalten können, wenn sie im Einzelfall indiziert sind.

Zusammenfassung

Spurenelemente

- Definition:
  - Anteil an der Gesamtkörpermasse < 0,01 %
  - unentbehrlich für den Stoffwechsel = essentiell
- Spurenelemente
  - Chrom (Cr)
  - Mangan (Mn)
  - Eisen (Fe)
  - Kobalt (Co)
  - Kupfer (Cu)
  - Zink (Zn)
  - Selen (Se)
  - Molybdän (Mo)
  - Iod (I)
- sind u.a. unverzichtbare Kofaktoren zahlreicher Enzyme, unentbehrlich für den Sauerstofftransport, die Funktion von Atmungskette und Immunsystem; einzelne Spurenelemente sind Bestandteil von Hormonen, andere dienen deren Synthese
- können wie alle Ionen in Organismus oder Umwelt nicht mehr verändert werden; der Tagesbedarf entsteht ausschließlich aus den Verlusten über Niere, Darm, Schweiß sowie abschilfernden Zellen einschließlich dem Gehalt in Haaren und Nägeln
- häufige Mangelzustände bei einseitiger Ernährung
- ein Überangebot ist unter physiologischen Bedingungen kaum möglich, weil entweder die Aufnahme aus dem Darm oder die Ausscheidung über die Niere sehr fein einreguliert wird (wichtigste Ausnahme: Selen)

11.2 Eisen

Der **Eisenbestand** des Organismus liegt bei rund **4 g**. Hiervon entfallen etwa zwei Drittel (2,5–3 g) auf das Hämoglobin, bis zu 1 g auf die Eisenspeicher Ferritin und Hämosiderin sowie ungefähr 0,5 g auf Myoglobin, eisenhaltige Enzyme und Transferrin (> Abb. 11.1).

Funktionen im Organismus

Die wesentliche Bedeutung des Eisens für den Organismus besteht in seiner Beteiligung an dem komplexen Molekül des Häms (in Hämoglobin, Myoglobin oder dem Cytochrom der

11.2 Eisen

Eisenstoffwechsel

Eisenresorption

Eisen ist in der **Nahrung** überwiegend in 3-wertiger Form als Fe^{3+} enthalten, das schlecht resorbiert wird. Dies gilt besonders für Eisen aus **pflanzlicher** Nahrung, in der u.a. mit Phosphat unlösliche Komplexe entstehen. Die Resorptionsquote ist bei Fe^{2+} deutlich höher.

Im Durchschnitt werden etwa 10 % des in der Nahrung enthaltenen Eisens resorbiert, wobei die Rate bei Fleischverzehr höher liegt, weil das hier enthaltene Häm (überwiegend Myoglobin und Cytochrom) in wesentlich größerem Umfang resorbiert wird als anorganisches oder gar an pflanzliche Begleitstoffe gebundenes Eisen (aus Vollkorn, Bohnen, Nüssen oder dunkelgrünen Gemüsen). Durchschnittlich wird Eisen aus tierischen Quellen mehr als 10-mal so gut resorbiert wie aus pflanzlichen: Strenge Vegetarier leiden neben einem Mangel an Vitamin B_{12} besonders häufig auch an einem Eisenmangel.

Der im Durchschnitt in der Nahrung enthaltenen Eisenmenge von 10–20 mg entspricht eine Resorption von 1–2 mg/Tag (> Abb. 11.3). Dies entspricht gerade noch dem deklarierten Tagesbedarf, sofern keinerlei zusätzliche Eisenverluste beispielsweise über verstärkte Monatsblutungen zu verzeichnen sind.

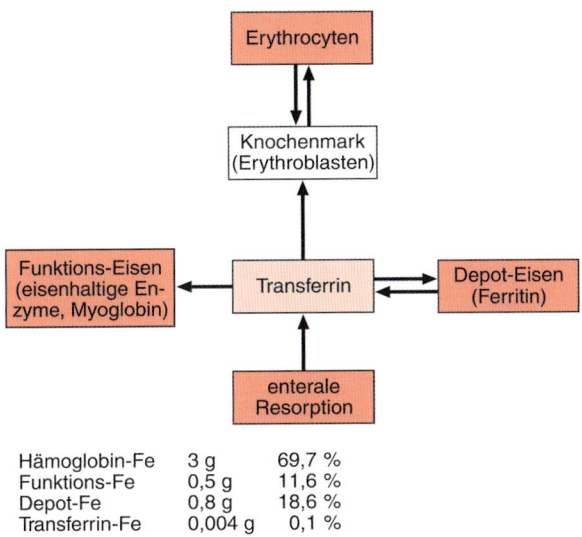

Abb. 11.1 Eisenbestand [1]

Hämoglobin-Fe	3 g	69,7 %
Funktions-Fe	0,5 g	11,6 %
Depot-Fe	0,8 g	18,6 %
Transferrin-Fe	0,004 g	0,1 %

Atmungskette, > Abb. 11.2), wo es entweder als Sauerstoff-bindendes oder als Elektronen-transportierendes Element dient. Die Funktion der **Sauerstoffbindung** erfüllt es im Hämoglobin der Erythrozyten und im Myoglobin des Muskels; **Elektronen transportiert** es in der Form des Cytochroms in der Atmungskette der inneren Mitochondrienmembran. Aus diesem Elektronentransport mit letztendlicher Übertragung auf den eingeatmeten Sauerstoff resultiert der weitaus größte Teil der Energiegewinnung des Körpers – vor allem in der Form von Körperwärme und der Bereitstellung von ATP. Daneben gibt es **Enzyme** wie Katalase oder Peroxidase, welche Eisen zu ihrer Funktion benötigen. Auch hier finden Elektronenübertragungen statt.

> **MERKE**
> Der durchschnittliche **Tagesbedarf** des Mannes liegt bei 1 mg, derjenige der Frau (ohne Schwangerschaft oder Hypermenorrhö) bei 2 mg (s.a. > Tab. 11.1). Um diesen Tagesbedarf zu decken, müssen in der Nahrung durchschnittlich etwa 10 bzw. 20 mg Eisen enthalten sein.

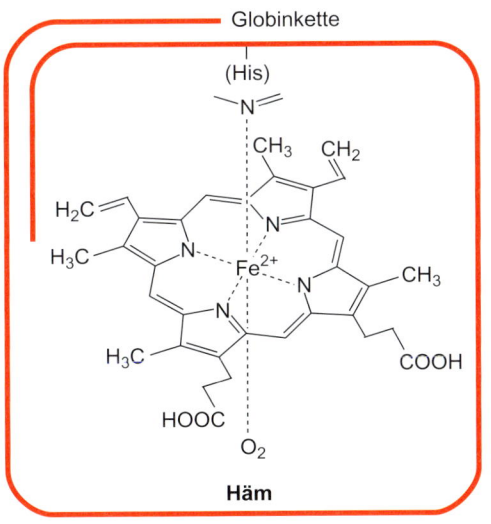

Abb. 11.2 Zentral im Häm gebundenes Eisen (Fe^{2+}). [6]

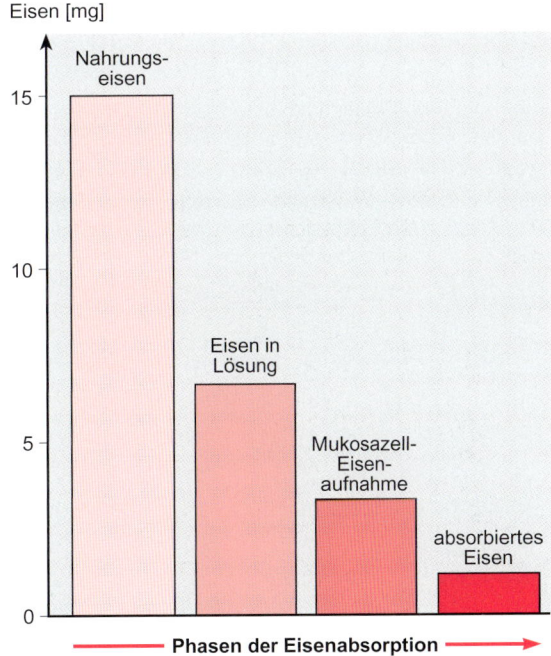

Abb. 11.3 Eisenabsorption [4]

Beeinflussung der Resorption

Begünstigt wird die Resorption aus jeglicher Nahrung durch gleichzeitig aufgenommenes Vitamin C (Ascorbinsäure), in geringerem Umfang auch durch Zitronensäure und weitere Fruchtsäuren, weil es hierdurch in eine lösliche Form überführt wird. Die logische Schlussfolgerung wäre, dass zumindest sich vegetarisch ernährende Frauen oder einseitig ernährte Kinder saure, Vitamin-C-reiche Fruchtsäfte zum Essen trinken sollten. Auch die Salzsäure des Magens trägt zu einer ausreichenden Resorption bei, weil sie sogar die Löslichkeit 3-wertigen Eisens verbessert. Bei der **Achylie (Achlorhydrie),** bei der die Salzsäure weitgehend oder vollständig fehlt, entstehen regelmäßig Eisenmangelzustände (und wegen des fehlenden Intrinsic-Faktors zusätzlich ein B_{12}-Mangel).

In Gemüsen wie Spinat liegt Eisen in einer unlöslichen Verbindung mit Oxalsäure vor, wodurch eine Resorption weitgehend **verhindert** wird. Auch Tannin und weitere Gerbstoffe, wie sie z. B. in Schwarztee, Kaffee und Cola enthalten sind, verhindern eine ausreichende Resorption!

Eisen wird überwiegend in Duodenum und proximalem Jejunum durch aktive Transportvorgänge resorbiert. Die **Resorptionsquote** ist hierbei direkt abhängig von einem aktuellen Mangel oder einer Eisenüberladung des Organismus und wird dementsprechend reguliert: Bei einem ausgeprägten Eisenmangel wird sie von den üblichen 10 % auf über 50 % gesteigert, sofern die Form der Nahrung dies zulässt. Nur bei einem solchen Mangelzustand erfolgt auch noch bis ins terminale Ileum hinein eine nennenswerte Resorption.

Bindung an Proteine

Eisen in seiner anorganischen Form als Ion (Fe^{2+}, Fe^{3+}) ist für den Organismus toxisch, wie dies für alle Schwermetallionen gilt. Es wird deshalb nach seiner Resorption durch die Saumzellen des Dünndarms entweder an ein Protein namens **Ferritin** gebunden und **gespeichert,** oder es wird an ein Serumprotein namens **Transferrin** gebunden und in dieser Form ins Blut gebracht (> Abb. 11.4). Transferrin wird von der Leber produziert und stellt die **Transportform** für Eisen dar. Durch-

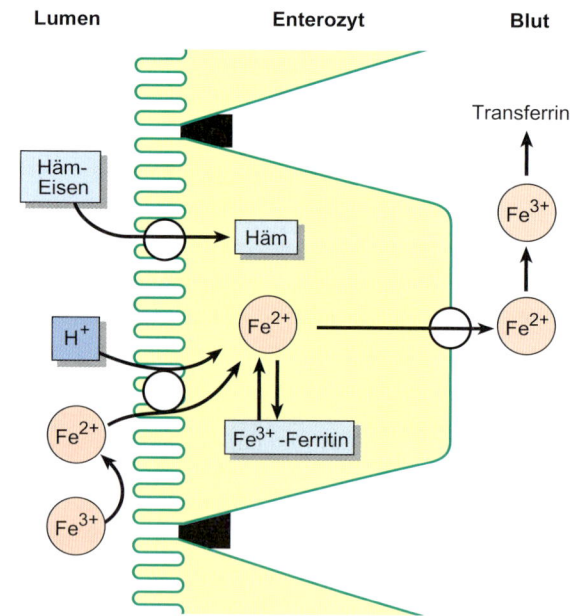

Abb. 11.4 Eisenresorption und Transport im Blut durch Transferrin. [18]

schnittlich ist etwa ein Drittel des Serumtransferrins mit Eisen besetzt. Die restlichen zwei Drittel werden als **freie Eisenbindungskapazität** bezeichnet.

Das in die Mukosazellen resorbierte Eisen wird also zunächst als Fe^{2+} an Ferritin gebunden und gespeichert. Das **Coeruloplasmin** des Serums hat neben seiner Funktion als Kupfer-Transportprotein (> 11.3) eine weitere wichtige Funktion: Es oxidiert das gespeicherte Fe^{2+} zu Fe^{3+} (> Abb. 11.5). Erst in dieser Form wird es dann an das Transferrin weitergegeben und über das Pfortaderblut transportiert. Ein Mangel an Coeruloplasmin führt zu einer Anhäufung zweiwertigen, von Transferrin nicht aufnehmbaren Eisens in der Darmmukosa.

Transferrin

Transferrin fungiert als Eisenlieferant für sämtliche Körpergewebe, wobei alle Zellen in ihren Membranen über spezifische Rezeptoren für Transferrin verfügen, deren Zahl abhängig von

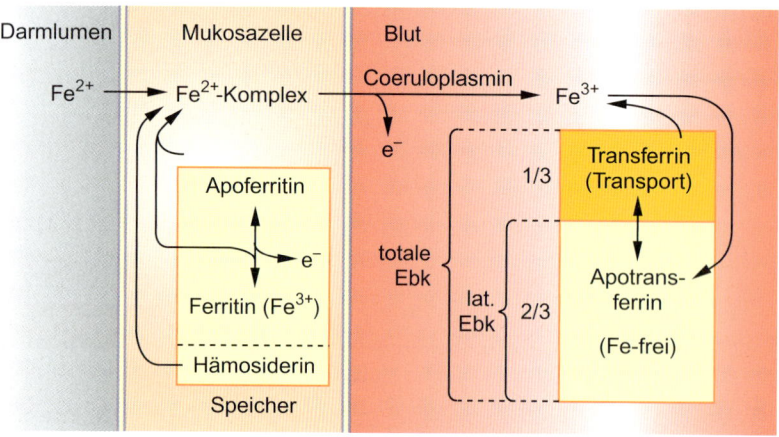

Abb. 11.5 Funktion des Coeruloplasmins bei der Eisenresorption; Ebk = Eisenbindungskapazität. [6]

der Menge des jeweils benötigten Eisens ist. Besonders zahlreiche Rezeptoren besitzen demnach die Zellen des Knochenmarks, aus denen die Erythrozyten entstehen.

Bei einer ausgeglichenen Eisenbilanz gehen **80–90 %** des im Darm resorbierten Eisens in die **Erythropoese** des Knochenmarks. Der Rest verteilt sich auf die übrigen Körpergewebe.

Ferritin

Überschüssiges Eisen wird im Körper als Ferritin oder Hämosiderin gespeichert. Beim Ferritin handelt es sich um ein lösliches Protein (= Apoferritin, in der Leber gebildet), das sich neben den Saumzellen des Dünndarms vor allem in den eisenspeichernden Geweben des Körpers in hoher Konzentration findet. Die Bildung des Apoferritins wird durch resorbiertes Eisen stimuliert. In Darmmukosa, Leber, Milz und Knochenmark werden in der Folge dem resorbierten Eisen adäquate Mengen an Ferritin gespeichert. Ein geringer, dem Gesamtferritin und damit auch dem Eisenbestand des Körpers entsprechender Anteil des Ferritins findet sich auch im Serum. Die im **Serum** messbare Ferritinmenge ist deshalb ein recht exakter Parameter für die im Körper vorhandene **Gesamtmenge des Reserve-Eisens.** Dabei entsprechen jeweils 100 ng Ferritin/100 ml Serum einer in den Körpergeweben gespeicherten Eisenmenge von 10 mg.

Ferritin ist also im Blut vorhanden, wird adäquat hierzu in den eisenspeichernden Geweben Knochenmark, Leber und Milz (vor allem in den Makrophagen bzw. dem RES dieser Gewebe) gelagert und bei Bedarf wieder von dort entnommen. Bei längerer **Lagerung** wandelt es sich teilweise durch Abbauvorgänge des Proteins in **Hämosiderin** um. Während das im Ferritin gebundene Eisen jederzeit nach den Bedürfnissen des Organismus an Transferrin abgegeben und dadurch den Körpergeweben zur Verfügung gestellt werden kann, erfolgt die Abgabe aus Hämosiderin nur langsam und eher unkontrolliert.

Eisenmangel

Krankheitsentstehung

Die Ausscheidung von Eisen aus dem Organismus kann im Gegensatz zu den meisten anderen Spurenelementen nicht geregelt werden, weil keinerlei beeinflussbare Ausscheidungsmechanismen, z. B. über die Niere, existieren. Reguliert und an die jeweilige Situation angepasst wird allein die Aufnahme aus dem Darm.

Eisenverluste

Beim **Mann** liegen die täglichen Eisenverluste bei 1 mg und werden überwiegend von den abgeschilferten Saumzellen des Darms und den Verlusten über das Keratin der Haut bestimmt. Diesen Verlusten entspricht der definierte Tagesbedarf. Bei der **Frau** addieren sich hierzu die Eisenverluste anlässlich Menses und Schwangerschaft:

- Der normale Blutverlust bei der Menstruation beträgt etwa 40–80 ml, entsprechend 20–40 mg Eisen. Es geht also pro **2 ml Blut 1 mg Eisen** verloren. Wenn man den durchschnittlichen Verlust von 30 mg Eisen/Monat (60 ml Blut) auf die einzelnen Tage umrechnet, ergibt sich aus diesem Zusammenhang für die geschlechtsreife Frau ein Tagesbedarf von 2 mg.
- Bei der Hypermenorrhö oder einem Uterus myomatosus kann der Blutverlust bis zu 1.000 ml ansteigen, was einem Verlust von bis zu 500 mg Eisen entspricht. Umgerechnet auf den Zyklus müssten also bei diesen Erkrankungen 20 mg Eisen pro Tag resorbiert werden, was über die übliche Ernährung nicht möglich ist.
- Ähnliche Eisen-„Verluste" lassen sich für die Schwangerschaft errechnen, in deren zweiter Hälfte durch das starke Wachstum des Feten annähernd 700 mg Eisen zusätzlich in den Körper gelangen müssen, um kein Defizit entstehen zu lassen. Dazu addieren sich die Blutverluste unter der Geburt sowie an die Plazenta, sodass für eine normale Schwangerschaft insgesamt etwa 900–1.000 mg Eisen veranschlagt werden müssen.

Erhöht ist der Eisenbedarf auch bei **Kindern.** Dies gilt ganz besonders für Phasen starken Wachstums, in denen die Ernährung entsprechend angepasst werden sollte oder, falls dies wie häufig nicht erreicht werden kann, Eisen medikamentös substituiert werden muss. Kinder, die sich überwiegend von Eis, Cola und Pommes frites ernähren, leiden regelhaft an Eisen- oder auch Zinkmangel. Auch Mangelzustände hinsichtlich der weiteren essentiellen Nahrungsbestandteile, von Calcium bis zu den Vitaminen, sind häufig.

> **MERKE**
> Ein Mangel an Eisen entsteht überwiegend dann, wenn die Nahrung unausgewogen ist (Kinder, alte Menschen, Mangelernährung in den Entwicklungsländern) oder wenn es dem Körper über das übliche Maß hinaus verloren geht und die Nahrung dem entstehenden Mehrbedarf nicht ausreichend angepasst wird. Hierfür gibt es zwei wesentliche Ursachen: pathologische Blutungen und die Schwangerschaft.

Pathologische Blutungen

Blutverluste entstehen aus einer Hypermenorrhö oder aus sichtbaren oder okkulten Blutungen des Urogenitaltrakts bzw. vor allem des Magen-Darm-Trakts.

Sichtbare Blutungen aus dem Verdauungsschlauch müssen entweder in seinem distalen Anteil, also im Dickdarm oder zumindest Ileum entstanden sein, oder sie treten so massiv auf, dass während der Darmpassage nicht alles von der bakteriellen Darmflora umgesetzt werden kann.

Eine Blutung aus dem oberen Anteil des Verdauungsapparats muss eine Menge von etwa 60 ml erreichen oder überschreiten, um eine **Schwarzfärbung des Stuhls (Meläna)** zu verursachen. Stammt das Blut aus einer Quelle in Magen, Duodenum oder Speiseröhre, wo es Kontakt zur Salzsäure des Magens erhält, wird der Stuhl durch das gebildete Hämatin über die Schwarzfärbung hinaus auch noch teerartig-klebrig. Früher wurde nur diese Veränderung als Meläna (Teerstuhl) bezeichnet, nicht aber die reine Dunkel- bis Schwarzfärbung. In der Praxis, also beispielsweise im Rahmen der Anamnese, ist eine solche Unterscheidung allerdings kaum zu treffen und hat heute auch keine Bedeutung mehr.

Man kann also zusammenfassend davon ausgehen, dass eine **sichtbare Schwarzfärbung des Stuhls** von einer Blutung verursacht wurde, die einer Blutmenge von zumindest 60 ml entspricht und irgendwo zwischen Mundhöhle und etwa Colon ascendens entstanden sein muss, wo sie entweder Kontakt zur Salzsäure des Magens bekam und/oder zumindest 8 h lang von der bakteriellen Darmflora zersetzt werden konnte. Diese im Sinne der Darmflora erforderliche Zeitspanne wird im Anfangsteil des Dickdarms (Coecum und Colon ascendens) nahezu ausnahmslos erreicht, weil der Stuhl hier bis zu 24 h gespeichert wird.

Die **häufigste Blutungsquelle** stellt das peptische Ulkus des Magens oder Duodenums dar, gefolgt von der erosiven Gastritis und blutenden Ösophagusvarizen. Weitere Blutungsquellen sind im oberen Verdauungstrakt, also zwischen Rachen und der Flexura duodenojejunalis (Übergang des Duodenums ins Jejunum), Karzinome von Speiseröhre und Magen, die Ösophagitis, die Hiatushernie, ein Mallory-Weiss-Syndrom (Einrisse im Bereich der Kardia) oder Polypen. Die Blutung aus solchen Quellen ist häufig so gering, dass sie nicht zu einer Dunkelfärbung des Stuhles führt, sodass bei nur geringen oder sogar fehlenden Beschwerden nicht so selten die Anämie mit ihren Symptomen das erste erkennbare Symptom bildet, das den Patienten zum Therapeuten führt. Erkennbar werden solche Mikroblutungen anlässlich einer Stuhluntersuchung auf okkultes Blut, die bei einer Vorsorgeuntersuchung obligat ist.

Massive Blutungen aus dem oberen Anteil des Verdauungstrakts erscheinen im Stuhl dann als frisches Blut, wenn die „Kapazität" der Magensäure bzw. der Darmbakterien überfordert wird. Dies gilt auch für eine sehr schnelle Darmpassage z. B. bei Durchfällen, weil die Kontaktzeit des Blutes zur Darmflora eben mindestens 8 h betragen muss, um eine Schwarzfärbung hervorzurufen. Blut ab dem distalen Colon wird deshalb mit roter Farbe im Stuhl erscheinen – entweder mit dem Stuhl durchmischt, wenn es zwischen Querkolon und Sigma gebildet wird, oder aber dem Stuhl aufgelagert, wenn es einem Rektumkarzinom, Hämorrhoiden oder einer Analfissur entstammt.

Die seltenen Karzinome oder Polypen des Colon ascendens können, sofern sie bluten, als frisches Blut in Erscheinung treten, eine Schwarzfärbung verursachen oder lediglich als okkultes Blut nachweisbar werden.

Blutungsquellen im Bereich des Jejunums oder Ileums sind sehr selten, wenn man einmal von einem Morbus Crohn oder einer Polyposis absieht.

Als mögliche „Blutungsquelle" kommen auch **Würmer** in Dünn- oder Dickdarm infrage, deren Eisenbedarf eine Anämie verursachen kann. Die einheimische **Sprue** kann genauso zur Anämie führen wie eine **Teilentfernung des Magens** nach Billroth II, bei der nicht nur ein Mangel an Salzsäure auftritt, sondern auch Duodenum und proximales Jejunum als Hauptort der Eisenresorption ausfallen. Bei diesen Anämieursachen kommt es selbstverständlich nicht zu Stuhlverfärbungen.

Symptomatik

Die Symptome des entstehenden Eisenmangels bestehen zunächst aus den **Symptomen des Sauerstoffmangels.** Besonders häufig entstehen Müdigkeit und fehlende Belastbarkeit bis hin zu Belastungsdyspnoe, Tachykardien, Konzentrationsstörungen und Kopfschmerzen. Der Mangel an Hämoglobin, also an „rotem Farbstoff", lässt sich bei jeder Anämie an der Blässe von Haut und vor allem Schleimhäuten ablesen. Letztere sind für eine erste Verdachtsdiagnose besser geeignet, weil manche Menschen an der Oberhaut eine idiopathische „vornehme Blässe" aufweisen.

Weitere Symptome beruhen nicht auf der Anämie, sondern auf dem **Eisenmangel.** Sie zeigen sich an den Geweben, die eine besonders ausgeprägte Proliferation aufweisen. Dies sind nach dem Knochenmark besonders der Verdauungsschlauch und die Haut. Ursache hierfür ist, dass für Zellneubildungen neben den B-Vitaminen B_{12} und Folsäure auch Eisen benötigt wird.

- An der **Zunge** bildet sich eine Schwellung und besondere Empfindlichkeit aus. Durch Rückbildung der Papillen und unzureichende Verhornung erscheint sie rot, glatt und glänzend (sog. **Lackzunge**). **Zungenbrennen** und **Parästhesien** gehören zum Bild dieser Hunter-Glossitis (➤ Abb. 11.6), die allerdings u. a. auch bei einer perniziösen Anämie (und ausreichendem Eisenspiegel) zu beobachten ist.
- An den **Mundwinkeln** kommt es zu Rhagaden; die Schleimhaut des gesamten Verdauungsapparats ist in ihrer Widerstandskraft vermindert, sodass leichter Blutungen oder Atrophien entstehen können.
- Im Bereich der **Oberhaut** sieht man besonders häufig Haarausfall oder schlecht wachsende und wenig widerstandsfähi-

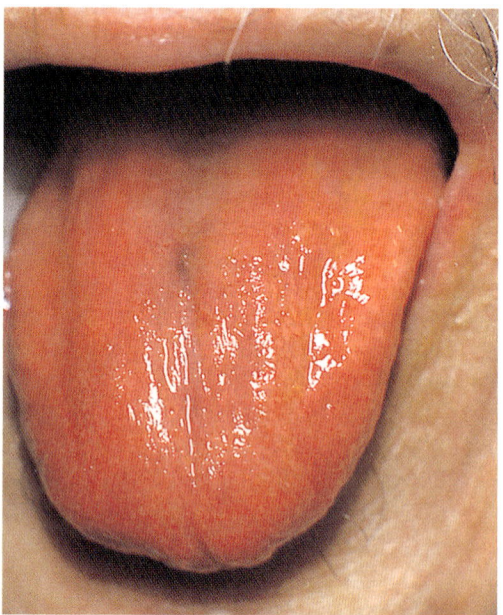

Abb. 11.6 Hunter-Glossitis. [16]

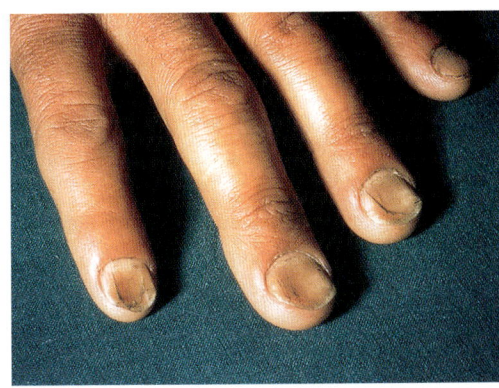

Abb. 11.7 Koilonychie bei Eisenmangel. [16]

ge Fingernägel, teilweise mit muldenförmiger Eindellung der Nagelplatten (sog. Löffelnägel = Koilonychie, ➤ Abb. 11.7). Während Symptome wie Hunter-Glossitis oder Mundwinkelrhagaden mehrdeutig sind, und Belastungsdyspnoe, Tachykardie oder ein eventuell erhöhter systolischer Blutdruck auch bei Anämien anderer Ursache zu verzeichnen sind, gibt es weitere Krankheitserscheinungen, die dem **Eisenmangel vor allem in der Atmungskette** zuzuschreiben sind, wodurch zu wenig Wärme und ATP produziert werden:
- Müdigkeit
- Kältegefühl

Diagnostik

Der Nachweis des Eisenmangels erfolgt aus dem Blut, wobei man sich im medizinischen Alltag häufig mit der Messung des **Hämoglobins** (Hb, isoliert oder im sog. kleinen Blutbild) zufriedengibt. Ein Eisenmangel der Erythrozyten entsteht aber grundsätzlich erst dann, wenn die Eisenspeicher des Körpers bereits weitgehend oder vollständig entleert sind. Wird lediglich das Hb gemessen, kann sich dieses noch im Normbereich befinden, obwohl bereits ein Eisenmangel mit Symptomen von Leistungsmangel bis hin zum Haarausfall (Alopecia diffusa) besteht. Das **Serumeisen** (= überwiegend das an Transferrin gebundene Eisen) unterliegt großen Schwankungen und ist zur Diagnose eines Eisenmangels ebenfalls ungeeignet.

Die genauere Untersuchung besteht in der (zusätzlichen) Messung des **MCH** und **MCV,** weil ein Eisenmangel in der Regel zu einer Verkleinerung (Mikrozytose) dieser Zellen führt. Ursache ist die geringere Beladung mit Hämoglobin.

> **MERKE**
> Die übliche Veränderung in der Folge eines Eisenmangels besteht in einer hypochromen mikrozytären Anämie mit grenzwertigem oder deutlichem Abfall des Hb.

MCH und MCV können sich allerdings bei einem gleichzeitigen Mangel an Folsäure und/oder B_{12} trotz Eisenmangels im Normbereich befinden, sodass weitere Parameter von Bedeutung sind.

> **EXKURS**
> - **MCH** („mean corpuscular hemoglobin"): Die durchschnittliche Hämoglobinmenge pro Erythrozyt ergibt sich aus dem Hämoglobinwert, geteilt durch die Erythrozytenanzahl. Der Normwert liegt bei 28–32 pg.
> - **MCV** („mean corpuscular volume"): Das durchschnittliche Volumen eines Erythrozyten ergibt sich aus dem Hämatokrit, also dem Anteil der Erythrozyten am Gesamtblut, geteilt durch die Erythrozytenzahl. Der Normwert liegt bei 80–96 fl.
> - s.a. ➤ Fach Hämatologie

Der nächste diagnostische Schritt könnte in der Messung des **Transferrins** und der **freien Eisenbindungskapazität** (EBK) bestehen: Ein manifester Eisenmangel führt zu einer **geringeren Transferrinsättigung** bei insgesamt **erhöhten Transferrinspiegeln.** Ursache ist das offensichtliche Bemühen der Leber, den Eisenmangel durch Bereitstellung einer größeren Anzahl an „Transporteuren" zu kompensieren, um kein Ferritin- oder Hämosiderin-Molekül ungenutzt zu lassen. Die Beladung kann bis auf 10 % oder darunter sinken, wobei bei einer Transferrinsättigung unter 15 % bereits keine ausreichende Eisenabgabe an die Gewebe mehr möglich ist.

Die **genaueste Messung** liefert der Spiegel des **Ferritins.** Allerdings ist Ferritin als Akute-Phase-Protein (➤ Fach Hämatologie) vor allem bei **chronischen Entzündungen** und **Tumoren** häufig fälschlicherweise erhöht, sodass im Einzelfall erst die Gesamtkonstellation aus Erythrozytenzahl und -beladung, Ferritinspiegel sowie Verhältnis zwischen freiem und beladenem Transferrin zu wirklich sicheren Erkenntnissen führt.

> **MERKE**
> Erniedrigte Ferritinwerte (untere Normgrenze: 20 µg/l) sind als **sicherer Hinweis** auf den vorliegenden Eisenmangel und sein Ausmaß zu werten. Dagegen bedürfen normale oder erhöhte Werte bei Diskrepanzen zu weiteren Parametern (z. B. MCH, MCV) oder zur Anamnese der **Bestätigung durch Transferrin** samt Eisenbeladung.

Befinden sich also Hb und Ferritin im Normbereich, ließe sich aus einem erhöhten und gering beladenen Transferrin nicht nur der Eisenmangel ableiten, sondern es bestünde gleichzeitig der dringende Verdacht auf eine chronisch-entzündliche oder konsumierende Erkrankung, dem dann auch nachgegangen werden sollte.

Ist bei scheinbar normalen Werten für Hb und Serumeisen der Ferritinspiegel sehr niedrig bis nicht mehr messbar, kann dies zu zerebralen Störungen, vor allem schwersten Depressionen führen, die alleine aus einem verminderten Sauerstoffangebot ans Gehirn nicht erklärbar sind. Substituiert man in derartigen Fällen Eisen, wird die antidepressive Therapie hinfällig.

Inzwischen stehen **weitere Parameter** zur Verfügung: Ein Eisenmangel führt in den mangelversorgten Geweben zu einem verstärkten Einbau von Transferrinrezeptoren in die Zellmembranen, die sich dann auch in entsprechendem Umfang ablösen und im Serum erscheinen. Die Höhe dieses sog. **löslichen Transferrinrezeptors** (sTfR) stellt demnach ein gutes Maß für die Gesamtzahl an Transferrinrezeptoren dar.

Ein weiterer Parameter ist der sog. **% Hypo,** bei dem der prozentuale Anteil hypochromer Erythrozyten gemessen wird.

Differenzialdiagnosen

Differenzialdiagnostisch ist bei einer hypochromen Anämie vor allem an die **Thalassämie** zu denken, bei der es begleitend zu ikterischen Phasen und einer Splenomegalie kommt. Daneben besteht bei dieser kongenitalen Erkrankung (> Fach Hämatologie) kein Eisenmangel, und im Blutausstrich erscheinen Anomalien der Erythrozyten wie u.a. sog. Targetzellen. Bestehen bei einem Patienten mit hypochromer Anämie Ödeme, ist vor allem ein **nephrotisches Syndrom** auszuschließen (> Fach Urologie). Die Ursache der mangelbeladenen Erythrozyten besteht bei dieser Nierenerkrankung im Verlust von Transferrin in den Urin, was als Lehrbeispiel für die Zusammenhänge dienen kann: Ganz ungeachtet der Eisenvorräte des Organismus können sie ohne Transporteur (Transferrin) nicht zu ihren Zielzellen gelangen, wodurch ein **funktioneller Eisenmangel** entsteht.

Therapie des Eisenmangels

Blutungsquellen müssen gefunden und nach Möglichkeit ausgeschaltet werden. Bei einem **milden Eisenmangel** würde die Umstellung der Ernährung auf eine fleischreiche Kost genügen, doch wird dies nur im Einzelfall zu verwirklichen sein. In den meisten Fällen wird man um eine medikamentöse Substitution nicht herumkommen. Geeignet sind letztlich alle auf dem Markt befindlichen Präparate, weil sie inzwischen ausnahmslos zweiwertiges Eisen enthalten.

Für **ausgeprägte Anämien** besonders geeignet sind Präparate, die weitere für die Hämatopoese essentielle Inhaltsstoffe wie Folsäure und Vitamin B_{12} enthalten. Eine Zumischung von Vitamin C bzw. die begleitende Aufnahme saurer Fruchtsäfte begünstigen die Resorption. Dagegen sollte auf das Schlucken der Tabletten zusammen mit Kaffee oder Schwarztee wegen deren Gerbstoffgehalt verzichtet werden. Milch ist wegen ihres Phosphat- und vor allem Calciumgehalts ebenfalls ungeeignet. Dies gilt auch für begleitende pflanzliche Nahrung wegen enthaltener Phosphate oder Oxalate. Selbst begleitende Medikamente wie z. B. Tetrazykline oder Antazida können die Resorption verhindern. Idealerweise werden Eisenpräparate also auf **nüchternen Magen** eingenommen.

Eisen ist in der Form seiner Ionen toxisch. Dies gilt auch für die Schleimhäute von Magen und Darm. Aus diesem Grunde sind die Präparate **nicht immer gut verträglich.** Häufig entstehen **Übelkeit** oder eine **Obstipation.** In diesen Fällen können Präparate versucht werden, die sich mit ihren magenresistenten Überzügen erst im Dünndarm auflösen oder die Substitution erfolgt trotz eingeschränkter Resorption zum Essen. Da auch im günstigsten Fall ein Teil des substituierten Eisens der Resorption entgeht und von der bakteriellen Dickdarmflora verstoffwechselt wird, ist eine **Schwarzfärbung des Stuhls** üblich und normal.

Zusammenfassung

Eisenmangel: Verminderung des dem Körper zur Verfügung stehenden Eisens mit der Folge einer hypochromen mikrozytären Anämie

- **Ursachen:**
  - chronischer Blutverlust: Hypermenorrhö, Blutverluste über den Magen-Darm- oder (seltener) Urogenitaltrakt
  - erhöhter Bedarf: Schwangerschaft, Wachstumsalter, Eisenverbrauch durch maligne Tumoren oder enteralen Wurmbefall
  - mangelhafte Zufuhr: vegetarische Ernährung vor allem bei Frauen, Fehlernährung von Kindern, Mangelernährung in Entwicklungsländern
- **Symptome:**
  - Blässe von Haut und Schleimhäuten
  - Müdigkeit, Konzentrationsstörungen
  - Kopfschmerzen
  - Kälteempfindlichkeit
  - Haarausfall, Nagelwachstumsstörungen bis hin zur Koilonychie
  - Tachykardie, Palpitationen
  - Erhöhung des systolischen Blutdrucks, evtl. mit funktionellem Herzgeräusch
  - Hunter-Glossitis, Mundwinkelrhagaden
- **Diagnostik:**
  - Hämoglobin ↓, MCH ↓ und MCV ↓
  - Ferritin ↓
  - bei grenzwertigem oder zweifelhaftem Befund ergänzend Transferrin ↑
  - hypochrome, mikrozytäre Erythrozyten
- **Therapie:**
  - Abklärung der Ursache vor jeglicher Therapie
  - nach Möglichkeit Ausschaltung der Blutverluste
  - gezielte Ernährung (vor allem bei Kindern und sich vegetarisch ernährenden Frauen)
  - orale Substitution von Eisen (Fe^{2+}), bevorzugt morgens nüchtern (mindestens 30 min vor dem Frühstück) und gemeinsam mit Fruchtsäften oder Wasser und Vitamin C

Hämochromatose

Hämochromatose bezeichnet die Eisenüberladung des Körpers. Eine solche Überladung ist unter physiologischen Bedingungen nicht möglich, weil die Resorptionsrate im proximalen Dünndarm entsprechend vermindert wäre und dies verhindern würde. Für eine Eisenüberladung ist also entweder eine Umgehung des Verdauungstrakts durch parenterale Applikation (z. B. **wiederholte Transfusionen** bei hämolytischer Anämie, Leukämie oder Zytostatika-Therapie) erforderlich oder aber ein **Defekt der intestinalen Eisenresorption.**

Die wesentliche Form der Hämochromatose wird **autosomal-rezessiv** vererbt. Der Chromosomendefekt betrifft das Chromosom 6 und liegt hier in unmittelbarer Nachbarschaft zu den Genen, die für die HLA-Ausprägung zuständig sind. Annähernd 10 % der Europäer tragen den Chromosomendefekt auf einem ihrer Chromosomen 6; bei etwa 0,3 % sind beide Chromosomen betroffen, sodass die Krankheit entstehen kann. Mit einem Vorkommen von 3/1.000 Menschen ist die Hämochromatose, zumindest was den zugrunde liegenden Defekt angeht, weit häufiger als beispielsweise die zystische Fibrose mit einem Vorkommen von 1/2.000. Dass Letztere dennoch als häufigste Stoffwechselerkrankung angesehen wird, liegt wohl darin begründet, dass die Symptome hier bereits in frühester Kindheit manifest und erkennbar werden, während die eigentliche Manifestation der Hämochromatose das höhere Lebensalter etwa zwischen 50 und 60 Jahren betrifft. Es erkranken fast ausschließlich **Männer,** weil Frauen durch ihre jahrzehntelangen Eisenverluste geschützt sind.

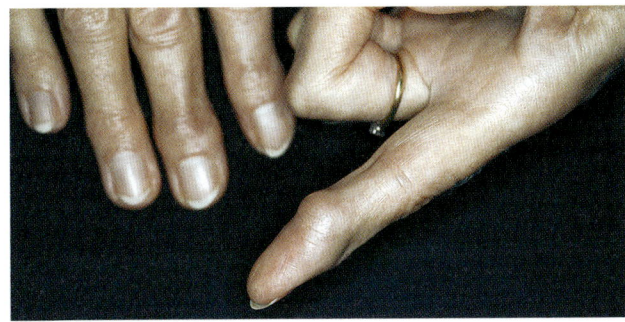

Abb. 11.8 Fingerknoten [11]

Krankheitsentstehung

Die Eisenresorption in Duodenum und oberem Jejunum beträgt durchschnittlich 1–2 mg/Tag. Bei der Hämochromatose findet keine Rückkopplung mit den Eisenvorräten mehr statt, sodass die Eisenresorption auf Dauer gesteigert ist, üblicherweise auf zumindest 4 mg/Tag. Dies bedeutet, dass die **Eisenvorräte des Organismus allmählich zunehmen** – von den üblichen 3–5 g auf **20 g** und mehr. Gelagert werden diese Vorräte definitionsgemäß in der Form des Ferritins und Hämosiderins in den Makrophagen und Parenchymzellen von Knochenmark, Leber und Milz, aber bei der Eisenüberladung der Hämochromatose auch zunehmend in weiteren Organen und Strukturen wie Pankreas, Herz, Hypophyse, Haut und Gelenken. Dabei sind die Folgeschäden aber nur dann zu verstehen, wenn man davon ausgeht, dass ein Teil des Eisens in freier, nicht an Ferritin gebundener und deswegen toxischer Form abgelagert wird. Die Folge besteht in einer Schädigung dieser Zellen mit reaktiver **Organfibrosierung.**

Symptomatik

- Es kommt zur Hepatosplenomegalie und in späteren Stadien zur **Leberzirrhose,** die wie jede Zirrhose in ein Leberkarzinom münden kann.
- Im **Pankreas** führt die Zellschädigung weniger zur Insuffizienz der exokrinen Funktion, sondern häufiger zum **Diabetes mellitus.**
- Die Schädigung der **Hypophyse** zeigt verschiedene Auswirkungen vom Ausfall von FSH/LH und damit der Sexualhormone mit Gonadenatrophie (Hoden bzw. Ovarien), Libidoverlust, Impotenz oder Amenorrhö bis hin zur bronzeartigen Pigmentation der gesamten Oberhaut, weil sich die Farbe des hier abgelagerten Eisens mit dem reaktiv vermehrten Melanin (MSH aus dem Zwischenlappen) vermischt. Wegen der Kombination aus Diabetes und Bronzehaut spricht man auch vom **Bronzediabetes.**
- **Kardial** entstehen Rhythmusstörungen und Insuffizienzen bis hin zum Herzversagen.
- Verlust der Körperhaare und Gynäkomastie (beim Mann) können aus der Leberzirrhose abgeleitet werden.
- Gelenkveränderungen (> Abb. 11.8), allgemeine Schwäche und Gewichtsverlust sind weitere Symptome der Hämochromatose.

Die wesentlichen Todesursachen bei unbehandelten Patienten sind mit etwa 50 % die Folgekrankheiten der Leber (Zirrhose und Karzinom) und in etwa 30 % der Fälle ein Herzversagen.

Diagnostik

Die Diagnose wird **wahrscheinlich** bei einer Kombination aus Hepatomegalie (eventuell Hepatosplenomegalie), Diabetes mellitus und Hyperpigmentation (Bronzediabetes), Arthritiden und kardialen Störungen. Der **sichere** Nachweis gelingt aus der Konstellation von überhöhtem Ferritin und übersättigtem Transferrin sowie aus einer Leberpunktion. Auch aus dem CT oder einer Magnetresonanztomographie der Leber kann die Diagnose gestellt werden.

Therapie

Die Therapie der Hämochromatose besteht aus wiederholten Aderlässen (z.B. wöchentlich 500 ml Blut = 250 mg Fe) und eventuell zusätzlich durch chemische „Eisenfänger" wie Deferoxamin:

- Die beim **Aderlass** entnommene Blutmenge sollte etwa 500 ml (maximal 800 ml) betragen, weil hierdurch eine ausreichende Menge Eisen aus dem Körper entfernt wird, andererseits aber noch keine wesentlichen Störungen von Seiten des Kreislaufs zu erwarten sind. Spätestens ab 1.500 ml wäre bereits mit einem hypovolämischen Schock zu rechnen!
- Bei **Deferoxamin** ist zu beachten, dass auch weitere Ionen wie Zink oder Kupfer vermehrt aus dem Körper ausgeschieden werden und substituiert werden müssen.

Die **Nahrung** ist entsprechend umzustellen (eisenarm, kein Fleisch, kein Vitamin C während des Essens usw.). Ein frühzeitiger Therapiebeginn kann alle beginnenden Krankheitssymptome zur Rückbildung bringen.

11 Spurenelemente

Tab. 11.1 Daten wichtiger Spurenelemente.

Spurenelement	Gehalt im Organismus	Tagesdosis	Wichtige Funktionen
Eisen	3–5 g	10 mg (♂) bzw. 20 mg (♀)	• Sauerstoffbindung im Hämoglobin der Erys • Elektronenbindung im Cytochrom der Atmungskette
Kupfer	60–100 mg	1–2 mg	• Elektronenbindung im Cytochrom der Atmungskette • Funktion im Eisenstoffwechsel
Zink	1,5–2,5 g	10 mg	• Kofaktor von rund 300 Enzymen, u.a. der Carboanhydrase, Alkoholdehydrogenase und LDH • besitzt als Kofaktor der DNA- und RNA-Polymerase große Bedeutung für die Zellteilung
Selen	20 mg	1 µg/kgKG	• Glutathionperoxidase • T_4-Deiodase

Zusammenfassung

Hämochromatose: Eisenüberladung des Körpers
- **Ursachen:**
  - fehlende Rückkopplung der intestinalen Eisenresorption mit dem Eisenbestand des Körpers durch angeborenen Defekt auf Chromosom 6, rezessiver Erbgang
  - parenterale Eisenzufuhr, z. B. wiederholte Bluttransfusionen
- **Symptome:**
  - Hepatosplenomegalie, Leberzirrhose
  - Diabetes mellitus – sog. Bronzediabetes aufgrund zusätzlicher Hautpigmentation
  - Libidoverlust, Amenorrhö
  - Herzrhythmusstörungen und Insuffizienz bis hin zum Herzversagen
  - Gelenkveränderungen
  - allgemeine Schwäche
- **Diagnostik:**
  - Ferritin ↑, übersättigtes Transferrin
  - Leberdiagnostik: Punktion, CT, MRT
- **Therapie:**
  - wiederholte Aderlässe
  - evtl. Deferoxamin
  - Nahrungsumstellung (eisenarm)

11.3 Kupfer

Der Kupfergehalt im Organismus eines gesunden Erwachsenen beträgt ungefähr 60–100 mg. Die empfohlene **Tagesdosis** liegt bei 1–2 mg (➤ Tab. 11.1).

Funktionen im Organismus

Kupfer ist Bestandteil zahlreicher Enzyme und Proteine. Unter anderem ist es (gemeinsam mit Eisen!) wesentlich für das Cytochrom der Atmungskette, die Superoxid-Dismutase, die beim Unschädlichmachen von Radikalen eine Rolle spielt, sowie für den Eisenstoffwechsel.

Das **Coeruloplasmin** als **Transportform des Kupfers** spielt eine essentielle Rolle auch für die Resorption des Eisens im Dünndarm (➤ 11.2). Mangel an Kupfer bedeutet auch Mangel an Coeruloplasmin. In diesem Fall staut sich das Ferritin in der Mukosa und kann nicht resorbiert werden. Die Folge ist eine Eisenmangelanämie. Vor allem bei Menschen mit intestinalen Resorptionsstörungen einschließlich zystische Fibrose oder Zöliakie muss bei hypochromen Anämien an diesen Zusammenhang gedacht werden. Unter normalen Bedingungen ist ein derart ausgeprägter Kupfermangel allerdings nur beim Säugling unter überwiegender Kuhmilchernährung möglich (sog. Kuhmilchanämie).

Kupferstoffwechsel

Kupfer wird im Dünndarm sowohl über einen aktiven Transport als auch über passive Diffusion resorbiert. **Nahrungsmittel** mit reichlichem Kupfergehalt sind Gemüse und Früchte, Nüsse, Samen und Krabbenfleisch. **Gestört** wird die Kupferresorption durch Ionen wie Calcium, Zink und Eisen sowie durch hohe Dosen von Vitamin C.

Die **Leber** spielt im Kupferstoffwechsel eine zentrale Rolle. Der Kupfergehalt der Leber spiegelt mit einem Anteil von ca. 15 % weitgehend genau den Kupfergehalt des restlichen Körpers. Die Leber entnimmt Kupfer aus dem Blut und speichert es in Bindung an das sog. Metallothionein. Die Abgabe ans Blut erfolgt gebunden an Coeruloplasmin, das zuvor in der Leber in adäquater Menge synthetisiert worden war. Die Zielzellen verfügen über Bindungsstellen für Coeruloplasmin. Aus dieser Bindung heraus wird Kupfer dann in die Zellen aufgenommen. Man findet beim Kupferstoffwechsel also eine Parallele zu demjenigen des Eisens, bei dem Speicherung und Transport ebenfalls in Bindung an spezifische Proteine (Ferritin und Transferrin) erfolgen und die Zielzellen in Abhängigkeit von ihrem Bedarf eine variable Zahl an Transferrinrezeptoren in ihre Membranen einbauen.

Ähnlich wie Zink wird auch Kupfer im Wesentlichen über die **Galle ausgeschieden,** sodass eine Reabsorption möglich ist und wahrscheinlich je nach den Erfordernissen des Organismus auch stattfindet.

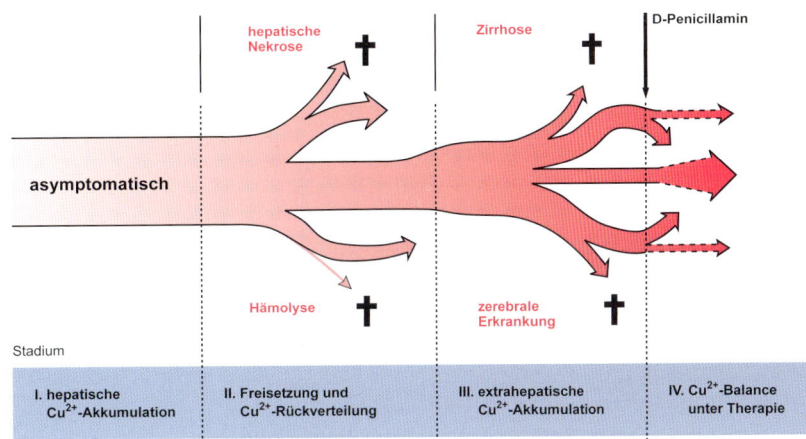

Abb. 11.9 Verlauf des Morbus Wilson. [4]

Morbus Wilson

Die Wilson-Krankheit wird auch als hepatolentikuläre Degeneration (von Hepar = Leber und Lens = Linse) bezeichnet. Die Krankheit wird durch eine autosomal-rezessiv vererbte Mutation auf Chromosom 13 verursacht. Mit einer Häufigkeit von 1/30.000 handelt es sich um eine seltene Erkrankung. In einem Teil der Fälle tritt sie bereits im späteren Kindesalter in Erscheinung, andernfalls erst im jungen Erwachsenenalter.

Krankheitsentstehung

Die chromosomale Mutation führt zu einer Coeruloplasmin-Synthesestörung mit erniedrigten Serumspiegeln, wodurch die Kupferionen nun in freier und damit **toxischer Form** in unterschiedlichsten Geweben abgelagert werden. Verstärkt wird dieser Mechanismus, der schließlich zu einer regelrechten Überflutung des Organismus mit Kupfer führt, durch eine Ausscheidungsstörung der Leberzelle in die Galleflüssigkeit.

Symptomatik

- Die Ablagerungen in der **Leber** führen in jedem zweiten Krankheitsfall zur akuten Hepatitis, chronisch aktiven Hepatitis sowie sehr häufig zur finalen **Leberzirrhose.** Die akute Hepatitis klingt zumeist wieder von alleine ab, kann aber auch einmal letal enden. Entsprechend den viralen Hepatitiden B oder C kann sich die chronische Hepatitis aus der akuten Form entwickeln oder primär chronisch entstehen. Aus den Leberzellnekrosen freigesetztes Kupfer kann im Blut durch Bindung an Membranstrukturen der Erythrozyten eine **hämolytische Anämie** verursachen (➤ Abb. 11.9).
- An der **Niere** entstehen in aller Regel nur geringe Schäden.
- Im **Gehirn** wird das Kupfer recht gleichmäßig verteilt und führt in zahlreichen Nervenzellen zu Nekrosen. Die ersten Zeichen bestehen häufig in Bewegungsstörungen. Später kommt es zu Tremor, Spastik, Rigor, Chorea, Dysphagie, Dysarthrie (Sprechstörung) und vermehrtem Speichelfluss. Der Babinski-Reflex kann positiv werden. Psychiatrische Manifestationen bestehen in Schizophrenie, manisch-depressiven Psychosen oder Neurosen. Die zentralen Manifestationen können zum Tode führen.
- Am **Auge** wird die Kupferablagerung als grün-brauner Ring an der Cornea (am Übergang zur Sklera) erkennbar (sog. **Kayser-Fleischer-Ring,** ➤ Abb. 11.10). Diese Ringe entwickeln sich mit großer Gesetzmäßigkeit. Sie haben auf das Sehvermögen keinen Einfluss, stellen aber ein sehr wichtiges diagnostisches Kriterium dar: Wenn bei Schädigungen von Seiten der Leber und/oder des Gehirns auch in der Spaltlampenuntersuchung kein Ring erkennbar wird, kann ein Morbus Wilson als Ursache ausgeschlossen werden.

Diagnostik

Die Diagnose des Morbus Wilson erfolgt aus dem Kayser-Fleischer-Ring und dem erniedrigten Serum-Coeruloplasmin. Die Kupferausscheidung über die Niere ist gesteigert. In der Leberbiopsie finden sich typische Veränderungen. Wichtig ist, dass man bei Erkrankungen von Leber oder Gehirn überhaupt an die Möglichkeit einer Wilson-Krankheit denkt!

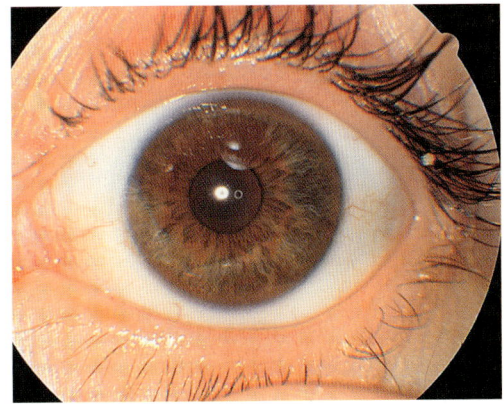

Abb. 11.10 Kayser-Fleischer-Ring. [16]

Therapie

Die Therapie muss lebenslang durchgeführt werden, weil sich die Ausscheidungsstörung nicht beeinflussen lässt. Sie besteht aus **Penicillamin,** einem Komplexbildner, der Kupfer (und andere Ionen!) bindet und zur Ausscheidung bringt (> Abb. 11.9). Unter Penicillamin kommt es also auch zu Mangelerscheinungen anderer Ionen wie u.a. Zink, die substituiert werden sollten.

Zusammenfassung

Morbus Wilson: Kupferanreicherung in verschiedenen Geweben als Folge einer Synthesestörung für Coeruloplasmin
- **Ursache:** Mutation auf Chromosom 13, rezessiver Erbgang
- **Symptome:**
  - Hepatitis, Leberzirrhose
  - Bewegungsstörungen, Tremor, Spastik
  - Schizophrenie, manisch-depressive Psychosen
  - Kayser-Fleischer-Ring an der Cornea
- **Diagnostik:**
  - Kayser-Fleischer-Ring
  - erniedrigtes Coeruloplasmin
  - Leberbiopsie
- **Therapie:** Penicillamin

11.4 Zink

Der Organismus des Erwachsenen enthält durchschnittlich 1,5–2,5 g Zink. Im Gegensatz zu anderen Spurenelementen existieren offensichtlich keine Speicher, aus denen es bei Mangelzuständen entnommen werden könnte. Der **Tagesbedarf** liegt beim Erwachsenen in einer Größenordnung von **10 mg**, ist also deutlich höher als bei anderen Spurenelementen. Annähernd 99 % des im Körper vorhandenen Zinks befinden sich intrazellulär (> Tab. 11.1).

Funktionen im Organismus

Zink bezieht seine wesentliche Bedeutung daraus, dass es als Kofaktor zahlreicher Enzyme benötigt wird. Bekannt sind bis heute annähernd 300, die ohne Zink ihre Wirksamkeit verlieren. Bekanntes Beispiel ist die **Carboanhydrase,** welche die Gleichgewichtseinstellung

$$CO_2 + H_2O \leftrightarrow H_2CO_3 \leftrightarrow H^+ + HCO_3^-$$

so stark beschleunigt, dass die Homöostase des Körpers vor allem im Hinblick auf die Erhaltung des pH-Wertes erst möglich wird. Dieses Enzym hat in nahezu allen Geweben des Körpers eine überragende Bedeutung, sorgt u.a. auch in der Niere für die Ausscheidung von Säuren oder an den Belegzellen des Magens für die Produktion von HCl.

Besonders wichtig ist Zink auch für Enzyme, die zur Strukturerhaltung oder bei Teilungsvorgängen von Zellen Bedeutung haben, indem es als **Kofaktor der DNA- und RNA-Polymerase** oder auch Enzymen, die für die Transkription zuständig sind, benötigt wird. Bei Zinkmangel kommt es demzufolge zuerst in Geweben, die eine hohe Umsatzrate haben, zu Störungen. Betroffen sind also vor allem die Haut mitsamt ihren Anhangsgebilden, der Magen-Darm-Trakt, die Zellbildung im Knochenmark und das Immunsystem.

Als Bestandteil der **Alkoholdehydrogenase** ist es für den Metabolismus des Ethanols zuständig; als Bestandteil der **Laktatdehydrogenase** LDH hat es zentrale Bedeutung im Abbau von Glukose (Glykolyse) und Milchsäure.

Zink ist wichtig für die Funktionsfähigkeit des **Geschmackssinns** sowie für die Funktionsfähigkeit verschiedener **Hormone** (Testosteron, Cortisol, Insulin, Somatotropin), sodass ein Zinkmangel sich auch auf einen Diabetes, eine Wachstumsstörung usw. auswirken bzw. z. B. einer männlichen Infertilität ursächlich zugrunde liegen könnte.

Zinkstoffwechsel

Nahrungsmittel mit ausreichendem Gehalt an Zink sind Fleisch (vor allem auch Schalentiere), Nüsse, Käse, Vollkorn und Bohnen. Aus Vollkornprodukten wird das Spurenelement allerdings schlecht resorbiert, sodass ein Zinkmangel bei Vegetariern häufiger beobachtet wird, solange nicht z. B. auch reichlich Nüsse gegessen werden.

Die **Resorption** erfolgt überwiegend im Jejunum. Aufgenommen wird es teilweise passiv über Diffusionsvorgänge, doch existiert auch ein aktiver Transportmechanismus über ein cysteinreiches Protein der Darmmukosa. Es ist eine Reihe von Faktoren bekannt, welche die Aufnahme in den Körper fördern oder hemmen:
- **Gefördert** wird die Resorption durch die gleichzeitige Anwesenheit der Aminosäuren Cystein oder Glutamin, durch Proteine oder auch durch Zitronensäure. Wegen der Resorptionsförderung durch Proteine bietet sich eine Substitution zum Essen an, sofern auf pflanzliche – resorptionshemmende – Beilagen verzichtet wird.
- **Gehemmt** wird die Resorption vor allem durch Kupfer, Ballaststoffe und pflanzliche Phytinsäure, weil sich damit unlösliche Komplexe bilden. Verstärkt wird dieser Effekt durch gleichzeitig enthaltenes Calcium. Pflanzliche Nahrung enthält in der Regel sowohl Phytin als auch Calcium, aber nur wenig Zink. Dieses Zink geht der Resorption durch die beschriebene Komplexbildung weitgehend verloren. Dies bedeutet, dass Vegetarier in der Regel nicht nur einen Eisenmangel, sondern auch einen Zinkmangel aufweisen. Eine Konsequenz hieraus ist auch, dass man eine medikamentöse Zinksubstitution getrennt von pflanzlicher Kost durchführen sollte. Zinktabletten sind also nüchtern, zumindest ½ h vor den Mahlzeiten einzunehmen.

Zink wird überwiegend über die **Galle** und nur in geringem Umfang über die Niere **ausgeschieden** bzw. geht dort verloren. Der Vorteil hierbei ist, dass zumindest ein Teil der ausgeschiedenen Ionen im Jejunum reabsorbiert wird und dem Körper nicht wirklich verloren geht.

Zinkmangel

Krankheitsentstehung

Weil Zink an zahlreichen Stellen im Organismus benötigt wird, beeinträchtigt ein Zinkmangel in der Nahrung die unterschiedlichsten Stoffwechselvorgänge.

Symptomatik

Folgende Störungen und Erkrankungen können durch einen Zinkmangel verursacht sein: Minderwuchs, Dermatosen (Hyperkeratose, Entzündungen, Haarausfall, Nagelwachstumsstörungen usw.), Störungen im Stoffwechsel aller Grundnahrungsmittel (Kohlenhydrate, Proteine, Lipide), Magen-Darm-Störungen (u.a. Durchfälle), Immunschwäche, psychische Störungen, Störungen des Säure-Basen-Haushaltes, des Geschmackssinns oder des Hormonhaushalts von der (vor allem männlichen) Infertilität mit oder ohne Hypogonadismus bis hin zur begünstigten Entstehung eines Diabetes mellitus.

> **HINWEIS DES AUTORS**
>
> Es ist wahrscheinlich, dass psychischen Störungen nicht so selten ein Zinkmangel zugrunde liegt. Besonders häufig kann dies auch bei Wundheilungsstörungen oder beim Haarausfall beobachtet werden, bei denen man mit einer Zinksubstitution beachtliche Erfolge erzielen kann. Selbst bei Akne vulgaris, Leberzirrhose, Sprue/Zöliakie, zystischer Fibrose oder bei Ulcera cruris, wo die Ursachen sicherlich nicht in einem Zinkmangel zu suchen sind, können mit einer begleitenden Zinksubstitution Erfolge erzielt werden. Die Ausleitung von Schwermetallen wie Blei oder Quecksilber kann durch eine zusätzliche Zinktherapie deutlich beschleunigt werden.
> Angesichts der eminenten Bedeutung gerade dieses Spurenelementes und der verbreiteten Mangelsituation verwundert etwas die allgemeine Ignoranz der vorherrschenden Medizin gegenüber Spurenelementen im Allgemeinen und Zink im Besonderen.

Diagnostik

Im Blut befindet sich der weitaus größte Anteil des Zinks in den Erythrozyten, weil diese Zellen eine besonders hohe Konzentration an Carboanhydrase und LDH enthalten. Die Bestimmung des **Zinks aus dem Serum** ergibt deswegen auch keinen wirklichen Anhaltspunkt für die im Körper vorhandenen Vorräte. Es ist sinnvoller, einen vermuteten Zinkmangel aus **Erythrozyten** oder auch über eine Haaranalyse nachzuweisen. Andererseits ist Zink ein weitgehend atoxisches Spurenelement. Man kann deswegen beim Verdacht auf eine Mangelsituation durchaus ohne eigentlichen Nachweis eine Substitution beginnen und wird an den sich einstellenden Ergebnissen erkennen, ob der Verdacht richtig war oder nicht.

Therapie des Zinkmangels

Besonders geeignet zur Therapie sind Verbindungen des Zinks mit Aminosäuren oder Orotsäure, weil sie besser vertragen werden als anorganische Zinksalze wie z. B. Zinksulfat. Beispiele sind Zinkaspartat, Zinkgluconat oder Zinkorotat. Die anorganischen Zinkzubereitungen sind allerdings wesentlich preiswerter. Es ist darauf zu achten, dass die Mengenangabe pro Tablette sich üblicherweise auf die chemische Verbindung und nicht auf das Zink alleine bezieht. Eine Tablette mit 40 mg Zinkorotat enthält demnach nur 6 mg Zink, sodass der Tagesbedarf erst mit 2 Tabletten gedeckt ist. Die Einnahme sollte nüchtern, jedenfalls nicht in Verbindung mit pflanzlicher Nahrung oder Milch erfolgen.

Nebenwirkungen
- Eine Zufuhr zu großer Mengen an Zink ist über die Nahrung praktisch nicht möglich. Es wurden aber **Vergiftungsfälle** beschrieben, bei denen säurehaltige Nahrungsmittel über längere Zeit in zinkhaltigen Gefäßen aufbewahrt worden waren. Hier stehen dann gastrointestinale Symptome im Vordergrund: Anorganische Zinksalze wie Zinkchlorid oder Zinksulfat sind Ätzmittel. **Verätzungen** der Schleimhäute des Magen-Darm-Trakts mit Übelkeit und Erbrechen resultieren aus dieser Wirkung, nicht aus dem Überangebot an Zink.
- Eine therapeutische Zufuhr überhöhter Mengen über längere Zeit kann eine hypochrome Anämie auslösen, weil Zink und Kupfer im Darm miteinander konkurrieren und ein Überangebot an Zink zum **Kupfermangel** führen kann. Der erniedrigte Coeruloplasmin-Serumspiegel wiederum bedingt eine **mangelhafte Eisenverwertung** aus dem Speicher der Darmmukosa (➤ 11.3).

11.5 Magnesium

Magnesium (Mg^{2+}) gehört analog dem Calcium *nicht* zu den Spurenelementen, weil die im Körper enthaltene Menge von etwa 25 g (1 Mol) mehr als 0,01 % des Körpergewichts ausmacht. In seiner Wirkung als Kofaktor zahlreicher Enzyme und Strukturproteine ist es allerdings mit den Spurenelementen vergleichbar. Magnesium ist nach dem Kalium das zweithäufigste intrazelluläre Kation (5 mmol).

Funktionen im Organismus

Magnesium ist, ähnlich wie Zink, Bestandteil von rund 300 Enzymen. Als Kofaktor der Natrium-Kalium-Pumpe, der Adenylatcyclase sowie verschiedener Enzyme, die Phosphat-Bindungen ermöglichen oder lösen, hat es auch eine große Bedeutung für die Funktion des ATP und ist darüber hinaus intrazellulär in einem hohen Prozentsatz an diesen Energieträger des Stoffwechsels gebunden. Ein Mangel an Magnesium führt aus diesem Zusammenhang heraus zu einem **Mangel an Energie,** der als Müdigkeit und Leistungsschwäche empfunden wird.

Eine für den medizinischen Alltag besonders wichtige Funktion des Magnesiums besteht in seiner Wirkung an der **motorischen Endplatte** des Skelettmuskels: Es stabilisiert die präsynaptischen Vesikel, hemmt entsprechend in höherer Konzentration die Freisetzung des Acetylcholins und macht dadurch den Muskel weniger leicht erregbar. Dieselbe Wirkung entfaltet es an vegetativen sowie an zerebralen Synapsen. Im Ergebnis entsteht durch eine Hypermagnesiämie eine verminderte muskuläre Erregbarkeit. Dementsprechend führt ein Mangelzustand zu einer Instabilität der präsynaptischen Vesikel, wodurch Aktionspotenziale an zerebralen und peripheren Synapsen von selbst und ohne adäquaten Reiz ausgelöst werden, die dann z. B. als periphere oder zerebrale Krämpfe in Erscheinung treten:

- **Muskuläre Krämpfe** (z. B. die häufigen nächtlichen Wadenkrämpfe) sind zumeist durch eine Magnesiumsubstitution zu beheben.
- An den Synapsen der glatten Muskulatur der Blutgefäße führt die Wirkung des Magnesiums zur **Dilatation der Gefäße,** wodurch sich die Durchblutung bessert und der diastolische Blutdruck in geringem Umfang sinkt.
- An der glatten Muskulatur innerer Hohlorgane tritt eine **entkrampfende Wirkung** auf. So hilft Magnesium bei Dysmenorrhö oder bei Kolikschmerzen, auch wenn die Ursache in beiden Fällen nicht in einem Magnesiummangel besteht.
- **Vorzeitige Wehen** werden durch Magnesiummangel ausgelöst und lassen sich andererseits durch Magnesiumgabe verhindern.
- Magnesium wirkt auch bei der **Blutgerinnung** als Calciumantagonist. Man kann damit nicht unbedingt bereits entstandene Thromben auflösen, aber doch die Entstehung neuer hinauszögern oder verhindern.
- Die **Arteriosklerose** kann durch Magnesium in erheblichem Umfang vermindert werden, weil es neben seiner gerinnungshemmenden und blutdrucksenkenden auch eine cholesterinsenkende Wirkung besitzt. Daneben verbessert es die Relation zwischen HDL und LDL. Die Magnesiumwirkung entspricht damit der diesbezüglichen Wirkung der Omega-3-Fettsäuren (> 8.7), sodass man die beiden Nahrungsfaktoren in der Prophylaxe kombinieren sollte.
- Das **Reizleitungssystem** des Herzens wird stabilisiert. Kardiale Arrhythmien sollte man deshalb versuchsweise mit Magnesium behandeln. In manchen Kliniken wird der Herzinfarkt, bei dem es in der Mehrzahl der Fälle zu Arrhythmien kommt, u.a. mit Magnesium therapiert. Kammerflimmern im Rahmen eines Herzinfarkts ist unter Magnesiummangel wesentlich häufiger. Digitalisierte Patienten werden durch Magnesium vor Arrhythmien geschützt.
- Wenn die Ursache einer **Tetanie** in einem tatsächlichen oder scheinbaren (bei Alkalose) Calciummangel besteht, lässt sich das Syndrom durch Calciumgaben bzw. einen Ausgleich der Alkalose, aber auch durch Magnesium beheben, weil die vorbestehende Hypokalzämie eine **Hypomagnesiämie** im Gefolge hatte und weil mit dem Ausgleich des Magnesiumspiegels gleichzeitig auch der Calciumspiegel ansteigt. Zusätzlich ist hierbei zu berücksichtigen, dass Magnesium als zweiwertiges Kation hinsichtlich seines freien bzw. an Proteine gebundenen, vom pH-Wert des Serums abhängigen Anteils denselben Gesetzmäßigkeiten unterliegt wie das zweiwertige Kation Calcium.

Magnesiumstoffwechsel

Der Stoffwechsel des Magnesiums ist sehr komplex und auch noch längst nicht vollkommen verstanden. Interessanterweise werden noch in aktuellsten Lehrbüchern unterschiedliche, z.T. sogar widersprüchliche Meinungen vertreten – z.B. hinsichtlich der Wirkung des Parathormons auf den Serumspiegel oder der Aldosteronwirkung an der Niere.

Resorption

Durchschnittlich 30–40 % des in der Nahrung enthaltenen Magnesiums werden resorbiert. Der **Tagesbedarf** an zugeführtem Magnesium liegt bei 300 mg (an resorbiertem bei 100 mg). In der Schwangerschaft und Stillzeit ist er auf 450 mg gesteigert. **Nahrungsmittel** mit überdurchschnittlichem Magnesiumgehalt sind grüne Gemüse (vor allem auch Bohnen), Nüsse, Samen und Vollkorn, während Fleisch oder Früchte nur mäßig magnesiumhaltig sind. Geringe Mengen an begleitendem Calcium in der Nahrung scheinen die Resorptionsrate des Magnesiums zu erhöhen, während größere Mengen die Aufnahme behindern. Dies ist bei einer pharmakologischen Substitution zu berücksichtigen.

Magnesium im Körper

Vom gesamten Körper-Magnesium befinden sich 60 % im Knochen, 40 % intrazellulär und nur 1 % in Serum und Interstitium.

- **Extrazellulär** besteht analog dem Calcium ein Gleichgewicht zwischen dem freien und dem überwiegend an Proteine gebundenen Anteil. Auch hier liegt der freie Anteil bei knapp 50 %.
- **Intrazellulär** gibt es ebenfalls ein Gleichgewicht zwischen dem frei in ionaler Form gelösten (5 %) und dem an organische Moleküle gebundenen Anteil (95 %). Der freie Anteil entspricht dem frei im Serum gelösten Anteil und kann sich mit diesem austauschen. Der gebundene Anteil liegt überwiegend in Bindung an ATP vor. Fällt der Serumspiegel, ist auch der intrazelluläre Spiegel vermindert. Dies bedeutet, dass Magnesium aus seiner Bindung an ATP freigesetzt wird, um die vorgegebene Relation zwischen freiem und gebundenem Anteil aufrechtzuerhalten. Dies kann zur Minderfunktion des ATP führen.

Beeinflussung

Einen wesentlichen Einfluss auf den Magnesiumhaushalt üben die Hormone Parathormon, D-Hormon, Adrenalin, Insulin und Aldosteron aus:
- Die Resorption aus dem Darm lässt sich, entsprechend dem Calcium, durch **D-Hormon** bis auf 70 % steigern.
- Der Einfluss des **Aldosterons** an der Niere entspricht demjenigen auf das Kalium: Offensichtlich reabsorbiert Aldosteron Natriumionen und bringt dafür Kalium **und** Magnesium verstärkt zur Ausscheidung.
- **Adrenalin** und **Insulin** führen zur vermehrten Aufnahme von Kalium **und** Magnesium in die Zelle, senken also den Serumspiegel beider Kationen.
- **Parathormon** und **Calcitonin** besitzen am Knochen hinsichtlich des Magnesium-Serumspiegels wahrscheinlich dieselben Wirkungen wie bei der Calciumhomöostase. Hohe PTH-Spiegel führen dementsprechend zu hohen Calcium- und Magnesiumspiegeln. Entsprechend der Wirkung auf das Calcium steigert Parathormon auch die Rückresorption des Magnesiums in der Niere.
- Überlagert werden die hormonellen Effekte u.a. durch das intrazelluläre **Kalium.** Wenn dieses absinkt, verarmen die Zellen gleichzeitig auch an Magnesium, woraus ein Anstieg des Serumspiegels resultiert.

Magnesiummangel

Krankheitsentstehung

Magnesiummangel entsteht bei erhöhtem Bedarf, verminderter Zufuhr oder vermehrter Ausscheidung. Die **Zufuhr** ist z. B. vermindert, wenn
- sich bei der Steatorrhö unlösliche Komplexe der Fette bzw. ihrer Fettsäuren mit den Magnesiumionen bilden (wodurch sie der Resorption entgehen),
- ein Vitamin-D-Mangel besteht,
- die Nahrung falsch zubereitet wird, indem z. B. das Kochwasser erhitzter Speisen, in dem sich Magnesium konzentriert, verworfen wird.

Die **Ausscheidung** ist z. B. erhöht bei
- der Alkoholkrankheit (entsprechend der osmotischen Diurese des Diabetikers), weil die renale Ausscheidung verstärkt ist,
- Durchfällen, rezidivierendem Erbrechen, vermehrtem Schwitzen oder Verbrennungen, wenn keine ausreichende Substitution stattfindet,
- ständiger Zufuhr von Mineralwässern, in denen extrem wenig Ionen gelöst sind, weil sie zur vermehrten Ausschwemmung von Magnesium und weiteren Mineralien führen.
- reichlichem Kaffeegenuss, weil Koffein durch seine Stimulation der Diurese zur Mehrausscheidung von Magnesium (und Calcium) über die Niere führt.

Die intrazelluläre Magnesiumkonzentration ist eng an die Konzentration des Kaliums gebunden, diejenige im Serum an jene des Calciums. Da zwischen intra- und extrazellulärem Magnesium Austauschvorgänge stattfinden, bedingen Änderungen der Magnesiumkonzentration (üblicherweise Mangelzustände) gleichzeitig auch Änderungen der Kalium- und Calcium-Homöostase: Ein intrazellulärer Magnesiummangel führt zu einer Verarmung an Kalium (und Phosphat), die Hypomagnesiämie bedingt dagegen eine Hypokalzämie. Aus diesem Grunde bestehen die Symptome des Magnesiummangels häufig aus den Symptomen des Calciummangels (z. B. Tetanie) oder denjenigen des Kaliummangels (z. B. Arrhythmien).

HINWEIS DES AUTORS

Auffallend ist, dass sich die vorherrschende Medizin sehr intensiv mit Ionen wie Kalium, Calcium oder Eisen und deren Stoffwechsel beschäftigt, aber nur wenig mit dem des Magnesiums oder auch demjenigen des Zinks. Dies geht so weit, dass selbst die inzwischen zahlreichen Studien, die sich mit einem Mangel an Magnesium beschäftigen und eine Unmenge von gut übereinstimmenden Daten und Fakten zusammengetragen haben, kaum zur Kenntnis genommen werden. Weit verbreitet wird auch heute noch davon ausgegangen, dass Magnesium zwar nicht schade, aber auch kaum einen Nutzen zeige. Magnesium ist in der sog. Positivliste nicht enthalten, darf also auf Kosten der gesetzlichen Krankenkassen nicht verordnet werden. Dafür darf dann mit Medikamenten wie u.a. nebenwirkungsreichen Antiarrhythmika versucht werden, die Folgen des Magnesiummangels auf andere Weise zu kompensieren.

Symptome

- Durch einen Magnesiummangel entsteht eine **gesteigerte Erregbarkeit** an den motorischen Endplatten bis hin zur Tetanie. Andererseits bedingt der Mangel an wirksamem ATP beim Magnesiummangel eine muskuläre Schwäche und allgemeine Müdigkeit.
- Die Labilität zerebraler Synapsen beim Magnesiummangel kann zu **psychischen Veränderungen** wie Lethargie, Schwindel, Verwirrtheit oder sogar zu epileptischen Anfällen führen. Peripher entstehen Parästhesien.
- Von Seiten des Magen-Darm-Trakts entstehen bei Magnesiummangel Appetitlosigkeit, Übelkeit und Erbrechen.
- **Diabetiker** zeigen besonders häufig eine Hypomagnesiämie. Wesentliche Ursache ist der Verlust über die Niere im Rahmen der osmotischen Diurese. Der Mangel an Magnesium scheint gut mit der Zahl und Stärke der Spätkomplikationen zu korrelieren. Inzwischen hat man den Magnesiummangel sogar als eigenen Risikofaktor für die Entwicklung eines Diabetes mellitus vom Typ 2 erkannt.
- Ein Magnesiummangel begünstigt das Angehen einer **Candida-Infektion.** Überzufällig häufig sieht man bei körperlicher Unruhe, vom Restless-legs-Syndrom (Syndrom der unruhigen Beine) bis hin zum hyperkinetischen Syndrom (ADHS), einen Magnesiummangel und/oder eine intestinale Candidose. Beide Syndrome werden von der vorherrschenden Medizin mit „kräftigen" Pharmaka behandelt.

- Der **Mitralklappenprolaps** scheint als wesentliche Ursache einen Magnesiummangel aufzuweisen. Verständlich wird dies durch die Mitwirkung des Magnesiums (gemeinsam mit Vitamin C) bei der Bildung des Hydroxyprolins, der wesentlichen Aminosäure im Kollagengerüst. Möglicherweise addiert sich dieser Mechanismus, übertragen auf Reparaturvorgänge in Gefäßwänden, als weitere Ursache für die bevorzugte Entstehung der Arteriosklerose unter Magnesiummangel – neben den Wirkungen des Magnesiums auf Blutdruck, Blutgerinnung und Cholesterinspiegel (s.o.).

Diagnostik

Da sich nur 1 % des Körper-Magnesiums in Serum und Interstitium befindet, führt dies zu unzulässigen Rückschlüssen auf den Magnesiumbestand des Organismus, wenn lediglich die Serumspiegel gemessen werden. Trotzdem ist mit 0,8–1,0 mmol/l ein offizieller **Normbereich** festgelegt. Dies entspricht knapp 50 % des Serum-Calciums.

Therapie

Geeignete Medikamente sind letztendlich **alle Magnesiumsalze,** z. B. Magnesiumchlorid ($MgCl_2$) oder Magnesiumoxid (MgO). Selbst das sog. Bittersalz (Magnesiumsulfat), das relativ schlecht resorbiert und deshalb als Laxans benutzt wird, lässt bei der hierfür notwendigen Dosierung eine ausreichende Resorption zu.

Die Resorption scheint abends vollständiger zu sein als zu anderen Tageszeiten, was auch für Calcium gilt. Ursache ist der Cortisolspiegel, der abends deutlich niedriger liegt und die Resorption weniger behindert. Die Hauptdosis sollte also **abends** verabreicht werden.

Nebenwirkungen

Eine **toxische** Wirkung durch orale Substitution ist bei gesunden Erwachsenen nicht möglich, da überschüssiges Magnesium über die Niere ausgeschieden wird. Höhere Dosen können wegen der Resorptionsrate von lediglich 30–40 % abführend wirken.

Bei der **Niereninsuffizienz** kommt es ab Serumspiegeln > 2 mmol zur Herabsetzung der Erregbarkeit an Muskulatur (mit Hyporeflexie) und ZNS. Oberhalb 5 mmol kommt es zur sog. Magnesiumnarkose mit Blutdruckabfall, Lähmungen der Muskulatur und Störungen der Erregungsbildung und -ausbreitung im Herzen.

Diese **Magnesiumnarkose** kann man auch bei gesunden Kleinkindern beobachten, wenn oral zugeführtes Magnesium bei einer weit überhöhten Dosierung mit schneller Resorption die Serumspiegel vorübergehend entsprechend anhebt. Dies bedeutet nicht, dass man Kleinkinder nicht bei Bedarf substituieren sollte – nur eben in angemessener Dosierung.

> **HINWEIS DES AUTORS**
> Abschließend sei angemerkt, dass Magnesium für den Autor seit vielen Jahren zu den bevorzugt verordneten „Medikamenten" gehört, weil es unendlich viele positive Effekte zeigt.

11.6 Selen

Selen (Se) gehört zu den Spurenelementen, ist jedoch immer noch sehr unzureichend definiert und in seinen Wirkungen beschrieben. Hinsichtlich einer optimalen Zufuhr gibt es unterschiedliche Meinungen, doch hat sich in Europa und den USA ein geschätzter **Tagesbedarf** von etwa 1 µg/kg KG (Mikrogramm [µg], nicht Milligramm [mg]) durchgesetzt. Ein 70 kg schwerer Mensch sollte also pro Tag etwa 70 µg aufnehmen, um nicht in ein Defizit zu geraten. Im **menschlichen Körper** sind etwa 20 mg Selen gespeichert, wobei es in allen Geweben nachzuweisen ist (➤ Tab. 11.1). Knapp die Hälfte findet man in der Muskulatur. In Blut und Leber befinden sich jeweils 8 %. Die höchsten Konzentrationen pro Gramm Gewebe – in absteigender Reihenfolge – enthalten Schilddrüse, Niere, Leber, Hoden, Milz, Herz und Prostata.

Funktionen im Organismus

Selen ist im Organismus an Proteine gebunden, die als **Selenoproteine** bezeichnet werden und ohne Selen ihre Funktion nicht erfüllen könnten. Man kennt bisher gut 20 derartige Proteine. Ihre Gesamtzahl wird jedoch auf über 50 geschätzt. Von den bisher bekannten Selenoproteinen dienen einige als **Strukturproteine;** andere besitzen **Enzymfunktion.**

Bisher bekannte Selenoproteine mit Enzymfunktion sind die Glutathionperoxidase, die T_4-Deiodase und das Selenoprotein P, bei denen Selen jeweils an Cysteinreste gebunden ist.

Glutathionperoxidase

Die Glutathionperoxidase findet sich im Zytosol, in den Mitochondrien, im Blutplasma und in Zellmembranen. Ihre Aufgabe besteht in der Reduktion und damit im Unschädlichmachen von Peroxiden und freien Radikalen. Die Glutathionperoxidase überträgt deren oxidierende Elektronen auf Glutathion und macht sie damit unschädlich. Glutathion findet sich in allen Geweben, ist in besonders hoher Konzentration aber in den Erythrozyten enthalten, wo es die Membran vor Oxidationen schützt und Methämoglobin zu physiologischem Hämoglobin reduziert. Unter einem ausgeprägten Selenmangel kann es daher auch zu erhöhten Methämoglobinspiegeln oder hämolytischen Anämien kommen.

> **EXKURS**
> **Freie Radikale**
> Freie Radikale sind Moleküle mit einer fehlerhaften (ungeraden) Zahl an Außenelektronen, wodurch sie außerordentlich reaktionsfreudig sind und Strukturen in Zellmembranen, Zellkernen oder auch beispielsweise in Lipoproteinen schädigen können. Sie **entstehen** einerseits physiologisch aus Stoffwechselprozessen (Oxidationen) oder aus den Lysosomen der Phagozyten, zum anderen aber auch aus Zigarettenrauch, UV-Strahlung, Röntgenstrahlung, Ozon, Medikamenten oder Alkohol und weiteren Umweltfaktoren.
> Selen gehört als essentieller Bestandteil der Glutathionperoxidase und gemeinsam mit den Vitaminen A (als Carotin), E und C zu den sog. **Radikalenfängern** bzw. **Antioxidanzien,** welche die physiologischerweise oder auch pathologisch entstehenden Radikale abfangen und damit eine Zerstörung von gesunden Strukturen verhindern. Dies gilt auch im Zusammenhang mit entzündlichen Prozessen, bei denen aus den beteiligten Phagozyten Peroxide entstehen. Entzündliche Prozesse wie u.a. bei der chronischen Polyarthritis oder einer Colitis laufen deshalb unter einem Selenmangel überschießend ab und können durch Selensubstitution abgemildert werden.
> Weitere Spurenelemente, die u.a. der Radikalenbekämpfung dienen, sind Zink und Kupfer.

T_4-Deiodase

Die Funktion des Enzyms T_4-Deiodase besteht in Schilddrüse, Serum und peripheren Geweben in der Abspaltung eines Iodatoms vom Thyroxin, wodurch Triiodthyronin (T_3) entsteht. T_3 ist die wirksame Form der Schilddrüsenhormone, während T_{4T4} überwiegend nur eine Speicherfunktion erfüllt (➤ 2.2). Ein ausgeprägter Selenmangel könnte sich als T_3-Mangel und damit als Hypothyreose zeigen, wobei sich das Iod in derartigen Fällen im Normbereich befinden kann.

Selenstoffwechsel

Selen ist sowohl in pflanzlicher als auch in tierischer **Nahrung** enthalten, zumeist gebunden an die Nahrungsproteine als Selenomethionin oder Selenocystein. In dieser Form wird es wahrscheinlich unspezifisch, gebunden an die jeweilige Aminosäure und durch deren Carrier, aus dem Dünndarm resorbiert.

Selen geht mit Schwermetallen wie Quecksilber, Cadmium oder Blei schwer lösliche Verbindungen ein. Auf diese Weise wird eine Resorption von Schwermetallen aus der Nahrung bei gleichzeitiger Anwesenheit von Selen verhindert. Bereits im Körper befindliche Schwermetalle können durch eine Selensubstitution gebunden und so in ihren schädlichen Wirkungen behindert werden. Der Selenbedarf steigt hierdurch an, denn was sich an Metalle gebunden hat, steht den diversen Selenoproteinen nicht mehr zur Verfügung.

> **HINWEIS DES AUTORS**
> An Selen gebundene Schwermetalle entziehen sich einer Ausleitung. Es ist deshalb sinnvoll, zunächst alles mobilisierbare Schwermetall mit einer geeigneten Therapie aus dem Organismus zu entfernen, und erst abschließend Selen zu substituieren, um etwa noch vorhandene Reste unschädlich zu machen. Andererseits existiert in der Niere ein selenabhängiges Protein, welches die Quecksilber-Ausscheidung in den Harn bewerkstelligt, sodass auf ausreichende Selen-Serumspiegel während einer Amalgamsanierung zu achten ist.

Selenmangel

Krankheitsentstehung

Die durchschnittliche Selenaufnahme mit der Nahrung liegt in Deutschland lediglich bei 30 µg (Frauen) bzw. 40 µg (Männer), sodass generell eine Unterversorgung besteht. Zahlreiche Gebiete auf der Erde gehören zu den Selen-Mangelgebieten, u.a. auch Europa. Als wesentliche Ursache hierfür gelten zwei Faktoren: Dies ist zum einen die sehr einseitige und sehr intensive landwirtschaftliche Nutzung der Böden mit Überdüngung und Bindung des Selens, wodurch unlösliche Komplexe entstehen, die Tier und Pflanze nicht mehr zur Verfügung stehen. Zum anderen geht man davon aus, dass vor allem die Spurenelemente Selen und Iod während und nach den Eiszeiten aus den Böden ausgewaschen worden sind, sodass sie von vornherein nur unzureichend vorhanden waren.

Symptomatik

In China kam es bis vor einigen Jahren zu zwei Erkrankungen, die als Keshan-Krankheit (nach der Region Keshan) sowie als Kaschin-Beck-Krankheit bezeichnet wurden. Sie sind nach nunmehr ausreichender Selensubstitution der Menschen in diesen extrem selenarmen Gebieten nahezu verschwunden. Die Keshan-Krankheit besteht in einer **Kardiomyopathie,** von der vor allem Kinder betroffen waren. Die Kaschin-Beck-Krankheit äußert sich in einer **degenerativen Veränderung** von Knochen und Gelenken.

Das **Immunsystem** scheint unter einem Selenmangel gleich in mehrfacher Hinsicht geschädigt zu werden: Anzahl und Funktion der Leukozyten sind vermindert, Antikörper werden in geringerem Umfang gebildet, und die Fähigkeit der Killerzellen, entartete oder virusbefallene Zellen zu zerstören, ist abgeschwächt.

In diesem Zusammenhang seien Studien erwähnt, die eine Reduktion der Krebssterblichkeit um etwa 50 % in der Folge einer Selensubstitution nachweisen. Im Einzelnen gilt dies für die Karzinome von Kolon, Prostata und Lunge. Zahlreiche weitere Präventionsstudien sind noch nicht beendet.

Bildung und Funktion der männlichen **Spermien** scheint, entsprechend dem Zink, auch vom Selen abhängig zu sein, was man auch an dem besonders hohen Selengehalt in Hoden und Prostata erkennen kann. Im Drüsenepithel der Prostata wurde kürzlich ein Selenoprotein entdeckt, das möglicherweise auch mit dem krebspräventiven Schutz von Selen in Verbindung steht.

Bei fortgeschrittener **Arteriosklerose** und hiervon abhängigen Herzerkrankungen findet man auffallend häufig erniedrigte Selenspiegel.

Diagnostik

Stellvertretend für die Gewebe des Körpers kann man den Selengehalt des Vollblutes bestimmen. Der optimale Wert scheint hier bei 120–160 µg/l zu liegen.

Therapie des Selenmangels

Die Substitution kann durch selenhaltige **Hefetabletten** oder in der Form des anorganischen Selenits erfolgen. Selenhaltige Hefe ist vorzuziehen, weil sie in sämtlichen Apotheken und Drogeriemärkten preiswert zu beziehen ist. Dagegen ist anorganisches Selenit nicht nur verschreibungspflichtig und vergleichsweise teuer, sondern wird auch noch durch begleitendes Vitamin C unwirksam gemacht.

Im Allgemeinen sollte bei einer vorübergehenden Substitution über Wochen eine **Dosis** von maximal 400 µg/Tag nicht überschritten werden. Bei einer andauernden Zufuhr sind bereits 200 µg als Obergrenze anzusehen, wobei die WHO aber auch hier 400 µg/Tag als Obergrenze gelten lässt. Man kann auch nach dem Vollblut-Spiegel dosieren (120–160 µg/Liter Blut).

HINWEIS DES AUTORS

Homöopathisches Selen muss ohne Wirkung bleiben, weil das Spurenelement nicht als Schwingung, sondern substanziell benötigt wird. Wie oben ausgeführt, gilt dies für alle Mineralien, Spurenelemente, Vitamine oder sonstigen essentiellen Nahrungsfaktoren.

Nebenwirkungen

Selen gehört zu den **toxischen** Spurenelementen, wodurch es bei Überdosierungen zu Vergiftungserscheinungen kommen kann. Typische Hinweise einer Selenintoxikation sind Übelkeit und Erbrechen, brüchige und vermehrt ausfallende Haare, Flecke und Streifen der Fingernägel, periphere Neuropathien, Reizbarkeit, Müdigkeit sowie ein intensiver Geruch der Ausatemluft nach Knoblauch. Derartige Intoxikationen sind ab einem Blutspiegel von 1.000 µg/Liter Blut zu erwarten. Sie klingen nach Beendigung der Seleneinnahme von alleine wieder ab.

KAPITEL 12 Vitamine

12.1	Einleitung	151	12.4 Vitamin C	156
12.2	Vitamin B_1	153	12.5 Vitamin E	157
12.3	Vitamin A	154		

12.1 Einleitung

Der Begriff des Vitamins leitet sich von Vita = Leben und Amin = NH_2 ab. Es handelt sich also um lebensnotwendige (essentielle) Stoffe, die in ihrem chemischen Gerüst ein Stickstoffatom tragen, wie man früher angenommen hatte.

Bedeutung

Die Hauptfunktion der meisten Vitamine besteht darin, dass sie als sog. **Coenzyme** an die Vorstufen von Enzymen (= Apoenzyme) gebunden werden und dass die Wirkung des Enzyms (= Holoenzyms) erst durch diese Bindung zustande kommt (> Abb. 12.1). Teilweise müssen, um die Enzymwirkung zu erreichen, noch Ionen wie Magnesium oder Zink zusätzlich gebunden sein. Einzelne Vitamine besitzen darüber hinaus, teilweise auch ausschließlich, weitere Wirkungen, die sie für den Stoffwechsel unentbehrlich machen.

Grundsätzlich dienen Vitamine, ähnlich den Hormonen und Enzymen zur Steuerung des Stoffwechsels bzw. vor allem als „**Bio-Katalysatoren**". Die Mehrzahl dieser Katalysatoren wird in ihrer Funktion nicht verbraucht, steht also auch noch für nachfolgende Reaktionen zur Verfügung. Aus diesem Grunde müssen nur die geringen Mengen, die abgebaut und ausgeschieden werden, über die Nahrung ersetzt werden. Die diesbezügliche Größenordnung der täglichen Zufuhr liegt im Bereich weniger Milligramm, bei manchen Vitaminen (B_{12}, Folsäure, D und K) sogar im Bereich von Mikrogramm (= 1-millionster Teil eines Gramms). Andererseits ist die regelmäßige Zufuhr, wie gering die benötigten Mengen auch immer sein mögen, unabdingbar, weil andernfalls Krankheiten entstehen. Ein vollständiges Fehlen eines einzigen Vitamins ist durch die gegenseitige Abhängigkeit des Stoffwechsels mit dem Leben nicht vereinbar.

Regelmäßige Zufuhr

Etliche Vitamine müssen regelmäßig zugeführt werden, weil sie im Körper nicht bzw. nicht ausreichend gespeichert werden. Andere wie die Vitamine A und B_{12} werden auf Jahre hinaus (in der Leber) gespeichert, sodass Engpässe in der Nahrungszufuhr lange kompensiert werden können. Die Menge der benötigten Vitamine ist abhängig von Alter, Geschlecht, Körpergewicht und besonderen Umständen wie Rauchen, Alkoholabusus, Stress, Schwangerschaft usw. Die von der Deutschen Gesellschaft für Ernährung (DGE) veröffentlichten Zahlen sind deshalb Durchschnittswerte, die im Einzelfall angepasst werden müssen. Diese Zahlen verändern sich allerdings auch von Zeit zu Zeit je nach den aktuellen medizinischen Erkenntnissen.

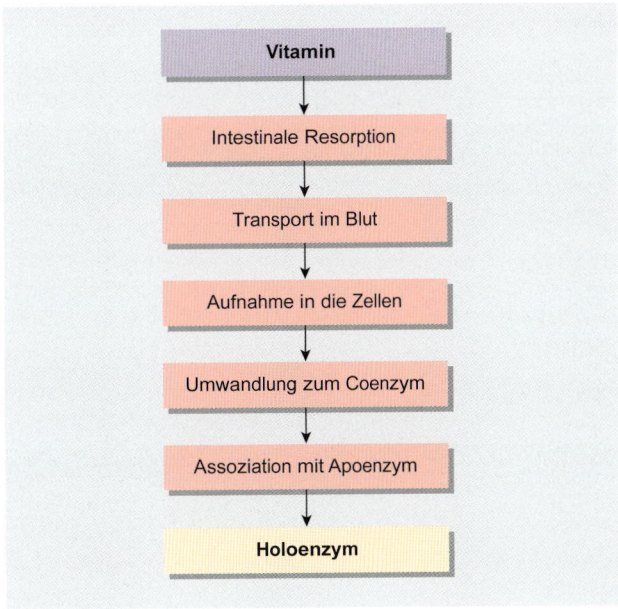

Abb. 12.1 Vitamine und Enzyme.

12 Vitamine

Tab. 12.1 Einteilung der Vitamine.

Fettlösliche Vitamine	Wasserlösliche Vitamine
• Vitamin E • Vitamin D • Vitamin K • Vitamin A (+ Carotin)	• Vitamin C • sämtliche Vitamine der B-Reihe

HINWEIS DES AUTORS

Ganz pauschal ist zu den angegeben Werten zu sagen, dass sie eher an der Untergrenze einer wünschenswerten Zufuhr liegen – gerade ausreichend, um keinen erkennbaren Mangel entstehen zu lassen. So wurde die Empfehlung für Vitamin C erst kürzlich von 75 mg auf 100 mg/Tag angehoben. Wer aber die aktuellen Studien zu diesem Vitamin kennt und an die von der Evolution geschaffene Transportkapazität für Vitamin C allein im terminalen Ileum denkt (5 g/Tag!), der wird seine Empfehlung in Gramm und nicht in Milligramm ausdrücken. Für Vitamin E oder auch β-Carotin gilt Ähnliches.

Einteilung und Namensgebung

Die Namensgebung der Vitamine ist historisch bedingt. Während sie allesamt Eigennamen tragen, wird der größere Teil von ihnen zusätzlich mit Buchstaben belegt. Teilweise ist die Benennung mit Buchstaben („Vitamin X") geläufiger, manchmal wird der Eigenname bevorzugt. Die B-Vitamine wurden in der Reihenfolge ihrer Entdeckung durchnummeriert. So wurde das zuerst isolierte Thiamin zum Vitamin B_1.

Manchmal werden einzelne Vitamine, Nahrungsfaktoren ohne Vitaminzugehörigkeit oder sogar im Stoffwechsel selbst entstehende Faktoren mit Namen bedacht, die wie beim Vitamin B_{15} historisch korrekt sein mochten, aber längst nicht mehr im Gebrauch sind, oder zwar noch verwendet werden, aber eher Phantasiebezeichnungen darstellen. Das B-Vitamin Biotin wird hier manchmal als „Vitamin H" bezeichnet, das Coenzym Q (Ubichinon) ohne Vitaminzugehörigkeit als „Vitamin Q", essentielle Fettsäuren als „Vitamin F", Bioflavonoide als „Vitamin P". Die folgende Auflistung sollte auch aus diesem Grunde zur Kenntnis genommen werden.

MERKE
Auflistung der Vitamine

- Vitamin A (Retinol)
- Provitamin A (Carotin)
- B-Vitamine
- Thiamin (Vitamin B_1)
- Riboflavin (Vitamin B_2)
- Pyridoxin (Vitamin B_6)
- Cobalamin (Vitamin B_{12})
- Folsäure
- Nicotinamid bzw. Niacin
- Pantothensäure
- Biotin
- Vitamin C (Ascorbinsäure)
- Vitamin D (Cholecalciferol)
- Vitamin E (Tocopherol)
- Vitamin K (Phyllochinon, Menadion)

Man kann die Vitamine ganz grob in die beiden Gruppen der **fettlöslichen** und der **wasserlöslichen Vitamine** einteilen (> Tab. 12.1, > Tab. 12.2). Fettlösliche Vitamine stellen mangels polarer Gruppen Fette dar. Zu ihrer Absorption im Dünndarm bedarf es wie bei den Nahrungsfetten (Triglyceride und Cholesterin) der Gallensäuren. Sie sollten daher zum Essen substituiert werden, weil die Gallenflüssigkeit im Wesentlichen nur während einer Nahrungsaufnahme ausreichend in den Darm ausgeschieden wird. Wasserlösliche Vitamine werden dagegen durch eigene Carriersysteme und ohne Bedarf an Galle resorbiert, sodass die Substitution beliebig erfolgen kann.

MERKE
Für die Gruppe der fettlöslichen Vitamine (E, D, K und A) eignet sich als Merkhilfe der Begriff „Edeka". Alle anderen sind wasserlöslich.

Tab. 12.2 Daten wichtiger Vitamine.

Vitamin	Tagesdosis	Wichtige Funktionen	Typische Mangelerkrankung
Fettlösliche Vitamine			
Vitamin E	10–20 mg	• antioxidativer Faktor	
Vitamin D	5–10 μg	• Regulierung des Calcium-, Magnesium- und Phosphathaushalts • stimuliert das Immunsystem	• Rachitis • Osteomalazie
Vitamin A	1–3 mg	• Mitwirkung beim Sehvorgang • Wachstumsförderung	• Blendempfindlichkeit, Nachtblindheit • Xerophthalmie • Wachstumsstörungen • kindliche Fehlbildungen
Wasserlösliche Vitamine			
Vitamin B_1	1,2 mg (♂) bzw. 1,0 mg (♀)	• oxidativer Abbau • Abbau/Umwandlung von Kohlenhydraten	• Beriberi • Wernicke-Enzephalopathie
Vitamin B_6	2 mg	• Abbau/Umwandlung von Aminosäuren	• Anämie
Vitamin C	100 mg	• antioxidativer Faktor • Kofaktor bei der Kollagenbildung • Schutz vor Arteriosklerose und Krebs	• Skorbut

Vitamin D wird beim Calciumstoffwechsel (> 7) besprochen, die Vitamine Folsäure, B_{12} und K im > Fach Hämatologie, B_6 im > Fach Chemie/Biochemie.

HINWEIS PRÜFUNG
Auf eine Besprechung der Vitamine Pantothensäure, Riboflavin, Niacin, Biotin usw. wird trotz deren Bedeutung für den Stoffwechsel verzichtet, weil sie nicht prüfungsrelevant sind und weil dies zu einer weiteren Überfrachtung des Lernenden führen würde. Außerdem gibt es hier kaum jemals Mangelsituationen, und eine zusätzliche Substitution bietet in der Regel keine erkennbaren Vorteile. Die fehlende Prüfungsrelevanz gilt allerdings auch für die nachfolgend besprochenen Vitamine C und E, doch besteht hier gerade in naturheilkundlich ausgerichteten Therapieformen ein großer Bedarf an Wissen um ihre Einsatzmöglichkeiten.

Zusammenfassung

Vitamine

- Definition: essentielle Substanzen, die im Organismus vielfältige Funktionen übernehmen
- Einteilung in fett- („EDEKA") und wasserlösliche Vitamine (BC)
- dienen der Steuerung des Stoffwechsels und als Bio-Katalysatoren
- Hypovitaminosen sind grundsätzlich möglich, Hypervitaminosen nur in Einzelfällen (vor allem bei Vitamin A)

12.2 Vitamin B_1

Grundlagen

Tagesbedarf

Die tägliche Zufuhr sollte beim Mann etwa 1,2 mg und bei der Frau 1,0 mg betragen (> Tab. 12.2).

Nahrungsquellen

Vitamin B_1 (> Abb. 12.2) ist reichlich in Vollkornprodukten, Hülsenfrüchten, Fleisch, Hefe, Kartoffeln und Nüssen enthalten. In **geschältem** Reis fehlt das Vitamin, sodass es bei Menschen, die sich hauptsächlich hiervon ernähren, zu Mangelerscheinungen kommen kann. Dabei entstehen Mangelsituationen relativ schnell innerhalb weniger Wochen, weil das Vitamin im Organismus kaum gespeichert wird.

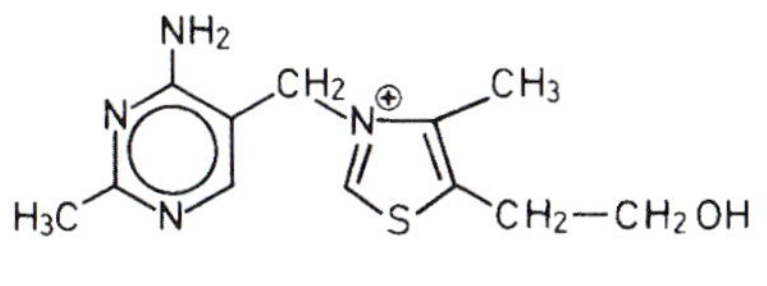

Abb. 12.2 Strukturformel des Vitamin B_1. [1]

Vitaminwirkungen

Thiamin ist wesentlich für Decarboxylierungen, letztendlich also für den **oxidativen Abbau,** aus dem der tierische Organismus seine Energie bezieht. Eine weitere wesentliche Rolle spielt Thiamin im **Kohlenhydratstoffwechsel,** also beim Abbau und bei Umwandlungen der einzelnen Zuckermoleküle. Eine erhöhte Aufnahme von Kohlenhydraten erfordert deswegen auch eine gesteigerte Thiaminzufuhr. Schließlich scheint dem Vitamin auch eine noch nicht identifizierte Bedeutung bei der peripheren **Nervenleitung** zuzukommen.

Vitaminmangel

Regelrechte Mangelzustände an B-Vitaminen wie Thiamin u.a. sind in den westlichen Ländern selten – abgesehen von alkoholkranken Menschen. Durch die erhöhten Umsatzraten ist der Bedarf auch bei malignen Erkrankungen erhöht.

Krankheitsentstehung

Bei **Alkoholikern** bestehen häufig Mangelzustände vor allem hinsichtlich der Vitamine C, B_1, B_6, B_{12} und Folsäure. Hierfür gibt es mehrere Gründe: Zum einen nehmen die Betroffenen einen Großteil der erforderlichen Energie in Form von Alkohol anstatt vitaminhaltiger Nahrungsmittel zu sich. Zusätzlich werden für die oxidative Metabolisierung des Ethanols in der Leber etliche Vitamine und Spurenelemente benötigt, sodass der Bedarf erhöht ist. Schließlich ist aber gerade auch beim Thiamin bekannt, dass Alkohol sowohl die Resorption im Dünndarm hemmt als auch die Umwandlung des Thiamins in seine aktive Form Thiamindiphosphat.

Symptomatik

Die wesentlichen Folgen des Thiaminmangels bestehen in den beiden Erkrankungen Beriberi und der Wernicke-Enzephalopathie. Bei einer milden Unterversorgung kommt es zu Symptomen wie Müdigkeit und Kopfschmerzen, Reizbarkeit und Appetitlosigkeit.

Beriberi
Die Erkrankung ist durch Herzinsuffizienz mit Tachykardie, Ödeme, Schmerzen, Parästhesien und Nervenlähmungen mit Areflexie gekennzeichnet. An der Muskulatur kommt es zu Atrophien. Daneben bestehen Übelkeit und allgemeine Müdigkeit. Eine lebensbedrohliche Herzinsuffizienz entsteht vor allem auch bei einem Mangel im Säuglingsalter.

Wernicke-Enzephalopathie
Bei der Wernicke-Enzephalopathie kommt es zu punktförmigen zerebralen Einblutungen und Wucherungen der Gefäßendothelien ohne begleitende Entzündung. Die Folgen bestehen in Augenmuskellähmungen, Übelkeit, Kleinhirnschädigungen mit

zerebellarer Ataxie, Areflexie und Gedächtnisverlust oder Bewusstseinsstörungen. Manchmal kommt es zur Hyperthermie.

MERKE
Während Beriberi grundsätzlich bei lang anhaltendem Thiaminmangel auftritt, entsteht die Wernicke-Enzephalopathie fast ausschließlich beim Alkoholabusus.

Therapie

Die Therapie ist mit den üblichen Vitaminpräparaten möglich und sollte bei alkoholkranken Menschen grundsätzlich durchgeführt werden. Eine Hypervitaminose bei hoher pharmazeutischer Substitution ist nicht bekannt. Bei einer Malabsorption – u.a. bei der Zöliakie – kann das Vitamin parenteral appliziert werden, wobei allerdings die intravenöse Gabe ein geringes Risiko für einen anaphylaktischen Schock beinhaltet.

12.3 Vitamin A

Grundlagen

Vitamin A ist ein „halbes Carotin", welches im tierischen Körper (vor allem in Dünndarmmukosa und Leber) durch Spaltung des Carotinmoleküls entsteht (➤ Abb. 12.3), soweit es nicht bereits aus tierischen Quellen oder pharmazeutisch als fertiges Vitamin in den Körper gelangt. Vitamin A gelangt über die Lymphe, in Chylomikronen integriert, ins Blut, um schließlich, in Bindung an Proteine des Serums, zur Leber transportiert zu werden. Hier wird das Vitamin gespeichert und, je nach Bedarf, auch wieder aus diesem Speicher freigesetzt und ans Blut abgegeben.

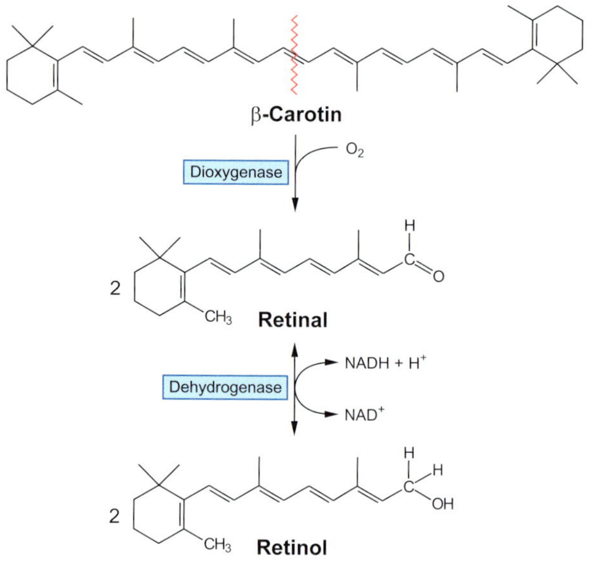

Abb. 12.3 β-Carotin und seine Spaltung und Umwandlung in Vitamin A (Retinol). [6]

Tagesbedarf

Der empfohlene Tagesbedarf (Vitamin A) liegt bei 1–3 mg (➤ Tab. 12.2). Der Gesamtgehalt des Körpers (bevorzugt der Leber) beträgt 300–700 mg. Dies bedeutet, dass im Rahmen von Fehlernährungen Mangelerscheinungen frühestens nach 1 Jahr zu erwarten sind.

Nahrungsquellen

Vitamin A, das in mehreren Molekülabwandlungen vorkommen kann (Retinol, Retinal, Retinsäure usw.), gibt es ausschließlich bei Tieren einschließlich des Menschen, während seine Vorstufen (Provitamine) β-Carotin und nahe verwandte Stoffe (Carotinoide) ausschließlich in Pflanzen enthalten sind.

Tierische Quellen sind vor allem Leber, in geringerem Umfang auch Milch, Butter oder Eigelb. Den höchsten Gehalt weisen die Lebern von Fischen, Robben oder Eisbären auf. Carotinoide, von denen inzwischen nicht weniger als 650 (!) bekannt sind, finden sich in Gemüse, Früchten, Wurzeln und Blättern, wobei sie infolge minimaler Molekülabweichungen unterschiedlichste Farben verursachen: Tomaten werden rot gefärbt, Zucchini grün, Karotten gelb und der Kürbis orange.

Vitaminwirkungen

Die wohl wichtigsten Carotinoide tragen Eigennamen und sind hinsichtlich ihrer Wirkungen inzwischen gut definiert:
- Das **β-Carotin** (in Karotten, Mangos, Papayas, Aprikosen, Spinat und gelbem Paprika) ist nicht nur Vorstufe des eigentlichen Vitamin A, sondern besitzt antioxidative Eigenschaften („Radikalenfänger").
- **Lycopin** (Tomate, rosa Grapefruits, Aprikose, Papaya, Melone) mindert – abgesehen von seinen antioxidativen Eigenschaften – auch das Risiko von Krebserkrankungen. Dies wurde u.a. in einer großen Studie für den Prostatakrebs nachgewiesen.
- **Lutein** und **Zeaxanthin** (grünes Gemüse wie Spinat, Sellerie, Brokkoli und Grünkohl) stellen Schutzsubstanzen für die Augen dar. Durch Pigmentation der Macula filtern sie schädigende Sonnenstrahlen und schützen vor einer Makuladegeneration. Sie vermögen Kontrastempfindlichkeit und Sehschärfe zu erhöhen.

Man kann also davon ausgehen, dass die Carotinoide in ihrer Gesamtheit unverzichtbare Nahrungsbestandteile darstellen, sodass ausreichend Gemüse und Früchte in den Speiseplan integriert werden sollten. Dabei ist zu beachten, dass das Lutein des grünen Gemüses relativ hitzeempfindlich ist, weshalb z.B. Kohl oder Spinat möglichst kurz gegart werden sollten. Lycopin und β-Carotin sind dagegen vergleichsweise resistent gegenüber Hitze.

Wesentlich ist, dass sich der Organismus aus der Quelle der **Carotinoide** ganz nach seinen aktuellen Bedürfnissen bedienen kann. Was er nicht benötigt, das wird auch nicht gespalten, während aufgenommenes Vitamin A nicht in seine Vorstufe zurückverwandelt wird und hierdurch auch einmal toxisch werden kann, wenn seine Zufuhr eine gewisse Menge überschreitet. Dies ist bei den Carotinoiden nicht möglich: Was aktuell nicht gebraucht wird, wird u.a. in der Haut gespeichert, verleiht ihr eine gelb-bräunliche Färbung und schützt sie vor Oxidation und pathologischen Veränderungen von Strukturen in der Folge der UV-Strahlen der Sonne. Die Carotinoide können also sowohl einem Sonnenbrand als auch der polymorphen Lichtdermatose („Sonnenallergie") als auch der Entstehung von Hautkrebs (Malignes Melanom, Basaliom, Spinaliom) vorbeugen.

Die antioxidative Wirkung einschließlich des Schutzes der Haut ist vor allem eine Eigenschaft der Carotinoide, während das **Vitamin A** eine ganze Reihe weiterer Wirkungen im Organismus entfaltet. Ganz zuvorderst steht hierbei seine Mitwirkung beim Sehvorgang, daneben aber auch seine wachstumsfördernden und epithelregulierenden Eigenschaften: Beim **Sehvorgang** besitzt Vitamin A vor allem Bedeutung für das Dämmerungssehen, also für die Anpassung an geringe Lichtstärken und veränderte Wellenlängen, indem es als Bestandteil der Stäbchen der Netzhaut die nun vorherrschenden Lichtstrahlen aufnimmt (> Abb. 12.4). Hierbei wird es in seiner chemischen Struktur verändert (Rhodopsin ↔ Opsin). Die Regeneration erfolgt enzymatisch bei vollständiger Dunkelheit, bevorzugt also im Schlaf (> Fach Sinnesorgane).

Vitaminmangel

Krankheitsentstehung

Ursachen eines ausgeprägten Mangels an Vitamin A sind in den westlichen Ländern hauptsächlich zu sehen in Störungen der Fettresorption, wie sie bei Gallenwegsverschlüssen, Morbus Crohn, Sprue/Zöliakie, Pankreasinsuffizienz oder Leberzirrhose auftreten können. Auch ein ausgeprägter Mangel an Carotinoiden in der Nahrung kann zum Vitamin-A-Mangel führen.

Symptomatik

- Ein Vitamin-A-Mangel macht sich zunächst in einer erhöhten **Blendempfindlichkeit** der Augen und einer Störung des Sehens in der Dämmerung bis hin zur Nachtblindheit bemerkbar, bevor bei länger bestehendem Mangel weitere Symptome erscheinen.
- Diese betreffen dann Haut und Schleimhäute in der Form von **Keratosen** (Keratomalazie) sowie auch die Hornhaut des Auges, die infolge einer **Hyperkeratose** eintrübt (Xerophthalmie), wodurch im Endstadium auch eine Erblindung möglich ist. Die Oberhaut wird nicht nur hyperkeratotisch, sondern auch sehr trocken und infektionsanfällig.
- Vitamin A ist des Weiteren an der Ausbildung von Rezeptoren beteiligt, an denen Hormone wie LH, Somatotropin oder der sog. epidermale Wachstumsfaktor andocken, bevor sie ihre Wirkungen entfalten können. Ein Mangel an Vitamin A führt demzufolge bei Kindern und Jugendlichen zu **Störungen des Wachstums,** vor allem zu denjenigen der Knochen.
- Im Erwachsenenalter kann es zur **Infertilität** kommen.
- Mangel in der Schwangerschaft kann zu **Missbildungen** des Kindes führen.

Therapie

Abgesehen von (seltenen) Mangelzuständen erfolgt eine Therapie mit Vitamin A oder seinen Abkömmlingen Retinsäure oder Tretinoin hauptsächlich bei Erkrankungen der **Haut.** Hierzu zählen die Akne vulgaris, die Rosazea und teilweise auch die Psoriasis.

Nebenwirkungen

Vitamin A (nicht Carotin) gehört zu den wenigen Vitaminen, bei denen es zu Hypervitaminosen und damit zu akuten oder chronischen pathologischen Symptomen kommen kann:

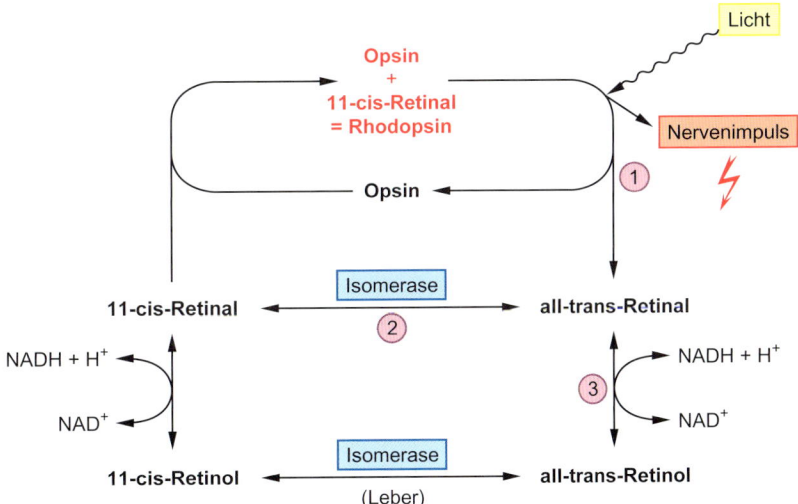

Abb. 12.4 Vitamin A beim Sehvorgang. [6]

- **Akute** Symptome bestehen in starken Kopfschmerzen, Übelkeit und Erbrechen, also Zeichen eines gesteigerten Hirndrucks.
- **Chronische** Vergiftungserscheinungen zeigen als wesentliche Symptome Schlaflosigkeit, Pruritus, Haarausfall, Knochenschmerzen sowie Störungen von Leber (bis hin zur Zirrhose) und Augen.
- In der Schwangerschaft kann die Hypervitaminose genauso wie ein Vitamin-A-Mangel zu **Fehlbildungen** des Kindes führen!
- Vergiftungserscheinungen treten, wenn auch in abgeschwächter Form, auch bei den Vitaminabkömmlingen auf, die zur Therapie bei Hautkrankheiten eingesetzt werden (Tretinoin, Isotretinoin). Für betroffene Frauen ist deshalb für die Zeit der Behandlung ein absoluter **Kontrazeptionsschutz** anzuraten.

Nebenwirkungen können aus der erhöhten Zufuhr von Carotinoiden nicht entstehen. Hieraus folgt, dass man eine therapeutische Zufuhr immer in der Form des Carotins und nicht in derjenigen des Vitamin A durchführen sollte. Inzwischen existiert allerdings eine Studie, nach der bei täglichen Dosen von mehr als 20 mg Carotin das **Risiko für das Bronchialkarzinom** gesteigert sein soll. Dies widerspricht jedoch einer ganzen Reihe weiterer Studien.

12.4 Vitamin C

Grundlagen

Die meisten Tiere können Vitamin C (Ascorbinsäure, > Abb. 12.5) aus Glukose selbst synthetisieren, wodurch es hier nicht den Status eines Vitamins besitzt. Im Wesentlichen sind neben dem Menschen nur Affen und Meerschweinchen nicht mehr dazu in der Lage, weshalb bei ihnen eine Zufuhr über die Nahrung unumgänglich ist. Der Mensch hat also im Verlauf der Evolution eines der Enzyme für die Vitaminsynthese verloren. Entsprechendes gilt auch in Bezug auf die Purine, die von den meisten Tieren in kleinste Einheiten zerlegt werden können. Indem der Mensch das ursprüngliche Zwischenprodukt Harnsäure durch Enzymverlust nicht mehr weiter zerlegen kann, wird die Harnsäure nun zum Endprodukt, das ausgeschieden werden muss und mangels Löslichkeit evtl. Probleme bereitet.

Der **Gesamtbestand** des menschlichen Organismus wird auf 3–4 g geschätzt, wobei es hier keine bevorzugten Speicherorgane zu geben scheint. Erste Mangelerscheinungen treten frühestens nach 1 Monat Vitamin-C-freier Ernährung auf.

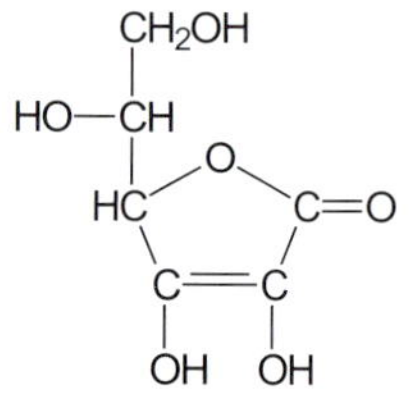

Tagesbedarf

Ascorbinsäure besitzt eine besonders herausragende Bedeutung für den Stoffwechsel. Dies zeigt sich alleine schon in dem Umstand, dass die aktive und spezifische Resorption im terminalen Ileum (entsprechend B_{12}) für eine Kapazität von 5 g/Tag ausgelegt ist, womit die Reserven für sämtliche weiteren Vitamine weit überschritten werden. Auch im proximalen Dünndarm ist eine aktive Resorption möglich, die allerdings nicht die Kapazität des Ileums erreicht. Im Vergleich zu diesen Resorptionskapazitäten ist die empfohlene **Tagesdosis** mit 100 mg (Schwangere, Neugeborene und Raucher bis zu 200 mg) relativ niedrig (> Tab. 12.2).

> **HINWEIS DES AUTORS**
> Im krassen Gegensatz zu den Vorkehrungen der Evolution liegt die schulmedizinisch empfohlene Tagesdosis bei gerade einmal 100 mg. Die Eigensynthese im Tierreich geht weit darüber hinaus, wie man an deren Serumspiegeln erkennen kann.

Nahrungsquellen

Enthalten ist Vitamin C ganz allgemein in pflanzlicher Nahrung, wobei manche Früchte und Gemüse einen besonders hohen Gehalt aufweisen (Sanddorn, Acerola-Kirsche, Paprika, Zitronen usw.). Der Gehalt in tierischer Nahrung ist weit geringer, wobei hinzukommt, dass das Vitamin, entsprechend der Folsäure, besonders hitzeempfindlich ist und beim Kochen oder Braten teilweise zerstört wird.

> **HINWEIS DES AUTORS**
> Es ist im Übrigen ein (weit verbreiteter) Irrtum, zu glauben, Vitamin C oder irgendein anderes Vitamin sei in seiner natürlichen Form „gesünder" oder „wertvoller" als in der Form einer medikamentösen Substitution. Die Vitamine selbst sind vollkommen identisch und können vom Körper keinesfalls als „natürlich" oder „künstlich" auseinandergehalten werden. Was an einer natürlichen Kost tatsächlich wertvoller ist, das sind die zusätzlichen Begleitstoffe, die in Tabletten, je nach ihrer Zusammensetzung, fehlen.

Vitaminwirkungen

Vitamin C gehört zu den wasserlöslichen Vitaminen. Während Vitamin E seine antioxidative Wirkung in Bindung an Membranlipide oder an Lipide des Plasmas (z. B. LDL-Cholesterin) entfaltet (> 12.5), ist die Ascorbinsäure der wesentliche **antioxidative Faktor** der wässrigen Phasen des Organismus. Sie vermag einzelne Elektronen, z. B. aus Radikalen, aufzunehmen und unschädlich zu machen. Diese Schutzwirkung entfaltet das Vitamin auch in Nahrungsmitteln, sodass die häufig zu beobachtende Vitaminisierung von Lebensmitteln durchaus einen Sinn hat. Die Bedeutung beim Unschädlichmachen von Radi-

Abb. 12.5 Strukturformel des Vitamin C. [6]

kalen und weiteren Oxidantien ist jedoch eher unspezifisch. Die Vitaminwirkung geht aber weit darüber hinaus:
- Vitamin C ist wesentlicher **Kofaktor** bei der Bildung des Kollagens (Oxidation von Prolin zu Hydroxyprolin), in der Atmungskette, bei der Aktivierung der Folsäure, bei der Biosynthese der Steroidhormone und des Noradrenalins, beim Abbau von Medikamenten, Alkohol und einzelnen Aminosäuren. Im proximalen Dünndarm fördert es die Resorption von Eisen.
- Ascorbinsäure schützt vor der Bildung (krebserzeugender) **Nitrosamine.** Darüber hinaus scheint ganz pauschal die Entstehung von Karzinomen umso wahrscheinlicher, je niedriger die Ascorbinsäurespiegel liegen, und umso unwahrscheinlicher, je höher sie sich befinden. Nachgewiesen wurde dies u.a. für die Karzinome des Kolons und der Cervix uteri.
- Eine besondere Bedeutung besitzt das Vitamin für verschiedene Zellen und Vorgänge des Immunsystems sowie hinsichtlich eines **Schutzes der Arterienwände** und weiterer Gewebe.

MERKE
Vitamin C verringert das Arteriosklerose- und Krebsrisiko.

HINWEIS DES AUTORS
Hinsichtlich des **Immunsystems** scheint in den vergangenen Jahren ein allmähliches Umdenken in der Medizin stattgefunden zu haben. Studien, die belegen, dass hohe Ascorbinsäuredosen eine Erkältungskrankheit abzukürzen vermögen bzw. sogar vor Erkältungskrankheiten schützen, wenn die Einnahme rechtzeitig erfolgte, werden inzwischen von Teilen der Medizin zur Kenntnis genommen. Gemeinsam mit Vitamin E aktiviert Ascorbinsäure die Aktivität der Phagozyten und erhöht die Spiegel der Immunglobuline G und der Interleukine IL-1 und TNF-α. Die entsprechenden Studien wurden mit einem Kombinationspräparat der beiden Vitamine (Evina®) durchgeführt.

Vitaminmangel

Symptomatik

Bei den Gefäßen muss zwischen einem absoluten und einem relativen Vitaminmangel unterschieden werden:
- Ein **relativer Mangel** macht die Gefäßwände (und weitere Gewebe) empfindlicher gegenüber der zerstörerischen Wirkung von Radikalen (beispielsweise aus dem Zigarettenrauch). Ganz besonders gilt dies, wenn gleichzeitig auch noch ein relativer Mangel an Vitamin E zu verzeichnen ist.
- Der **absolute Mangel** führt über einen zunehmenden Kollagenmangel mit entsprechender Brüchigkeit der Gefäßwände zu Einblutungen in Haut, Gelenke und weitere Gewebe. Es entsteht der **Skorbut.** Skorbut als Erkrankung der Seefahrer früherer Jahrhunderte wird auch heute noch in städtischen Armenvierteln oder sporadisch bei massiver Fehlernährung gesehen. Neben den Einblutungen kommt es zu Wundheilungsstörungen, Zahnfleischentzündungen mit Zahnverlust, Haarausfall und Depressionen, im Terminalstadium auch zu Fieber und Ödemen. Die Anämie aufgrund der Blutverluste kann normochrom, aber auch hyperchrom infolge der unzureichenden Folsäureaktivierung, für die Vitamin C benötigt wird, in Erscheinung treten. Die Krankheit kann tödlich verlaufen.

Therapie

Hohe Dosen des Vitamins, die auf einmal verabreicht werden, gehen zum Großteil über die Niere verloren. Aus diesem Grunde sind Ascorbinsäure-Infusionen sinnlos! Es empfiehlt sich von daher bei therapeutischen Substitutionen, die Gesamtdosis oral über den Tag zu verteilen oder auf Retardpräparate auszuweichen.

Vitamin C ist in der Form von Pulver oder Brausetabletten in Apotheken und Drogeriemärkten außerordentlich preiswert zu erhalten. Da dieses Vitamin hier in vollkommen reiner Form enthalten ist, lohnt sich eine Substitution mit den ebenfalls erhältlichen, teuren Nahrungsergänzungsmitteln (Acerolakirsche u.a.) keineswegs.

Nebenwirkungen
Die Kapazität des aktiven Transports im terminalen Ileum, zum Teil bereits im proximalen Dünndarm, liegt bei 5 g/Tag. Orale Dosen, die über diese 5 g hinausgehen, werden demnach nicht resorbiert und sorgen im schlimmsten Fall für eine **osmotische Diarrhö.**

Da das Vitamin eine Säure darstellt und in der Niere mit anderen Säuren um die Ausscheidung konkurriert, kann sich bei prädisponierten, an Enzymdefekten leidenden Personen eine Anhäufung solcher Säuren ergeben, woraus sehr selten auch einmal **Oxalatsteine in der Niere** entstehen können. Zusätzlich werden geringe Mengen des Vitamins direkt in Oxalsäure umgewandelt.

HINWEIS DES AUTORS
Ascorbinsäure ist vollkommen frei von Nebenwirkungen, auch wenn die vorherrschende Medizin nicht müde wird, dem Laien das Gegenteil weiszumachen. In der Literatur erscheint als Einzelfall ein Greis, der nach 80 g (!) Ascorbinsäure intravenös (!) an Nierenversagen verstorben ist.

12.5 Vitamin E

Grundlagen

Entsprechend dem Vitamin A existieren auch von Vitamin E (Tocopherol, ➤ Abb. 12.6) mehrere chemische Abwandlungen. Die wirksamste stellt das α-Tocopherol dar.

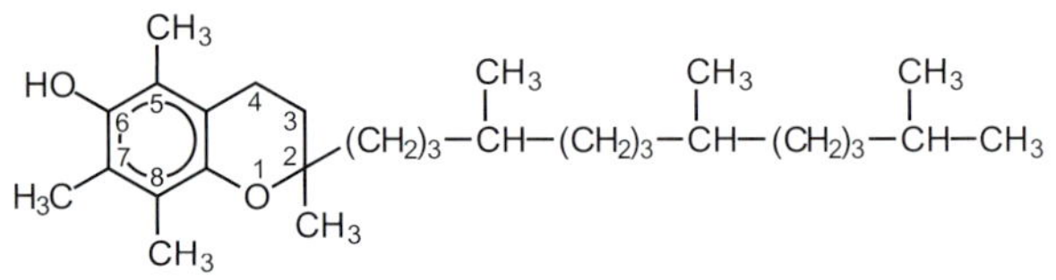

Abb. 12.6 Strukturformel des Vitamin E. [1]

Tagesbedarf

Die empfohlene Tagesdosis liegt bei 10–20 mg (> Tab. 12.2). Der Gesamtbestand des Organismus wird auf 2–4 g geschätzt. Die Angabe erfolgt häufig noch in Internationalen Einheiten (IE). Dabei entsprechen 10 mg des Vitamins 15 IE.

Nahrungsquellen und Resorption

Gebildet werden die E-Vitamine ausschließlich von Pflanzen. Besonders hoch konzentriert ist es in pflanzlichen Ölen und in Weizenkeimlingen.

Für die Resorption des fettlöslichen Vitamins sind Gallensäuren notwendig. Es wird in die Chylomikronen eingebunden und über die Lymphe direkt ins Blut abgegeben. Hier bindet es u.a. an die Lipoproteine und wird über den Blutweg auf alle Gewebe des Körpers verteilt und auch überall gespeichert, besonders reichlich allerdings im Fettgewebe und in der Leber. Die Speicherung ist dabei so effektiv, dass Mangelzustände erst nach Monaten eines Nahrungsmangels eintreten können.

Vitaminwirkungen

Tocopherol gehört zu den wenigen Vitaminen, die wahrscheinlich keine Coenzymfunktion besitzen und von daher für den eigentlichen Stoffwechsel keine wesentliche Bedeutung haben. Seine Hauptfunktion besteht in der **antioxidativen Wirkung**, mit der es z.B. Radikale abfängt und dadurch zelluläre Bestandteile und Strukturen schützt. Diese Schutzwirkung erstreckt sich auch auf Enzyme der Atmungskette, auf Hormone und andere Vitamine. Bekannt ist vor allem die **Interaktion mit Vitamin C** – die beiden Vitamine scheinen sich gegenseitig zu schützen und zu regenerieren. Zumindest ist der Vitamin-E-Bedarf bei Anwesenheit hoher Vitamin-C-Spiegel deutlich verringert. Wichtig in diesem Zusammenhang ist auch ihre gegenseitige Ergänzung: Während sich das wasserlösliche Vitamin C in den wässrigen Phasen aufhält und hier seine Funktionen ausübt, wird Vitamin E in Membranen eingebunden und verhindert deren Oxidation.

PATHOLOGIE
Die Einbindung des Vitamins in die lipophilen Anteile des Organismus betrifft auch die Lipoproteine. Man geht heute davon aus, dass vor allem die Oxidation der Lipoproteine (LDL) die Entstehung der Arteriosklerose begünstigt. Im Umkehrschluss könnte man annehmen, dass eine Arteriosklerose desto sicherer verhindert oder hinausgezögert werden kann, je höher der Gehalt der Lipoproteine an Vitamin E ist.

Tatsächlich gibt es Studien, die diesen Schutz belegen. Hierbei werden dann allerdings nicht die schulmedizinisch als ausreichend angesehenen Tagesdosen (s.o.), sondern vielmehr zumindest 400 mg täglich zugeführt. Die schützende Wirkung lässt sich durch Kombination mit Vitamin C (mindestens 1.000 mg/Tag) nochmals deutlich steigern. So sinkt durch diese Kombination die Letalität bei KHK-Patienten um mehr als 50 %.
Die Kombination aus Lipidavit® (enthält Vitamin E, Lecithin und Knoblauch), Vitamin C und Magnesium, ergänzt durch einzelne weitere Faktoren wie Selen und Omega-3-Fettsäuren, ist nicht nur frei von Nebenwirkungen, sondern erscheint im Hinblick auf die Verhütung oder sogar Behandlung einer vorbestehenden Arteriosklerose als ideale Ergänzung der schulmedizinischen Therapie, in leichteren Fällen auch als vollwertiger Ersatz.

Weitere Wirkungen des Vitamins sind:
- Senkung der Cholesterinspiegel im Serum (in hoher Dosierung): Dies gilt besonders für eine Kombination aus Vitamin E, Knoblauch und Lecithin, während die Einzelkomponenten keine deutliche Wirkung zeigten. Die Abnahme der LDL-Spiegel war, dieser Studie zufolge, besonders ausgeprägt bei Patienten mit zuvor besonders hohen Cholesterinspiegeln (bis zu 15 % Rückgang).
- Minderung der Nebenwirkungen bei zytostatischer Therapie oder Strahlentherapie
- verminderte Bildung von Nitrosaminen und weiteren Oxidationsprodukten (in Kombination mit Vitamin C)
- wesentliche Wirkungen auf das Immunsystem (in Kombination mit Vitamin C, > 12.4)

Vitaminmangel

Symptomatik

Regelrechte Mangelerscheinungen an Vitamin E sind nur bei Patienten zu erwarten, deren Fettverdauung gestört ist. In diesen Fällen kommt es durch nervale Rückenmarkschädigungen zu Gangstörungen, Paresen und Areflexie. Die Lebensdauer der Erythrozyten ist vermindert. Beim Mann kann eine Infertilität entstehen.

Therapie

Hier gilt das, was zur Substitution mit Vitamin C gesagt wurde (> 12.4): Die Präparate sind in Apotheken und vor allem Drogeriemärkten außerordentlich preiswert zu erhalten.

Nebenwirkungen
Nebenwirkungen nach **akuter Überdosierung** von Vitamin E können in Kopfschmerzen oder Übelkeit bestehen.

> **HINWEIS DES AUTORS**
> Weitere Nebenwirkungen, bei langfristiger hoher Dosierung, scheint es nicht zu geben, auch wenn 2005 eine Metaanalyse publiziert wurde, die etwas anderes behauptet.

Bei Marcumar-Patienten sind allerdings Wechselwirkungen zu beachten, indem Vitamin E bei langfristiger, hoher Dosierung die Marcumar-Wirkung verstärkt, demnach also Blutungen begünstigen könnte. Andererseits wird die Blutgerinnung marcumarisierter Patienten ohnehin engmaschig kontrolliert (Quickwert bzw. INR, ➤ Fach Hämatologie), sodass die Dosierung angepasst werden kann. Zusätzlich kann Vitamin E einen Teil der Gefäßwandschäden, die durch den funktionellen Vitamin-K-Mangel entstehen, verhindern.

Abbildungsnachweis

Der Verweis auf die jeweilige Abbildungsquelle befindet sich bei allen Abbildungen im Buch am Ende des Legendentextes in eckigen Klammern. Alle nicht besonders gekennzeichneten Grafiken und Abbildungen © Elsevier GmbH, München.

[1] Aktories K. et al: Pharmakologie und Toxikologie, 9. Aufl., Elsevier GmbH, Urban & Fischer Verlag, 2005
[2] Bierbach E.: Naturheilpraxis heute, 4. Aufl., Elsevier GmbH, Urban & Fischer Verlag, 2009
[3] Böcker W. et al.: Pathologie, 4. Aufl., Elsevier GmbH, Urban & Fischer Verlag, 2008
[4] Böhm M., Hallek M., Schmiegel W.: Innere Medizin, 6. Aufl., Elsevier GmbH, Urban & Fischer Verlag, 2009
[5] Buchta M. et al.: Das Hammerexamen, 2. Aufl., Elsevier GmbH, Urban & Fischer Verlag, 2008
[6] Dettmer U et al.: Intensivkurs Biochemie, Elsevier GmbH, Urban & Fischer Verlag, 2005
[7] Drake R. L., Vogl W., Mitchell A. W. M.: Gray's Anatomie für Studenten, 1. Aufl., Elsevier GmbH, Urban & Fischer Verlag, 2007
[8] Forbes C. D., Jackson W. F.: Farbatlas der Inneren Medizin, 1. Aufl., Elsevier GmbH, Urban & Fischer Verlag, 2008
[9] Gartner L. P., Hiatt J. l.: Color Textbook of Histology, 3. Aufl., Elsevier, Saunders, 2006
[10] Golenhofen K.: Basislehrbuch Physiologie, 4. Aufl., Elsevier GmbH, Urban & Fischer Verlag, 2006
[11] Gruber G., Hansch A.: Interaktiver Atlas der Blickdiagnostik in der Inneren Medizin (CD-ROM), 2. Aufl., Elsevier GmbH, Urban & Fischer Verlag, 2005
[12] Gruber G., Hansch A.: Kompaktatlas Blickdiagnosen in der Inneren Medizin, 1. Aufl., Elsevier GmbH, Urban & Fischer Verlag, 2006
[13] Kiechle M.: Gynäkologie und Geburtshilfe, 1. Aufl., Elsevier GmbH, Urban & Fischer Verlag, 2007
[14] Kühn D. et al.: Rettungsdienst heute, 5. Aufl., Elsevier GmbH, Urban & Fischer Verlag, 2010
[15] Menche N.: Biologie Anatomie Physiologie, 6. Aufl., Elsevier GmbH, Urban & Fischer Verlag, 2007
[16] Mir M. A.: Blickdiagnosen, 1. Aufl., Elsevier GmbH, Urban & Fischer Verlag, 2007
[17] Paulsen F., Waschke J.: Sobotta, Atlas der Anatomie des Menschen, 23. Aufl., Elsevier GmbH, Urban & Fischer Verlag, 2010
[18] Speckmann E. J., Hescheler J., Köhling R.: Physiologie, 5. Aufl., Elsevier GmbH, Urban & Fischer Verlag, 2008
[19] Renz-Polster H., Krautzig S.: Basislehrbuch Innere Medizin, 4. Aufl., Elsevier GmbH, Urban & Fischer Verlag, 2008
[20] Welsch U.: Sobotta Lehrbuch Histologie, 3. Aufl., Elsevier GmbH, Urban & Fischer Verlag, 2010

Register

Symbole

1,25-Dihydroxy-Cholecalciferol 97
7-Dehydrocholesterin 95
α-Glukosidase, intestinale 60
α-Linolensäure 110, 115, 116
α-Rezeptoren 39, 45
α-Tocopherol 157
$β_1$-Rezeptoren 39, 40
$β_2$-Rezeptoren 39, 45
β-Carotin 152, 154
γ-Linolensäure 85, 116, 118

A

A. testicularis 67, 68
Abbau, oxidativer 102, 153
Absorption 152
Acarbose 60
ACE 26, 27
ACE-Hemmer 28
Acerolakirsche 157
Acetylcholin 146
Acetyl-CoA 107
Acetylcystein 131
Achlorhydrie 136
Achselhaare 70
Achylie 136
ACTH 5, 26, 29, 30, 82
Addison-Krise 33
Adenin 125
Adenohypophyse 80, 82, 87
Adenom 99, 100
– autonomes 16
Adenosintriphosphat (ATP) 125
Adenoviren 132
Adenylatcyclase 145
Aderlass 141
ADH 26, 80, 85, 86, 88, 114
ADHS 147
Adiponektin 114
Adipositas 47, 106, 108, 111, 112, 115, 122
– androide 55
– kindliche 49
– viszerale 51
Adipozyten 51
Adrenalin 3, 37, 38, 41, 45, 147
Adrenalinwirkungen 41
adrenogenitales Syndrom 33
– Krankheitsentstehung 33
– Symptome 33
– Therapie 34
– Zusammenfassung 34
adrenokortikotropes Hormon (ACTH) 3, 29
Adynamie 50, 99
Aggressionen 75
Akne 35, 36, 75
Akne vulgaris 145, 155
Akromegalie 49, 88
Aktin 134
Aktionspotenzial 99, 146
Akute-Phase-Protein 139
Albumin 94, 102, 103
Aldosteron 3, 25, 26, 28, 33
Aldosteronantagonisten 36
Aldosteronmangel 32, 33
Aldosteronwirkung 146
Alkalose 36, 94, 99, 146
– metabolische 25
Alkohol 109, 125
Alkoholabusus 56, 108, 154
Alkoholdehydrogenase 142, 144
Alkoholkrankheit 147
Allopurinol 129
Alopecia diffusa 20, 139
Altersdiabetes 49, 51
Alterspyramide 49
Altinsulin 60
Alveolen 110
Amalgamsanierung 149
Ambroxol 131
AMH 69
Amine, biogene 62
Aminosäurestoffwechsel 30
Amputationen 49
Amylase 44, 57
Amyloidose 32, 33
Analfissur 138
Anämie 20, 138, 138, 157
– hämolytische 126, 140, 143, 148
– hypochrome 140, 142, 145
– mikrozytäre 139
– perniziöse 138
Anatomie 93
Androgene 3, 70, 72, 75
androide Adipositas 55
Aneurysmen 54
Anfälle, epileptische 147
Angina-pectoris-Anfall 38, 40
Angiotensin 86
Angiotensin I 26
Angiotensin II 26, 27
angiotensin-converting-enzyme (ACE) 26
Angiotensinogen 26, 114
ANH 26, 28
Ankylosen 128
ANP 26
Antazida 140
Antiarrhythmika 147
Antidiabetika 52
– orale 60
antidiuretisches Hormon 3
Antikörper
– gegen B-Zellen 50
– gegen NNR-Gewebe 32
– gegen TSH-Rezeptoren 21
Anti-Müller-Hormon 69
Antioxidanzien 149
Antiphlogistika 128
Antriebslosigkeit 75
Antrum ventriculi 101
Apatitkristalle 94, 97, 98
Aphonie 8
Aplasie 100
Apoenzyme 151
Apoferritin 137
Apoproteine 102, 103, 104
Appendix 62, 63
Appetitlosigkeit 147, 153
Appetitregulation 87
Arachidonsäure 116, 117, 118
Arcus corneae 106
Arcus lipoides corneae 106, 108
Areflexie 153, 158
Arginin 117
Arrhythmien 146, 147
arterielle Verschlusskrankheit 54
Arteriolosklerose 54
Arteriosklerose 40, 53, 75, 105, 106, 108, 109, 114, 115, 117, 146, 148, 150, 158
Arthritiden 141
Ascorbinsäure 85, 136, 152, 156, 157
Asparaginsäure 126
Aspirationsprophylaxe 58
ASS 126, 128
Asthmaanfälle 62
AT1-Blocker 28
Ataxie 55
Atemfrequenz 56
Atemzentrum 40
Atherosklerose 105
Atmungskette 112, 135, 139, 142, 157, 158
ATP 135, 139, 146, 147
atriales natriuretisches Hormon (ANH) 3, 28
Atriopeptin 3, 28
Atrophie 76, 138, 153
Auge 143
Ausführungsgänge 94
Ausscheidung, renale 147
Ausscheidungsmechanismen 137
Ausscheidungsstörung 143
Autoimmunerkrankung 32, 49
– Morbus Basedow 18
Autoimmunerkrankungen 21, 49
autonomes Adenom 16, 82
– Krankheitsentstehung 16
– Symptomatik 17
– Therapie 18
Axone, nerval 94
A-Zellen 44, 50
Azidose 57, 58, 94
– metabolische 126
Azinus 131

B

Babinski-Reflex 143
Barthaare 70
Basaliom 155
Basalmembran 54
Basalsekretion 72, 75
Bauchfett 112
Bauchspeicheldrüse 43
Bauchwand 44
Becherzellen 131
Behaarungstyp, männlicher 70

Belastungsdyspnoe 138
Belegzellen 144
Benzbromaron 129
Bewusstlosigkeit 56, 58
Biguanide 60
Bindegewebssepten 65
Bioflavonoide 121, 152
Bio-Katalysatoren 151
Biophotonen 1
Biosynthese 157
Biotin 152, 153
Blei 145, 149
Blendempfindlichkeit 155
Blindheit 49
Blut 94, 133
– okkultes 138
Blutdruck 56, 148
Blutdruckabfall 57, 148
Blutfette 54
Blutgerinnung 94, 115, 117, 146, 148, 159
Blutglukose 45, 60
Blutglukosespiegel 46
Bluthochdruck 28
Blutplasma 148
Blutung 74, 137
– okkulte 137
– sichtbare 137
Blutungsquellen 140
Blutverluste 137
Blutzuckererhöhung, postprandial 59
Blutzuckerspiegel 51, 58, 59
Blutzuckerspitzen 59
BNP 28
Body-Mass-Index 111
Botenstoffe 5
Bradykinin 27, 62
brain natriuretic peptide (BNP) 3, 28
Bronchialkarzinom 156
Bronchien 62, 99, 131
Bronzediabetes 141
Bronzehaut 141
Broteinheiten 59
BSG-Beschleunigung 127
Bulbi 57
Bursitis 127
B-Vitamine 58, 138, 152, 153
Bypass 118
B-Zellen 44, 46, 50, 51

C
Ca^{2+} 134
Cadmium 149
Calcidiol 96, 97
Calcitonin 3, 8, 22, 93, 94, 97, 99, 147
Calcitoninsekretion 96, 98
Calcitonin-Spiegel 97, 99, 100
Calcitonin-Wirkung 100
Calcitriol 93, 96, 97, 98, 100
Calcitriol-Mangel 98
Calcium 76, 93, 94, 97, 133, 134, 142, 145, 146, 147
Calciumantagonist 146
Calciumausscheidung 98
Calciumhomöostase 8, 147
Calciumionen 94, 99, 100
Calcium-Leckströme 99

Calciummangel 96, 146
Calciumphosphat 94, 99
Calciumphosphatkristalle 97
Calciumresorption 95, 97
Calciumrückresorption 97
Calcium-Serumspiegel 94, 97, 98, 99
Calciumspiegel 93, 99, 146
Calciumsteine 99
Calciumstoffwechsel 95, 96
cAMP 4
Candida albicans 54
Candida-Infektion 147
Candidose 53
– intestinale 147
Caput epididymidis 65
Carboanhydrase 142, 144, 145
Carotin 152, 156
Carotinoide 108, 121, 123, 154, 155, 156
Carrier 102
Carriersysteme 46, 53, 152
CCK 4
Cellulose 122
Cerebrum 79
Cervix uteri 157
Ceylonzimt 59
Chlorid 133
Chloridkanal 131
Cholecalciferol 94, 95, 97, 99, 152
Cholecystokinin 3
Cholesterin 4, 70, 93, 94, 95, 105, 109, 152
– Kreislauf 105
Cholesterinester 102, 103, 109
Cholesterinspiegel 148, 158
Chorea 143
Chrom 59, 133
Chromosom 6 52, 140
Chromosom 13 143
Chromosomendefekte 106, 140
Chromosomensatz, haploid 69
chronische Pankreatitis 49
chronische Polyarthritis 117
Chronotropie, positive 40
Chylomikronen 102, 115, 154, 158
– Metabolisierung 102
Chylomikronen-Remnants 102
Chymus 131
Cisterna chyli 102
Citrat 69
Claudicatio intermittens 54
Cobalamin 152
Coecum 138
Coenzym Q 152
Coenzyme 133, 151
Coenzymfunktion 158
Coeruloplasmin 136, 142
Coeruloplasmin-Serumspiegel 145
Coeruloplasmin-Synthesestörung 143
Colchicin 128
Colitis 149
Colon, distal 138
Colon ascendens 138
Coma diabeticum 57, 58
Conn-Syndrom 31, 36
– Diagnostik 36
– Symptome 36
– Therapie 36

COO^- 134
Cor pulmonale 131
Corium 94
Corpus albicans 72
Corpus luteum 72, 74, 84
Corpus ventriculi 101
Corticoliberin 30
Corticosteron 29
Corticotropin 3, 29, 82
Corticotropin-Releasing-Hormon (CRH) 30, 82
Cortisol 29, 40, 45, 47, 49, 59, 70, 82, 95, 144
– Wirkungen 41
Cortisol bindendes Globulin (CBG) 29
Cortisolmangel 32, 33
Cortisolspiegel 29, 95, 148
Cortisoltherapie 30
Cortison 29
Cotransport 134
Coxsackie-Viren 49
CRH 82, 86
CT 63
Cumarine 59
Cushing-Syndrom 34, 88
– Diagnostik 35
– iatrogenes 34
– peripheres 34
– Symptome 34
– Therapie 36
Cystein 134, 144
Cysteinreste 148
Cytochrom 134, 135, 142
C-Zellen 8
– parafollikulär 93

D
Dämmerungssehen 155
Darm 62, 93
Darmflora 137
Darmmukosa 104, 105, 134, 136
Darmperistaltik 47
Darmwand 134
Decarboxylierung 62, 153
Defekte, chromosomale 133
Deferoxamin 141
Degeneration, hepatolentikuläre 143
Dehydratation 57
Dehydroepiandrosteron (DHEA) 3, 31
Dekapeptid 26
Dendriten 117
Depot-Insulin 60
Depressionen 139, 157
depressive Verstimmungen 76
Dermatitis 63
Dermatosen 145
DHA 117, 119
DHEA 33, 73, 75, 82
D-Hormon 96, 97, 103, 110, 134, 147
DHT 70
Diabetes 55, 111, 114, 115
– chronischer 53
– juveniler 50
– latenter 52

Diabetes insipidus 88, 89
Diabetes mellitus 47, 49, 53, 58, 88, 106, 108, 109, 115, 123, 125, 141
– Typ 1 49, 59, 97
– Typ 2 51, 57
Diabetestherapie 52
diabetische Makroangiopathie 109
Diagnostik 52
Diarrhö 42, 55
– osmotische 157
Diät 51
– glukosearme 59
Dickdarm 137, 138
Diclofenac 128
DiGeorge-Syndrom 100
Dihydrotestosteron 70
Disaccharide 59
Disulfidbrücken 45
Diurese 147
– osmotische 55, 57, 58, 100, 147
Docosahexaensäure (DHA) 116
Dopamin 117
Doppelbilder 55
Down-Regulation 47
DR 3 49, 52, 58
DR 4 49, 52, 58
Dromotropie, positive 40
Drüsen
– exokrine 94, 131
– zerebrale 75
Drüsenepithel 149
Drüsenkörperchen 94
Ductuli efferentes testis 65
Ductus deferens 67, 69
Ductus ejaculatorius 67
Ductus pancreaticus 44
Ductus thoracicus 102
Dumpingsyndrom 56
Dünndarm 95, 134, 136, 152
– proximaler 140, 156, 157
Dünndarmmukosa 154
Duodenum 99, 136, 138, 141
Duodenum-C 43
Durchblutungsstörungen 54
Durchfälle 145, 147
D-Vitamin 95
Dysarthrie 143
Dysmenorrhö 146
Dysphagie 7, 22, 143
Dysphonie 8
Dyspnoe 22, 62, 131
Dysregulation 55
D-Zellen 44, 50

E
Ebner-Zungengrunddrüsen 102
Ei 73
Eicosapentaensäure (EPA) 116
Eierstöcke 71
Ei-Follikel 71
Eileiter 72, 73
Einblutungen, zerebrale 153
Eisen 95, 133, 134, 135, 136, 137, 138, 142
Eisenabsorption 135
Eisenbedarf 137, 138
Eisenbilanz 137

Eisenbindungskapazität 136, 139
– freie 136
Eisenlieferant 136
Eisenmangel 135, 136, 139, 140, 144
– funktioneller 140
Eisenmangelanämie 142
Eisenmangelzustände 136
Eisenpräparate 140
Eisenresorption 140
Eisenspeicher 134
Eisenspiegel 138
Eisenüberladung 136
Eisprung 72
Eiweiß 47
Eizelle 71, 73
Ejakulat 67, 69
Ejakulation 69
Ekchymosen 34
Ekzeme 54
Elektronen 156
– oxidierende 148
Elektronentransport 135
Embryonen 69
emulgierende Wirkung 101
endogene Drüsen 6
Endokardfibrose 62
endokrine Drüsen 5
endokrine Orbitopathie 18, 19
endokrine Organe 3, 6
endokrines System 2
Endokrinologie 3
Endometrium 73
Endometriumdrüsen 73
endoplasmatisches Retikulum 94
endoskopische Verfahren 63
Endplatten, motorische 99, 147
Energiebedarf 119
Enterozyten 102
Entleerungsstörungen 55
Entzündungen 145
– chronische 139
Entzündungsreaktion 41
Enzymdefekte 49
Enzyme 133, 134, 142, 151
– proteolytische 74
Enzymfunktion 148
Enzymwirkung 151
EPA 117
Epidermis 94, 110
Epididymis 65
Epiorchium 65
Epiphyse 4, 89
– Adenom 90
– Anatomie 89
– Physiologie 89
Epithelkörperchen 93, 99, 100
Epithelzellen 71, 94
Erblindung 155
Erbrechen 147, 147
Erfolgsorgan 2
Ernährung 59, 119
Ernährungspyramide 121
Erregbarkeit 147
– muskuläre 146
Erregungsbildung 148
Erythropoese 137

Erythropoetin 3
Erythrozyten 70, 135, 137, 139, 145, 158
– hypochrome 140
Erythrozytenzahl 139
Ester 101, 106
Ethanol 144, 153
Euthyreose 14
Evina 157
Exophthalmus 19
Exsikkose 57, 58
Extrazellulärflüssigkeit 94, 95
Extrazellulärraum 25, 94

F
Faktor IV 94
Fascia spermatica interna 68
Fe^{2+} 136
Fe^{3+} 135, 136
Fehlbildungen 156
Fehlernährungen 154
Ferritin 134, 136, 137, 139, 141, 142
Ferritinmenge 137
Ferritinspiegel 139
Fettabbau 41
Fettdepot, abdominales 112
Fette, Aufgaben 109
Fettgewebe 46, 51, 76, 111, 158
– braunes 112
– Hormone 113
– weißes 112
Fettleber 54
Fettresorption 155
Fettsäuren 110
– cis-Fettsäuren 110
– essentielle 115
– gesättigte 110
– trans-Fettsäuren 110
– ungesättigte 110, 115
Fettstoffwechsel 30, 101
Fettverbrennung 105
Fettverdauung 102
Fibrate 109
Fibrillen, kollagene 98
Fibroblasten 62
Fibrosierung 100
– peritoneale 62
Fibrozyten 75
Fieberreaktion 41
Fischöl 109
Flexura duodenojejunalis 138
Flimmerhärchen 73
Fluor 133
Flush 62
Flush-Symptomatik 63
Flüssigkeitsmangel 100
Flüssigkeitsverlust 58
Flüssigkeitszufuhr 100
Follikel 71, 93
– dominanter 73
Follikelepithelzellen 72
Follikelhormone 73
Follikelphase 73
follikelstimulierendes Hormon 3, 70, 73

Folsäure 123, 138, 139, 140, 151, 152, 153, 156, 157
Fredrickson 106, 108
freie Fettsäuren 48
Fremdinsuline 51
frühe Spermatozyten 69
Fruktose 59
Fruktoseintoleranz 56
FSH 69, 70, 73, 74, 75, 80, 81, 82, 87, 141
FSH-Produktion 70
Fundus, uteri 71
Funiculus spermaticus 67
Furunkulose 53
Fußpulse 55

G
Galaktorrhö 88
Galle 142, 145
Gallenblase 99
Gallenflüssigkeit 152
Gallensalze 102
Gallensäuren 110, 152, 158
Gallenwegsverschlüsse 155
Ganglien 37
Gangrän 54
Gangstörungen 158
Gastrin 4, 3, 45
gastrinantagonistisch 60
Gastrinwirkung, calciumvermittelt 99
Gastritis, erosive 138
Gebärmutter 71, 72, 73
Gebärmutterschleimhaut 73, 75
Gefäßerkrankung 54
Gefäßsystem, portales 67
Gehirn 47, 143
Gelbkörper 72, 73, 74
Gelbkörperhormon 72, 75
Gelenkbeteiligungen 55
Gelenkdestruktionen 128
Gelenke 141
Gelenkveränderungen 141
Genitalien 70
Genitalorgane, weibliche 71
Gesamtcalcium 94
Gesamtferritin 137
Geschlechtsmerkmale, primäre 70
Geschlechtsorgane 71
Gestagene 71, 82
Gestationsdiabetes 49
Gewebe, bradytrophe 127
Gewichtsabnahme 62
Gewichtsreduktion 51, 59
Gewichtsverlust 141
GHRH 85
Gicht 125
– Diagnostik 128
– Krankheitsentstehung 125
– Nierenschädigung 127
– Symptome 127
– Therapie 128
Gichtanfall, akuter 127
Gichttophi 128
Gigantismus 88
GIP 45

Glandula pituitaria 79
Glandula suprarenalis 23
Glandula thyroidea 7
Glanzauge 19
Gliazellen 89
Glibenclamid 60
Glitazone 60
Glomerulosklerose 54
GLP-1 60
GLP-Rezeptoren 60
Glucagon-like-peptide 60
Glukagon 3, 44, 47, 112
Glukagonsekretion 60
Glukokortikoide 3, 19, 23, 29, 45
– Wirkungen 30
Glukoneogenese 30, 41, 46, 51, 56, 60, 82
Glukose 134, 156
Glukoseabbau 60
Glukosebelastungstest 52
Glukose-Carrier 46
Glukoselösung 56
Glukosemangel, intrazellulärer 54
Glukoseresorption 59, 60
Glukose-Serumspiegel 47, 48, 52, 56, 57
Glukosetoleranz, gestörte 42, 53
Glukosetoleranztest 52, 53
Glutamin 144
Glutathion 148
Glutathionperoxidase 142, 148
Glykämischer Index 59, 122
Glykierung 53, 55, 109
Glykogen 46, 51
Glykogenabbau 41, 47
Glykogenolyse 40, 56
Glykolyse 60, 144
– anaerobe 105
Glykosylierung 53
Glyx 121, 122
GnRH 66, 70, 73, 75, 84
GnRH-Sekretion 74
Goldblattmechanismus 28
Gonaden 80, 90
Gonadenatrophie 141
Gonadotropine 73, 113
Gonadotropin-Releasing-Hormon 70, 70
Graaf-Follikel 72, 74, 82
Graefe-Zeichen 19
Granula 45
Granulombildung 54
Granulosazellen 71, 72, 74
Grenzstrang 37
Großzehengrundgelenk 127
Grundnahrungsmittel 119
Grundumsatz 112
GTP 125
Guanin 125
Gynäkomastie 76, 88, 115, 141

H
Haarausfall 139, 145
Haarfollikel 75
Halbwertszeit 10, 45, 59, 96, 97
Haloperidol 88
Häm 135
Hämatin 137
Hämatokrit 70, 139

Hämatopoese 140
Hämochromatose 49, 140, 141
Hämoglobin 52, 134, 138, 139, 142, 148
Hämorrhoiden 138
Hämosiderin 134, 137, 137, 141
Hämosiderin-Molekül 139
Harnblase 75
Harnröhre 75
Harn-Samen-Röhre 67, 69
Harnsäure 125, 126, 156
Harnsäurekristall 129
Harnsäurestoffwechsel 125
Harnstoffzyklus 123
Haut 70, 95, 141, 155
Hautkrebs 155
Hay'sche Trennkost 47
HbA$_{1c}$ 52
HDL 53, 104, 105, 114, 117, 123, 146
Hefetabletten 150
Hemianopsie 87
Hepatitis
– akute 143
– chronische 143
Hepatomegalie 141
Hepatosplenomegalie 141
Herz 94, 141
Herzerkrankungen 122
Herzinfarkt 49, 54, 75, 106, 108, 146
Herzinsuffizienz 153
Herzmuskel 46
Herzrhythmusstörungen 117
Herzversagen 141
HHL 80, 81
Hiatushernie 138
Hippocampus 31
Hirnanhangsdrüse 79
Hirnsand 89
Hirsutismus 34, 34, 36, 70, 75
Histamin 62
Hitzewallungen 75, 76
HLA-Antigene 49
HLA-DR3 50
HLA-Gene 49, 58
HMG-CoA-Reduktase 107
Hoden 65, 67, 69, 70, 71, 82, 141, 149
Hodenkanälchen 65, 66, 69, 73
Hodensack 66
Hodentumor 65
Holoenzym 151
Homöopathie 58, 121, 134
Homöostase 144, 147
Hormon 133
– anaboles 61
– parakrines 45
Hormondrüsen 6
Hormone 2, 6, 73, 93, 144, 151, 155
– gastrointestinale 45
– glandotrope 84
– hypophysäre 73
– Rezeptoren 4
– Wirkungen 5
Hormonentzugsblutung 73
Hormongruppen 4
Hormonproduktion 62, 71, 73
Hormonsekretion 9

Register

Hormonstörungen 5
Hormonstruktur 4
Hormonsystem 1
Hormonwirkungen 4, 70
Hornhaut 155
humanes Choriongonadotropin 3
Humaninsuline 51, 59
Hungergefühl 113
Hunter'sche Glossitis 138
HVL 56, 80
– Insuffizienz 87
Hydrocortison 29
Hydroxylgruppen 96
Hydroxylierung 97
Hydroxyprolin 148, 157
Hydrozele testis 65
Hyperaldosteronismus 26
– primärer 36
– sekundärer 37
Hypercholesterinämie 105
– familiäre 106, 108
Hyperglykämie 17, 47, 53, 57
Hyperhidrosis 88
Hyperinsulinämie 47
Hyperkaliämie 28, 45, 46
Hyperkalzämie 32, 94, 98, 99, 100
Hyperkalzämische Krise 100
Hyperkeratose 63, 145, 155
hyperkinetisches Syndrom 147
Hyperlipidämie 53
Hyperlipoproteinämie
– primäre 106
– sekundäre 109
Hypermagnesiämie 99, 100, 146
Hypermenorrhö 137
Hyperosmolares Koma 57
Hyperosmolarität 53, 57
Hyperparathyreoidismus
– primärer 99, 100
– sekundärer 99, 100
Hyperphosphatämie 99
Hyperpigmentation 141
Hyperpigmentierung 32, 33
Hyperpituitarismus 88
Hyperplasie 99, 100
Hypertension, portale 131
Hyperthermie 17, 154
Hyperthyreose 10, 12, 14, 16, 40, 42, 49
– Symptome 21
Hypertonie 42, 106
Hypertonus 54, 55
Hypertrichose 36, 88
Hypertriglyzeridämie, familiäre 108, 109
Hyperurikämie 125
– Enzymdefekte 126
– Folgen 127
Hypervitaminose 153, 154, 155
Hypervolämie 28
Hypoglykämie 30, 45, 47, 56, 59, 60
Hypoglykämisches Koma 55
Hypogonadismus 145
Hypokaliämie 25, 45, 46, 47
Hypokalzämie 94, 96, 98, 99, 100, 146, 147

Hypokortisolismus 34
Hypomagnesiämie 99, 146, 147
Hypoparathyreoidismus 100
Hypophosphatämie 97, 99
Hypophyse 3, 4, 5, 40, 46, 67, 69, 70, 73, 74, 79, 141
– Anatomie 79
– Aufbau 80
– Krankheitsbilder 87
– Physiologie 81
– Regelkreis 82
– Tumor 87
Hypophysenadenom 34, 88
Hypophysenhormone 73, 75, 76
Hypophysentumor 20
Hypopituitarismus 87
Hyporeflexie 148
Hypothalamus 3, 4, 5, 26, 29, 40, 67, 70, 73, 113, 123
– Physiologie 81
Hypothyreose 10, 11, 12, 14, 20, 82, 109, 149
– Hashimoto 18
– Krankheitsentstehung 20
– Symptomatik 20
– Symptome 21
– Therapie 20
Hypovitaminose 153
Hypovolämie 17, 26, 50, 57, 58

I

Ibuprofen 128
IDDM 49
IDL 103
IL-1 117, 157
IL-6 97, 115
Ileum 137, 138, 156
– terminales 136, 152, 156, 157
Ileussymptomatik 62
Immunglobuline G 157
Immunschwäche 145
Immunstimulanzien 58
Immunsystem 2, 30, 53, 54, 96, 114, 144, 149, 157
Impotenz 141
Infarkt, ischämischer 87
Infektanfälligkeit 54
Infertilität 67, 144, 145, 155, 158
Infiltration, entzündliche 50
Inhalationsspray 51
Inhibin 69, 70
Inhibiting-Faktoren 11
Inhibiting-Hormone 3, 3
Injektionen 60
Inotropie, positive 40
INR 159
Inselapparat 44, 50
Inselzellen 51
Insulin 3, 41, 44, 46, 47, 50, 57, 58, 59, 83, 122, 144, 147
– anaboles Hormon 112
Insulinantagonist 82
Insulinmangel 53, 57
– absoluter 52
– relativer 52

Insulinom 55
Insulinproduktion 60
Insulinpumpen, implantierte 60
Insulinresistenz 51, 55, 109
Insulinrezeptoren 38, 51, 55, 60
– membranständig 51
– peripher 47
Insulinsekretion 45, 50, 51
Insulinsensitizer 60
Insulin-Serumspiegel 45, 45
Insulin-Serumspiegels 47
Insulin-Serumwerte 57
insulinunabhängig 59
Insulinwirkung 114
Insulitis 50
Interleukine 1, 5, 30, 117, 157
Interleukinen 97
Internationalen Einheiten 158
Intersexualität 69
Interstitium 54, 75, 94, 133, 146, 148
Interstitiums 74
Intrazellulärflüssigkeit 134
Intrinsic-Faktors 136
Iod 133
Iodat 15
Iodatoms 149
Iodid 8
– radioaktives 13
– Tagesbedarf 8
Iodidsubstitution 14
Iodination 8
Iodisation 8
Iodsubstitution, Schwangerschaft 15
Ion 136
Ionen 133, 134, 151
Ischämie, arteriosklerotische 54
ischämischer Fuß (AVK) 55
Isotretinoin 156

J

Jejunum 43, 138, 141, 144, 145
– proximales 136, 138
juveniler Diabetes 49, 57

K

Kalium 47, 133
– intrazelluläres 147
Kaliumspiegel 58
Kalorienzufuhr 59
Kältegefühl 139
Kälteintoleranz 21
Kammerflimmern 146
Kapillarnetz 80
Kardia 138
kardiale Störungen 55
Kardiomyopathie 149
Karpaltunnelsyndrom 21, 88
Karpopedalspasmen 99
Karzinoid 62
Karzinom 138, 149, 157
– hormonproduzierendes 99
Kaschin-Beck-Krankheit 149
Katalase 135
Katalysatoren 151
Kataraktbildung 54
Katecholamine 3, 38, 47

Kation 145
Kayser-Fleischer-Ring 143
Keilbein 79
Keratin 137
Keratomalazie 155
Keratosen 155
Keshan-Krankheit 149
Ketoazidose 46, 50, 52, 57, 59, 126
Ketoazidotisches Koma 57
Ketonkörper 46, 47, 57, 58, 126
Ketosäuren 126
Killerzellen 149
Kimmelstiel-Wilson-Syndrom 54
Kinine 62
Klappenfehler 62
Klimakterium 76
– männliches 70
Klitorishypertrophie 34, 35
Knochen 70, 93
Knochengrundsubstanz 98
Knochenmark 144
Knochenneubildung 100
Knochenstoffwechsel 75
Knochenumbau 100
Knorpelschädigung 127, 71
Knoten
– heißer 13, 16
– kalter 13, 16
Kobalt 133
– Kofaktor 133, 142, 144, 145, 157
Koffein 125
Kohlenhydratanteil 59
Kohlenhydrate 47, 56
Kohlenhydratstoffwechsel 30, 44, 153
Koilonychie 139
Kolikschmerzen 146
Kollagen 157
Kollagenfasern 74
Kolloid 9
Kolloidzyste 81
Kolon 63, 157
Koma 100
– azidotisches 58
– diabetisches 53
– hyperglykämisches 56, 57
– hyperosmaolares 51, 52, 57
– hypoglykämisches 56, 58
– ketoazidotisches 50, 52, 57
Komplement 85
Komplexbildner 144
Kontrastempfindlichkeit 154
Kontrazeptionsschutz 156
Konzentrationsstörungen 138
Kopfschmerzen 56, 138, 153
Kornea 106
koronare Herzkrankheit (KHK) 54, 75, 106
Körperentwicklung 10
Körpergewicht 75
Körperkerntemperatur 75
Körpermeridiane 1
Körperwachstum 10
Krampfanfälle 56
Krämpfe
– epileptoforme 99
– muskuläre 146
– zerebrale 146

Krämpfen 99
Krebsrisiko 157
Krebssterblichkeit 149
Kreislauf, enterohepatischer 102, 108
Kretin 87
Kretinismus 15
Kryptorchismus 66
Kupfer 95, 133, 141, 142, 144
Kupferablagerung 143
Kupfergehalt 142
Kupferionen 143
Kupfermangel 142, 145
Kupferresorption 142
Kupferstoffwechsel 142
Kußmaul-Atmung 50, 57, 58

L
Lackzunge 138
Lähmungen 55, 148
Laktatazidose 57, 60, 105, 126
Laktatdehydrogenase 144
Laktoglobulin 85
Laktoseintoleranz 123
Langerhans-Inseln 40, 44, 45, 50, 60
Langzeitgedächtnis 31
Laxans 148
LCAT 105
LDH 142, 145
LDL 53, 103, 105, 106, 117, 121, 146
LDL/HDL-Quotient 75, 105
LDL-Cholesterin 59, 156
LDL-Rezeptor 106
LDL-Spiegel 158
Leberfunktionsstörungen 56
Leberglykogenspeicher 56
Leberkarzinom 141
Lebermetabolismus 54
Lebermetastasierung 63
Leberstoffwechsel 51
Leberzelle 143
Leberzellnekrosen 143
Leberzirrhose 70, 141, 143, 145, 155
– biliäre 131
Lecithin 158
Lederhaut 75, 94
Leistenhoden 66
Leistenkanal 66, 67
Leistungsmangel 139
Leistungsschwäche 146
Leptin 113
Letalität 53, 54
Lethargie 147
Leukämie 140
Leukose 126
Leukotriene 110, 115, 116, 117, 118
Leukozyten 96, 149
Leukozytose 127
Leydig-Zellen 66, 67, 69, 70, 71, 73
Lezithin 103, 110
Lezithin-Cholesterin-Acyltransferase (LCAT) 105
LH 70, 73, 80, 81, 82, 87, 141, 155
LH-Sekretion 75
LH-Serumspiegel 70, 76
Libidoverlust 141
Lichtdermatose 155

Lidödem 21
limbisches System 85
Linolsäure 110, 115, 117, 118
Lipase 44, 102, 103
Lipidavit 158
Lipide 156
– endogene 102
– exogene 101
Lipolyse 30, 40, 41, 46, 47, 82
Lipoproteine 103, 106, 108, 149, 158
Lipoproteinlipase 102, 103, 112
Liraglutid 60
Lithium 133
Lobus pyramidalis 7
Löffelnägel 139
Lösung, hyperosmolare 57
L-Thyroxin 9, 14, 20, 22, 94
Lumen 69
Lunge 51, 62
Lungenerkrankung, obstruktive 131
Lungentransplantation 132
Lutealphase 73
Lutein 154
luteinisierendes Hormon 3, 70, 74
Luteinisierung 74
Lycopin 154
Lymphe 102, 154, 158
Lymphknoten 62
Lysosomen 149
Lysozym 85

M
M. cremaster 65, 68
M. dilatator pupillae 40, 41
M. orbitalis 40, 41
M. tarsalis 40, 41
Macula 154
Macula densa 27
Magen 62, 99, 138
Magen-Darm-Trakt 144
Magensäure 138
Magenulzera 100
Magnesium 55, 59, 69, 93, 95, 108, 133, 145, 146, 151
Magnesiumchlorid 148
Magnesiumgehalt 146
Magnesiumionen 99, 147
Magnesiumkonzentration, intrazelluläre 147
Magnesiummangel 55, 146, 147
Magnesiumnarkose 148
Magnesiumoxid 148
Magnesiumsalze 148
Magnesium-Serumspiegel 97, 99, 146, 147
Magnesiumsulfat 148
Magnesiumwirkung 146
Makroangiopathie 54, 55
– diabetische 55
Makroglossie 20, 21
Makrophagen 90, 137, 141
Makuladegeneration 154
Malabsorption 56, 62, 131, 154
Maldescensus testis 66
Maldigestion 131
malignes Melanom 155
Mallory-Weiss-Syndrom 138

Mammae 75
Mangan 133
Mangelernährung 137
Mangelerscheinungen 62, 96, 153, 156, 158
Mangelzustände 93, 133, 134, 137, 153, 155
Marcumar 159
Marginalpool 41
Mastdarm 62
MCH 139
MCV 139
mean corpuscular hemoglobin 139
mean corpuscular volume 139
Medikamente 59
Mekoniumileus 131
Meläna 137
Melanin 141
Melaninsynthese 82
Melanotropin (MSH) 3, 81, 87, 90
Melanozyten 82, 87
melanozytenstimulierendes Hormon (MSH) 3, 32
Melatonin 3, 89
Membranen 99, 136
– präsynaptische 94
Membranlipide 156
Membranpotenzial 46, 134
Membranstrukturen 143
Menadion 152
Menarche 75
Menopause 72, 75, 76, 115
Menorrhagie 20
Menses 137
Menstruation 73, 76, 137
Menstruationsblutung 73
Menstruationszyklus 72, 73
Merseburger Trias 19
Meso 71
metabolische Azidose 57
metabolisches Syndrom 47, 55, 56, 112
Metabolisierung, oxidative 153
Metaboliten 70
Metallothionein 142
Metastasen 62
Metastasierungswahrscheinlichkeit 62
Metformin 60
Methämoglobin 148
Methämoglobinspiegel 148
Methionin 134
Metoclopramid 88
Mg^{2+} 134
MHCP 59
Mikroangiopathie 54, 55
– diabetische 54
Mikroblutungen 138
Mikrozytose 139
Milchejektion 85
Milchproduktion 83
Milchsäure 144
Milz 41
Minderwuchs 145
Mineralien 47, 133
Mineralokortikoide 23, 25
Missbildungen 155

Mitochondrien 94, 100, 148
Mitochondrienmembran 135
Mitralklappenprolaps 148
Mizellen 102, 103
Möbius-Zeichen 19
Molybdän 133
Morbidität 53
Morbus Addison 32, 56, 82, 87
– Komplikationen 33
– Krankheitsentstehung 32
– Symptome 32
– Therapie 33
Morbus Basedow 18, 21, 82
– Diagnostik 19
– Krankheitsentstehung 18
– Symptomatik 19
– Therapie 19
Morbus Crohn 138, 155
Morbus Cushing 31, 34, 35, 49, 88
Morbus Recklinghausen 100
Morbus Wilson 143
Motilin 3, 4
motorische Endplatte 146
MSH 87
Müdigkeit 139, 153
Mukosa 142
Mukosazellen 136
Mukoviszidose 131
Müller-Gang 69
Multiple Sklerose 97
Mundwinkelrhagaden 139
Muskel 1, 59
Muskelzellen, glatte 94
Muskulatur 45, 51, 70, 153
Mutation 143
– chromosomale 106
Muttermilch 85
Muttermund 73
Myoglobin 133, 134, 135
Myopathie, thyreotoxische 17
Myosin 134
Myxödem 10, 20, 21

N
N. laryngeus recurrens 7, 22
N. oculomotorius 55
N. recurrens 8
Na+-K+-ATPase 46
Nachtblindheit 155
NaCl 134
Nagelwachstumsstörungen 145
Nahrungsaufnahme 152
Nahrungsfette 121, 152
– Resorption 101
Nährwert 110
Natrium 133
Natriumausscheidung 75
Natriumionen 99, 147
Natriumkanäle 94, 99
Natrium-Kalium-Pumpe 25, 145
Natrium-Urat 127
Nebenhoden 65, 67, 69, 70
Nebenniere 23, 67, 80
– Blutversorgung 23
– Hormonproduktion 25

Nebennierenmark 2, 23, 37, 62
– Anatomie 37
– Blutversorgung 40
– Krankheitsbilder 41
– Notfallfunktion 38
– Physiologie 38
– sympathische Rezeptoren 38
Nebennierenrinde 23, 73
– Adenom 82
– Anatomie 23
– Physiologie 24
Nebennierenrindeninsuffizienz 32
– primäre 32
– sekundäre 33
Nebennierenrindenkarzinom 36
Nebennierenrindenüberfunktion 34
Nebenschilddrüse 93, 97, 99, 100
Nebenwirkungen
– Magnesium 148
– Selen 150
– Thyreostatika 19
– Vitamin A 155
– Vitamin C 157
– Vitamin E 158
– Zink 145
Necrobiosis lipoidica 54
negative Rückkopplung 26
Nekrosen 54, 55, 143
Nephropathie 53
– diabetische 54
nephrotisches Syndrom 140
Nerven 1
Nervenfaser 1
Nervenfaserbündel 1
Nervenganglion 80
Nervenlähmungen 153
Nervenleitung 153
Nervensystem 1, 54
– animales 1
– vegetatives 1
Netzhaut 54
Neugeborenenikterus 15
Neurohypophyse 80, 85
Neuropathie 53, 54
– diabetische 54
– periphere 150
Neurosen 143
Neurotransmitter 94, 117
Neutrophile 41, 128
Niacin 152, 153
Niacin-Biosynthese 63
Nicotinamid 152
Nierenarterien 54
Nierenarterienstenose 28
Nierenfunktion 133
Niereninsuffizienz 48, 54, 99, 100, 126, 127, 148
– akute 100
– terminale 54
Nierenschädigung 100
Nierenschwelle 50, 52
Nierensteine 99, 100
Nitrosamine 157, 158
NNM 46, 80, 112
NNR 46, 70, 72, 75, 80, 82, 86, 87, 103, 110

non insulin-dependent diabetes mellitus 49
Noradrenalin 3, 37, 38, 40, 41, 157
Nüchternblutzucker 52
Nucleus suprachiasmaticus 90

O

Oberhaut 94
obstartiger Geruch 57
Obstipation 20, 42, 55, 100, 140
Ödeme 20, 26, 54, 55, 140, 153
Oligopeptid 89
Omega-3-Fettsäuren 108, 115, 117, 118, 146
Omega-6-Fettsäuren 115, 117, 118
Omega-Fettsäuren 115
Opsin 155
orale Kontrazeptiva 109
Organfibrosierung 141
Orotsäure 145
Os sphenoidale 79
Osmolarität 86, 87, 88, 134
osmotische Diurese 50
Ösophagitis 138
Ösophagusvarizen 138
Osteoblasten 97, 98
Osteodystrophia fibrosa generalisata 99, 100
Osteoklasten 96, 97, 98
Osteoklastenstimulierung 96
Osteomalazie 98, 99, 100
Osteoporose 17, 30, 36, 75, 76, 95, 98, 100
– Prophylaxe 123
Östradiol 3, 70, 72, 73, 74, 96
Östriol 72
Östrogen 3, 4, 70, 72, 73, 82, 83, 84, 96, 115
Östrogenmangel 75, 76
Östrogenproduktion 71
Östrogensekretion 73
Östrogenspiegel 74
Östrogenwirkungen 75, 76
Östron 72, 76
Ovarien 65, 71, 73, 76, 82, 141
Ovulation 72, 83
Oxalate 140
Oxalatsteine 157
Oxalsäure 95, 126, 136, 157
Oxidantien 157
Oxidation 148, 149, 157
oxLDL 108
Oxytocin 3, 80, 85

P

Palpitationen 42
Pankreas 43, 61, 62, 99, 131, 141
– exokriner 46
Pankreasamylase 122
Pankreasenzyme 131
Pankreaserkrankungen 49
Pankreasinsuffizienz 155
Pankreaskop 43
Pankreaskopf 44
Pankreasschwanz 44
Pankreassteine 99

Pankreastumoren 49
Pankreatitis 57, 99, 100
Pantothensäure 152, 153
Papillen 138
Parästhesien 36, 55, 99, 100, 138, 147, 153
Parasympathikus 45
Parathormon 3, 93, 94, 96, 97, 98, 146, 147
Parathyrin 3, 93, 97
Parenchym 65
Parenchymzellen 141
Parese 158
Pellagra 63
Penicillamin 144
Pen-Injektionsgeräte 60
Penis 70
Peptidhormon 4, 47, 81, 84, 87, 91, 93, 114
Perikard 65
Perimenopause 76
Periorchium 65
Peristaltik 73
Peritoneum parietale 65
Peroxidase 135
Peroxide 148, 149
Pertechnetat 13
Pfortaderblut 62, 136
Pfortadersystem 40
Pfötchenstellung 99
Phagozyten 149, 157
Phäochromozytom 41, 49
– Differenzialdiagnose 42
– Krankheitsentstehung 41
– Symptome 41
Phenole 121
Phenylalanin 38, 131
Phosphat 93, 95, 97, 98, 134, 135, 140
Phosphat-Bindungen 145
Phosphationen 100
Phosphatspeicher 95
Phosphatstoffwechsel 96
Phospholipide 101, 102, 103, 104, 109, 110, 115, 118
Phosphor 95
pH-Wert 57, 94, 144
Phyllochinon 152
Phytin 95, 144
Phytinsäure 144
Pigmentation 154
– bronzeartige 141
Pinozytose 9
Plasma 96
Plasmaeiweiße 97
Plasmaproteine 70, 71
Plateauphase 100
plättchenaktivierender Faktor (PAF) 118
Plethora 35
Pleura 65
Plexus coeliacus 37
Plexus pampiniformis 67, 68
Plexus solaris 37
Podagra 127
Polyarthritis, chronische 97, 149
Polydipsie 50

Polyneuropathie 54, 55, 60
– periphere 54
Polypen 138
Polypeptid 44
– pankreatisches 45
Polyphagie 50
Polyposis 138
Polyurie 50, 53, 100
Postmenopause 76
PP-Zellen 44
Prämenopause 76
prätibiales Myxödem 18
Pressorezeptoren 27
PRH 85
Primärfollikel 72
Primordialfollikel 71, 73, 76
Progesteron 3, 72, 73, 74, 75
Progesteronspiegel 75
Progesteronsynthese 74
Prognose 63
Prolaktin 3, 80, 81, 82, 85, 88, 96
Proliferation 73
Proliferationsphase 73
Prolin 157
Prostaglandin E1 112
Prostaglandin E2 118
Prostaglandine 110, 115, 116, 117, 118
Prostata 67, 69, 70, 149
Prostazyklin 118, 119
Proteine 123, 142, 146, 154
Proteinsynthese 46, 83
Proteinurie 54
Protonen 94
Protrusio bulbi 40
Provitamin A 152
Provitamine 154
Prozesse, entzündliche 149
Pruritus 54
Pseudomonas 131
Psoriasis 96, 155
Psyche 75
psychische Störungen 76
Psychosen 143
PTH 93, 94, 96, 97, 100
PTH-Sekretion 99
PTH-Spiegel 99, 100
PTH-Wirkung 97, 100
Ptosis 55
Pubarche 75
Pubertas praecox 34
Pubertät 65, 69, 75
Pulmonalklappe 62
Pumpen 53
Purine 125, 156
Purinsynthese 125
Pylorus 43
Pyridoxin 152
Pyrogen-Produktion 41

Q

Quaddeln, urtikarielle 62
Quecksilber 145, 149
Querkolon 138
Quickwert 159

R

RAAS 25, 40, 41, 86, 114
Rachitis 98, 99, 100
Radikale 108, 149, 156
– freie 148
Radikalenfänger 90, 149, 154
Radioiod 22
Radioiodtherapie 18, 19
Recklinghausen-Krankheit 100
Reduktasehemmer 107
Reflexe 55
Reizbarkeit 75, 153
Reizleitungssystem 146
Reizweiterleitung 94
Rektumkarzinom 138
Releasing-Faktoren 11
Releasing-Hormone 3, 80, 81, 82, 83, 87
Renin 26
Renin-Angiotensin-Aldosteron-System 25, 26
Reproduktion 65
RES 104, 137
Reserpin 88
Reserve-Eisen 137
Resorption 59, 95, 134, 136, 144, 147, 158
Resorptionsquote 135, 136
Resorptionsrate 140, 148
Resorptionsstörungen, intestinale 142
Restless-legs-Syndrom 147
Retina 90
Retinal 154
Retinol 152, 154
Retinopathie, diabetische 54
Retinsäure 154, 155
Rezeptorantikörper 18
Rezeptorausstattung 5
Rezeptoren 5, 51, 69, 96
Rezeptorverteilung, Nebennierenmark 38
Rhagaden 138
Rheuma 117
Rhodopsin 155
Rhythmik, zirkadiane 82, 90, 91
Rhythmus
– pulsatiler 75
– zirkadianer 88
Rhythmusstörungen 141
Riboflavin 152, 153
Rigor 143
Rindenzone 71
RNA-Polymerase 142, 144
Röntgenstrahlung 149
Rosazea 155
Rötelnviren 49
Rückenmarkschädigung 158
Rückkopplung, negative 73, 74
Rückresorption 147

S

Salzsäure 136
Salzverlustsyndrom 33, 34
Samenbläschen 67, 69, 70
Samenflüssigkeit 69
Samenkanälchen 65, 67
Samenleiter 67, 68, 69
Samenstrang 67, 68
Samenzellen 69
Sarkoidose 32, 33
Sättigungsgefühl 123
Sauerstoff 135
Sauerstoffbindung 135
Sauerstoffmangel 138
Saumzellen 102, 136, 137
Säure-Basen-Haushalt 145
Schambehaarung 70
Schaumzellen 107
Scheide 75
Schilddrüse 7, 62, 93, 100, 149
– Anatomie 7
– Blutversorgung 7
– Follikel 8
– Hormonproduktion 8
– Hormonspeicherung 9
– Karzinom 13
– Krankheitsbilder 13
– Physiologie 8
– Untersuchung 12
Schilddrüsenfunktion 133
Schilddrüsenhormone 40, 46, 149
– anabole Wirkung 10
– Autoregulation 11
– katabole Wirkung 10
– Kohlenhydratstoffwechsel 10
– Regelkreis 11
Schilddrüsenkarzinom 22
– Einteilung 22
– Krankheitsentstehung 22
– Therapie 22
Schilddrüsenperoxidase-AK 21
Schilddrüsenüberfunktion 10
Schilddrüsenunterfunktion 10
Schizophrenie 143
Schlaganfall 49, 54, 75, 108
Schleimhaut 73, 155
Schleimhautgefäße 73
Schmerzen 55, 62, 153
Schock
– anaphylaktischer 154
– hypoglykämischer 56
– hypovolämischer 141
Schüßler-Salze 134
Schüßler-Schwingung 134
Schwäche, muskuläre 147
Schwangerschaft 73, 75, 137, 155
Schwangerschaftshormon 73
Schwefel 134
Schweiß, Elektrolytgehalt 131
Schweißausbruch 42, 56, 76
Schweißdrüsen 25, 41, 131, 134
Schwermetalle 149
Schwermetallionen 136
Schwindel 147
Schwitzen 147
Second Messenger 4, 46, 47, 94
Sehschärfe 154
Sekret, muköses 131
Sekretin 4, 3, 45, 111
Sekretion 3, 73
– endokrine 2, 65
– exokrine 2

Sekretionsphase 73
Sekretionssteigerung 98
Sekundärfollikel 72, 73
Selen 22, 108, 123, 133, 142, 148, 149
Selenintoxikation 150
Selenit 150
Selenmangel 148, 149
Selenocystein 149
Selenomethionin 149
Selenoproteine 148, 149
Selen-Serumspiegel 149
Selenstoffwechsel 149
Selensubstitution 149
Senium 76
Septum, bindegewebig 65
Serotonin 62, 89
Sertoli-Zellen 69, 69, 70
Serum 71, 93
Serumanteil 94
Serumcalcium 94, 97, 100
Serum-Coeruloplasmin 143
Serumeisen 139
Serumfette 55
Serum-Fettspiegel 46
Serumglukose 52, 52, 55, 58
Serum-Insulin 51
Serumprotein 136
Serumspiegel 56, 56, 59, 73, 146, 148
Serumtransferrin 136
Sexualhormone 69, 98, 141
– männliche 71
– weibliche 71
Sigma 138
Silicium 133
Sinusknoten 99
Sitagliptin 60
Skelett 94
Skelettmuskel 146
Skorbut 157
Skrotum 65, 70
Solarplexus 37
Somatomedine 82
Somatostatin 3, 11, 44
somatotropes Hormon 3
Somatotropin 3, 46, 80, 82, 96, 96, 144, 155
Somnolenz 56
Sonnenallergie 155
Sorbit 53
Spasmen 99
Spastik 143
Speicheldrüsen 57, 131
Speiseröhre 138
Spermatiden 69
Spermatogonien 69
Spermatozoen 69, 70
Spermatozyten 69
Spermien 65, 69, 73, 149
Spermienbildung 66
Spermiogenese 73, 84
Sphingolipide 101
Spiegel, intrazellulärer 146
Spinaliom 155
Spironolacton 36
Splenomegalie 140
Spontanfrakturen 100

Sport 59
Sprue 138, 155
Spurenelemente 5, 119, 133, 145, 153
Stäbchen 155
Staphylococcus aureus 131
Statine 108
Steatorrhö 131, 147
Steinbildung 100
Stellwag-Zeichen 19
Steran 4, 24, 72
Steroidhormone 4, 24, 69, 71, 72, 93, 97, 110, 157
STH 47, 56, 81, 82, 83, 87, 88, 96, 112
Stickstoffmonoxid 104, 105
Stiernacken 36
Stimmbruch 70
Stoffwechsel 146, 151
Stoffwechselprozesse 149
Störungen
– kongenitale 133
– psychische 145
– zerebrale 139
Strahlentherapie 158
Stress 40, 41, 90
Stressbelastungen 60
Striae distensae 30, 35, 36
Stroma 71, 71, 93
Strukturproteine 53, 145, 148
Struma 11, 12, 13, 21
– Adenomentstehung 16
– blande 13
– endemische 14
– Stadien 13
– Therapie 14
– Zusammenfassung 16
Struma diffusa 14, 16
Struma nodosa 14, 16, 22
Strumaprophylaxe 15
Strumektomie 19, 22, 100
Subkutis 94
Substitution 95, 154, 156
Sulfonylharnstoffe 56, 60
Superoxid-Dismutase 142
Surfactant 110
Sympathikus 37, 45, 47, 56, 59
Synapsen, zerebrale 99, 146
Syndrom, adrenogenitales 87
Syndrom X 55
System, endokrines 79
Szintigramm 13

T
T_3/T_4 47
T_3-Mangel 149
T_3-T_4-TRH-Test 12
T_4 149
T_4-Deiodase 142, 148, 149
Tachykardie 42, 56, 57, 58, 99, 100, 138, 153
Tachypnoe 58
Tagesbedarf 135, 154
Tagesdosis 142, 158
Tag-Nacht-Rhythmus 29, 75
Talgdrüsen 70, 75

Tannin 136
Targetzellen 140
Taubheitsgefühle 55
Teerstuhl 137
Teleangiektasien 62
Tendovaginitis 127
Terminalhaare 70
Tertiärfollikel 72, 82
Testis 65
Testosteron 3, 65, 67, 69, 70, 72, 73, 76, 144
Testosteronproduktion 69, 73
Testosteronsekretion 70
Testosteron-Serumspiegel 70
Testosteronsynthese 66
Tetanie 36, 99, 100, 146, 147
Tetraiodthyronin 9, 9
Tetrazykline 140
Thalassämie 140
Theca externa 72
Theca folliculi 71, 72
Theca interna 71, 72
Thekazellen 71, 72
Thelarche 75
T-Helferzellen 90
Therapie 155
– antidepressive 139
– zytostatische 158
Therapieempfehlungen 59
Thiamin 152, 153
Thiamindiphosphat 153
Thiaminmangel 153, 154
Thrombopenie 31
Thromboserisiko 115
Thromboxan A2 118
Thrombozyten, Vermehrung 41
Thrombozytenaggregation 105, 117
Thrombozyten 41, 107
Thymopeptin 3
Thymosin 3
Thymusaplasie 100
Thymus 93
Thyreocalcitonin 97
Thyreoglobulin-AK 21
Thyreoglobulin 8, 9
Thyreoidektomie 19, 22
Thyreoiditis, chronisch lymphozytäre 21
Thyreoiditis de Quervain 21
Thyreoiditis-Hashimoto 19, 21, 22
– Klinik und Diagnostik 21
– Krankheitsentstehung 21
Thyreostatika 18, 19
– Carbimazol 18
– Propylthiouracil 18
– Thiamazol 18
thyreotoxische Krise 17
thyreotoxische Myopathie 21
Thyreotropin 3, 11
Thyreozyten 8
Thyroidea 7
Thyrosin 4
Thyroxin 3, 82, 149
Tiefschlafphasen 82
TNF-α 115, 117, 157
Tocopherol 152, 157, 158
Todesursachen 54

Todesursachenstatistik 49
TPO-Antikörper 18
Transferrin 134, 136, 137, 139, 141, 142
Transferrinrezeptoren 139, 142
Transferrinsättigung 139
Transferrinspiegel 139
Transfusionen 140
Transkription 144
Transportmechanismus, aktiver 144
Transportproteine 24, 29, 136
Transportvehikel 133
Transportvorgänge, aktive 136
Tremor 143
Tretinoin 155, 156
TRH 11, 81, 85
Triglyceride 46, 47, 51, 59, 75, 103, 105, 107, 109, 152
Triiodthyronin 3, 9, 94, 149
Trikuspidalklappe 62
Truncus intestinalis 102
Tryptophan 62
TSH 11, 12, 80, 81, 82
Tube 72, 73, 74
Tuberkulose 33
Tubuli seminiferi 65
Tumor, maligner 126
Tumoren 62, 100, 139
Tunica albuginea 65, 71
Typ-1-Diabetes 49, 49, 51, 52, 59
Typ-2-Diabetes 49, 52, 59
Typ MODY 49
Tyrosin 8, 37, 38

U
Übelkeit 140, 62, 147
Überdosierungen 150
– akute 158
Übergewicht 51
Ubichinon 152
Ulcus cruris 54, 145
Ulkus, peptischer 138
Ultrafiltrat 52
Ultraschall 63
Ulzera 55, 99
Unterhaut 94
Urikosurika 129
Urin 52
– Hypoosmolarität 89
– Konzentrierung 86
Urogenitaltrakt 137
Usuren 128
Uterus 71
Uterusmuskulatur 75
Uterus myomatosus 137
Uterusschleimhaut, hypertrophierte 74
UV-A 96
UV-B 95, 96
UV-Licht 95
UV-Strahlung 94, 149

V
V. cava inferior 67
V. ductus deferentis 68
V. renalis sinistra 67
Vakuole 112
Vanillinmandelsäure 42

Varikozele 67
Vasopression 3
Vegetarier 135
Verdauungssystem 44
Verdauungstrakt 138
Vergiftungserscheinungen 150
– chronische 156
Vergiftungsfälle 145
Verstimmungen, depressive 99
Verwirrtheit 147
Vesicula seminalis 67
Vesikel
– präsynaptische 99, 146
Vibrationsempfinden 55
Virilisierung 34, 34
Vitamin A 152, 154, 155, 157
Vitamin B_1 120, 123, 135, 152, 153
Vitamin B_2 152
Vitamin B_6 152
Vitamin B_{12} 123, 135, 140, 152, 153
Vitamin B_{15} 152
Vitamin C 58, 136, 140, 142, 152, 156
Vitamin D 76, 93, 94, 96, 97, 99, 100, 110, 151, 152
Vitamin E 152, 157, 158
Vitamin F 152
Vitamin H 152
Vitamin K 151, 152
Vitamin P 152
Vitamin-A-Mangel 155
Vitamin-B-Räuber 120
Vitamin-D-Bedarf 96
Vitamin-D-Bildung 96
Vitamin-D-Mangel 100, 147
Vitamin-D-Serumspiegel 96
Vitamin-K-Mangel 159
Vitamine 119, 123, 151
– fettlöslich 152
– wasserlöslich 152
Vitaminmangel 155
– relativer 157
Vitaminpräparate 154
Vitaminsynthese 156
Vitiligo 32

VLDL 53, 103, 117
– Metabolisierung 103
Vollmondgesicht 35
Vorsteherdrüse 67
Vv. testiculares 67

W

Wachstumsfaktoren 82
– epidermale 155
Wachstumsfugen 70
Wachstumshormon 96
Wachstumsstörung 144, 155
Wadenkrämpfe 99, 146
Walnussöl 116
Wärmeerzeugung, zitterfreie 112
Wärmeintoleranz 21
Wasseranreicherung 75
Wasserbindung, osmotische 50
Wasserbruch 65
Wechseljahre 76
Wehen 146
Wehenbildung 85
Weißfleckenkrankheit 32
Wellenlängen 95
Wernicke-Enzephalopathie 153, 154
Wesensänderung 31
Wilson-Krankheit 144
Wirkung
– antioxidative 155
– katalytische 133
– parakrine 3
Wundheilungsstörungen 54, 145
Würmer 138

X

Xanthelasmen 106, 108
Xanthome 106, 108
– tuberöse 107
Xerophthalmie 155

Z

Zeaxanthin 154
Zellen, chromaffine 62
Zellkerne 149

Zellmembranen 94, 148, 149
Zellschädigung 141
Zervikalkanal 73
Zigarettenrauch 149
Zink 59, 69, 95, 133, 141, 142, 144, 145, 151
Zinkaspartat 145
Zinkchlorid 145
Zinkgluconat 145
Zinkmangel 144, 145
Zinkorotat 145
Zinksalze, anorganische 145
Zinksubstitution 144, 145
Zinksulfat 145
Zirbeldrüse 4
zirkadiane Rhythmik 29
Zitronensäure 136, 144
Zöliakie 56, 142, 145, 154, 155
Zona fasciculata 23, 40, 82
Zona glomerulosa 23, 25, 26, 82
Zona reticularis 23, 31, 37, 82
Zuckerkrankheit 48, 52
Zuckermessgerät 60
Zuckerspiegel 50, 51, 59
– interstitiell 60
Zungenbrennen 138
Zungengrundstruma 7
Zwischenhirn 80, 89
Zyanose 131
Zyklus 73
Zyklusende 74
Zyklusmitte 73
Zysten 100
Zystenbildung 100
zystische Fibrose 49, 131, 141, 142
– Chromosomendefekt 131
– Krankheitsentstehung 131
– Prognose 131
– Symptome 131
– Therapie 131
zystische Pankreasfibrose 131
zystische Fibrose 145
Zytosol 94, 133, 148
Zytostatika-Therapie 140

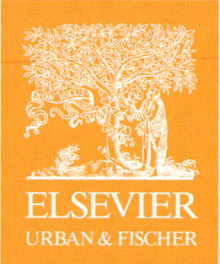

Die Heilpraktiker-Akademie - weitere Bände in Vorbereitung

Bestellen Sie in Ihrer Buchhandlung oder unter www.elsevier.de bzw. bestellung@elsevier.de

Tel. (0 70 71) 93 53 14
Fax (0 70 71) 93 53 24

www.elsevier.de

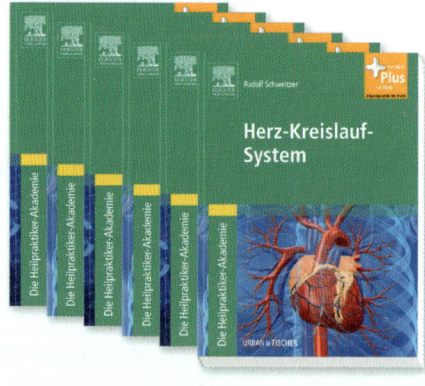

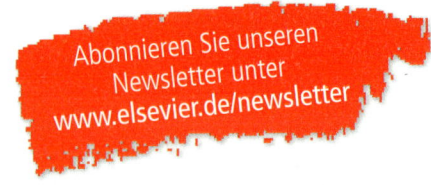

Abonnieren Sie unseren Newsletter unter www.elsevier.de/newsletter

14 Bände, vierfarbig, kartoniert

Rudolf Schweitzer
Die Heilpraktiker-Akademie

Das gesamte medizinische Basiswissen und der gesamte Prüfungsstoff in überschaubaren Einheiten

- Nach Organsystemen und prüfungsrelevanten Themen geordnet
- Inhaltliche Ausrichtung an der aktuellen Prüfungssituation, der Fokus liegt deshalb auf der Vermittlung von rein schulmedizinischem Wissen
- Motto des didaktischen Prinzips: Verstehen statt auswendig lernen! Aus der Funktion und Physiologie eines jeden Organs oder Organsystems wird die Pathologie entwickelt, sodass sie Krankheitsbilder schneller verstehen, selbst herleiten und sich besser merken können
- Moderne Anmutung: durchgehend 4-farbig, System aus farbigen Info-Kästen und Zusammenfassungen sowie einer Fülle von Abbildungen
- 14 Bände zu folgenden Themen:
  - Herz-Kreislauf-System
  - Basiswissen
  - Hämatologie, Immunologie und Mikrobiologie
  - Verdauungssystem
  - Dermatologie
  - Infektionskrankheiten
  - Endokrinologie mit Stoffwechsel
  - Neurologie und Psychopathologie
  - Urologie mit Andrologie
  - Gynäkologie und Entwicklung des Kindes
  - Gesetzeskunde, Notfallmedizin und Pharmakologie
  - Atmungssystem und Sinnesorgane
  - Bewegungsapparat
  - Leitsymptome

 Weitere Informationen und Preise finden Sie unter www.elsevier.de/komplementaermedizin

Irrtümer vorbehalten. Stand Dezember 2010.

Heilpraktikerausbildung
Wissen was dahinter steckt. Elsevier.